모바일 의료기기 네트워킹

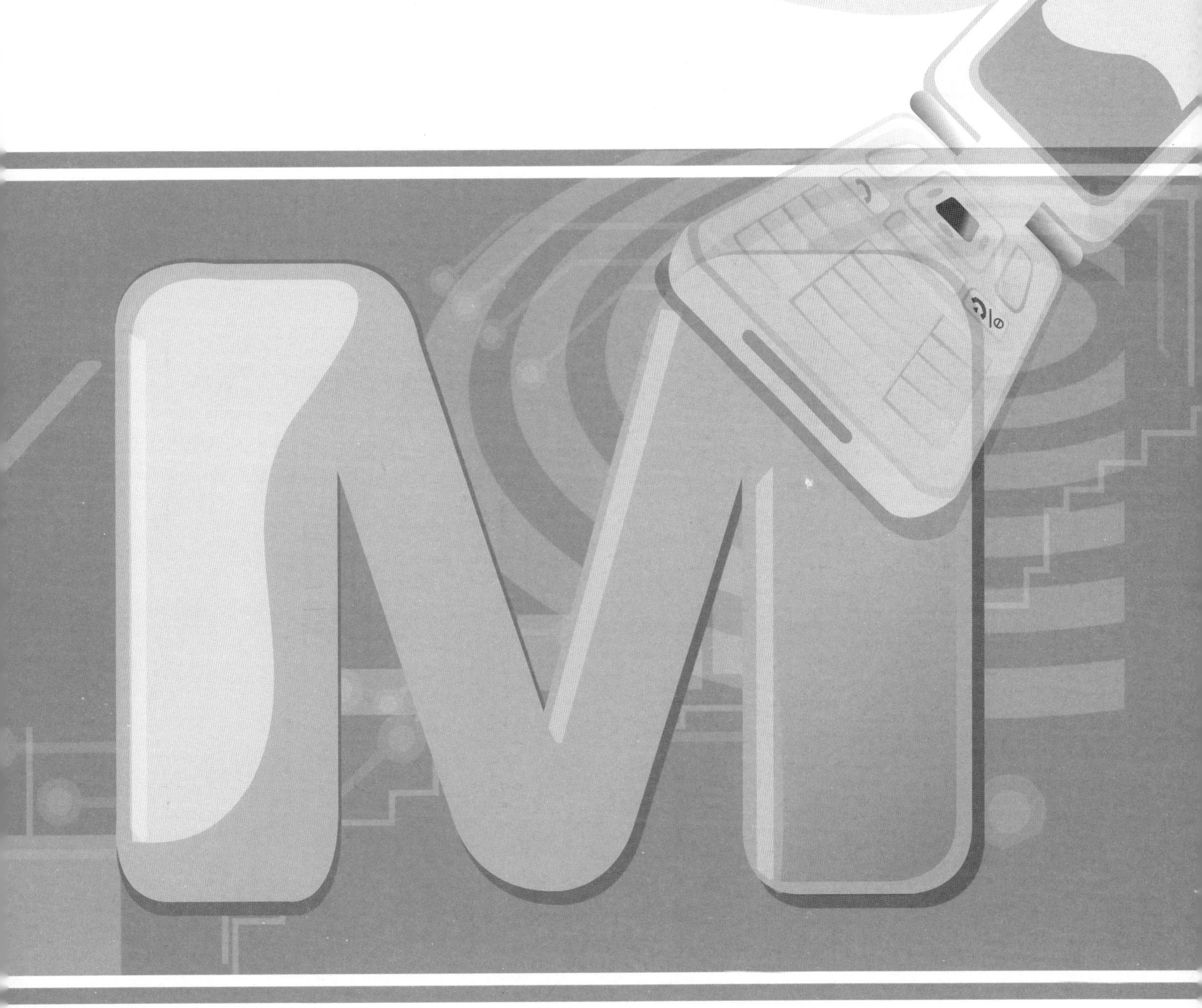

계명대학교출판부

인구의 급속한 고령화와 더불어 국민의 복지수준이 향상됨에 따라 IT 기술을 이용한 다양한 형태의 의료기기 및 서비스는 미래의 유망한 산업 분야 중 하나로 꼽히고 있다. 이에 발맞추어 국가차원에서도 'IT융복합의료기기'라는 이름으로 관련 분야를 선도 산업으로 지정하여 본격적인 육성을 계획하고 있다. 이와 같은 IT기술을 접목한 의료기기 및 서비스 분야 가운데에서 최근 가장 주목을 받는 분야 중 하나로 모바일 헬스케어 서비스를 들 수 있다. 모바일 헬스케어 서비스는 의료기기에 유무선 통신 네트워크 기술을 접목하여 가정이나 병원이외의 장소에서 자신의 건강을 체크하고 외부 기관으로부터 지속적인 건강관리서비스를 받을 수 있도록 하기 위한 새로운 형태의 서비스라 할 수 있다.

모바일 헬스케어 서비스를 위한 모바일 헬스케어기기는 사람이 휴대하고 이동하는 중에도 동작할 수 있어야 하기 때문에 이동통신 네트워크를 통한 네트워킹이 필수적으로 지원되어야 한다. 이 때 기존의 이동전화 네트워크나 무선랜과 같이 인터넷 등 다른 네트워크에 접속하기 위한 인프라 네트워킹 기술뿐만 아니라 다양한 의료기기들 간 네트워킹을 위한 Ad-Hoc 네트워킹 기술을 반드시 필요로 한다. 예를 들어 환자의 심장 상태를 상시 감시하여 이상이 생긴 경우 주치의의 이동전화 단말기로 알려주는 모바일 헬스케어 서비스를 생각해보자. 이를 위해서는 환자의 심장 상태를 감시하는 의료기기와 환자가 소지하고 있는 이동전화 단말기 간 네트워킹이 필요한데 이 구간은 인프라 네트워킹이 아닌 Ad-Hoc 네트워킹을 통하여 통신이 이루어져야 한다. 이 후 이동전화 단말기는 인프라 네트워크인 이동통신 네트워크를 통하여 병원에 있는 주치의의 이동전화 단말기에게 환자의 심장 상태에 이상이 있다는 사실을 전달하게 된다.

본 책은 앞에서 소개한 모바일 헬스케어 서비스를 가능하게 하기 위한 네트워킹 기술 전반에 대한 이론과 그에 관련된 실습을 포함하고 있다. 특히 모바일 헬스케어 서비스를 제공하는데 있어 최근 주목을 받고 있는 RFID(Radio Frequency IDentification)와 USN(Ubiquitous Sensor Network)의 개요와 하드웨어, 소프트웨어 구성, 각종 코딩 방식 및 변복조 등의 이론과 이를 구현하기 위한 임베디드 시스템의 구성 및 다양한 프로그래밍 실습을 포함한다. 본 교재의 학습을 통하여 이통통신 네트워킹에 대한 전반적인 이해도를 높이는 동시에 향후 나타나게 될 다양한 모바일 헬스케어 서비스를 전망하고 더 나아가서는 창의성을 발휘하여 진보된 모바일 헬스케어 서비스를 구상해 볼 수 있는 좋은 기회가 되기를 기대한다.

저자 김 범 준

CONTENTS

CONTENTS

1장

컨버전스 RFID/USN 임베디드시스템

1-1 컨버전스 RFID/USN 임베디드 시스템의 개요

본 시스템은 모뎀의 변조와 복조의 원리를 VHDL 코드로 구현한 베이스 밴드(baseband) 모뎀 시스템과, 13.56Mhz와 900Mhz의 RFID 리더기(reader) 모듈 시스템, 그리고 데이터의 무선 전송 및 환경 모니터링을 위해 지그비(Zigbee) RF 트랜시버(Trasceiver)를 부착한 유비쿼터스 센서 네트워크(USN) 시스템(CC2420 및 CC2430)을 임베디드 시스템(PXA320)으로 제어하고 구현할 수 컨버전스화 한 RFID/USN 임베디드 시스템(H-RUEM900)이다.

해당 기술의 시스템별로 구성된 각 시스템 보드들은, 필요에 따라 RFID, USN, 임베디드 시스템 보드별로 탈/부착이 가능하기 때문에, 해당 기술별 독립적으로 제어 및 구현 실습을 할 수 있으며 종합적으로 컨버전스된 임베디드 시스템으로 효율적으로 시스템을 구성하여 제어 및 구현을 할 수 있다.

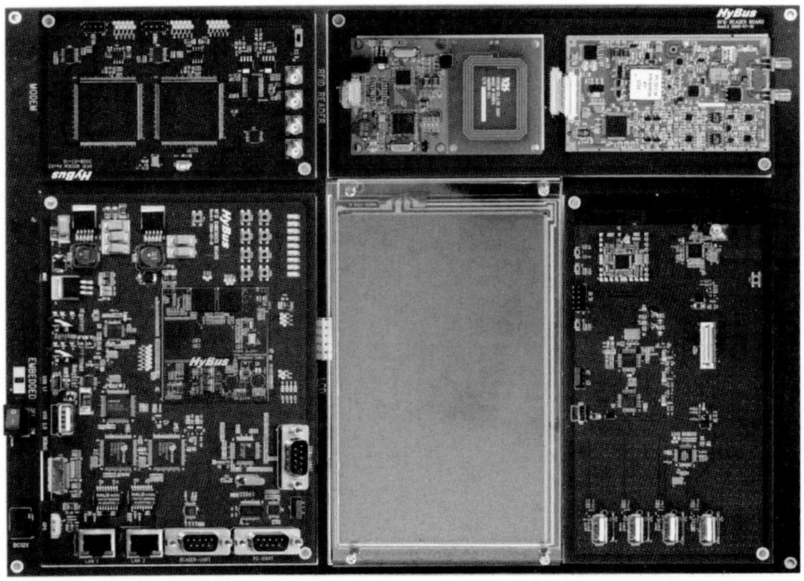

[그림 1-1] 컨버전스 RFID/USN 임베디드 시스템

컨버전스 RFID/USN 임베디드 시스템의 주요 기능은 다음과 같다.

- 유비쿼터스 컴퓨팅 실험 장비 가능
- 최신의 PXA320 기반 임베디드 시스템 실험 가능
- 13.56MHz와 900MHz의 RFID 실험 가능
- CC2430 기반의 USN 실험 가능 (IP USN 실험 가능)
- VHDL 코딩을 통한 변복조 실험 가능
- VHDL 코딩을 통한 부호화, 복호화 실험 가능
- 변복조 된 데이터가 부호화, 복호화로 연결되어 실험 가능
- 임베디드 시스템을 통한 RFID, USN 컨버전스 실험 가능

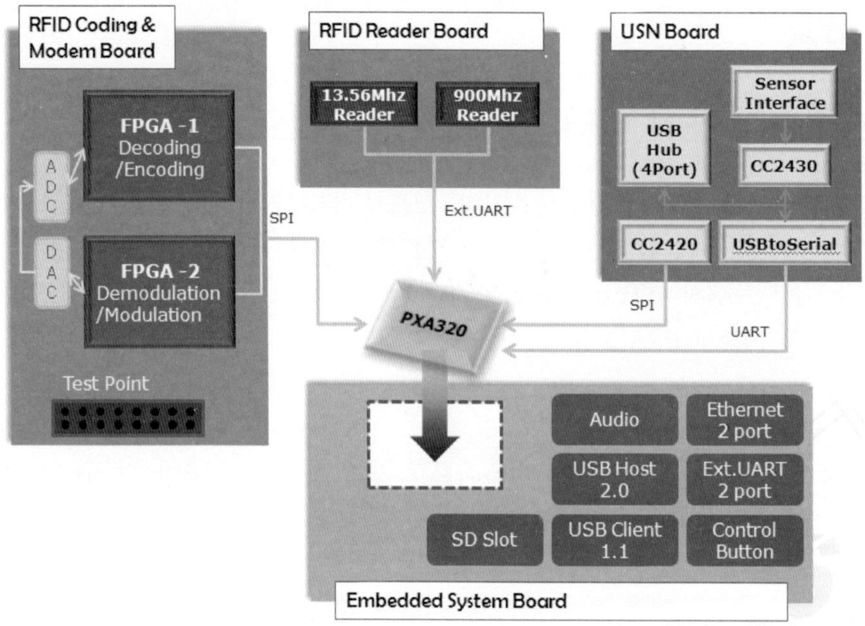

[그림 1-2] 컨버전스 RFID/USN 임베디드 시스템 블록도

컨버전스 RFID/USN 임베디드 시스템은 유비쿼터스 컴퓨팅 시스템으로써 RFID, USN, 임베디드 시스템이 컨버전스 형태로 제작되어 있어, 서로간의 유기적인 동작 및 실험이 가능한 시스템이다. RFID/USN의 통신 기초실험(변복조, 부호/복호화 실험)이 가능하며, 이를 위해 모뎀 시스템이 구현되어 있는데, 이는 FPGA를 통해 VHDL 코딩을 수정하면서 자유롭게 실험할 수 있다. 특히 통신파형의 경우, 하드웨어 테스트 포인트를 찍어서 오실로스코프를 통해 확인이 가능하고, 임베디드 시스템의 컬러LCD를 통해 파형을 볼 수 있는 특징이 있다. 또한 이 시스템은 각 모듈별 제품이 분리 및 컨버전스가 가능하여 프로젝트 실습 및 창의적 공학 설계 활용도 가능하다.

컨버전스 RFID/USN 임베디드 시스템은 다음과 같은 실습과정이 가능하다.

- 모뎀의 송/수신에 대한 기본적인 이해 학습 및 실습
- 변조와 복조에 대한 실제적인 테스트 및 파형 분석을 통한 알고리즘 이해

- Baseband modem 보드를 이용한 파형 분석 application
- Zigbee RF transceiver의 임베디드 드라이버 실습
- Zigbee RF transceiver와 tinyos가 업로드된 mote와의 송/수신 프로그램 실습
- RFID reader와 Zigbee RF transceiver를 연동한 application
- Zigbee RF Transceiver를 이용한 다양한 application과 mote의 server역할
- 임베디드 리눅스의 커널, 파일 시스템의 이해 및 포팅 실습
- 디바이스 드라이버의 이해 및 분석

1) RFID 시스템의 특징 및 주요기능

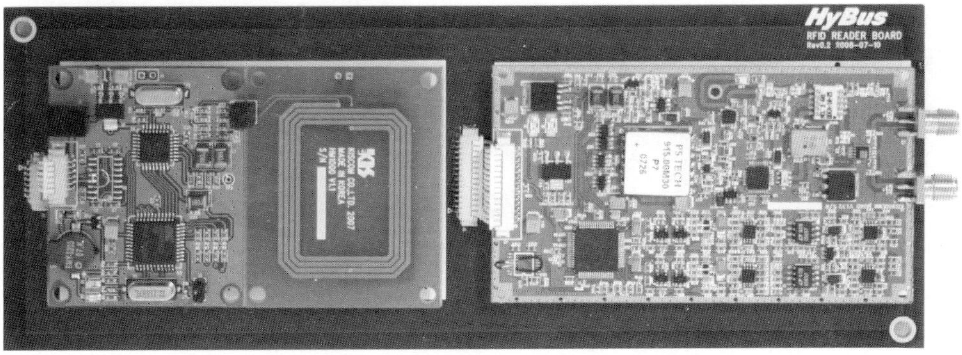

[그림 1-3] RFID 시스템 모듈

구 분	항 목	내 용
900MHz RFID 시스템	프로토콜	ISO 18000-6 Type-B/C, EPC Gen 2
	주파수	910MHz ~ 914MHz (FHSS-15ch)
	통신	UART / USB Port
	동작표시	Buzzer
	전원	Average active Current 〈 950mA @ 4.0 V
	reading range	5미터(m) (6dBi 안테나 사용)
	입력전원	4V DC
	변조(Modulation)	ASK-DSB
	코딩 방법	PIE(TX), FM0(RX)
	데이터 비율	40 kbps (80 kbps available)
	기능	Read / Write (Reserved/EPC/TID/User Bank)
	태그	Card Type : 5EA
13.56MHz RFID 시스템	프로토콜	ISO14443A, ISO15693
	주파수	13.56MHz, Mifare Type A
	Read Range	5~10 cm (Panel Antenna)
	통신	RS232
	전원	5V DC @ 150mA
	인식속도	100mse
	Environment	동작온도범위: -20deg C to +70deg C
	태그(Tag)	카드형태 : 5EA (Plastic)

2) RFID 코딩 모뎀 시스템

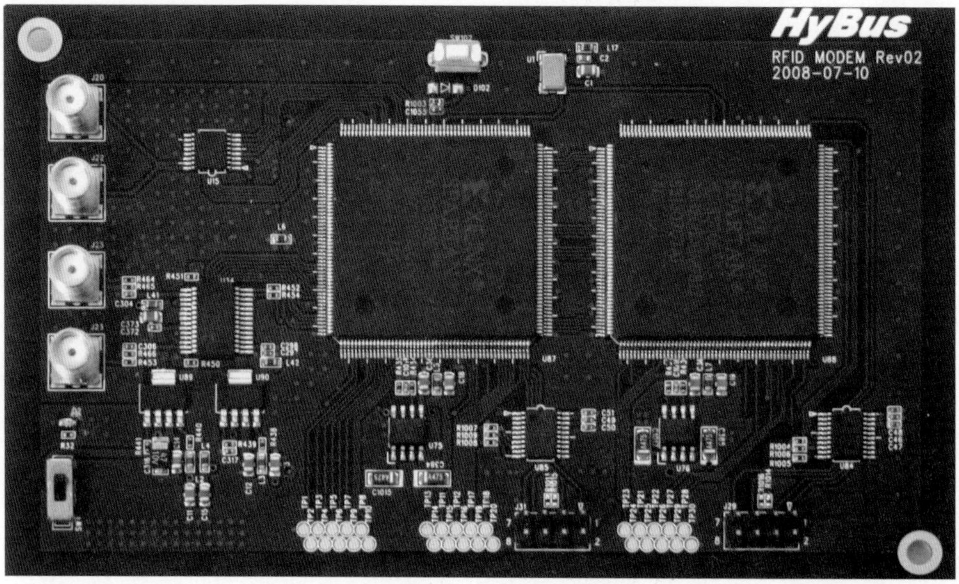

[그림 1-4] RFID 코딩 모뎀 시스템 모듈

RFID 코딩 모뎀 시스템	코딩(Coding) (Encoder/Decoder)	• Encoder, Decoder (FPGA 10만 게이트) – NRZ – Manchester(bi-phase) – Unipolar RZ – Miller – Modified Miller – Differential • Test Point • VHDL Coding • FPGA Targeting
	모뎀(MODEM) (Modulation, Demodulation)	• MODEM (FPGA 10만 게이트) – 진폭 편이 변복조 (ASK: Amplitude Shift Keying) – 주파수 편이 변복조 (FSK: Freqency Shift Keying) – 위상 편이 변복조 (PSK: Phase Shift Keying) • Test Point • Embedded Module과의 통신 (SPI 방식) • VHDL Coding • FPGA Targeting

3) USN 시스템의 특징 및 기능

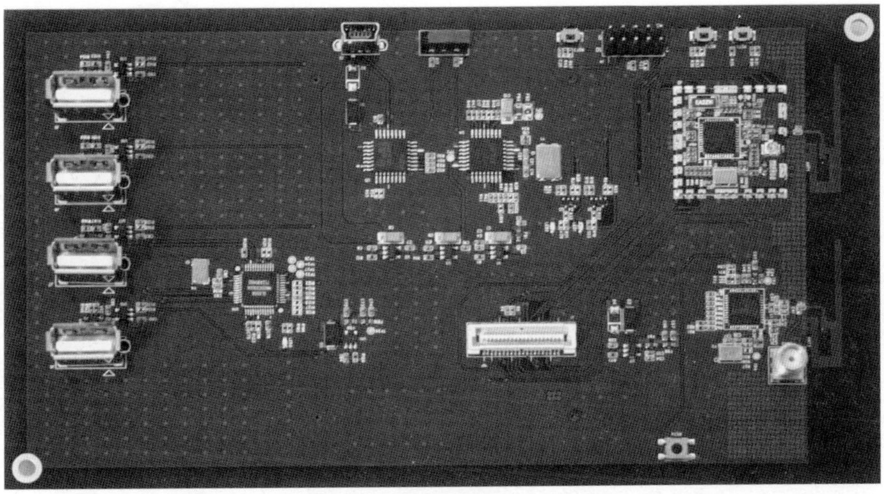

[그림 1-5] USN 시스템 모듈

USN 시스템	프로세서	Hmote2430모듈(TI CC2430 Processor (SoC) (IEEE802.15.4 Processor/Radio Board – 2.4G) MPU Block (Enhanced 8051 Core) Speed : 32MHz, Ram:8KB, Program space : 128KB Radio Block (CC2420 Core) Frequency : 2.4GHz ~ 2.483GHz Data Rate : 250Kbps(Max))
		CC2420 RF Chip On Board (SPI PXA320)
	안테나	내장 PCB Antenna, 외부 확장 Antenna
	운영체제(OS)	TinyOS 2.0
	IP-USN	Nanostack IPv6 (6lowpan)
	커넥터(Connector)	Sensor 확장 Connector(센서 보드 확장 가능)
	USB Hub	Hmote2430mini and Hmote2420 연동 기능

4) 임베디드 시스템의 특징 및 기능

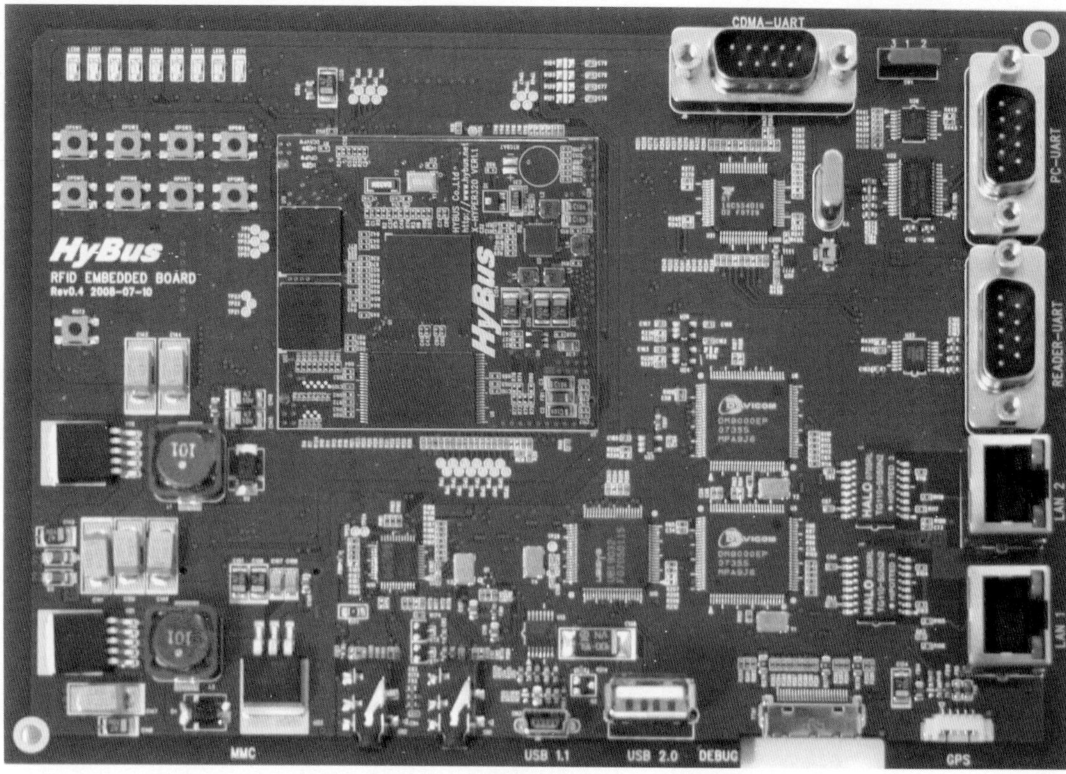

[그림 1-6] 임베디드 시스템 모듈

임베디드 시스템 - CPU 보드	CPU	Marvell PXA320(806MHz) Processor
	Memory	266MHz DDR SDRAM 128MByte
		NAND Flash 128MByte
	PMIC	MAX8660

임베디드 시스템 - 메인 보드	CPLD	CPLD Xilinx CoolRunner-II
	Touch Screen	Touch Screen Controller
	Ethernet	10/100 Mbps Ethernet – 2 Port
	Audio	Audio–AC'97(WM9712)

임베디드 시스템 모듈의 디버그 포트(UART)는 일반 핸드폰의 커넥터 형태인 24pin 커넥터를 사용하였다. 이 커넥터에 디버그 보드를 연결하여 디버깅이 가능할 뿐 아니라 커널을 비롯한 S/W 이미지를 보드에 올리는 것이 가능하다. USB와 SD slot을 통해 저장(storage) 및 각종 장치들을 연결해서 사용할 수 있으며, 2개의 이더넷 포트를 사용하여 효율적이고, 확장성 있는 네트워크를 구성할 수도 있다.

1-2 컨버전스 RFID/USN 임베디드 시스템의 H/W 환경

1) HOST PC 환경

리눅스 배포판이 설치된 PC를 권장한다.
(권장 배포판: redhat 9.0, Fedora Core Series, Asianux)

- 권장 PC 사양
  - CPU : Pentium 2.4 G이상 / AMD sempron 2400이상
  - (x64인경우 32bit용 배포판을 설치하여 사용한다)
  - RAM : 256MB 이상
  - HDD : 1.5GB 이상의 여유공간
  - VGA : 리눅스 드라이버 호환 모델(ATI, Geforce, Matrox등)
  - Parallel : 1 port (xdb 사용시, *usb to parallel 사용 불가)
  - Ethernet : 1 port (2 port 권장)
  - Serial : 1 port (*usb to serial 사용가능)
  - CD-rom : 32x 이상

2) 리눅스 설치 및 주의사항

- 파티션은 일반 ext3로 포맷하여 사용하고, 보안관련 체크를 하게 될 경우 NFS등의 문제가 발생할 수 있다.
- xinetd, tftp, NFS, minicom 등의 패키지는 개발 시 꼭 필요하므로 최초 설치 시 같이 설치해야만 한다.

* 주의 사항

VMWARE를 이용하여 리눅스를 설치할 경우 Host PC자원 분리로 컴파일 시간이 오래 걸리고 가상 PC 내에서 실제 디바이스 제어가 잘 안될 수도 있으므로 사용하는 것이 좋다.

3) RFID/USN 임베디드 시스템의 H/W 구성

RFID/USN 임베디드 시스템의 하드웨어 구성 및 수량은 다음과 같다.

구 성 품	수 량
임베디드 시스템 모듈 (PXA320CPU + 임베디드 보드)	1
7 inch WIDE TFT Color LCD	1
RFID 베이스 밴드 모듈	1
RFID-tag 리더기 (Module) - 13.56Mhz	1
RFID-tag 리더기 (Module) - 900Mhz	1
900Mhz RFID 리더기 전용 안테나	1
USN 시스템 모듈	1

구 성 품	수 량
SMA 안테나	1
보드 커넥터 (필름형)	3
13.56Mhz RFID 태그	5
900Mhz RFID 태그	5
Debug 보드	1
Cable – 24pin 커넥터	1
Cable – Serial 케이블	1
Cable - Ethernet 케이블	2
5V Power Supply (SMPS)	1
CD (리눅스 커널 2.6.14, 파일시스템, blob 이미지, GTK 소스 일체, 사용자 매뉴얼)	1

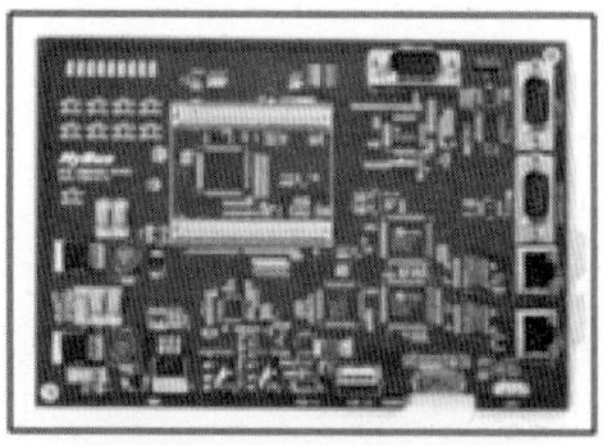
<임베디드 메인 모듈>

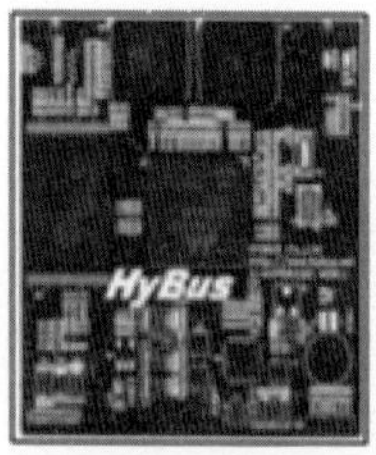

<PXA320CPU 모듈>

<7' wide LCD/터치 스크린>

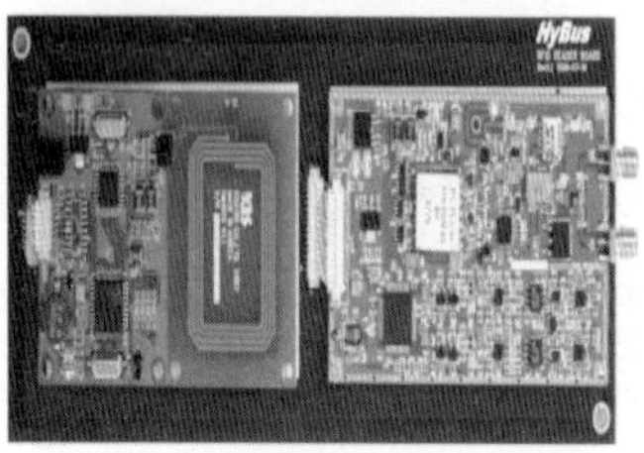

<RFID–태그/리더기 모듈>

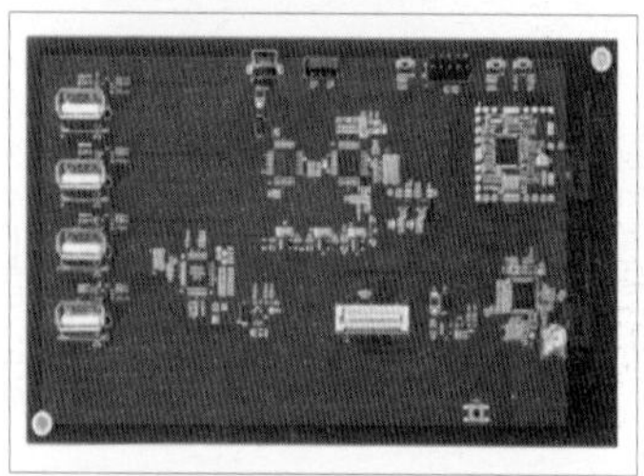
<USN 시스템 모듈>

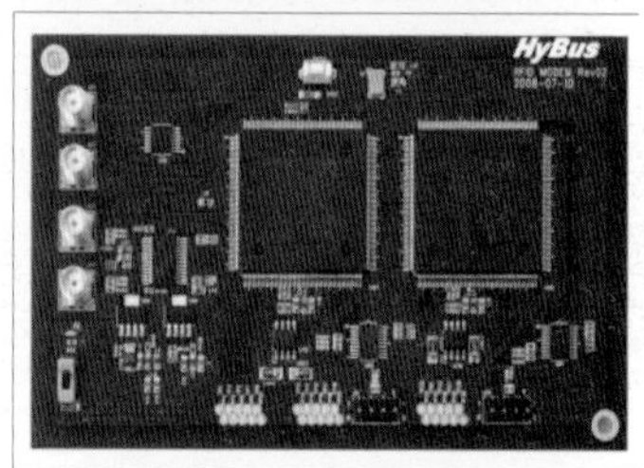

<RFID 모뎀 모듈>

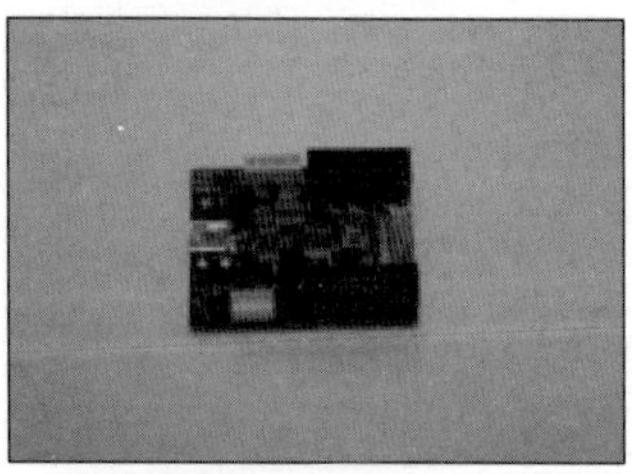
<디버그 모듈>

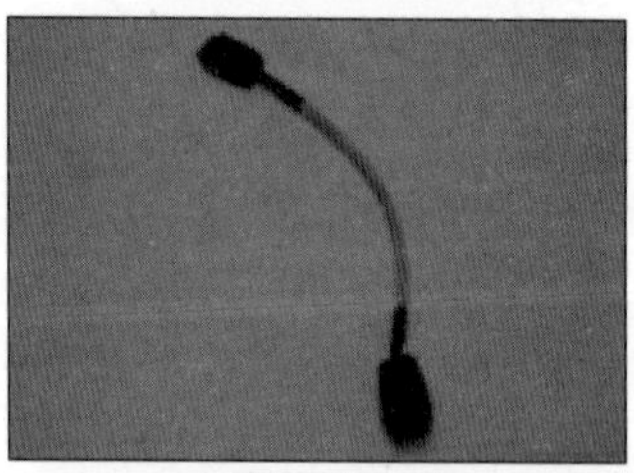
<24핀 커넥터>

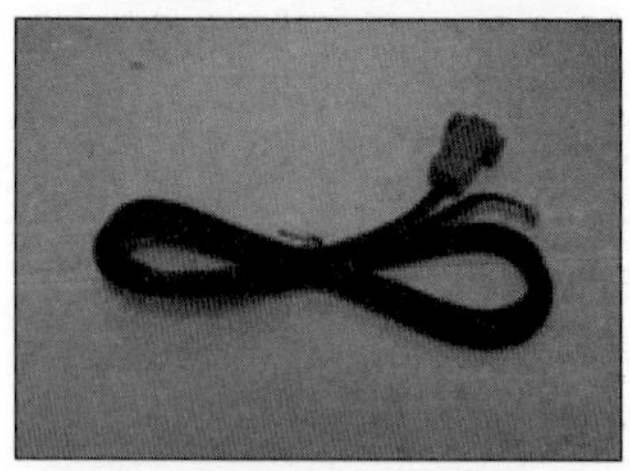
<시리얼 케이블>

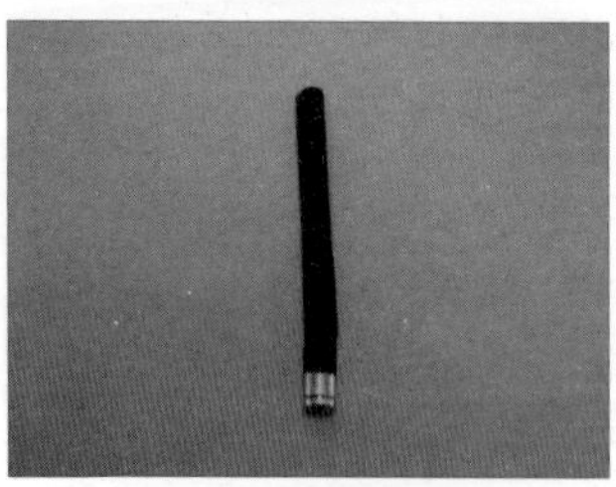
<SMA 안테나>

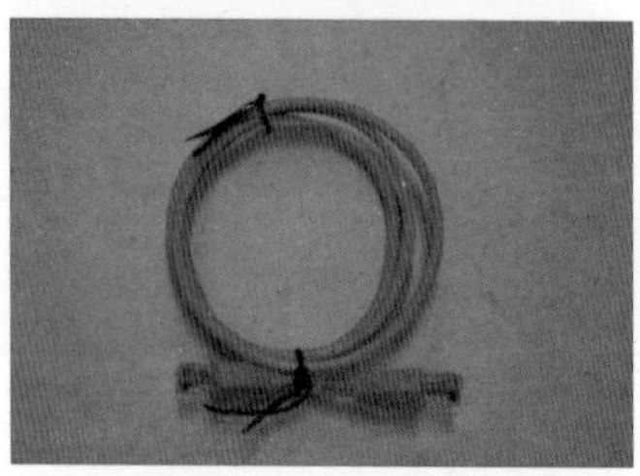
<Ethernet 케이블>

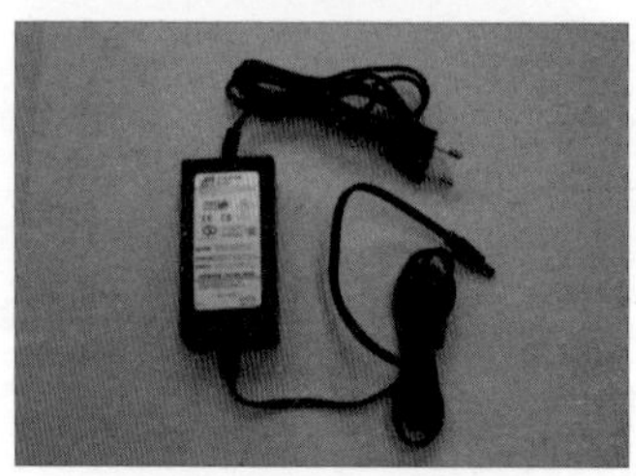
<DC 12V 아답터>

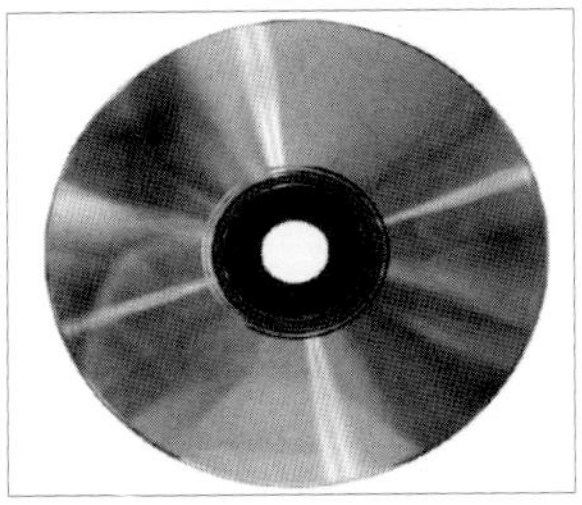

<CD>

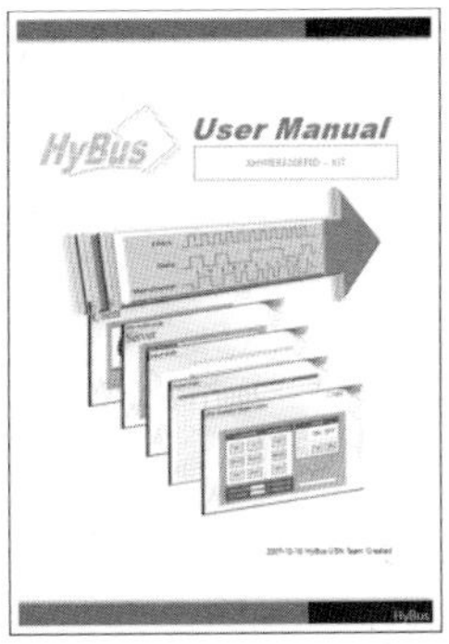

<메뉴얼>

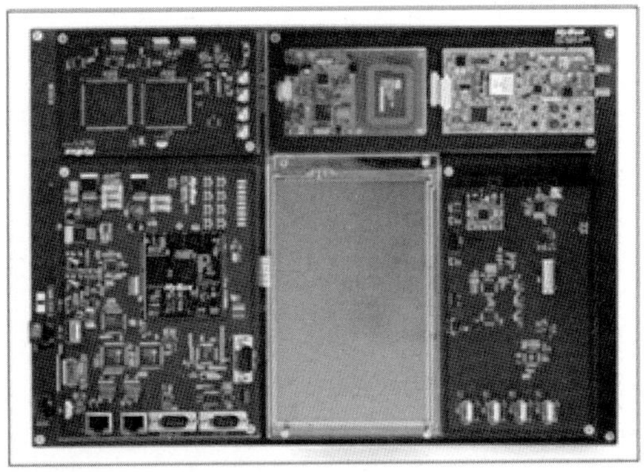

※ 주의사항

전원은 반드시 제공된 어댑터를 사용하거나 커넥터 형태이 일치하는 12V 어댑터를 사용해야 하며 그 외 전원인가로 인한 파손이 될 우려가 있으므로 주의해야만 한다.

4) RFID/USN 임베디드 시스템의 블록도

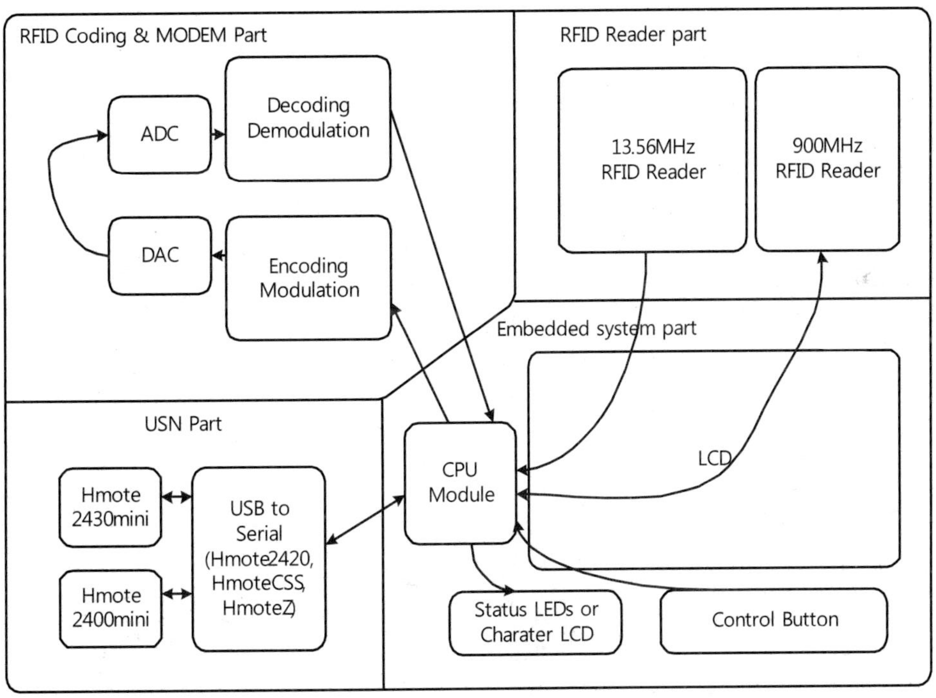

[그림 1-7] RFID/USN 임베디드 시스템의 블록도

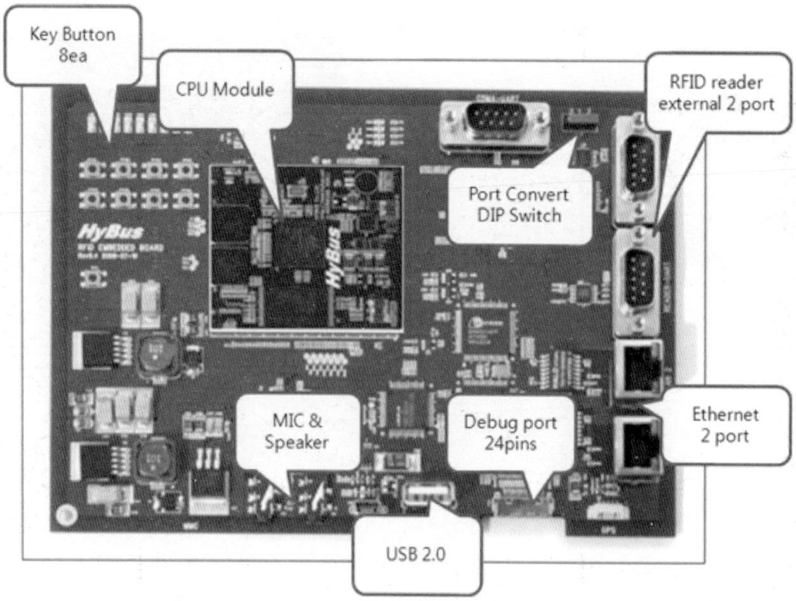

[그림 1-8] 임베디드 시스템 모듈

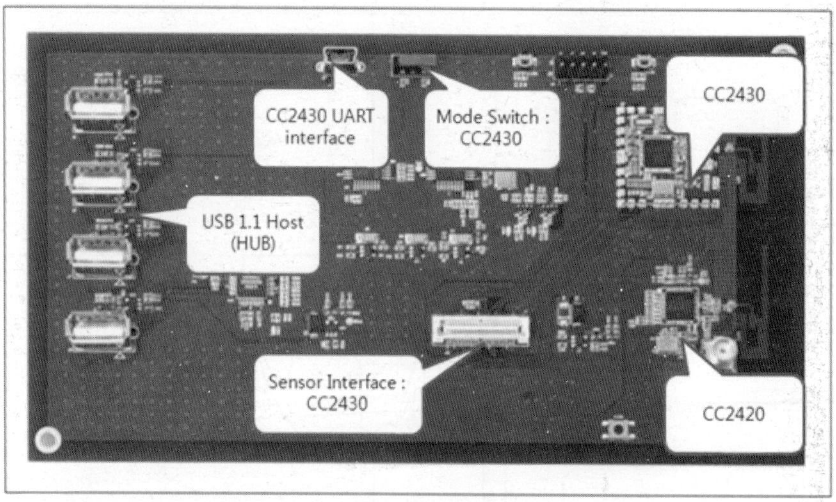

[그림 1-9] USN 시스템 모듈

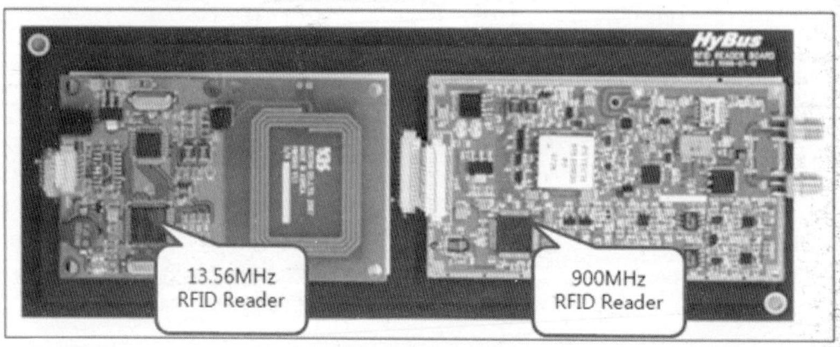

[그림 1-10] RFID 시스템 모듈

• RFID Baseband Modem 보드 TOP 배치도

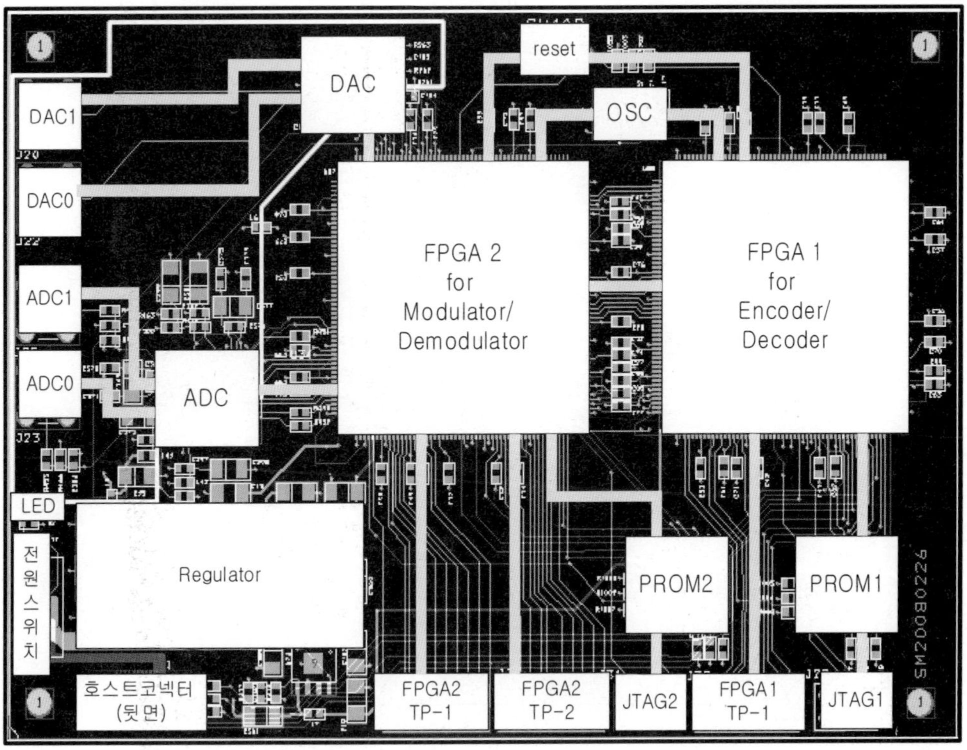

[그림 1-11] RFID 베이스밴드 모듈

5) RFID/USN 임베디드 시스템의 연결

소프트웨어 이미지를 임베디드 보드에 포팅하기 위해서는 시리얼과 이더넷 케이블이 보드에 연결되어 있어야 한다. 다음 순서대로 연결을 진행한다.

(1) 시리얼 연결

24pin 케이블을 보드와 디버그 보드에 연결 후 시리얼 케이블을 디버그 보드 J3커넥터와 연결한다.

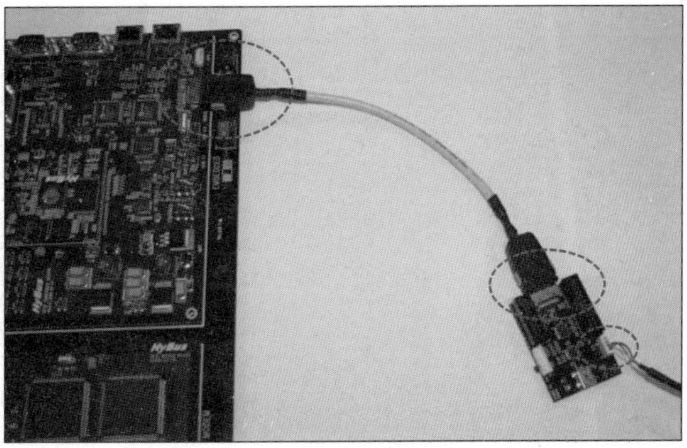

[그림 1-11] RFID 베이스밴드 모듈

시리얼 케이블을 PC의 시리얼 포트에 연결한다.

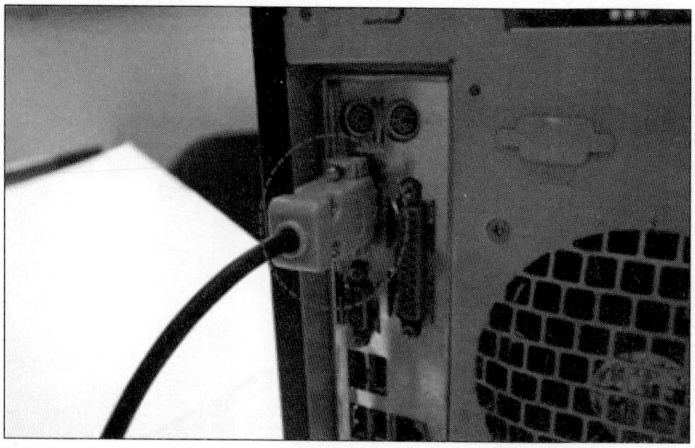

[그림 1-13] 시리얼 케이블 PC 시리얼 포트 연결

(2) 이더넷 연결

이더넷 포트에 크로스 케이블을 연결한다. 연결한 이더넷 포트는 그림에서 보듯이 J2 커넥터이다. 크로스 케이블을 PC의 LAN포트에 연결한다.

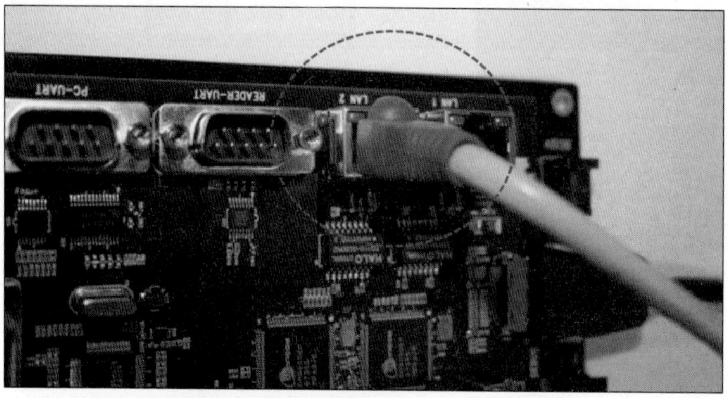

[그림 1-14] 이더넷 포트 연결 장면

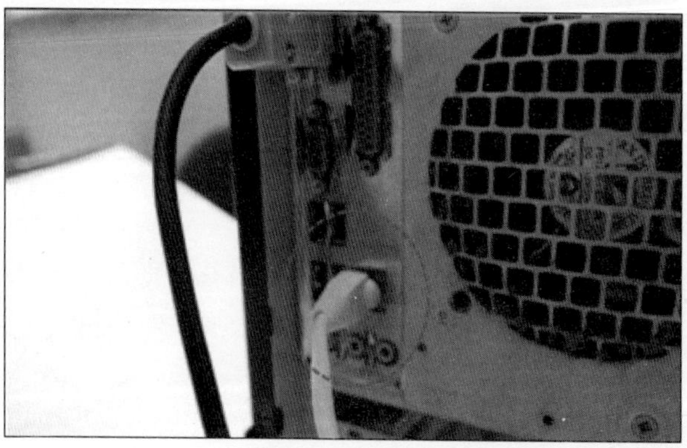

[그림 1-15] PC 이더넷 포트 연결 장면

1-3 컨버전스 RFID/USN 임베디드 S/W 개발 환경

소프트웨어 이미지는 다음과 같이 구성되어 있다.

- 리눅스 커널 (Linux Kernel 버전; 2.6.14.7) : zImage
- 파일 시스템(File system) : rootfs_gtk.img

1) 이미지 업로드 절차

소프트웨어의 이미지를 업로드 하는 절차는 다음과 같다.

- 부트로더 (Bootloader)를 퓨징 (fusing)하기 위해서는 마벨 (Marvel)사의 XDB 프로그래머 소프트웨어와 디버거(Debugger) 장비가 필요하다.
- 소프트웨어의 사용은 마벨(Marvell)사와의 NDA 협약에 근거하여 사용되기 때문에 기본적으로 퓨징(fusing)이 된 상태로 보드에 설정되어 있다. 본 교재에서는 소스관련 자료를 제공하지 않는다.
- 부트로더(Bootloader)와 관련하여 문제가 발생 시 제조사의 A/S요청을 하면 문제가 해결 될 것이다.

2) RFID 시스템의 시리얼 모니터링 설정

포팅(Porting) 작업을 위해서는 시리얼 모니터링(Serial Monitoring) 프로그램이 필요하다. 시리얼 모니터링 프로그램은 하이퍼 터미널, Tera Term, Secure CRT 등 이 있다. 본 교재에서는 윈도우에 기본적으로 설치가 되어 있는 하이퍼 터미널을 사용한다. 그 밖의 별도의 시리얼 프로그램인 테라텀(Tera Term V4.6)은 별첨 CD에서 제공하고 있다. 하이퍼 터미널의 실행은 간단히 실행파일을 클릭하면 쉽게 실행할 수 있다.

(시작 -> 모든 프로그램 -> 보조 프로그램 -> 통신 -> 하이퍼 터미널)

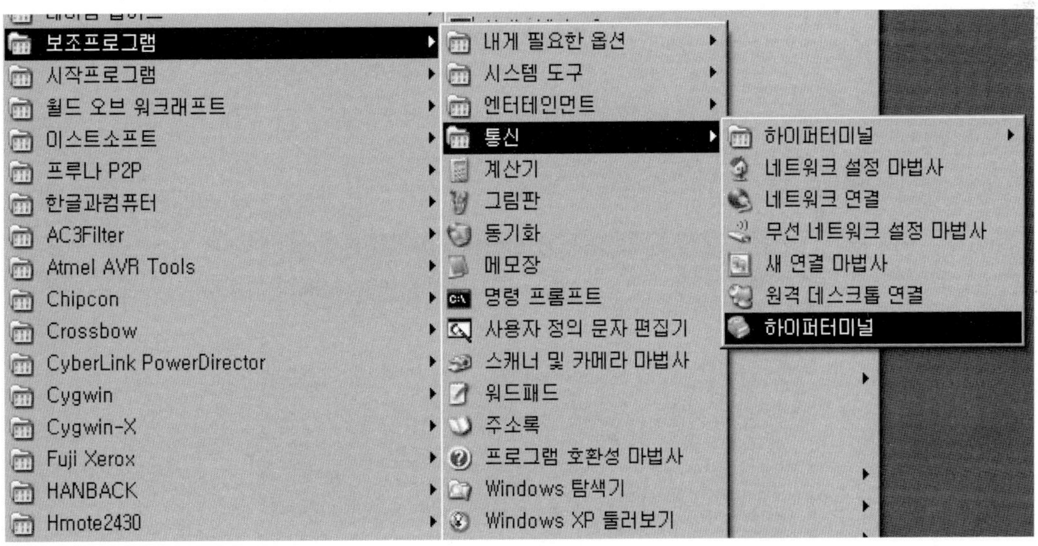

① 하이퍼 터미널을 실행한 화면은 다음과 같다.

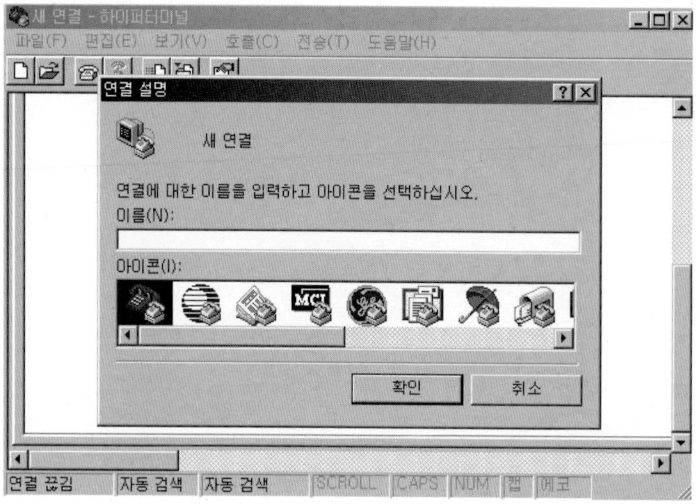

[그림 1-16] 하이퍼 터미널 실행 초기 화면

② "새 연결"화면이 나오면 연결의 이름을 적고 확인 버튼을 클릭한다.

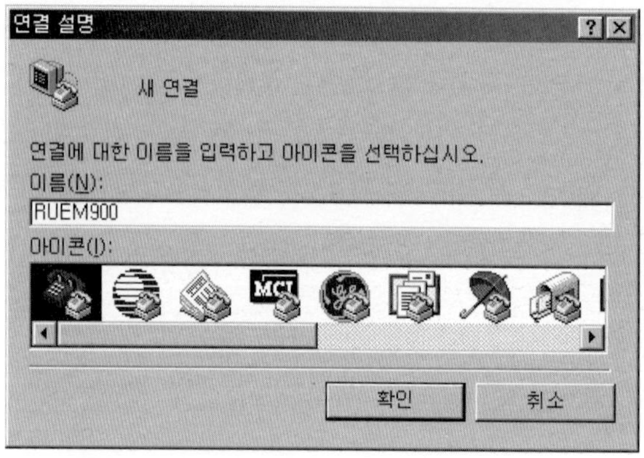

[그림 1-17] 새 연결에 대한 이름 설정

③ "연결 대상"이 나오면 연결된 시리얼 포트로 설정한 후에, 확인 버튼을 클릭한다.

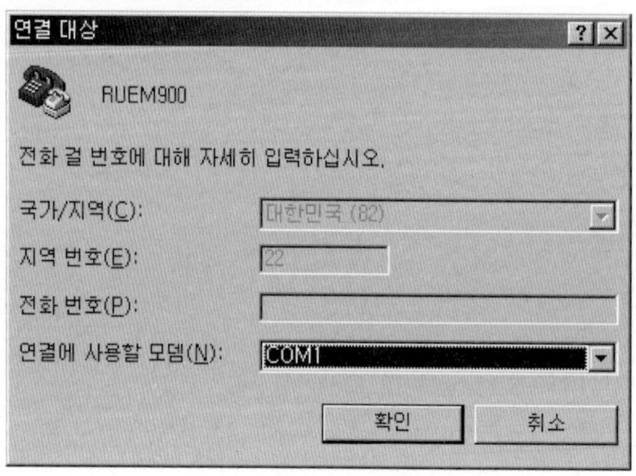

[그림 1-18] 셋업의 시리얼 포트 설정

④ 다음과 같이 보우드 비율(Baud rate) 설정을 38400으로 설정한 후 확인버튼을 클릭한다.

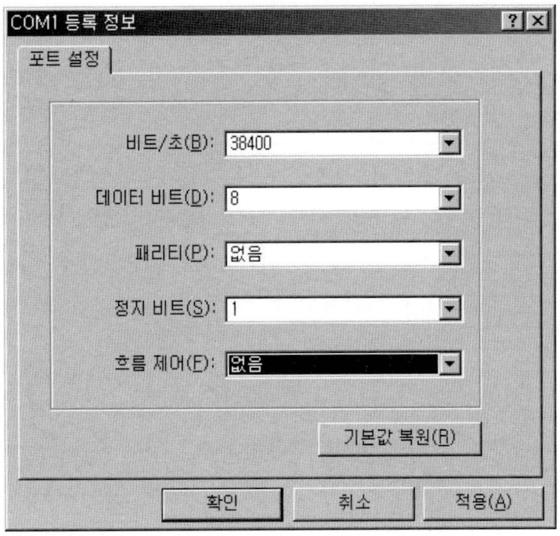

[그림 1-19] 시리얼포트의 보우드 비율 설정

⑤ 어댑터를 연결하고 전원을 켠다.

그러면 하이퍼 터미털의 화면상에 RFID/USN 임베디드 시스템(H-RUEM900)이 부팅되는 과정을 모니터링 할 수 있다. 부팅은 부트로더와 임베디드 리눅스 커널이 플래시에 저장되어 있는 것이 램(RAM) 상에 올리는 과정을 상세히 볼 수가 있다. 부팅 시에도 자동 부팅(Auto Booting)과 수동 부팅(Manual Booting)이 있다. 자동부팅은 하이퍼 터미널에서 중간에 키를 선택하지 않고 그대로 자동적으로 부트로더 및 커널이 올려지는 과정을 볼 수 있다.

※ 수동 부팅인 경우는 다음 절에서 실행 해 볼 수 있다.

3) RFID/USN 임베디드 시스템의 커널(kernel) 포팅

- RFID/USN 임베디드 시스템(H-RUEM900)에 포팅(Porting)되는 OS 커널은 임베디드 리눅스(Embedded Linux)를 사용한다.
- 임베디드 리눅스(리눅 2.6.14.7 릴리즈 버전)을 사용하며 생성된 Image만 제공된다.
- 리눅스 커널의 포팅은 부트로더(Bootloader)의 프롬프트(Prompt)상에서 수행하며 절차는 다음과 같다.
- 먼저, 시리얼 케이블과 이더넷 케이블을 보드와 PC에 연결을 확인한다. (보드연결 앞 절에서 참조) 단, LAN케이블은 반드시 LAN2 포트에 연결해야만 한다.

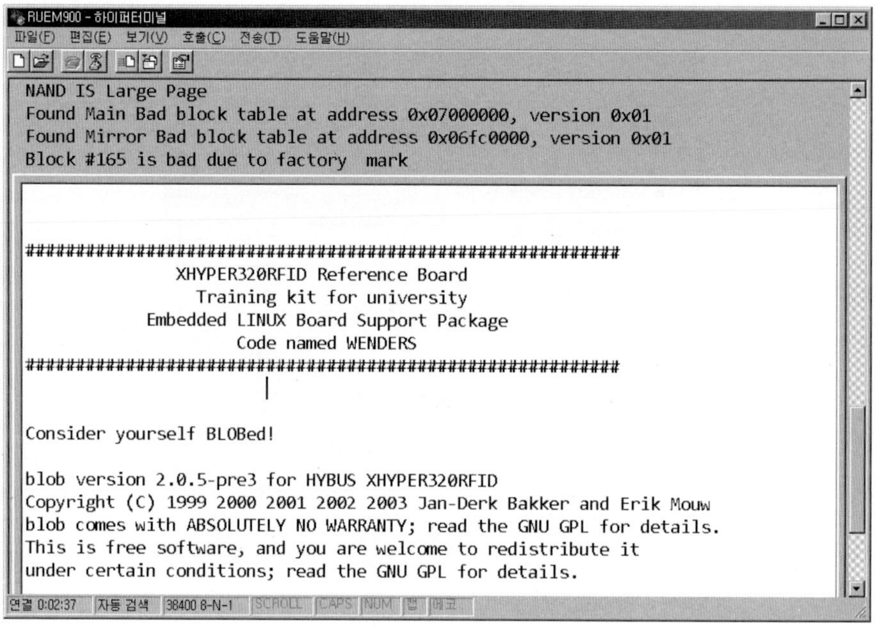

[그림 1-20] 부트로더의 초기화면

[그림 1-20]처럼 부트로더(Bootloader) 초기화면이 나타나게 된다.

① "press any key to stop" 구문에서 아무 키나 누르면 수동 부팅이 된다.

그대로 놔두면 3초안에 자동부팅이 된다. 그러므로 3초안에 키보드의 아무키나 누르면 수동부팅 상대로 전환된다.

② 다음과 같이 dm9000 Ethernet Device가 감지되고 Prompt 상태로 넘어가게 된다.

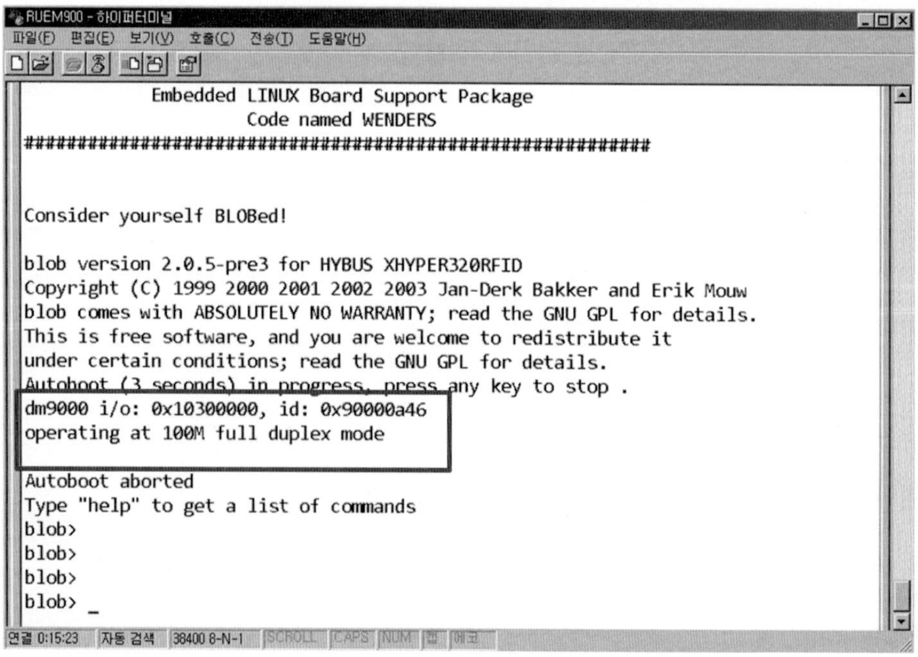

[그림 1-21] 부트로더의 프롬프트 상태

③ 커널 포팅(Kernel Porting)에 앞서 IP Address를 설정한다.

IP Address를 설정하는 방법은 다음과 같다.

☞ 먼저 setip를 입력해 보면 [그림 1-22]처럼 현재 서버 및 클라이언트의 IP 상태를 표시하게 된다.

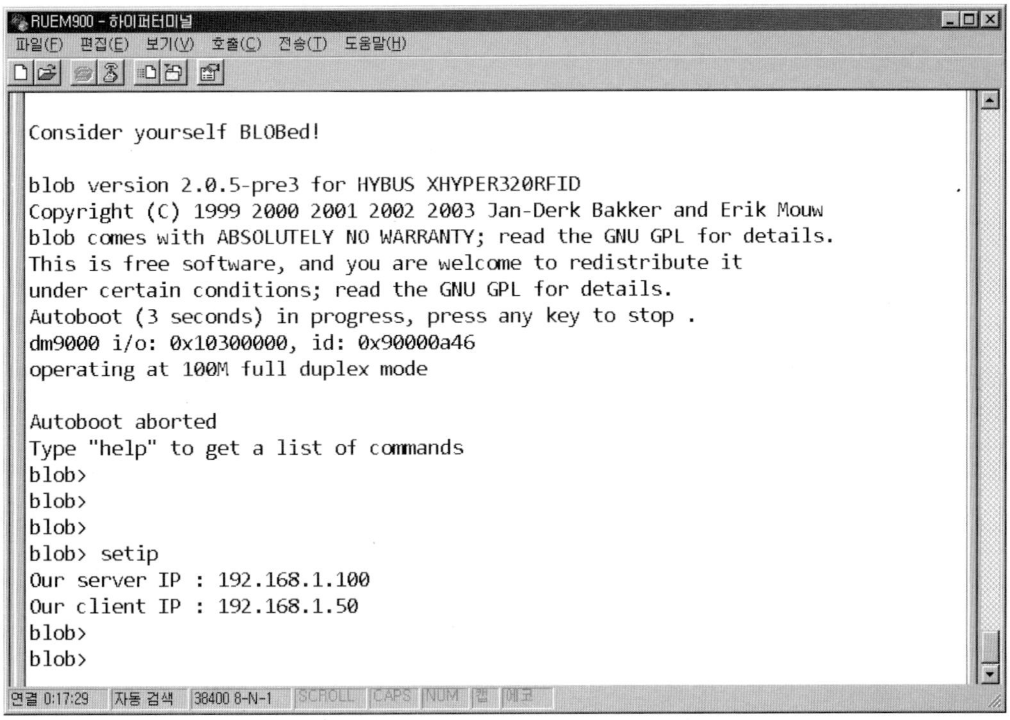

[그림1-22] IP Address 설정하는 방법

다음과 같이 기본(Default) IP가 출력되는 것을 확인할 수 있다.

Our server IP : 192.168.1.100

Our client IP ; 192.168.1.50

④ 현재 설정된 IP는 사설 IP이고 별도의 작업 서버가 있다면 공인 IP로 설정해서 사용할 수 있다. 여기서는 사설 IP를 사용한다.

IP 설정은 PC의 IP와 대역을 맞춰서 설정하면 된다. 다른 IP로 설정하고 싶을 때는 다음과 같이 입력하면 된다. 예를 들면

```
blob> setip server 192.168.10.10
blob> setip client  192.168.10.20
```

여기서 server는 호스트 PC, client는 보드를 의미한다.

위와 같이 설정하려면, server의 IP, 즉 PC의 IP를 192.168.10.10으로 설정해야 한다. PC의 IP설정은 제어판 -> 네트워크 연결 -> 로컬 영역 연결 -> 속성 -> "인터넷 프로토콜(TCP/IP)"를 클릭하여 설정한다.

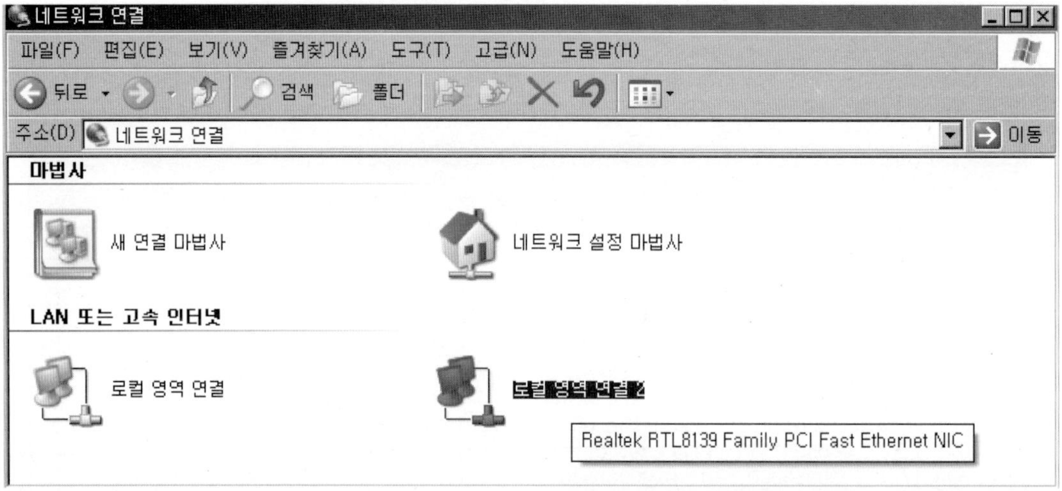
네트워크 연결
파일(F) 편집(E) 보기(V) 즐겨찾기(A) 도구(T) 고급(N) 도움말(H)
뒤로 검색 폴더
주소(D) 네트워크 연결
이동
마법사
새 연결 마법사
네트워크 설정 마법사
LAN 또는 고속 인터넷
로컬 영역 연결
로컬 영역 연결 2
Realtek RTL8139 Family PCI Fast Ethernet NIC

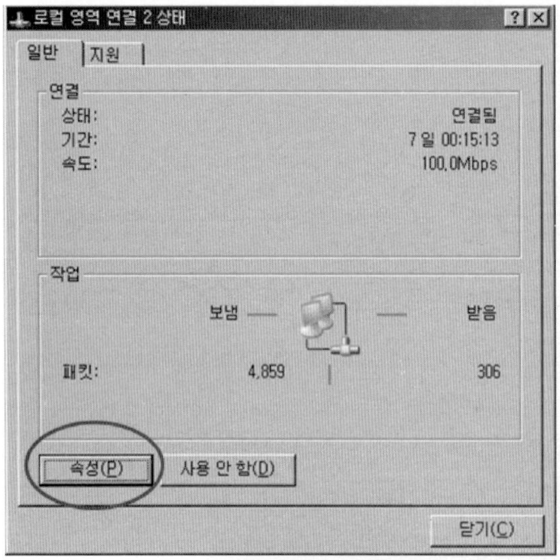
로컬 영역 연결 2 상태
일반 지원
연결
상태: 연결됨
기간: 7 일 00:15:13
속도: 100.0Mbps
작업
보냄 받음
패킷: 4,859 306
속성(P) 사용 안 함(D)
닫기(C)

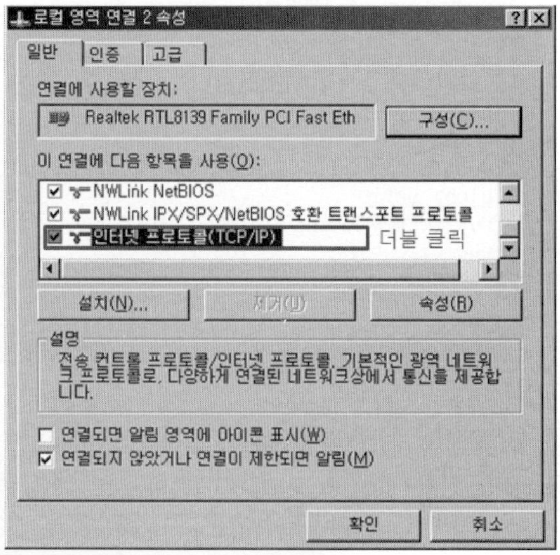
로컬 영역 연결 2 속성
일반 인증 고급
연결에 사용할 장치:
Realtek RTL8139 Family PCI Fast Eth
구성(C)...
이 연결에 다음 항목을 사용(O):
NWLink NetBIOS
NWLink IPX/SPX/NetBIOS 호환 트랜스포트 프로토콜
인터넷 프로토콜(TCP/IP)
더블 클릭
설치(N)... 제거(U) 속성(R)
설명
전송 컨트롤 프로토콜/인터넷 프로토콜. 기본적인 광역 네트워크 프로토콜로, 다양하게 연결된 네트워크상에서 통신을 제공합니다.
연결되면 알림 영역에 아이콘 표시(W)
연결되지 않았거나 연결이 제한되면 알림(M)
확인 취소

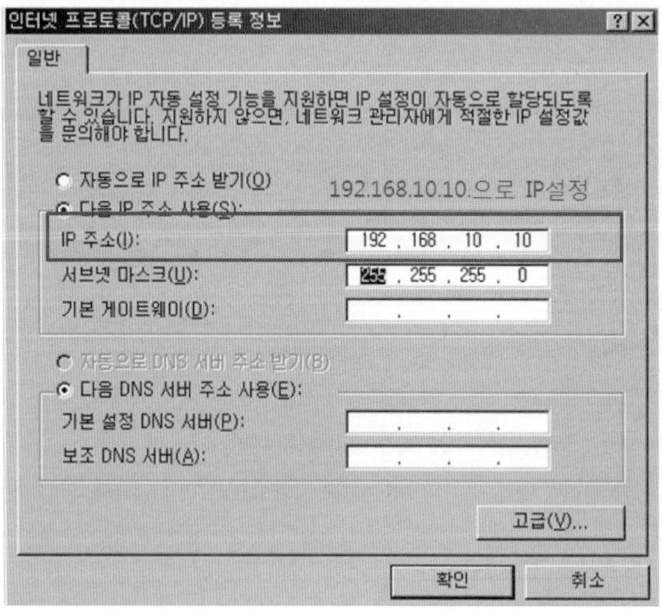
인터넷 프로토콜(TCP/IP) 등록 정보
일반
네트워크가 IP 자동 설정 기능을 지원하면 IP 설정이 자동으로 할당되도록 할 수 있습니다. 지원하지 않으면, 네트워크 관리자에게 적절한 IP 설정값을 문의해야 합니다.
자동으로 IP 주소 받기(O)
192.168.10.10.으로 IP설정
IP 주소(I): 192 . 168 . 10 . 10
서브넷 마스크(U): 255 . 255 . 255 . 0
기본 게이트웨이(D):
자동으로 DNS 서버 주소 받기(B)
다음 DNS 서버 주소 사용(E):
기본 설정 DNS 서버(P):
보조 DNS 서버(A):
고급(V)...
확인 취소

⑤ IP 설정이 끝났으면 tftp Server를 실행한다.

- tftp Server는 TFTP Desktop 프로그램을 이용한다. 이 TFTP Desktop 프로그램은 윈도우 환경에서 돌아가는 프로그램이다. 만약 리눅스 환경에서도 프롬프트상에서 tftp를 사용하면 간단히 할 수 있다. TFTP Desktop 프로그램은 첨부 CD의 tools에서 확인할 수 있다.
- 설치 방법은 매우 간단하다. 호스트 PC에 설치가 안되어 있다면 설치를 하기 바란다. 다른 tftp 프로그램을 이용하여도 된다. 본 교재에서는 TFTP Desktop 프로그램을 이용한 tftp 설정하고자 한다. TFTP Desktop 프로그램을 실행한다.

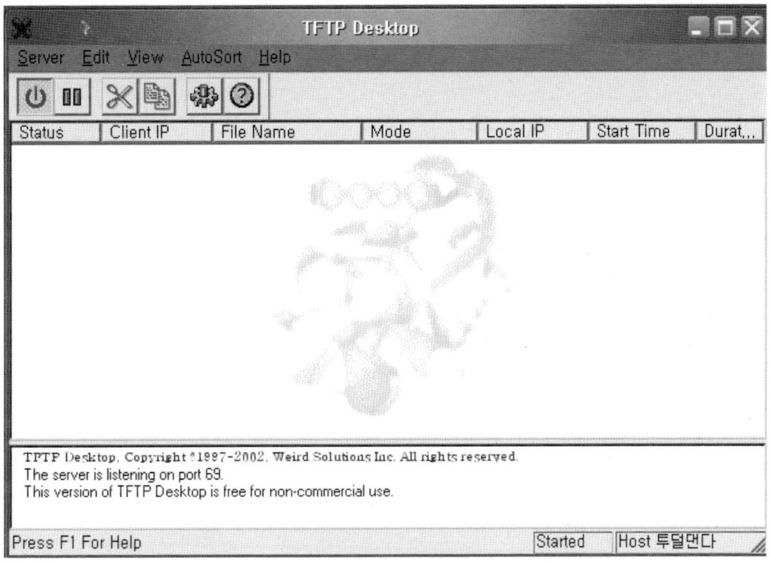

[그림 1-23] TFTP Desktop 초기화면

⑥ tftp 설정을 위해 [Server] -> [Properties]를 선택한다.

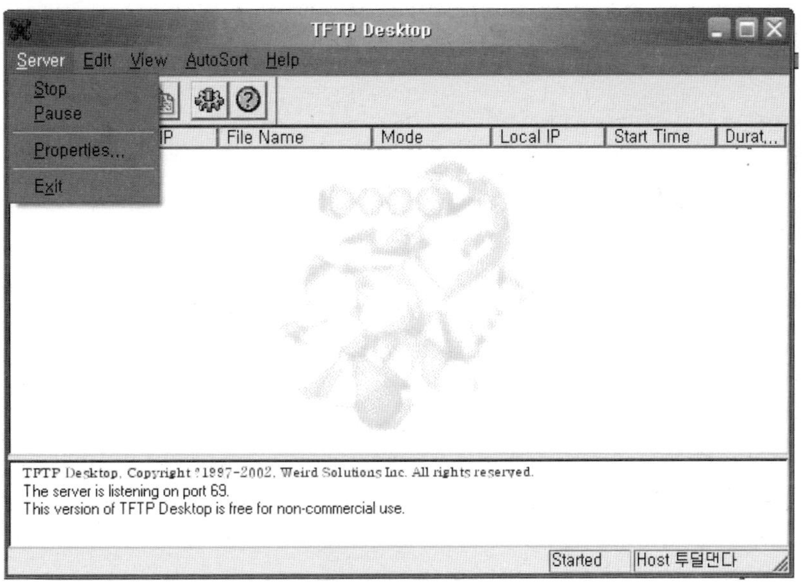

[그림 1-23] TFTP Desktop 초기화면

⑦ [General] 탭으로 이동하여 TFTP Server로 사용할 디렉토리를 설정한다.

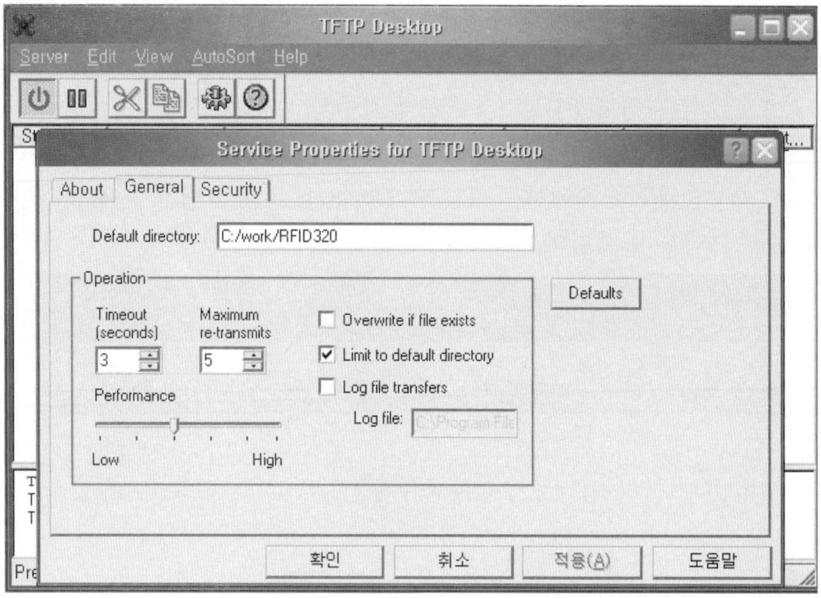

[그림 1-25] 디렉토리를 설정

- 디렉토리 설정의 작업하고자 하는 디렉토리를 임의로 경로를 설정한다.
- 본 교재에서는 예로서 C:/work/RFID320으로 설정하였다.
- 디렉토리의 설정이 끝나면 확인을 클릭하고 프로그램을 재실행한다.

⑧ 포팅(Porting)할 커널 및 파일시스템 파일은 별첨 CD의 RUEM_Embedded₩Image디렉토리에 있다. zImage, rootfs_gtk.img Image 파일을 서버(Server) 디렉토리인 작업 디렉토리(C:/work/RFID320)로 복사한다.커널 포팅(Kernel Porting)을 위한 모든 설정이 끝났다. 이제 포팅(Porting)을 하겠다.

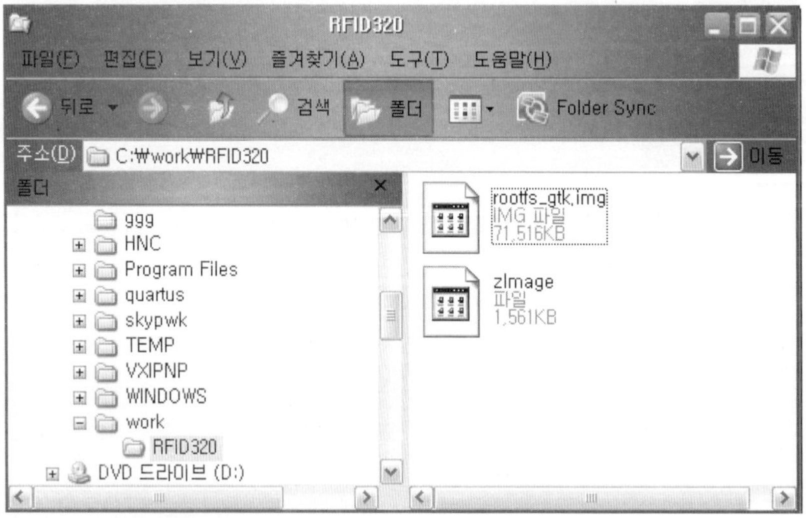

[그림 1-26] 작업 디렉토리(C:/work/RFID320)로 복사

⑨ 다음과 같이 명령어를 입력하여 zImage를 다운로드 한다.

```
blob> tftp zImage
```

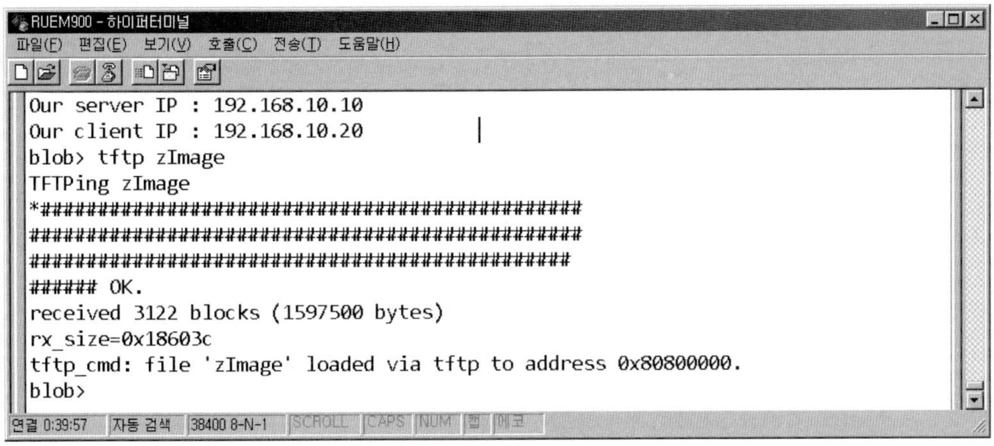

[그림 1-26] zImage를 다운로드

zImage가 메모리 주소 0x80800000에 다운로드 되었다.

⑩ 완료되었으면 다운로드한 zImage를 다음과 같이 Flash 메모리에 Write이다.

```
blob>nandwrite -z
```

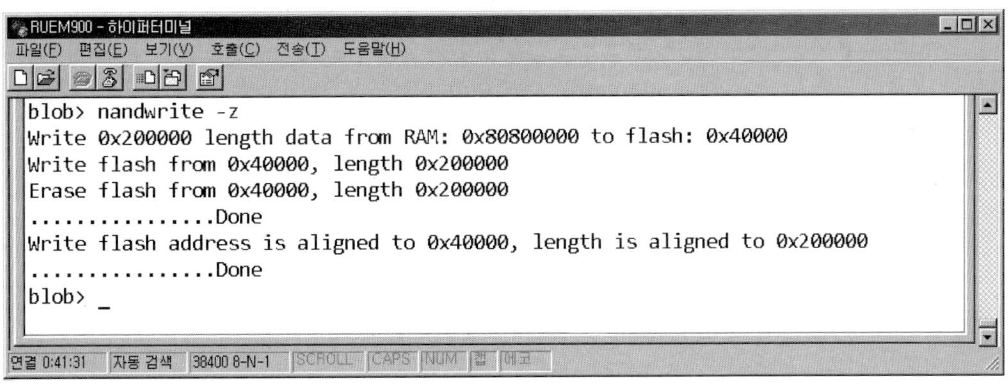

[그림 1-27] Flash 메모리에 Write

옵션에서 -z는 이미지 타입이고 SD 메모리 주소, Write될 Flash 메모리 주소, Write할 최대 사이즈가 자동으로 지정된다.

4) RFID 시스템의 파일 시스템 포팅

- 커널 포팅(Kernel Porting)을 완료하였다면 이어서 파일 시스템(File system)을 포팅(Porting) 한다. RFID/USN 임베디드 시스템(H-RUEM900)에 포팅(Porting)되는 파일 시스템(File system) 형태는 YAFFS이다.

• 파일 시스템의 포팅도 부트로더(Bootloader)의 프롬프트(Prompt)상에서 포팅(Porting)을 수행한다.

① 파일 시스템(File system)의 Image를 tftp 다운로드 한다.

☞
```
blob> tftp rootfs_gtk.img
```

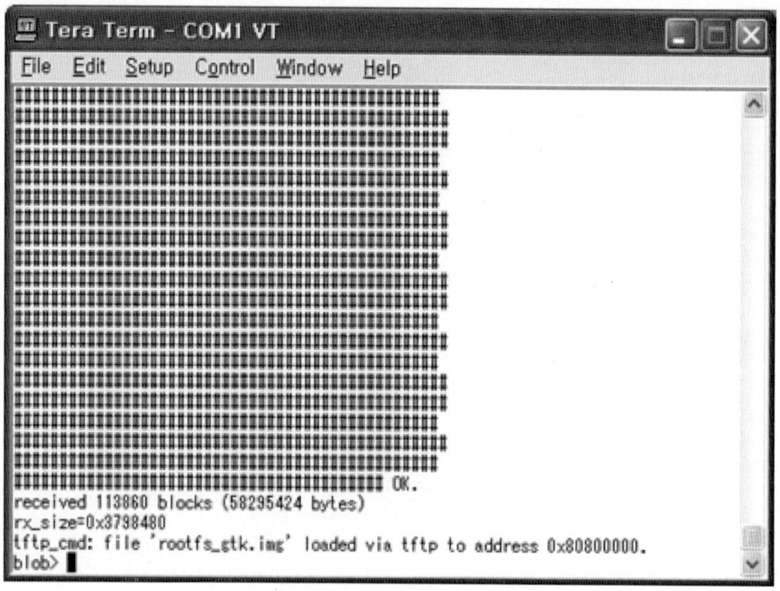

[그림 1-28] 파일 시스템의 Image를 tftp 다운로드

• TFTP Desktop 프로그램이 정식버전이 아닌 경우에는 다운로드 할 때 용량이 32Mbyte로 제한되어 있다. 본 교재에서 CD에 제공되는 것은 정식버전이 아니므로 용량에 한계로 인하여 정상적인 파일 시스템 설치과정을 완벽하게 올릴 수 없다.
• 포팅(Porting)될 파일 시스템(File system_의 크기는 56Mbyte 정도 된다.
• 크기에 제한되므로 정식버전을 구하여 설치하고 사용하기 바란다.

② 다운로드가 완료되었다면 마찬가지로 플래시(Flash)에 저장(Write)한다.
다음과 같이 명령어를 입력한다.

☞
```
blob> nandwrite -y
```

• 파일 시스템(File system) Image의 경우 Write 옵션의 차이가 있으므로 주의해야 한다.
• 옵션에서 -y는 YAFFS Image 형태를 나타내고 SD 메모리 주소에, Write할 플래시(Flash) 메모리 주소, 파일 시스템(File system) 크기가 자동으로 지정된다.

③ 포팅(Porting)이 모두 끝나면 보드를 재부팅하거나 다음과 같이 보드를 부팅한다.

☞
```
blob> nkernel
```

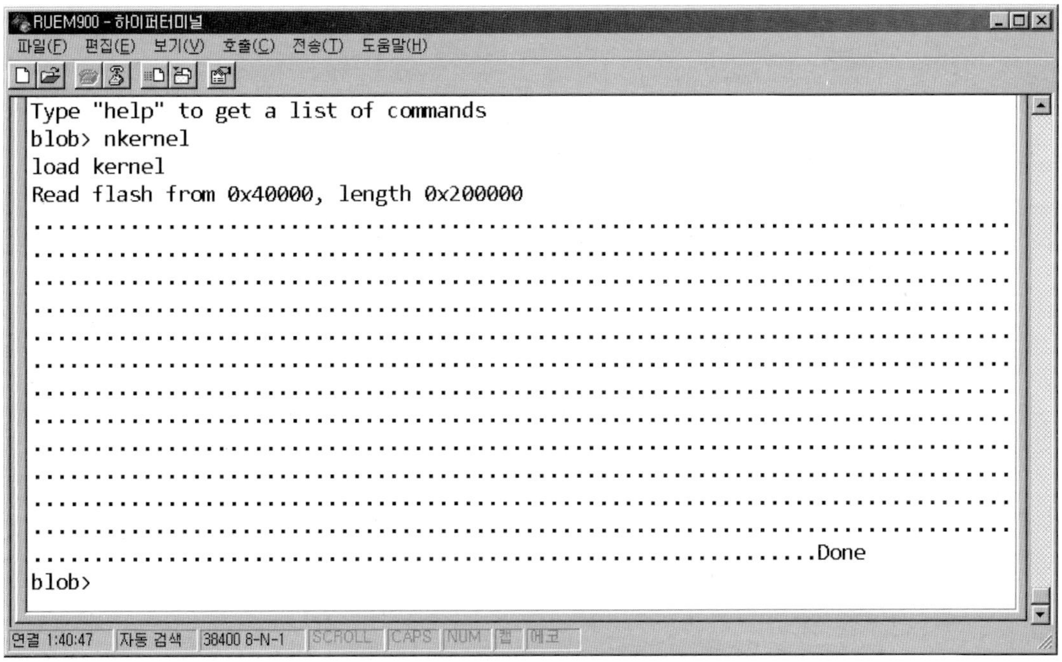

[그림 1-29] 보드를 부팅을 위한 작업

④ nkernel은 부팅을 위한 첫 단계로 플래시(Flash)에 Write되어 있는 커널 이미지를 SD메모리 영역으로 복사하는 명령어이다. 마지막으로 boot를 입력한다.

```
blob> boot
```

모든 Porting이 정상적으로 완료되었다면 다음과 같이 성공적으로 부팅되는 것을 확인할 수 있다.

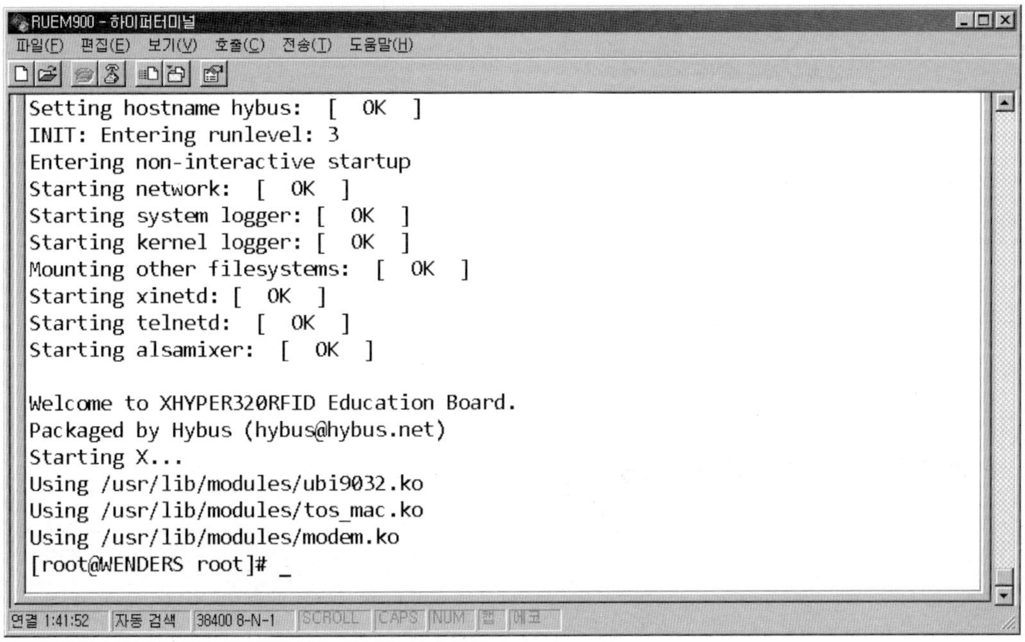

[그림1-30] Kernel Image를 SD 메모리 영역으로 복사

1-4 컨버전스 RFID/USN 호스트 PC S/W 개발 환경

1) Toolchain이란

- Embedded System을 개발하기 위해서는 Host System이란 개발 환경이 필요하다.
- 이 개발 환경이 필요한 이유는 Embedded System의 특성상 큰 용량의 저장 장치를 가지지 못하기 때문이다. Toolchain은 이런 개발에 필요한 모든 환경을 통칭하여 말한다.
- RUEM900은 PXA320 MPU를 사용하기 때문에, 일반 desktop의 x86계열과는 다른 compiler(ARM cross compiler)를 사용하게 된다.
- 사용할 compiler는 아래와 같이 GNU Tool을 사용한다.
  - GNU gcc compilers for C, C++
  - GNU binutil
  - GNU C Library
  - GNU C header

위의 GNU Tool은 일반 GNU Tool과는(x86계열) 다른 Compiler (ARM cross compiler)를 사용하기 때문에 compile을 하게 되면 ARM에서 실행 가능한 바이너리가 생성된다.

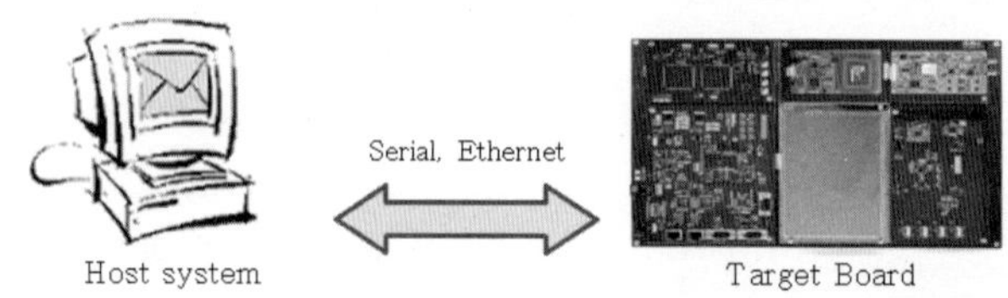

Cross compiler를 이용하여 Host PC에서 바이너리(bootloader, kernel, application)를 생성한 후 RUEM900으로 Download한다. Download는 Serial, Ethernet을 이용한다.

2) Toolchain 설치

Toolchain의 설치는 아주 간단하다. 압축해 놓은 toolchain 디렉토리를 호스트 PC에 복사하기만 하면 된다.

CD의 RUEM_Embedded₩Toolchain에 들어있는 arm-linux-4.1.1.tgz를 호스트 PC에 copy한 후, /usr/local에 옮겨 놓는다.

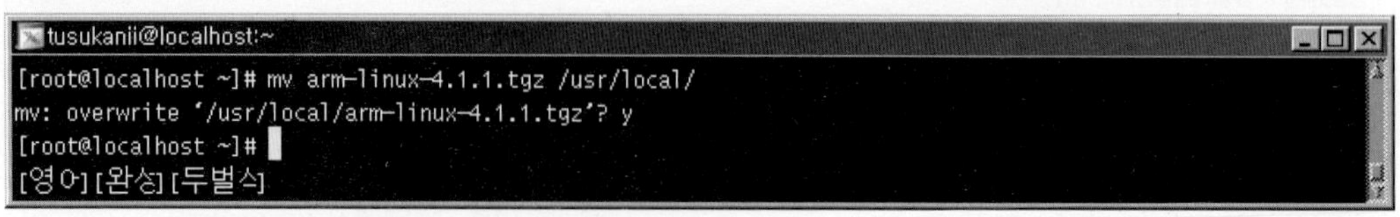
tusukanii@localhost:~
[root@localhost ~]# mv arm-linux-4.1.1.tgz /usr/local/
mv: overwrite '/usr/local/arm-linux-4.1.1.tgz'? y
[root@localhost ~]#
[영어][완성][두벌식]

/usr/local로 이동하여, 압축파일 arm-linux-4.1.1.tgz을 압축 해제한다.
[압축해제 명령어 : tar xvfz arm-linux-4.1.1.tgz]

```
tusukanii@localhost:/usr/local
[root@localhost ~]# cd /usr/local/
[root@localhost local]# tar xvfz arm-linux-4.1.1.tgz

[영어][완성][두벌식]
```

```
tusukanii@localhost:/usr/local
arm-linux-4.1.1/include/c++/4.1.1/streambuf
arm-linux-4.1.1/include/c++/4.1.1/ios
arm-linux-4.1.1/include/c++/4.1.1/typeinfo
arm-linux-4.1.1/include/c++/4.1.1/numeric
arm-linux-4.1.1/include/c++/4.1.1/cassert
arm-linux-4.1.1/include/c++/4.1.1/cstdlib
arm-linux-4.1.1/include/c++/4.1.1/utility
arm-linux-4.1.1/include/c++/4.1.1/sstream
arm-linux-4.1.1/include/c++/4.1.1/csignal
arm-linux-4.1.1/include/c++/4.1.1/fstream
arm-linux-4.1.1/include/c++/4.1.1/functional
arm-linux-4.1.1/include/c++/4.1.1/cstdio
arm-linux-4.1.1/include/mf-runtime.h
[root@localhost local]#
[영어][완성][두벌식]
```

간단하게 Toolchain설정을 마쳤다.

3) Toolchain Test

- 이제 설치된 toolchain을 test 해본다. X86 계열에서 사용하는 리눅스의 gcc와 다른 점은 생성되는 코드가 ARM용으로 생성이 된다는 점이다. compile을 하는 과정이나, 옵션은 다른 문서를 참고하기 바란다.
- 여기서는 간단한 프로그램을 테스트를 한다.
- 아래와 같이 간단한 프로그램을 작성하여 gcc와 arm-linux-gcc로 컴파일 한다.
  먼저 아래 그림처럼 vi 에디터를 통해 hello.c 파일을 작성한다.
- 간단하게 Hello World란 메시지가 출력되는 프로그램을 작성한다.

```
hello.c (/home/tusukanii/TOOLCHAIN_TEST) - VIM
#include <stdio.h>

int main(void)
{
    printf("Hello World\n");
    return 0;
}
hello.c

[영어][완성][두벌식]
```

- 작성이 완료되면 저장 한 후 빠져 나온다. (vi 에디터에 대한 사용법은 다른 문서를 참조하고 여기서는 작성하지 않는다.) 다음 아래 그림처럼 gcc -o hello hello.c 명령어로 컴파일을 수행하고 arm-linux-gcc -o hello-arm hello.c 명령어로 컴파일을 수행한다.

- 아래 그림처럼 hello-arm, hello 란 실행파일이 생성이 된 것을 볼 수 있다

```
# gcc -o hello test.c                                    //X86용으로 컴파일
# /opt/iwmmxt-1.0.0/bin/arm-linux-gcc -o hello-arm test.c  //arm용으로 컴파일
# file hello                              // 바이너리 파일 확인
# file hello-arm                          // 바이너리 파일 확인
```

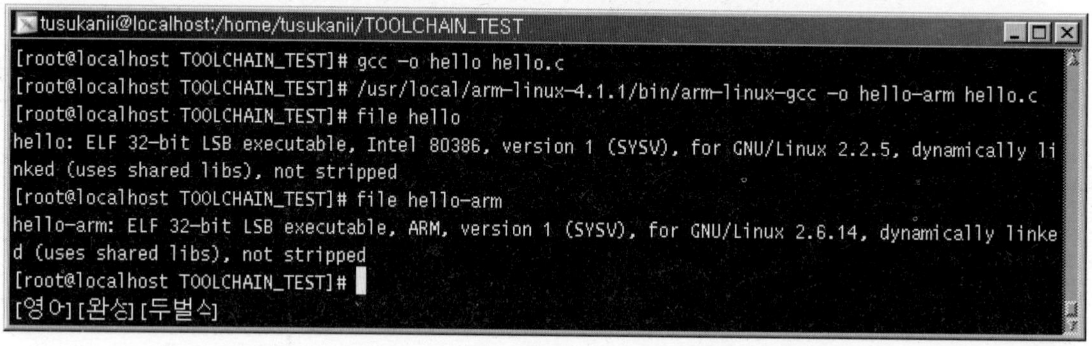

위의 그림을 보면 hello는 Intel 80386이고 hello-arm은 ARM으로 되어 있는 것을 볼 수 있다. 여기서 ./hello 라고 실행하고 ./hello-arm 을 실행해 보자. (리눅스에서 실행파일을 실행하는 방법은 shell 상에서 ./hello 라고 앞에 ./ 을 해주어야 한다.)

그러면 hello는 실행되지만 hello-arm은 실행되지 않는다. 이것은 hello-arm은 arm 컴파일러로 컴파일 되었기 때문에 Host PC상에서는 실행이 안 된다. 그러므로 hello-arm은 RUEM900 타겟보드에서 실행해야 한다. 생성된 바이너리(hello-arm)를 RUEM900으로 다운로드 하여 실행하면 Hello World가 출력되는 것을 볼 수 있다. 다운로드 방법은 3장의 "3-2. 13.56MHz RFID 시스템 테스트 프로그램" 중, "3) 13.56MHz RFID 시스템 구현 실습"에 나와 있으니 참고하길 바란다.

1-5 컨버전스 RFID/USN Modem 보드 : VHDL 이미지 퓨징

1) 프로그램 설치 (Xilinx ISE)

지금부터 설치할 프로그램은 "Xilinx ISE"로, Modem보드에 있는 Xilinx SPARTAN FPGA칩에, 이미지를 다운로드하거나 VHDL프로그램을 컴파일 할 수 있는 툴이다. 그 밖의 기능으로는 Timing Simulation, In-Circuit Vertification, Back Annotation등의 칩 설계를 위한 다양한 tool을 제공한다.

RUEM_MODEM/Xilinx_ISE_INSTALLER/setup.exe를 실행하면 다음과 같은 화면이 나온다.

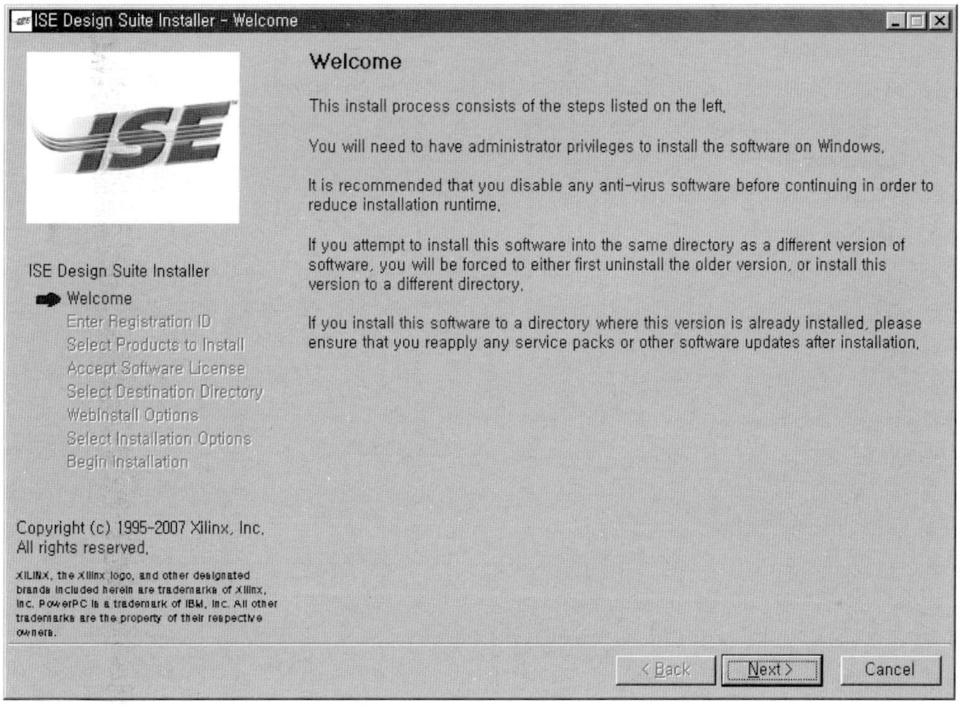

install할 구성 요소를 선택한다.

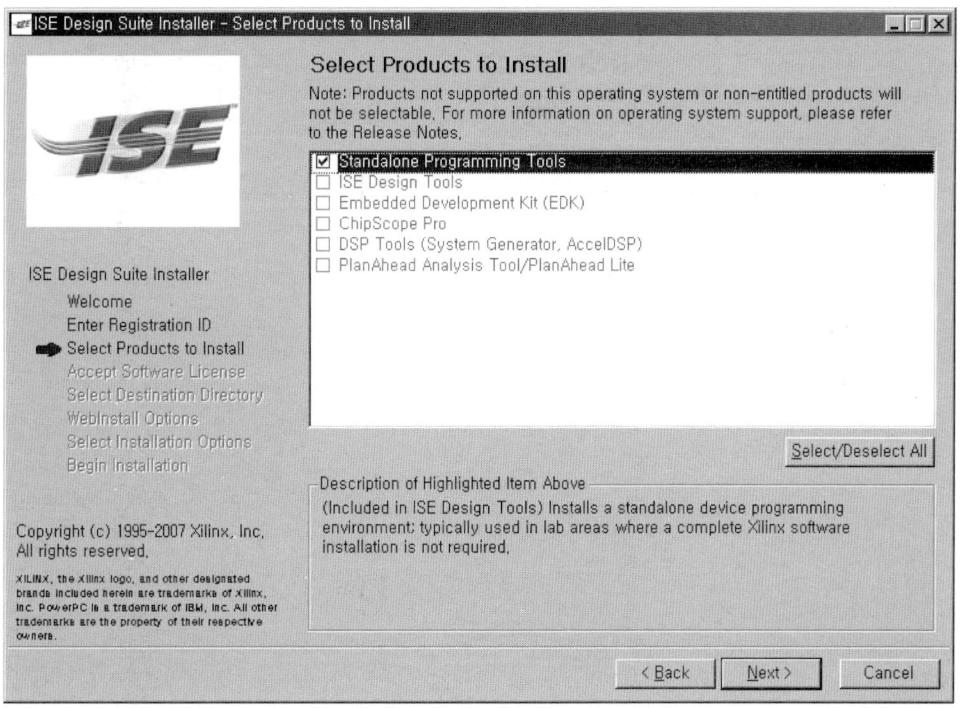

라이센스에 동의하는지 묻는 부분이다. 체크박스에 표기하고 넘어간다.

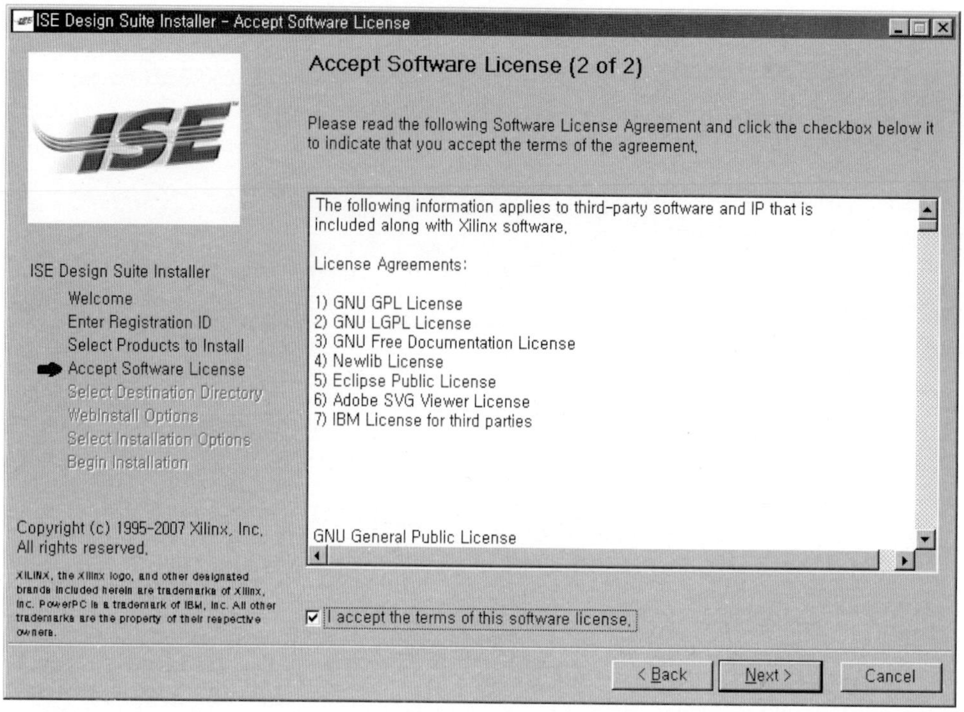

install할 디렉토리를 정할 수 있다.

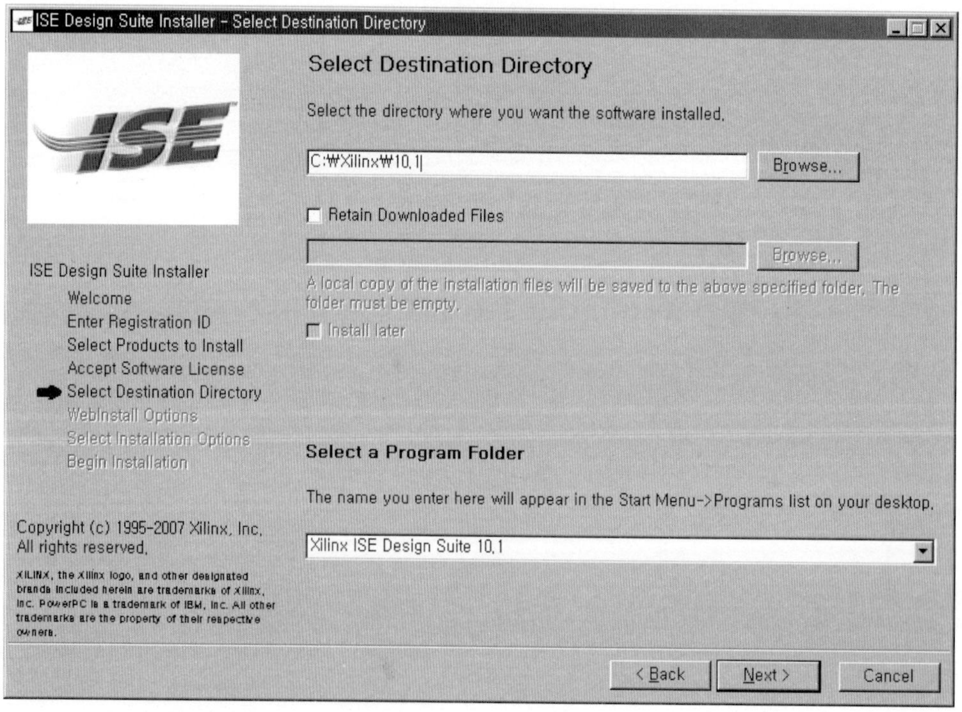

웹을 통해 설치를 하게되는데, proxy에 대한 설정을 하는 부분이다. Direct Connect to internet 이나 Use Internet Explorer Proxy Setup을 선택한다.

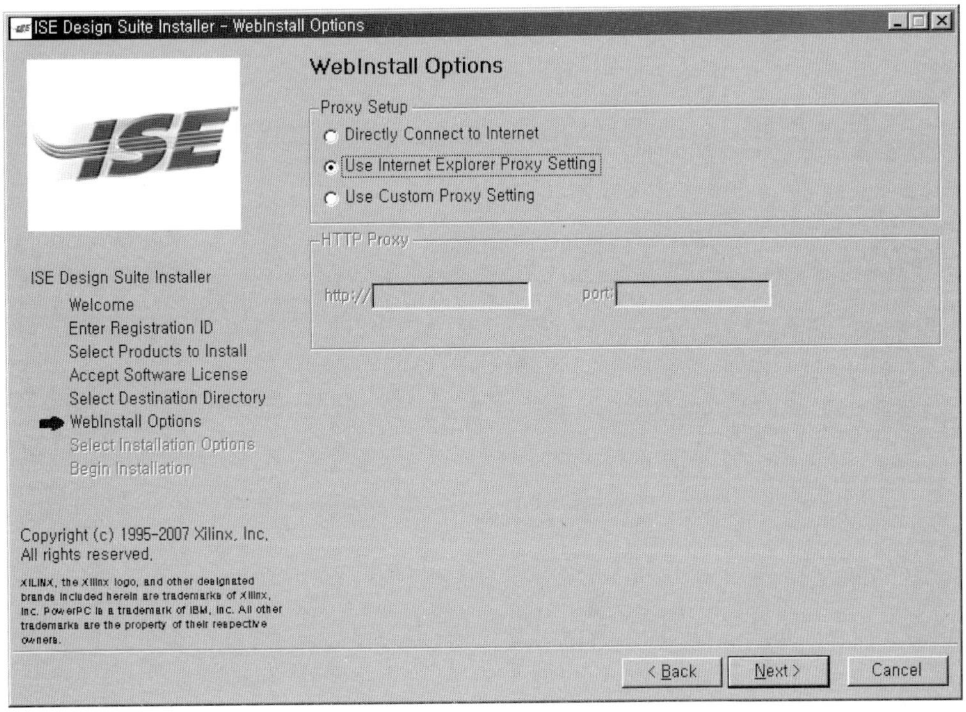

PATH에 대한 설정을 하는 부분이다. 모두 체크하고 다음으로 넘어간다.

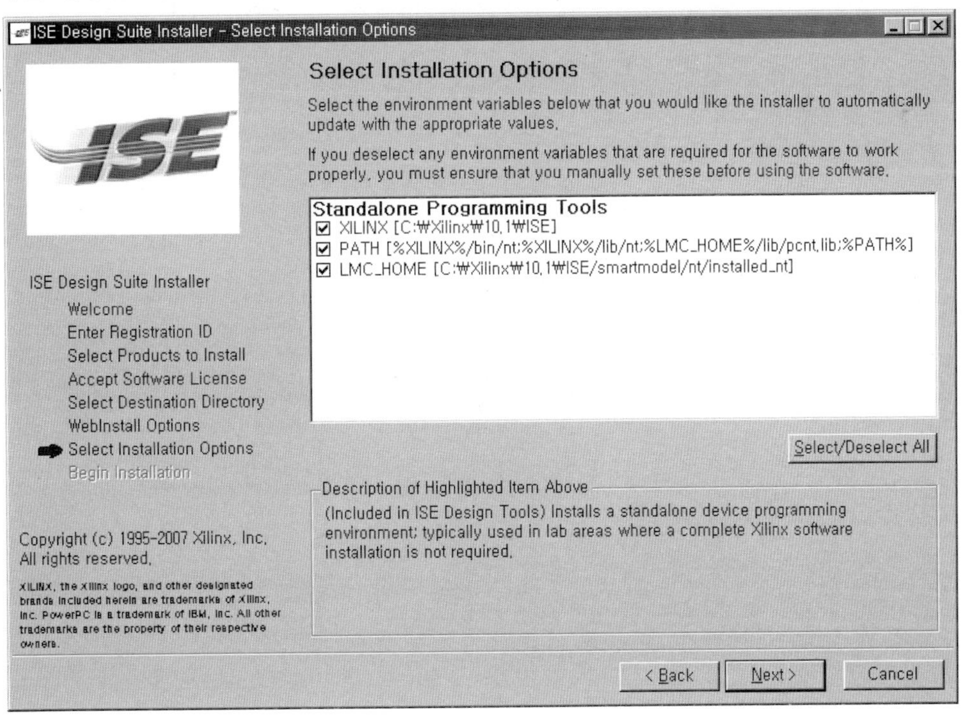

추가적으로 설치할 프로그램/드라이버를 설정한다. Install Cable Drivers는 반드시 체크하고 Launch XilinxUpdate는 체크를 하지 않아도 무방하다.

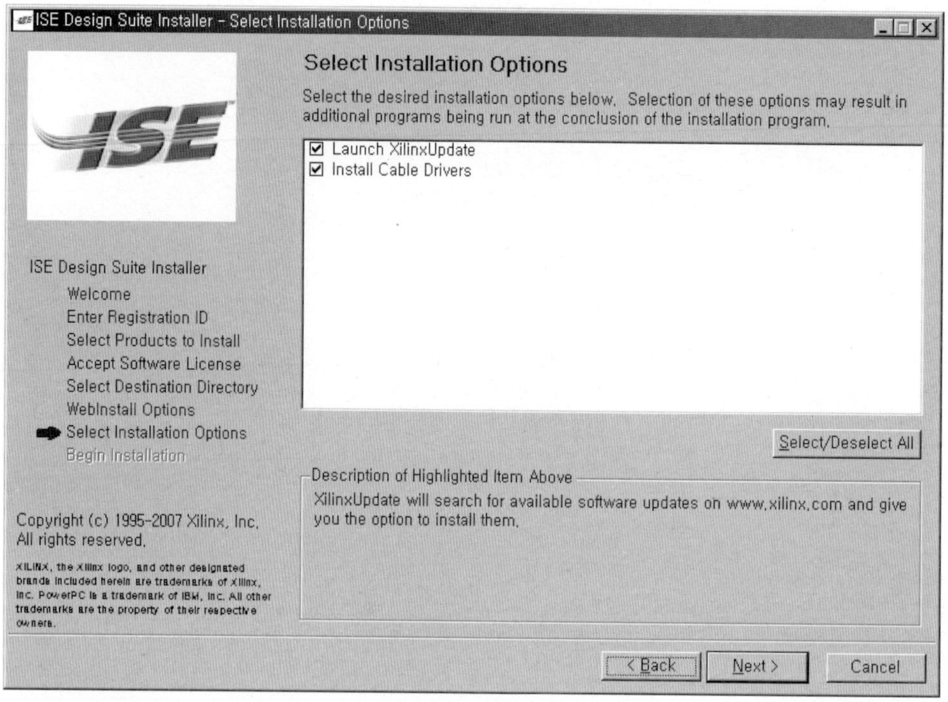

인스톨을 진행하는 과정이다.

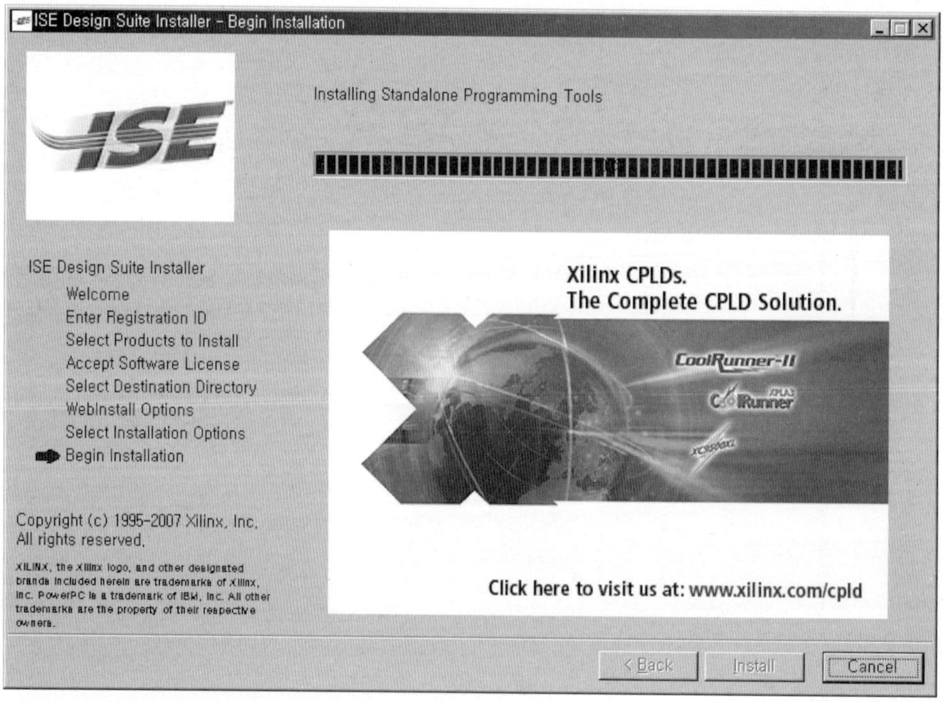

설치를 모두 완료하였다.

2) 장치 연결

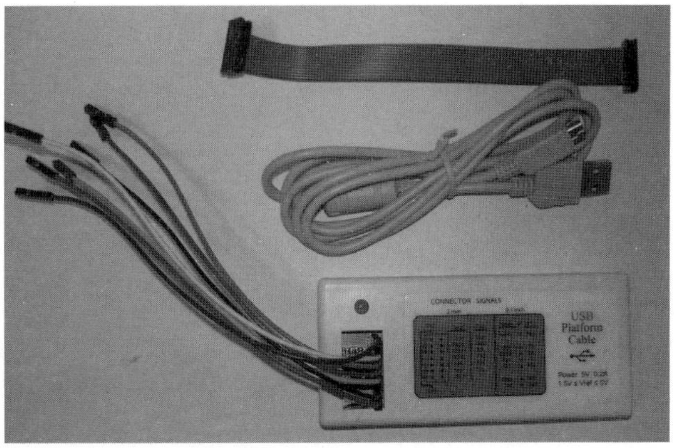

[그림 2-1] Xilinx USB JTAG

- Xilinx usb jtag을 컴퓨터에 연결하면 다음과 같은 화면이 나온다.
- Xilinx ISE가 컴퓨터에 설치되어 있다면 Xilinx usb jtag의 드라이버도 자동설치 되므로 다음을 클릭하여 드라이버를 설치한다.

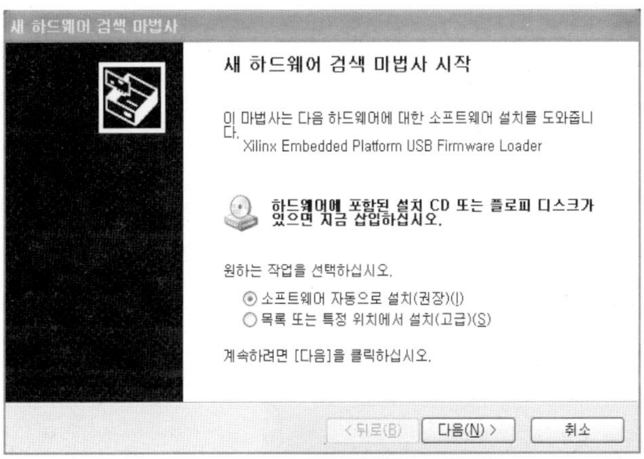

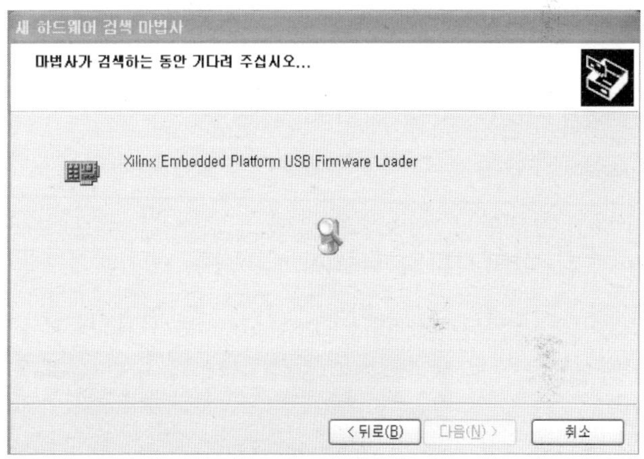

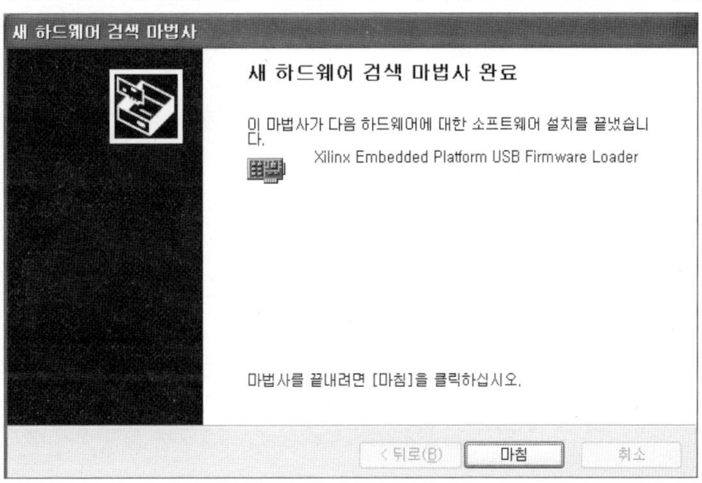
새 하드웨어 검색 마법사
새 하드웨어 검색 마법사 완료
이 마법사가 다음 하드웨어에 대한 소프트웨어 설치를 끝냈습니다.
Xilinx Embedded Platform USB Firmware Loader
마법사를 끝내려면 [마침]을 클릭하십시오.
< 뒤로(B)
마침
취소

위와 같은 방법으로 한번 더 설치하게 된다 (Xilinx cable 설치)

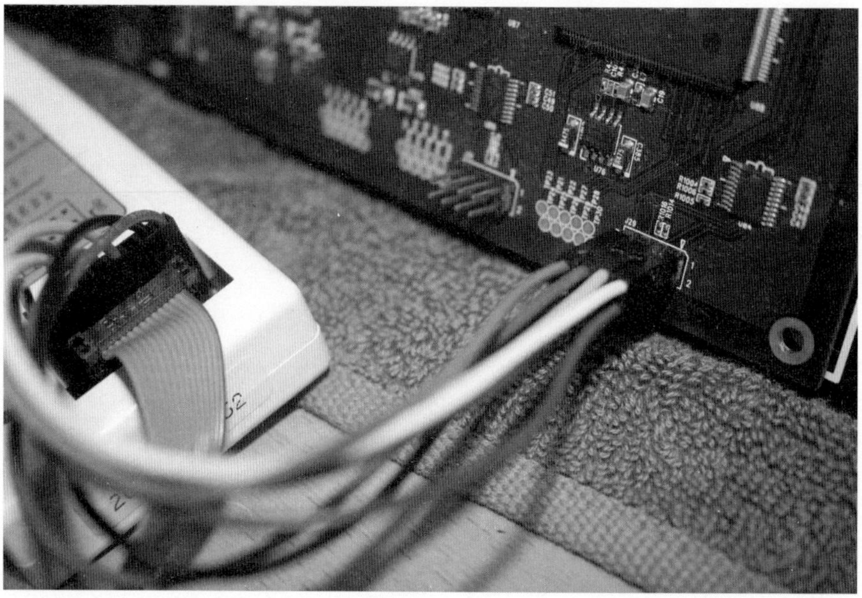

<USB JTAG과 모뎀보드가 연결된 모습. (모뎀보드의 전원이 인가되면 USB JTAG의 LED가 녹색으로 변하게 된다. LED가 녹색으로 변하면 정상연결 되었다는 뜻이다.)>

(1) 이미지파일 endec의 경우.

U88(FPGA) - U84(PROM) - J29로 연결되므로 J29의 커넥터를 이용하여 PROM에 다운로딩 한다.

(2) 이미지파일 Modem의 경우.

U87(FPGA) - U85(PROM) - J31로 연결되므로 J31의 커넥터를 이용하여 PROM에 다운로딩 한다.

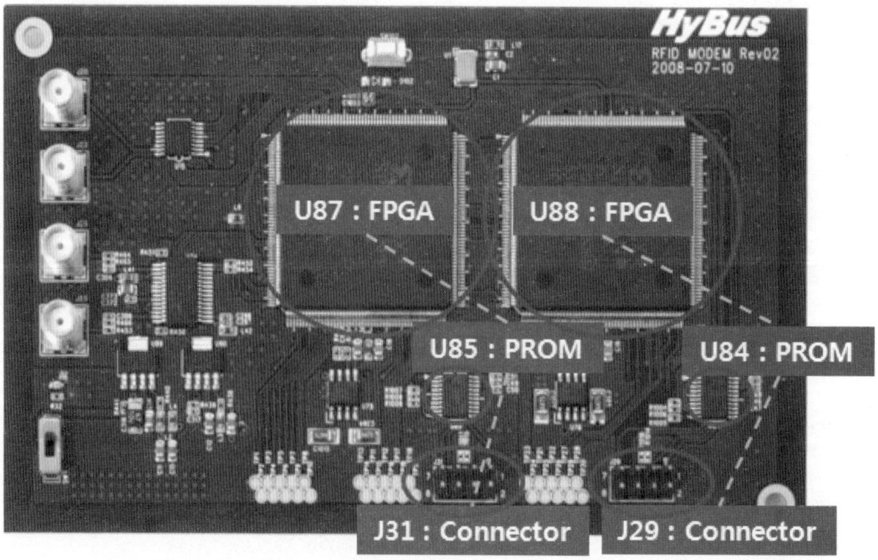

encode와 decode의 기능을 하는 이미지인 rfid_endec.mcs는 U88에 올려야 하므로, J29에 Xilinx USB JTAG 케이블을 연결하면 된다. 연결설정 방법은 다음과 같다.

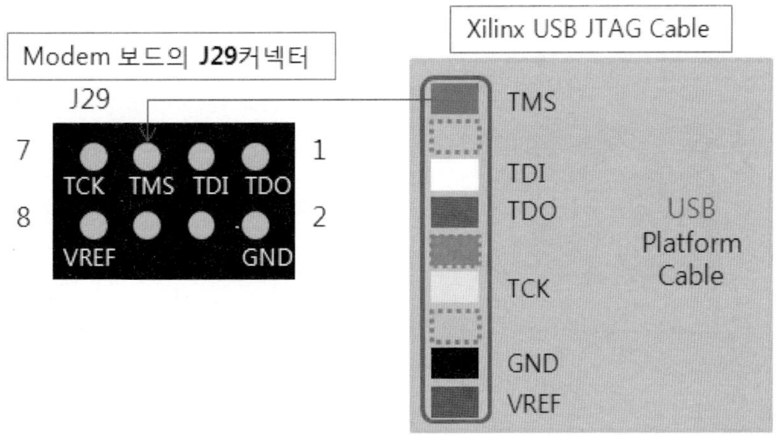

위의 그림과 같이 Xilinx USB JTAG의 TMS에 해당하는 핀을, Modem보드의 J29의 2번 핀에 해당하는 TMS 핀에 꽂으면 된다. 다른 핀들도 마찬가지로 TDI는 TDI끼리, TDO는 TDO끼리, TCK는 TCK끼리, GND는 GND끼리, VREF는 VREF끼리 꽂으면 된다.

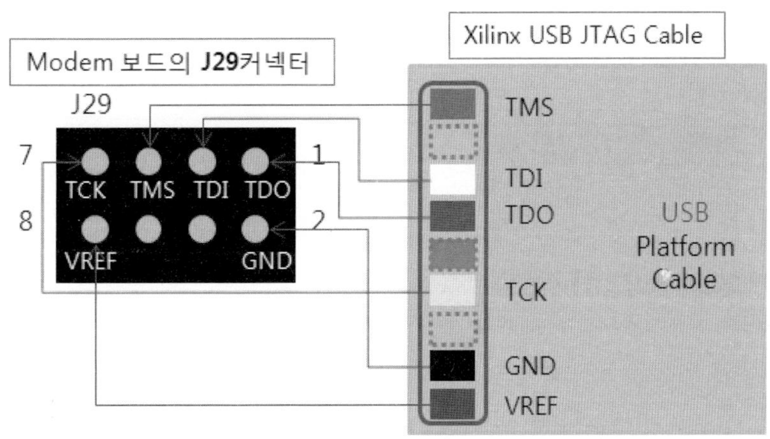

위의 그림은 U88에 rfid_endec_J29_U88.mcs를 올리기 위한 모든 핀이 연결된 모습이다.

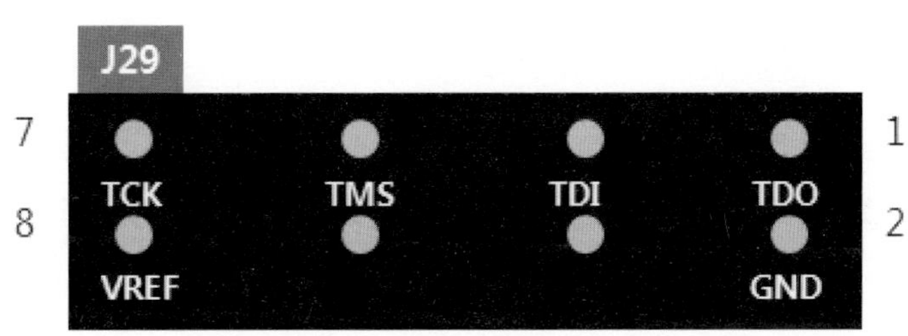

위의 그림은 J29를 확대한 모습이다.

modulation과 demodulation의 기능을 하는 이미지인 rfid_modem.mcs는 U87에 올려야 하므로, J31에 Xilinx USB JTAG 케이블을 연결하면 된다. 연결설정 방법은 다음과 같다.

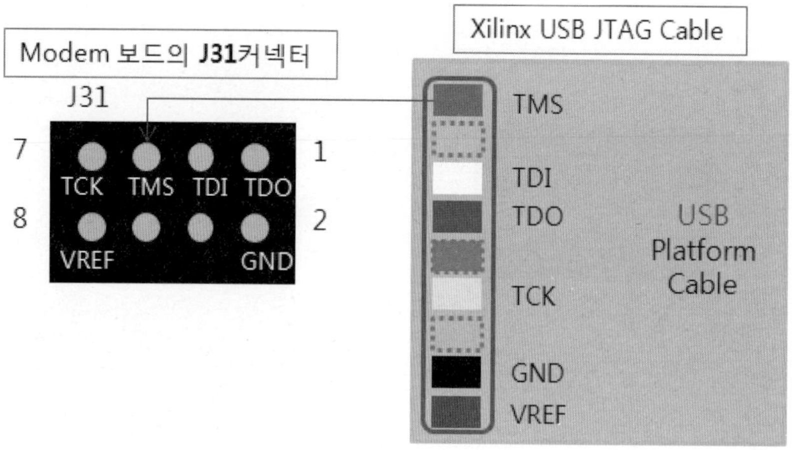

위의 그림과 같이 Xilinx USB JTAG의 TDO에 해당하는 핀을, Modem보드의 J31의 3번핀에 해당하는 TDO 핀에 꽂으면 된다. 다른 핀들도 마찬가지로 TDI는 TDI끼리, TDO는 TDO끼리, TCK는 TCK끼리, GND는 GND끼리, VREF는 VREF끼리 꽂으면 된다.

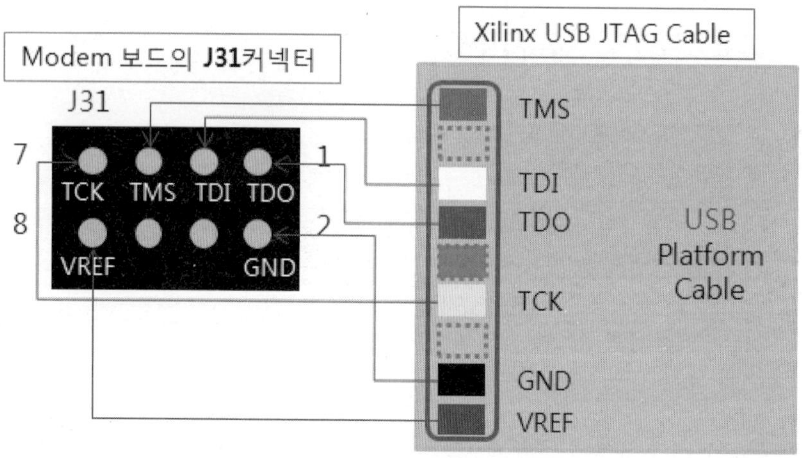

위의 그림은 U87에 rfid_modem_J31_U87.mcs를 올리기 위한 모든 핀이 연결된 모습이다.

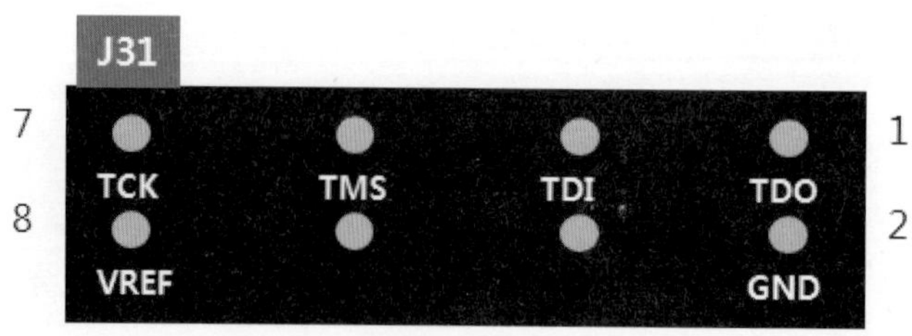

위의 그림은 J31을 확대한 모습이다.

3) 이미지 다운로드

Modem 보드의 퓨징 커넥터에 Xilinx USB JTAG 케이블의 모든 핀이 정상적으로 연결됐다면, 다음 그림과 같이 Xilinx USB JTAG의 status LED가 녹색으로 변하게 된다.

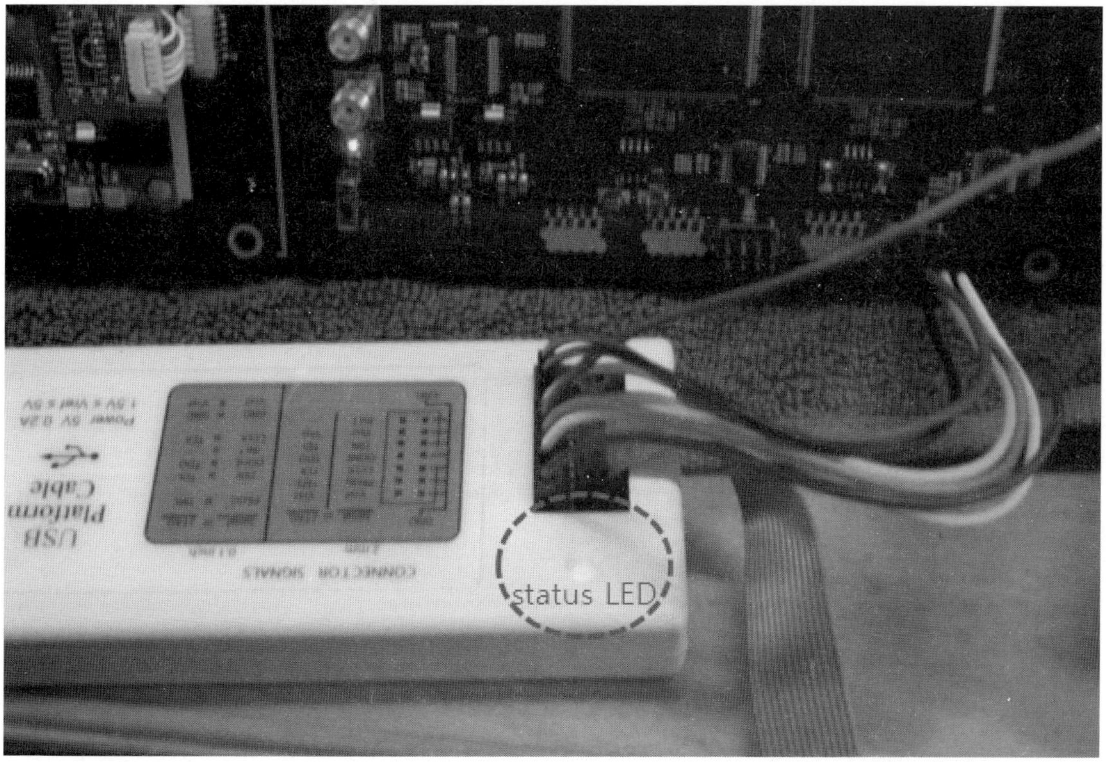

Xilinx ISE를 설치 하였다면 iMPACT도 설치 되어 있다. 이미지 파일(*.mcs)을 다운로딩 하기 위해서 iMPACT를 실행한다. (시작 -> 모든 프로그램 -> Xilinx ISE Design Suite -> ISE -> Accessory -> Impact

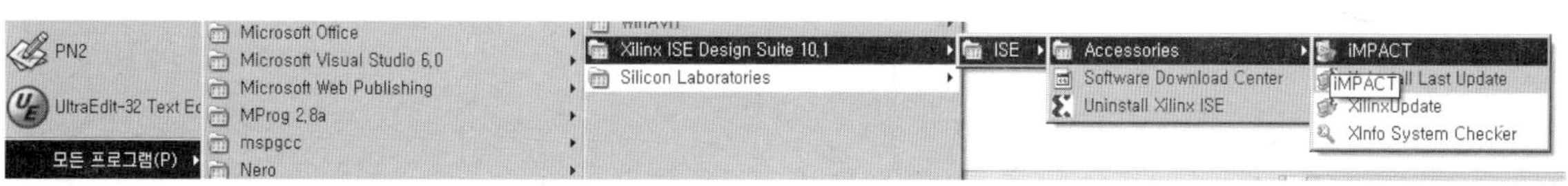

위의 그림은 iMPACT의 실행경로를 캡쳐해 놓은 화면이다.

프로그램을 실행하면 다음과 같이 프로젝트 파일을 로드하거나 생성할 수 있는 화면이 나오는데, 처음 사용한다면 "create a new project"를 선택한다. "Brawse"를 클릭하여, 프로젝트 파일의 이름과 저장할 디렉토리를 설정한다.

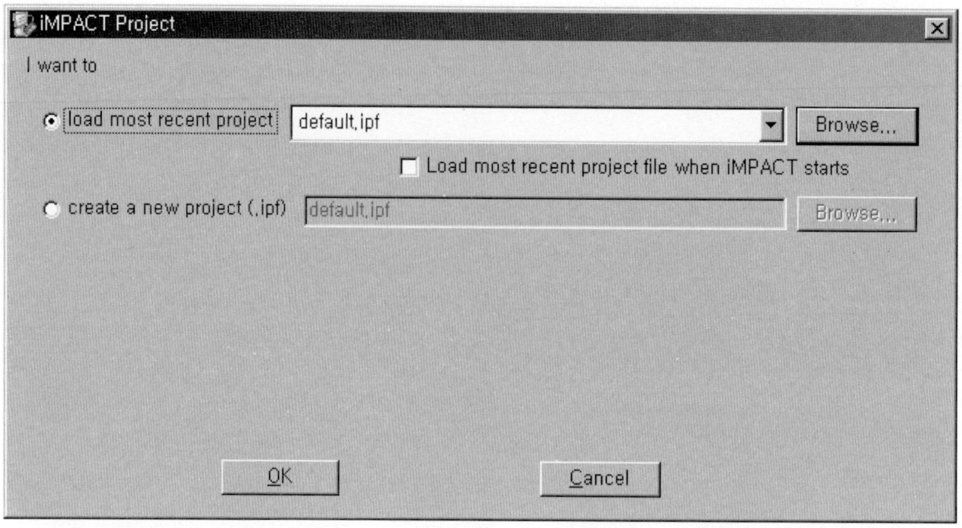

다음 그림은 hybus라는 프로젝트를 만드는 예이다.

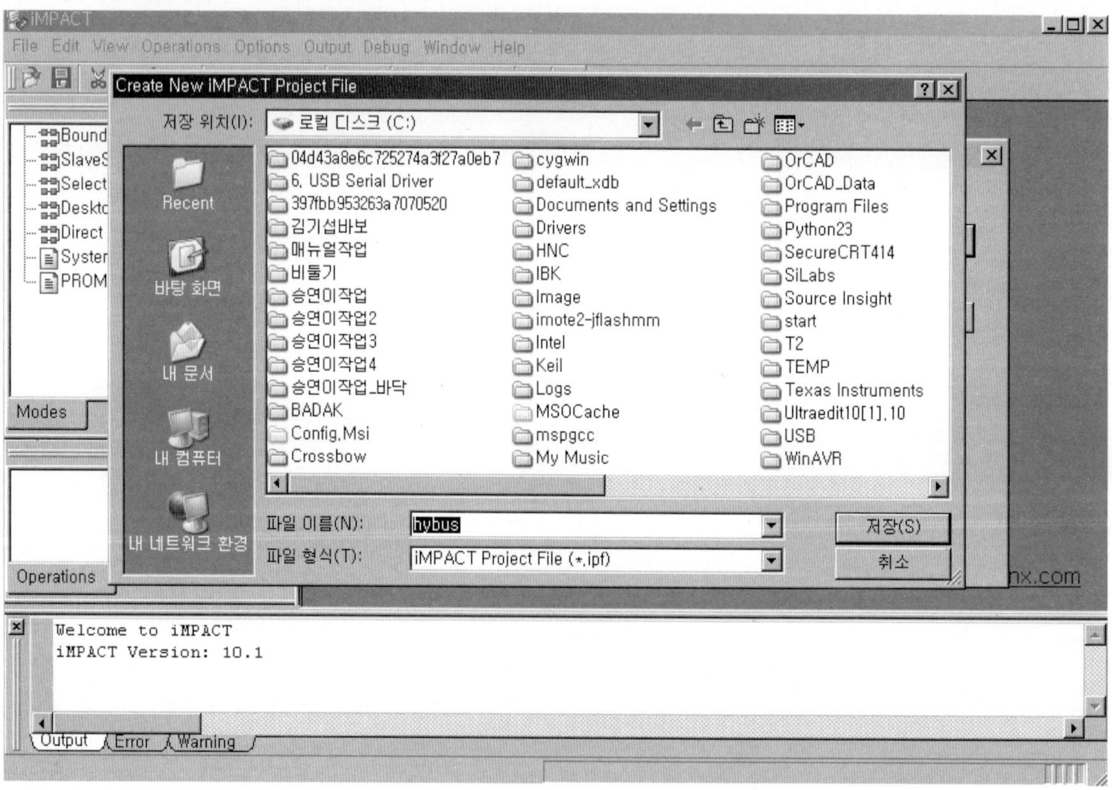

"OK"를 클릭하면 다음과 같은 화면이 나오는데, 다음과 같이 "Automatically connect .... chain"을 선택한다.

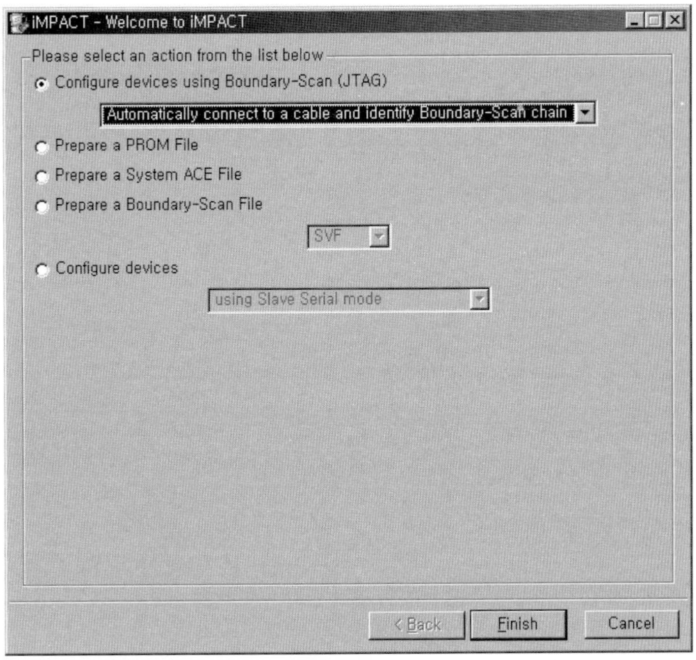

"Finish"를 클릭하여 프로젝트 파일을 생성하면 다음과 같은 화면이 나온다. VHDL이미지가 있는 디렉토리(CD의 RUEM_MODEM₩VHDL₩Image)로 이동하여 이미지 파일을 선택한다.

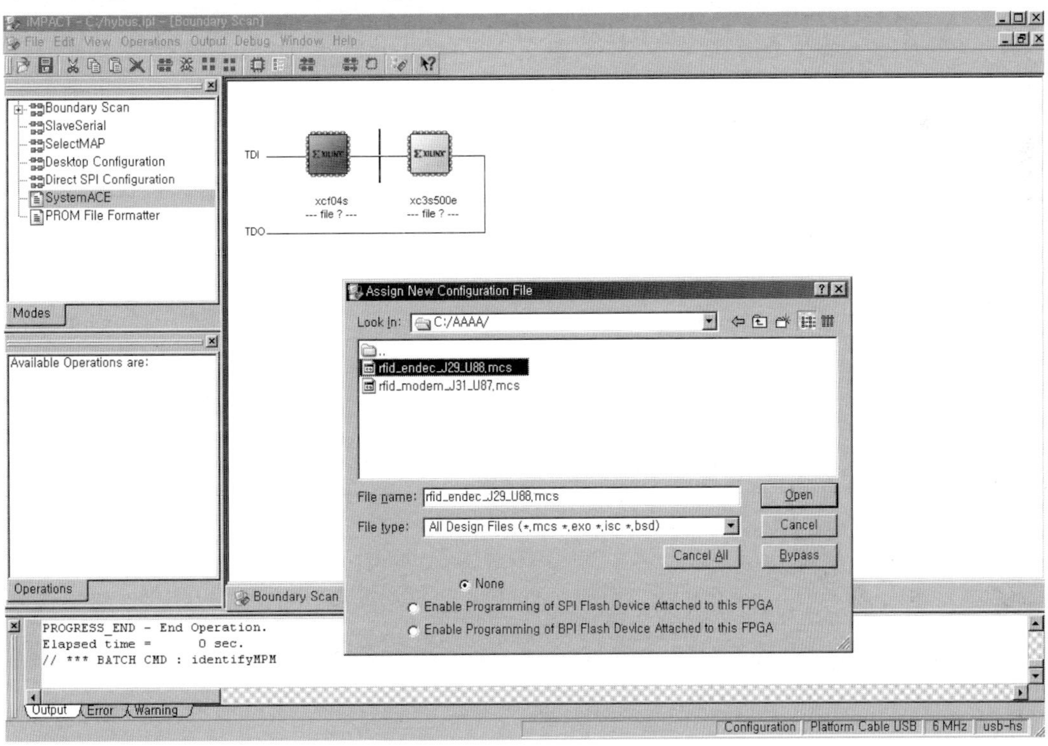

다음과 같이 Configuration파일을 찾는 화면이 나오면, CD의 VHDL/Image에 있는 *.mcs를 선택한다. Xilinx USB JTAG의 케이블 핀들이 J29(U88에 다운로딩)에 연결되어 있다면 rfid_endec_J29_U88.mcs를 선택하고 J31(U87에 다운로딩)에 연결되어 있다면 rfid_modem_J31_U87.mcs를 선택한다.

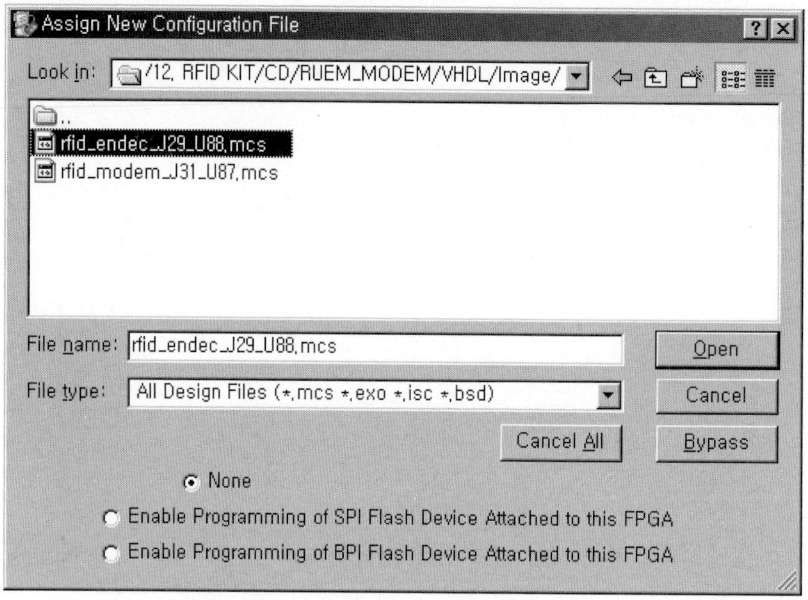

만약 위와 같은 화면이 나오지 않는다면, 메뉴 아이콘 중 "initialize chain"에 해당하는 아이콘을 클릭하여 수동연결을 한다.

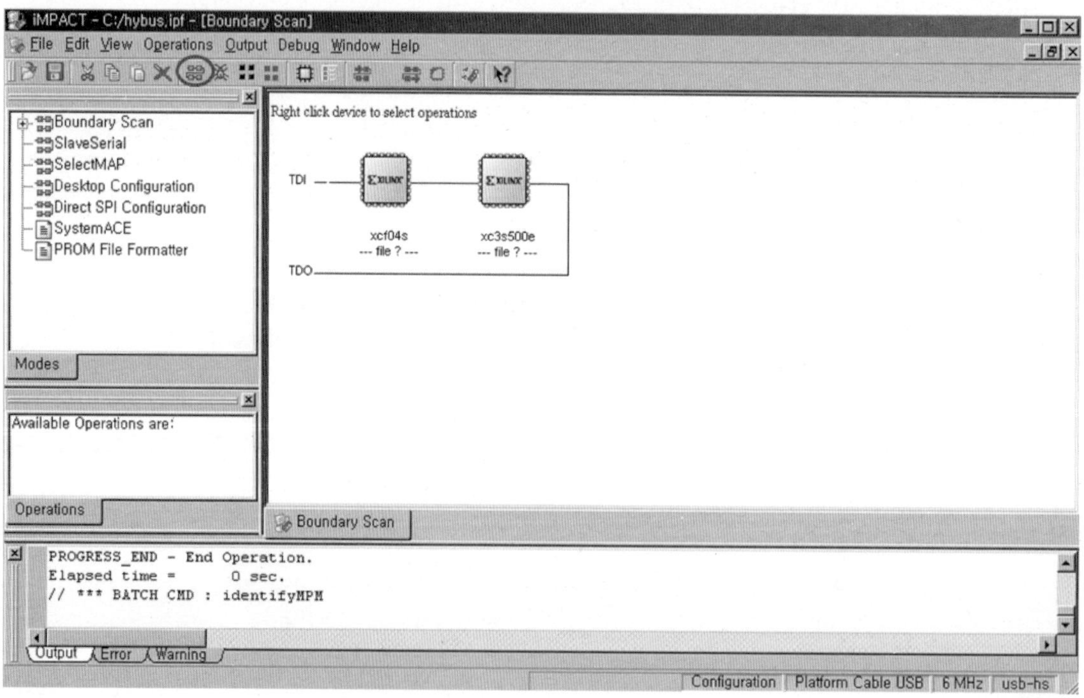

FPGA의 이미지 파일은 선택없이 오른쪽 하단의 "Bypass"를 클릭한다.

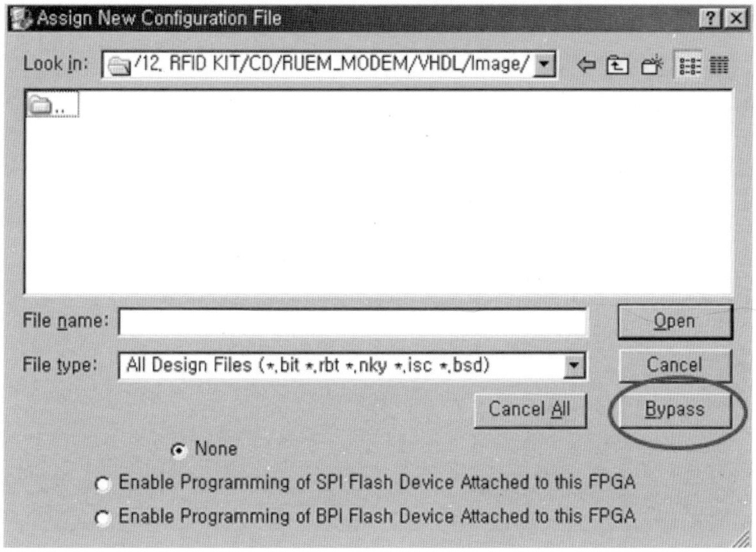

다음 화면이 나오면, "OK"를 클릭한다. 아래의 그림을 보면 왼쪽창의 Boundary-Scan에 연결된 Device1과 Device2를 볼 수 있는데 Device1이 PROM인 U84에 해당하며 Device2가 U85에 해당한다. 현재 Xilinx USB JTAG케이블이 연결된 부분이 U84(J29)이므로 Devie1의 사용 가능한 properties가 다음처럼 출력된다. 다음 그림처럼 "verify"와 "Erase Before Programming"을 선택한 후 "OK"를 클릭한다.

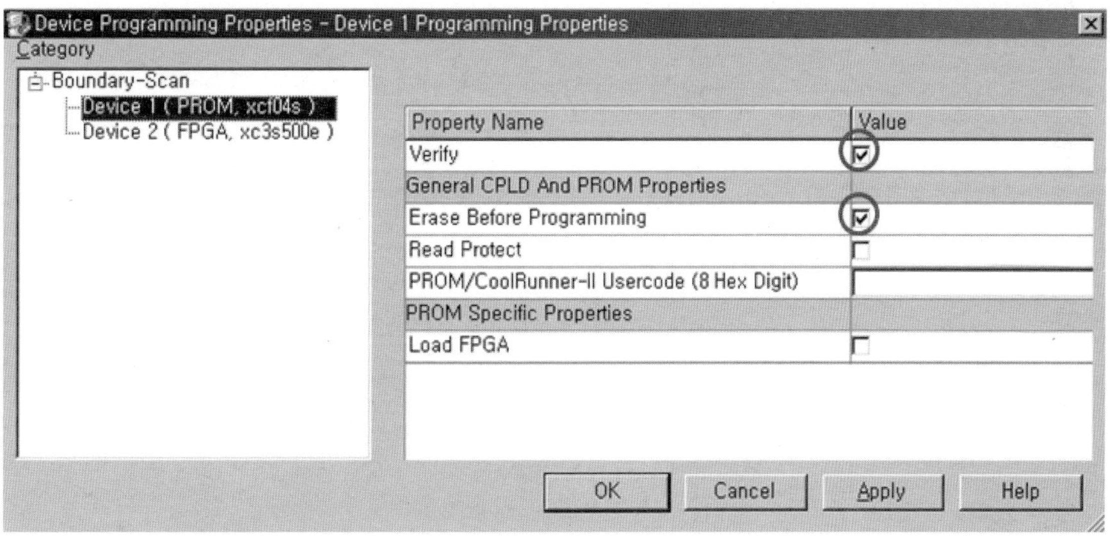

Device2를 선택했을 때의 화면이다. 연결 설정이 Device1(U85)에 되어 있으므로 사용가능한 Properties가 제한된다.

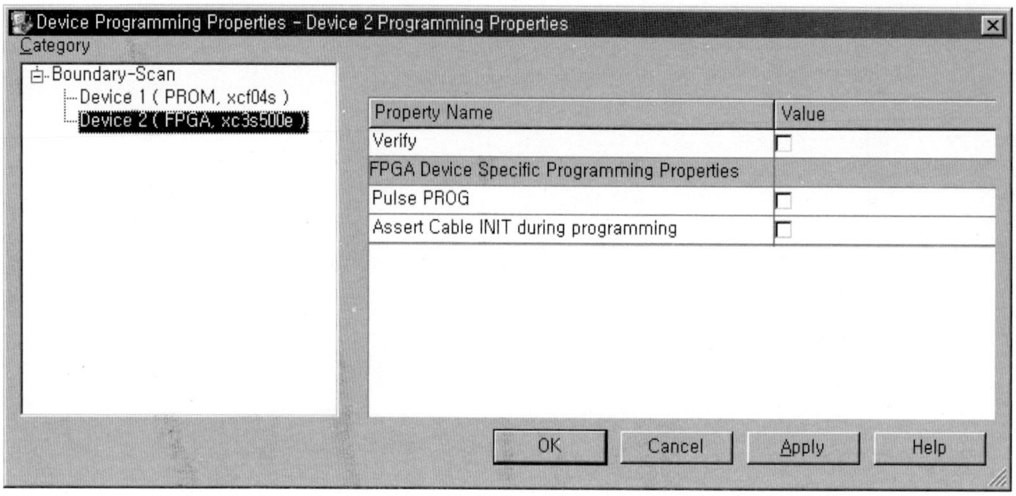

오른쪽의 창을 보면 두 개의 PROM(Device1)을 볼 수 있는데 Xilinx USB JTAG케이블과 연결된 U84는 왼쪽의 PROM을 나타낸다. 왼쪽 PROM이미지를 클릭하면 다음과 같이 왼쪽 하단에 사용가능한 operation이 나온다.

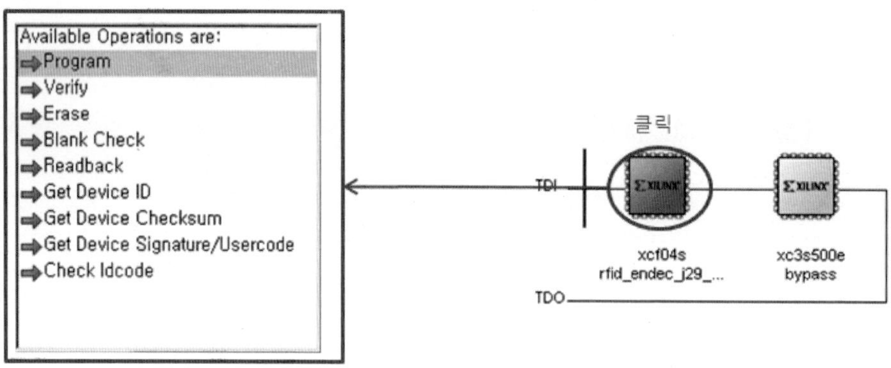

연결되지 않은 오른쪽 PROM(Device2)를 클릭하면, 다음과 같이 사용가능한 operation이 나온다. Device1과 비교했을 때 제한적인 기능만이 제공된다.

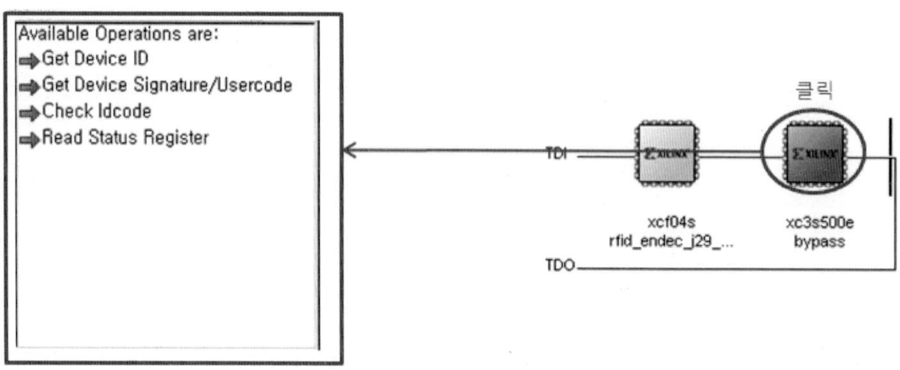

왼쪽의 PROM(Device1)을 선택한 후 왼쪽 하단의 창에서 “Program”을 더블 클릭하면 다운로딩을 시작한다.

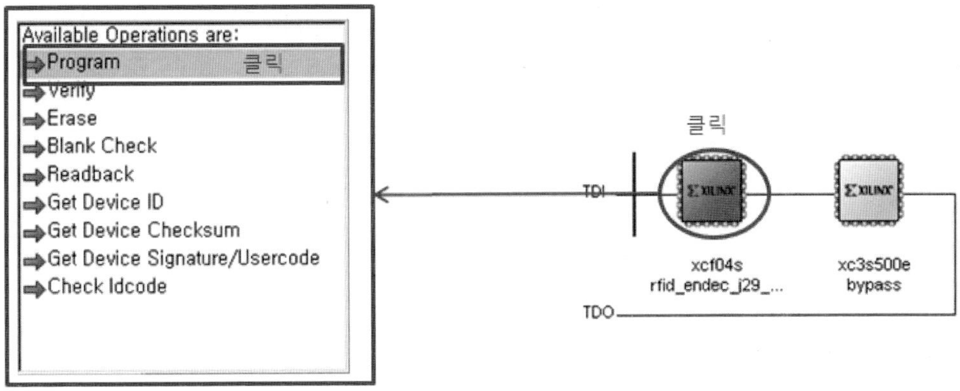

다음은 다운로딩을 하는 화면이다.

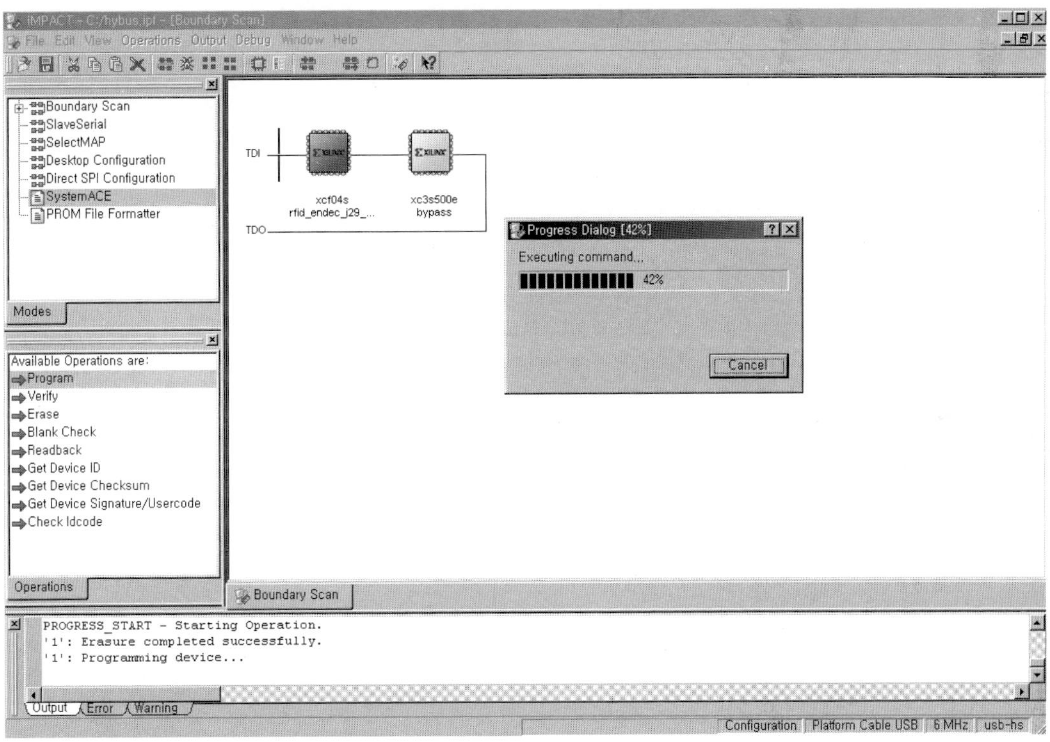

다운로딩이 완료되면 다음과 같이 화면 우측 하단에 “Program Succeeded”란 문구가 출력된다.

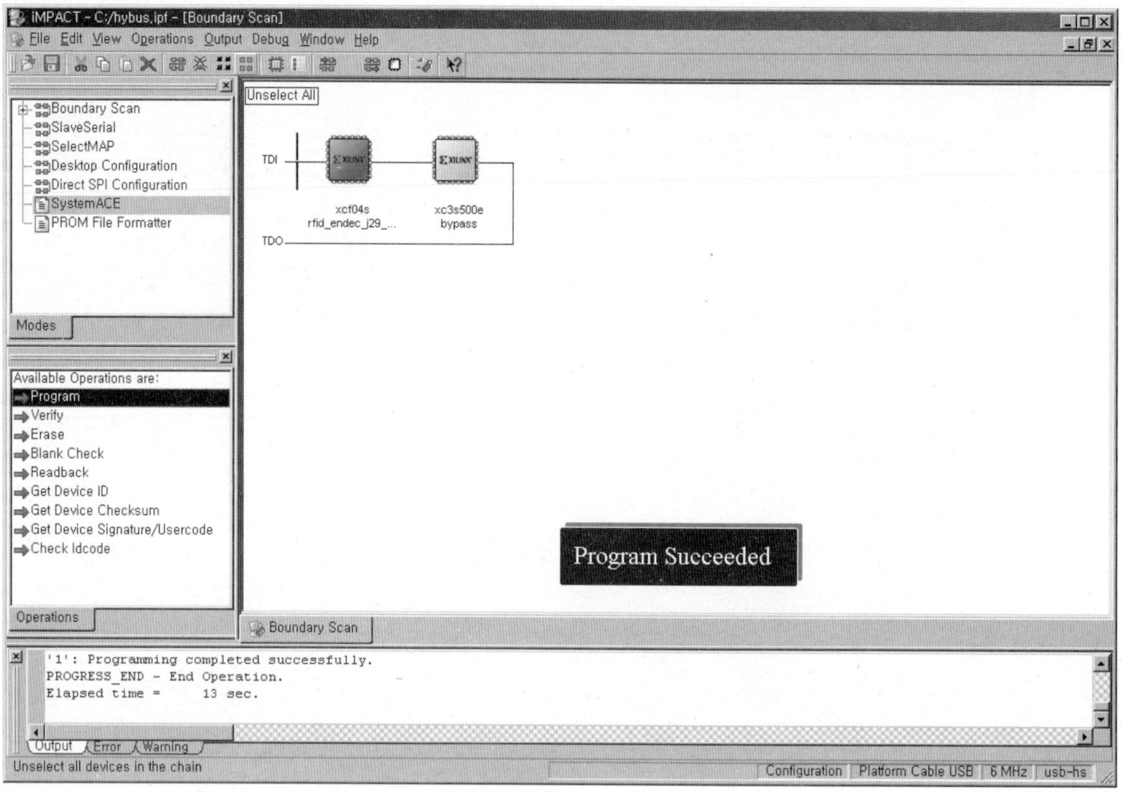

Modulation/Demodulation기능을 하는 이미지(rfid_modem_J31_U87.mcs)를 올릴 때에도 J31에 Xilinx USB JTAG 케이블을 연결한 후에 Device2에 해당하는 PROM에 같은 방식으로 다운로딩하면 된다. 두 개의 이미지를 각각의 FPGA에 다운로드해야 정상적으로 동작한다.

이미지 퓨징이 잘 되었는지를 테스트하기 위해서, 모뎀 드라이버와 테스트 프로그램을 올려 테스트를 할 수 있는데 이 부분은 4장에서 다루도록 한다.

2장 RFID 시스템의 개요

2-1 RFID시스템의 개요

1) RFID의 개념

- 일반적으로 많이 사용하는 식별 시스템으로는 바코드, OCR, 비디오 영상 방식 등이 많이 알려져 왔다. 각기 방식별 장단점을 가지고 있지만 통신 방식을 이용한 식별 시스템의 연구가 확대되어가고 있다.
- 그 중 대표적인 기술로 RFID(Radio Frequency Identification)는 무선 주파수를 이용한 인식 장치 기술을 통칭하는 것으로 유비쿼터스 센서 네트워크(Ubiquitous Sensor Network; USN)의 핵심이 되는 기술이다.
- RFID 기술은 비, 눈, 안개 등과 같은 자연적인 제약을 받는 기존 식별 시스템과 차별화하여 수 mm ~ 수백mm 이내에 이동하는 물체에 대한 인식이 가능한 기술로 공정관리, SCM, 공장자동화, 출입통제, 보안, 운송/창고관리, 주차, 유통, 물류, 전자화폐 등 산업 전반에 걸쳐 그 사용범위가 확대되고 있다.

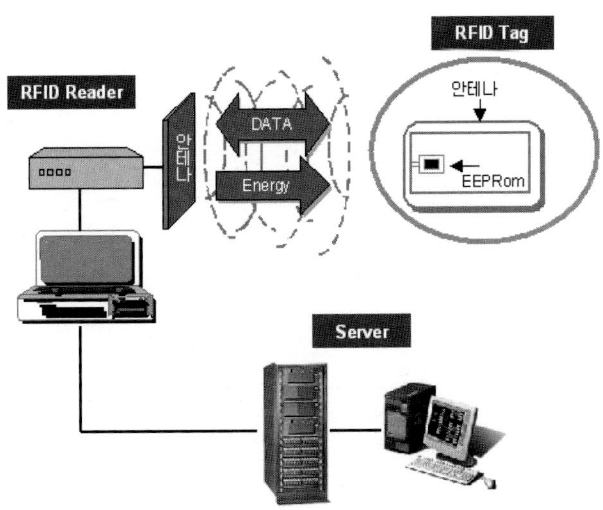

[그림 2-1] RFID 시스템

[그림 2-1]처럼 RFID는 가청 주파수 대역인 무선 주파수(Radio Frequency; RF)와 제품에 붙이는 전자 태그(Tag)에 생산, 유통, 보관, 소비의 전 과정에 대한 정보와 연동되는 식별자인 전자 칩을 이용하여 물건이나 사람과 같은 물체를 식별할 수 있는 기술로서 자체 안테나를 갖추고 있으며, 리더로 하여금 이 정보를 읽고, 인터넷과 이동통신망이나 인공위성 등의 다양한 유, 무선 네트워크를 통해 정보시스템과 통합하여 사용되는 시스템을 말한다.

RFID 기술은 궁극적으로 여러 개의 정보를 동시에 판독하거나 수정, 갱신할 수 있는 장점을 가지고 있기에 물류, 보안 분야 등 현재 여러 분야에서 주목받고 있다.

- RFID시스템은 하드웨어(태그, 리더기, 안테나, 호스트컴퓨터)와 소프트웨어(운영체계, 미들웨어, 호스트 어플리케이션)로 구성된다.
- RFID 시스템의 하드웨어 구성은 트랜스폰더(Transponder ; 태그), 리더기(reader)와 안테나(결합장치 ; coupling device)로 구성된다.
- RFID시스템은 ISM(Industrial, Scientific, and Medical) 주파수 대역에서 135kHz, 13.56MHz, 433MHz, UHF(860~960MHz), 2.45GHz 대역의 주파수를 사용한다.

2) 다른 인식 시스템과 RFID 시스템의 비교

용도 및 형태에 따라 RFID, 무선 주파수 인식 시스템, 전자태그 등 다양한 명칭으로 불리고 있다. 다른 인식 시스템과의 RFID 시스템과의 여러 조건에 따라 관계를 [표 2-1]에 나타내었다.

[표 2-1] 다른 인식 시스템과 RFID 시스템과의 비교

시스템 항목	바코드	OCR	음성 인식	생체 인식	스마트 카드	RFID 시스템
전형적인 데이터 크기 (byte)	1-100	1-100	-	-	16-64k	16-64k
데이터 밀도	낮음	낮음	높음	높음	매우 높음	매우 높음
기계적인 인식률	좋음	좋음	낮음	낮음	좋음	좋음
사람에 의한 인식	제한적	간단함	간단함	어려움	접촉식의 경우 가능함	불가능
오염물질에 의한 영향	매우 높음	매우 높음	—	—	—	영향이 없음
시야 가림에 대한 영향	완전 차단	완전 차단	—	가능	—	영향이 없음
방향과 위치에 의한 영향	낮음	낮음	—	—	단방향성	영향이 없음
마모성	제한적	제한적	—	—	접촉에 의함	중간
가격	매우 낮음	중간	매우 높음	매우 높음	낮음	없음
운영비용(예, 프린터)	낮음	낮음	없음	없음	중간(접촉식)	
비인가 복사/수정 가능성	약간	약간	가능(오디오 테이프)	불가능	불가능	불가능
인식 속도 (데이터 운반 포함)	낮음 ~4초	낮음~3초	매우 낮음 〉5초	매우 낮음 〉5-10초	낮음 ~4초	매우 빠름 ~0.5초
최대 인식거리	0~50cm	〈1cm 스캐너	0-50cm	직접 접촉	직접 접촉	0-5m, 마이크로파

3) RFID 시스템의 구분

[표 2-2]처럼 태그가 송신하는 전파의 에너지원(전원)을 얻는 동작 방법에 따라 수동형(passive)과 능동형(active)으로 구분하고 수동형은 리더기로부터 수신되는 전파에서 송신 전원을 얻고 능동형은 별도의 배터리에서 송신 전원을 얻는다. 리더기는 수집된 정보를 네트워크를 통해 센터에 전달한다.

[표 2-2] RFID 시스템의 주 파 수별 구분

주파수	저주파	고주파	극초단파		마이크로파
	125kHz,135kHz	13.56MHz	433.9MHz	860~930MHz	2.45GHz
인식거리	60Cm 미만	60Cm까지	50~100m	3.5~10m	~1m이내
일반특성	• 비교적 고가 • 환경에 의한 성능 저하 없음	• 저주파보다 저가 • 짧은 인식거리와 대중 태그인식이 필요한 응용 분야에 적합	• 긴 인식거리 • 실시간 추적 및 컨테이너 내부 습도, 충격 등 환경 센싱	• IC기술발달로 가장 저가로 생산 가능 • 다중태그인식 거리와 성능이 가장 뛰어남	• 900대 태그와유사한 특성 • 환경에 대한 영향을 가장 많이 받음
동작방법	• 수동형	• 수동형	•능동형	• 능동형/수동형	• 능동형/수동형
적용분야	• 공정자동화 • 출입통제/보안	• 수화물관리 • 대여물품 관리 • 교통카드 • 출입통제/보안	• 컨테이너 관리 • 실시간 위치 추적	• 공급망 관리 • 자동통행료 징수	• 위조방지

4) RFID 시스템의 중요성

RFID 기술에 대한 관심이 최근 몇 년 동안에 크게 늘어났으며 많은 기업과 정부 기관들이 RFID 기술을 차세대 핵심 기술 분야로 선정하여 집중 투자하고 있는데 그 이유로 유비쿼터스 컴퓨팅을 위한 핵심 기술 확보 및 제조, 물류, 유통 등의 산업 분야의 업무 효율 향상을 위한 핵심 기술 확보와 새로운 국제 표준에 대한 대비 등을 들 수 있다.

- 유비쿼터스 컴퓨팅을 위한 핵심 기술 확보
  - RFID 기술은 인간의 중요한 가치 향상을 위해서 컴퓨터 능력을 활용하는 유비쿼터스 컴퓨팅의 실현을 위한 핵심 기술로서 제품의 자동 인식, 현황 파악, 상품 정보 관리 등에 쓰일 핵심 기술이다.
  - RFID 기술을 확보하는 것은 곧 유비쿼터스 컴퓨팅 실현을 위한 핵심 기술을 확보하는 것으로 이를 통해 우리나라가 IT 선도 국가로서의 위치를 더욱 확고하게 할 수 있다.

- 제조, 물류, 유통 등의 산업 분야의 업무 효율 향상을 위한 핵심 기술 확보
  - RFID는 비접촉형 인식, 긴 도달거리, 다른 통신망과의 연계 및 통신 가능성 등에 의한 확장성으로 인해 물류, 유통, 제조 등 다양한 비즈니스 영역에서 킬러 어플리케이션으로서 파급효과가 매우 클 것으로 예상된다.
  - 제조, 물류, 유통 등의 산업 분야가 총 망라된 Visibility의 확보로 금융 분야 등과 의 긴밀한 협업체계가 확립되고 이에 따라 전 산업에 걸친 비즈니스 시너지가 발생할 것으로 예상된다.

• 새로운 국제 물류 시장에 대비한 표준화
  - RFID 기술은 작게는 바코드를 대체할 새로운 상품 인식 기술로서 차세대 국제표준으로 자리 잡을 것이 확실시되며 넓게는 세계 물류의 핵심 표준이 될 것으로 예상된다. 따라서 RFID 기술 표준에 대한 대비는 향후 원활한 수출입 물류와 함께 국내 상품 라이프사이클 관리에도 매우 중요하다.

2-2 RFID시스템의 구성

RFID 시스템은 하드웨어(태그, 리더기, 안테나, 호스트컴퓨터)와 소프트웨어(운영체계, 미들웨어, 호스트 어플리케이션)로 구성된다.

1) RFID시스템의 H/W 구성

RFID 시스템은 데이터를 송신 및 수신방식에 따라, 태그의 종류에 따라, 작동 주파수에 따라 구분된다. RFID 시스템은 제품이나 사물을 식별할 수 있는 식별자에 해당하는 태그와 식별자를 읽고 쓰는 역할과 상위 시스템으로 데이터를 전송하는 리더, 그리고 태그와 리더를 무선으로 통신할 수 있는 안테나로 구성된다.

RFID 시스템에서 공통적인 4가지 하드웨어 구성요소는 다음과 같다.
- 태그(트랜스폰더; transponder)
- 리더기(reader)
- 안테나(결합장치; coupling device)
- 호스트 컴퓨터

RFID시스템의 하드웨어 구성은 [그림 2-2]처럼 구성된다.

활용분야	원 리
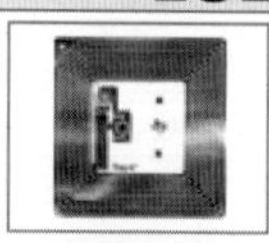 [태그]	• 상품에 부착되며 데이터가 입력되는 IC 칩과 안테나로 구성 • 리더와 교신하여 데이터를 무선으로 리더에 전송 • 배터리 내장 유무에 따라 능동형과 수동형으로 구분됨
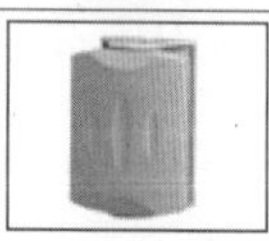 [안테나]	무선주파수를 발사하며 태그로부터 전송된 데이터를 수신하여 리더로 전달함 • 다양한 형태와 크기로 제작 가능하며 태그의 크기를 결정하는 중요한 요소임
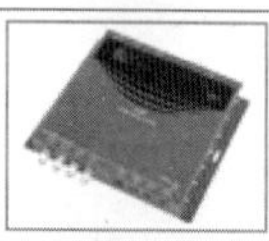 [리더기]	• 주파수 발신을 제어하고 태그로부터 수신된 데이터를 해독함 • 용도에 따라 고정형, 이동형, 휴대용으로 구분 • 안테나 및 RF회로, 변/복조기, 실시간 신호처리 모듈, 프로토콜 프로세서 등으로 구성
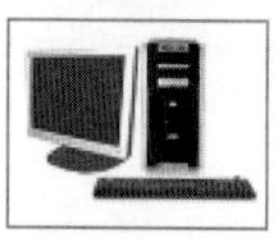 [호스트]	• 한개 또는 다수의 태그로부터 읽어들인 데이터를 처리함 • 분산되어 있는 다수의 리더 시스템을 관리함 • 리더부터 발생하는 대량의 태그 데이터를 처리하기 위해 에이전트 기반의 분산 계층 구조로 되어 있음

[그림 2-2] RFID 시스템 하드웨어 구성 요소

(1) 리더기

리더기에는 태그로부터 송, 수신되는 신호를 처리하여 메모리에 저장하거나 향후 송신할 수 있도록 마이크로프로세서를 내장한다. RFID 리더기에 필요한 기술은 기존의 무선 및 이동통신용 단말기 기술과 매우 유사하다. 이러한 단말기 기술은 크게 하드웨어 기술과 하드웨어를 제어하기 위한 펌웨어 기술을 포함한 소프트웨어 기술로 구분할 수 있다. 그러나 RFID 리더는 기존의 무선통신 및 이동통신 단말기와 비교하여 매우 단순한 기능을 갖는다. 따라서 RFID 리더기술은 리더를 구성하는 하드웨어의 저가화, 저전력화, 고성능화, 고기능화를 제공하는 리더 칩 기술 개발에 주목하고 있다.

RFID 리더기는 수동형 태그가 동작할 수 있는 전력과 명령어를 무선 반송파 신호로 태그에 전송하고 태그로부터 응답을 수신하여 신호를 복원하는 기능을 수행한다. RFID 리더기 시스템은 RF/아날로그부와 디지털 신호처리 제어부로 구성된다. RF/아날로그부는 안테나로 전력과 데이터를 전달하기 위한 전력 증폭기와 주파수 상향 혼합기, 태그로부터 안테나에 수신된 응답 신호를 복원하기 위한 저잡음 증폭기(LNA : Low Noise Amplifier)와 아날로그 신호처리(Analog Baseband)부로 구성된다. 디지털 신호처리 제어부는 디코더, 인코더, 클럭 발생회로, 메모리, 프로세서 및 호스트 인터페이스부 등으로 구성된다.

이러한 RFID 리더기의 RF/ 아날로그부와 디지털 신호처리 제어부는 주로 단일 칩 혹은 다중 칩의 형태로 구성되며, 또한 RFID 리더에서 이러한 리더 펍 이외에 안테나와 RF 정합을 위한 정합 회로부, 대역통과 필터 및 서큘레이터 등이 이외에 안테나와 RF 정합을 위한 정합 회로부, 대역통과 필터 및 서큘레이터 등이 전체 RFID 리디 시스템을 구성하고, 각각 리더 구성부가 리더의 요소 기술에 해당한다. 특히 860MHz~930MHz의 UHF 대역 RFID 리더 시스템에서 실제로 고주파 신호의 처리를 하는 부분은 주파수 상·하향 변화기, 전력 증폭기, 저잡음 증폭기, 국부 발진기 등이고, 대부분의 디지털 회로는 10MHz 내외의 클럭 주파수 부근의 주파수 대역에서 동작한다.

따라서 안테나와 RF 정합을 위한 정합 회로부, 대역통과 필터 및 서큘레이터 등을 제외한 UHF RFID 리더는 CMOS 공정 기술을 이용하여 칩화 혹은 단일 SoC(System on Chip)형태의 개발이 가능하다. 이러한 RFID 리더부의 칩 공정기술에 디지털부에는 0.35μm급 CMOS 공정기술이 사용되며, 아날로그 RF 부에서는 저잡음 증폭기와 전력 증폭기의 특성 및 사양이 칩 제작 공정을 결정하는 중요한 요소로서 데이터를 반송파로 ASK(Amplitude Shift Keying)나 FSK(Frequency Shift Keying)로 변조하여 안테나 단으로 전송해야 하는데 RFID 반송파가 UHF 주파수 대역일 경우 죄대 930MHz이므로 최소 0.25μm 급 CMOS 공정 기술이 요구된다.

한 개의 단말기로 13.56MHz, 900MHz, 2.45GHz 대역의 RFID를 인식할 수 있는 리더기, PDA 등에 부착되는 휴대형 리더기 다양한 RFID 제품을 인식할 수 있는 멀티프로토콜 리더기 등 향후 복합 기능을 갖는 제품들이 등장할 것으로 전망한다. 그러나 RFID 리더기는 태그와의 무선접속 방식에 따라 태그에 공급하여야 하는 RF 반송파 전력과 태그로부터 수신되는 RF 반송파 전력이 차이가 나고 또한 인식 거리에 따라서도 이러한 RF 반송파 전력이 차이가 난다.

상호유도 방식은 근거리(1m 이내), 전자기파 방식은 중장거리용 RFID 시스템에 적용되며, 상호유도 방식은 코일 안테나를 이용하며 전자기파 방식은 고주파 안테나를 이용해서 서로 무선접속을 한다. 상호유도 방식의 태그는 거의 수동으로 작동된다. 즉, 태그의 IC 칩이 동작하는 데 필요한 모든 에너지는 리더에 의해 공급된다. 따라서 리더의 안테나 코일은 주변지역에 강한 자기장을 발생한다. 방출된 자기장의 이 부분이 리더와 떨어져 있는 태그의 코일 안테나에 유도성 전압을 발생, 정류된 후 IC를 위한 에너지로 공급된다. 이러한 리더기로부터의 RF 반송파 출력 전력 레벨에 따라 디지털부와 다른 형태의 반도체 칩 공정 기술, 즉 BiCMOS나 GaAs 등과 같은 화합물 반도체 기술이 아날로그 RF부를 구현하기 위한 칩 제작 공정으로 사용될 수 있다.

리더기는 RFID태그의 동작에 필요한 고주파 전력을 송출하고, 또한 태그에 필요한 명령어를 보내고, 데이터를 기록하며, 태그로부터 반사파에 실려 온 정보를 수신하고 분석한다. RFID 시스템의 태그 및 리더기의 블록도는 [그림 2-3]과 같이 나타낼 수 있다.

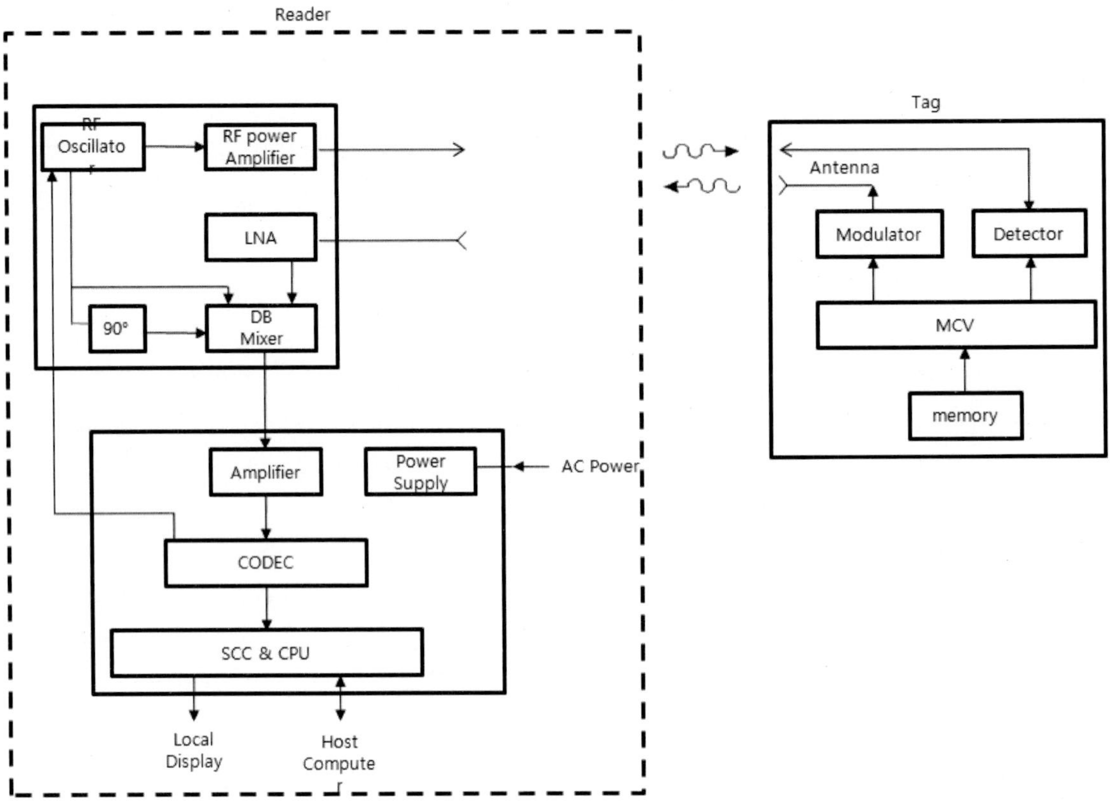

[그림 2-3] RFID 시스템의 구성

RFID 시스템에서 리더기는 CW 신호를 계속해서 송출하고 태그는 리더기와의 통신 영역 구역 내에 도달하면 RF power 검출 회로에 의해 저전력 절전 모드(sleep mode)에서 정상동작 모드로 절환(wake-up) 되어 자신의 존재를 알리는 데이터를 리더기에 송출한다.

리더기는 태그로부터 송출된 태그 존재 신호를 수신하면 변조된 RF신호를 태그에 송신하게 되고 태그는 수신된 RF 신호를 쇼트키 다이오드를 통하여 검파, 복조하여 내부의 디지털 회로부에 저장된 데이터를 전송한다. 이때 리더기는 태그에 CW파 또는 비변조파를 조사하여 태그로부터 후방 산란되는 정보를 수신하게 된다. 이 경우에 태그의 인코더와 스위치 드라이버는 태그의 안테나 상태를 다른 상태로 부하 전환한다. 그 결과로 태그로부터 반사되는 약한 신호는 변조되며, 이 변조된 신호가 리더기의 수신기에서 탐지된다.

이러한 방식으로 리더기와 태그는 태그 자체의 송신기 없이 리더기에서 발생되는 RF 신호만으로 상호 통신하게 된다. 즉 ID 후방 산란 신호는 리더기 측 마이크로스트립 패치 안테나에 의해 수신되고 ID 후방 산란 변조된 RF 신호는 리더기의 쇼트키 다이오드에 의해 복조되어 디지털 회로부로 데이터를 전송한다.

디지털 회로부는 ID데이터를 디코딩하여 외부 연결 장치를 통하여 display된다.

이상과 같이 간단한 구조의 태그에 의해 상호 RF통신이 이루어지려면 통신회로 구조상 몇 가지 제약사항이 요구된다. 즉, 태그 수신회로가 간단하려면 리더기의 송신방식은 보통 ASK방식이 사용된다. 태그의 변조회로는 복잡성을 피하기 위하여 단순 스위칭 회로가 사용된다. 그러므로 태그의 수신 검파회로는 쇼트키 다이오드 회로가 사용되고 변조회로는 PIN 다이오드 또는 트랜지스터 스위치 회로가 사용된다. 리더기는 보통 PC에 연결되어 운용되며 응용목적에 따라 운용 소프트웨어에 의해 RFID 리더 시스템을 제어한다. 현재 대부분의 수동형 RFID 시스템은 배터리가 없이 동작하는 태그로서 주로 133kHz 및 13.56MHz 저주파 RFID 시스템에서 사용된다.

저주파 RFID시스템은 에너지와 데이터가 유도성 결합방식, 즉 자계의 에너지로 전달된다. 이 방식은 트랜스포머의 동작원리와 동일하다. 리더기의 안테나가 자계를 발생하면 태그의 코일에 전압이 유기되어 에너지를 전달한다. 리더기로부터 태그로의 데이터 전송은 전송 자계신호의 파라미터(세기, 주파수, 위상)를 변화시켜 전달된다. 태그로부터의 데이터 반송은 자계의 부하를 변화시켜 전송된다. 저주파 유도성 RFID시스템이 다음에 설명하는 UHF 및 마이크로파 RFID 시스템과 다른 점은 안테나의 근거리 자계에서 동작하는 것이다. 그러므로 감지거리는 대략 전송안테나의 직경이내가 되며 이 거리 이상에서는 자계의 세기가 거리의 3승에 반비례하여 감소하며 요구되는 전송전력은 거리의 6승에 반비례하여 감소한다.

UHF 및 마이크로파 RFID 시스템과 또 다른 점은 자계장은 물, 인체에 흡수되지 않기 때문에 수분에 의한 영향은 무시할 정도이나 금속재질에 의한 차폐 및 반사에 의한 영향은 크다. 자계장은 벡터 특성을 갖기 때문에 태그의 방향에 민감하므로 이러한 방향성 문제를 해결하기 위하여 전송안테나가 회전자계가 발생하도록 설계한다. 유도성 RFID 시스템에서는 리더기와 태그 자계장에 의해 결합되어 있어 전송신호의 자계의 세기는 태그와 리더기의 방향에 따라 1/d3 로 1/d4 로 감소한다. 수신되는 전송에너지 밀도는 주파수와는 무관하고 리더기 안테나의 크기, 코일의 회전수에 비례한다.

UHF 대역 또는 마이크로파 대역 RFID시스템은 데이터 전송방식이 무선전파이므로 전파의 자유공간 전파손실이 자계의 자유공간 전파 손실률 보다 작기 때문에 저주파 RFID 시스템보다 감지거리가 길다. UHF 및 마이크로파 RFID 시스템은 전자파에 의해 데이터 통신이 이루어지며 수동(passive) 태그에서는 전송에너지도 전자파로 전달된다. 전자파 RFID 시스템에서는 전파가 구면파 형태로 전송되는 영역에 태그가 위치한다. 진행 전자파 영역에 있는 태그는 전파영역에서 에너지를 획득한다. 태그에 가용한 에너지는 송신부에서부터 특정한 거리 d에 있는 태그의 경우에 1/d2 로 표현된다. 전파전달 공간에 있는 태그는 전파를 반사하여 태그 데이터를 리더기에 전송하게 된다. 태그가 수신하는 에너지 밀도는 안테나의 개구(aperture) 크기와 관련된다. 즉 파장과 관련되어 있다. 즉, 300MHz 시스템은 600MHz 시스템보다 4배 커야 한다. 주파수가 높으면 태그의 크기를 작게 할 수 있으나 태그에서 수신하는 전파에너지는 안테나 크기, 대역폭에 따라 적절히 선정되어야 한다. 실제로 감지거리는 리더기의 송신전력, 동작주파수 및 태그 안테나 크기에 의해 결정된다.

(2) 리더기의 RF부

- 현재 관심을 갖고 있는 UHF, 마이크로파 대역 전파전송 방식 RFID 리더기의 RF부는 [그림 2-4]와 같이 마이크로스트립 안테나, RF 회로부, 변복조 회로부, CPU를 포함한 디지털 보드(digital board)로

구성된다.

- 디지털 보드(Digital board)는 PC와 연결되며 운영 프로그램에 의해 RFID시스템을 제어하게 된다.

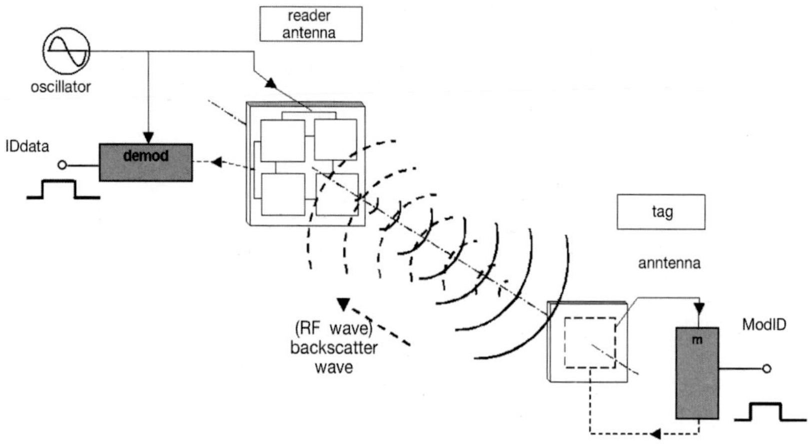

[그림 2-4] 마이크로파 RFID 시스템 구성도

- RF 회로부는 circulator, LNA, double-balanced mixer, hybrid 결합, power divider, power combiner, oscillator 및 변복조 회로부로 구성된다.
- Circulator는 송신반송파가 수신부에 직접적으로 주입되는 것을 막고 적당한 isolation을 유지하기 위한 목적으로 사용되기 때문에 송수신 안테나를 겸용으로 사용할 경우에는 필히 요구되며 송신안테나와 수신안테나를 별도로 사용하는 경우에는 제외된다.
- 오실레이터(Oscillator) 또는 VCO에 의해 발생한 국부발진(LO)신호는 wilkinson power divider에 의해 분배되어 2개의 하이브리드(hybrid)결합에 인가된다.
- LNA에 의해 증폭된 RF수신신호는 하이브리드(hybrid)결합의 다른 단자에 LO신호와 90 ° 위상차를 갖도록 하여 double balanced mixer에 인가되며 180 °위상차를 갖는 출력검파신호가 2개의 혼합기(mixer)에서 출력되어 combine된 후에 IF 증폭단에 인가된다.

[그림2-5]는 이러한 개념의 RFID 리더 RF front-end에 해당하는 리더 down-converter 상세 블럭도를 나타낸다. RFID 리더는 매우 안정된 주파수 스펙트럼이 요구되기 때문에 LO신호 발생원으로는 주파수 안정도가 우수한 VCO나 DRO가 사용되어야 한다.

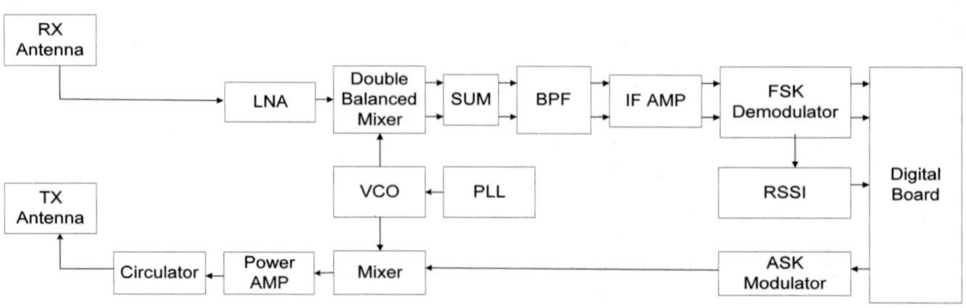

[그림 2-5] 리더 블럭도

- 리더기는 무선 태그가 동작영역에 들어오면 태그는 동작전원에너지를 판독기의 반송파 RF전파 에너지를 DC로 정류하여 갖게 된다.
- ASK송신, FSK 수신방식의 리더기 전체 블록도 일례로서 수신된 RF신호는 double balanced mixer에 의해 검파된 후 FM-IF 증폭기에서 중간주파수 대역 신호가 증폭된 후 복조되어 디지털보드로 전달된다.
- FSK 복조(demodulator)는 수신된 FSK변조 신호를 '0' 또는 '1'의 디지털 정보로 변환하고, RSSI는 FSK 복조(demodulator)로 입력되는 신호의 강도를 측정하여 I 또는 Q신호 중 어느 하나가 유효함을 디지털보드에 전송한다.
- 디지탈보드는 FSK 복조(demodulator)로부터 전송받은 데이터 프레임에서 동기신호를 추출하고 I 또는 Q경로의 데이터 프레임 중 하나를 선택하여 정보를 결정한다. 이때 선택의 기준은 I와 Q신호의 RSSI 또는 복원된 정보의 에러(error)율로 결정된다.

(3) 태그

태그에는 용도에 맞게 만들어진 리더와 통신을 제어하는 IC 칩이 있으며, 칩 내의 기억장치에는 관련 정보에 대한 데이터를 저장한다. 태그가 안테나의 전자기장 내를 통과하면 리더로부터 신호를 감지, 태그 내에 저장된 데이터를 리더에 송신하고 태그로부터 데이터를 수신한 리더는 디지털신호로 변환하여 정상적인 데이터인지를 검증, 정상적인 경우에는 RS-232, RS-422, RS485 등을 통하여 컴퓨터나 다른 컨트롤러에 전송한다.

① 기억정보/전원방식에 따른 분류

- 기억정보에 따른 분류는 정보 식별형(수 10바이트), 분류 데이터베이스(수 킬로바이트) 및 주파수별로 AM라디오에 가까운 대역인 장파 (125-135kHz; FA용), FM라디오나 텔레비전에 가까운 대역인 중파 (13.56MHz, 433.92MHz; IC카드형), 무선LAN이나 블루투스, 지그비에 이용되는 대역인 UHF 또는 마이크로파로 구분할 수 있다.
- 태그의 액세스 방식에 따른 분류는 대략 3가지로 분류되는데 읽기만(read-only), 한 번 쓰고 읽기만 (WORM : write once read many) 및 항상 읽고 쓰기(read/write) 태그로 구별된다.

[표 2-3] 기억정보, 전원방식별 분류

RFID 방식별 구분		주요 특성
태그 읽기/쓰기 능력	읽기 전용	• 제조 시 프로그래밍, 정보내용은 변경 불가 • 가격 저렴하고 바코드와 같이 단순인식 분야 사용
	한번 쓰고 읽기전용	• 사용자가 데이터를 프로그래밍하며 프로그래밍한 후에는 변경이 불가
	읽기/쓰기	• 몇 번이고 프로그래밍 및 데이터 변경 가능 • 고가이니 다양한 분야에서 고도의 활용이 가능
태그 전원유무	능동형 (Active)	• 태그에 배터리 부착, 수십m 원거리 통신용 • 가격 고가, 수명 제한, UHF 대역 이상에서 사용
	수동형 (Passive)	• 태그에 배터리가 없으며, 10m 이내 근거리 통신용 • 가격이 저렴하고 수명 반영구적(약 10년 이상)

- 초저가 태그를 위한 기술로 인피니온 등에서 개발 중인 폴리머 반도체에 의한 플라스틱 트랜지스터, 미국 Inkoda의 종이나 플라스틱에 매우 얇은 금속 파이버를 내재하여 전파의 투과와 산란을 만들어 내어 고유한 식별이 가능한 1센트 이하의 무칩(chipless) 태그, 그리고 표면탄성파를 이용하여 무선센서와 RFID를 결합한 SAW 태그 등이다.
- RFID 태그는 공급전원이 내부에 전원을 가지고 있는지 그렇지 않는지에 따라 크게 능동형과 수동형, SAW(Surface Acoustic Wave)타입으로 구분할 수 있다.

- 능동형 태그
  - 능동형 태그는 자체에 내부 전원을 가지고 있어서 먼 거리까지 송신이 가능하다. 그러나 내부의 전원사용으로 인하여 전원을 교체해야 하고, 소형태그를 만들기에는 부적합하다.
  - 능동형 태그는 자체 배터리를 통해 전원을 공급받아 동작하는 태그로서 '읽기/쓰기'(Read/Write : Write Many, Read Many)가 가능하고 수m~수십m까지의 식별거리를 제공하고, 대용량 메모리를 사용하여 다양한 데이터 저장이 가능하다.

- 수동형 태그
  - 수동형 태그는 자체에 전원을 가지고 있지 않으며, 태그를 동작할 수 있는 에너지를 리더로부터 공급받는다. 무선인식 시스템에서 에너지를 공급받는 방법은 부하변조(Load Modulation), 밀착 결합(Close Coupling), 유동성 결합(Inductive Coupling)방법이 있다.
  - 부하변조 방법이나 밀착 결합 방법은 근접한 거리에서 인식을 하기 때문에 인식 거리는 한계가 있다. 수동형 태그는 리더로부터 전자파를 공급받아 태그 내부회로에 의해 전원으로 사용하여 동작하는 태그로서 감지거리가 짧고 구조가 간단하며 '읽기' (Read-Only)만 가능하거나 '읽기/쓰기'(WORM : Write Once, Read Many)가 가능하다.
  - 수동형 태그의 데이터 전송방식은 후방 산란 변조방식을 사용하며 동작 원리는 리더에서 방사된 RF 신호로부터 태그의 칩을 구동시킬 수 있는 직류 정류하여 자체 칩을 구동시키고 리더가 원하는 응답을 하는 방식이다. 이때, 태그의 안테나와 칩이 정합되었을 경우, 칩으로 공급되는 전력은 반사되는 전력과 동일하게 수신 전력의 절반이 되고, 태그의 안테나부가 단락되었을 경우 입사전력과 반사전력이 같은 위상이 되어 수신 전력의 2배가 반사된다. 이와 같은 형태로 ASK 데이터 변조를 구현할 수 있고, 부하변조회로를 구현하여 FSK와 같은 데이터 변조도 구현 가능하다. 이러한 방법으로 태그는 데이터를 전송하며 이러한 기술을 후방 산란 변조 방식이라 한다.

- SAW 태그
  - SAW 태그는 자체에 전원을 가지고 있지는 않지만, 압전(Piezo Electric)효과를 이용하여 리더에서 태그에 RF SAW파를 사용한다. 태그의 안테나는 RF파를 받아서 변환기(IDT, interdigital transducer)로 보내면 RF파를 표면 탄성파로 바꾸어 변사기(wave reflector)로 보낸다. 변사기는 표면 탄성파에 반응하고 이를 다시 변환기로 보내면 RF파로 변환하여 안테나를 통해 리더로 보낸다.
  - SAW 기술은 핸드폰, 컬러 TV, 레이저 등에도 사용된다. 주요특징은 수동형 읽기만(Read-only)으로 30미터까지 읽을 수 있고 리더의 전력이 적게 소요되고 핸드홀더 리더기가 많이 사용되고

2.45GHz에 작동하고 가격이 저렴하면서 태그의 메모리 크기는 32~256비트이고 액체나 금속 투과성이 좋은 특징을 갖고 있다.

② 주파수대역에 따른 분류

- 주파수별로 AM라디오에 가까운 대역인 장파 (125-135kHz; FA용), FM라디오나 텔레비전에 가까운 대역인 중파(13.56MHz, 433.92MHz; IC카드형), 무선LAN이나 블루투스, 지그비에 이용되는 대역인 UHF 또는 마이크로파로 구분할 수 있다.
- 각 주파수 대역별 활용 분야는 RFID 시스템의 주파수는 ISM 주파수 대역에서 135kHz, 13.56MHz, 433MHz, UHF(860~930MHz), 2.45GHz 대역의 주파수를 사용하고, 주파수별 응용 분야는 [표 2-4]과 같다.

[표 2-4] 주파수대역별 분류

RFID 방식별 구분		주요 특성
무선 주파수 대역	135kHz이하	• FA용, 동물인식 등 근거리 용도로 활용 • 시스템 가격이 저렴하다.
	13.56MHz	• IC 카드, 신분증 등 1m 이내에 활용 가능 • 데이터 전송상의 신뢰성이 높음
	UHF	• 433MHz(능동형),860-930MHz 대역을 이용 • 마이크로파 대역에 비해 무선인식 성능이 우수 • EPC태그 등 국제적으로 활성화 전망
	마이크로파	• 2.45GHz ISM 대역 이용 • 소형/저가의 태그/리더 기능 • UHF대역에 비해 수분, 금속 환경에서 인식을 저하
기타		• 응용 분야에 따라 어플리케이션 전송(데이터/메시지), 통신층(태그/리더 간 통신), 전송층(우선 주파수 대역)의 3가지 계층으로 구분 가능

③ EPC와 ISO/IEC 방식 태그 구분

현재 각 주파수 대역별 태그는 기본적으로 ISO/IEC의 표준을 따르고 있지만, UHF 대역의 태그는 EPC Global에서 제안한 EPC와 ISO/IEC에서 제안한 2가지 방식으로 나눌 수 있다.

가. EPC

EPC의 기본은 고유의 데이터가 입력된 수동형 태그이며, 능동형 까지 포함하여 6가지의 클래스 (0~5)가 있다. Auto-ID 센터는 '클래스 0'과 '클래스 1' 태그의 프로토콜을 개발하였으며, 두 가지 형태의 클래스의 태그는 현장 실험과 운용시험을 마쳤으나, 다른 클래스 태그의 규격은 아직 개발이 완료되지 않은 상태이다.

과거에는 제조업체가 서로 다른 태그와 리더 사이의 교신이 불가능하였다. 그러나 현재는 상호 운용이 가능한 태그와 리더들이 생산되고 있다. 클래스 0과 클래스 1의 프로토콜을 통합하는 작업이 진행 중에 있는데 이를 '클래스 1 버전 2'라 부른다. 이 새로운 프로토콜은 두 클래스 규격의 장점만 취합하는 것이며, 하나의 리더로서 두 클래스의 태그를 모두 읽을 수 있게 된다. 현재 두 가지를 모두 판독할 수 있는 리더가 있으나, 이는 두 번을 각각 판독하는 것으로써 단기적 해결책에 불과하다.

또한 프로토콜 제정의 또 다른 이점은 태그와 리더, 그리고 프로토콜이 점차 높은 클래스로 발전하더라도 이를 수용할 수 있는 인프라의 구축이 쉬어진다는 점을 들 수 있다. 즉 모든 기반 시설을 교체할 필요 없이 리더 펌웨어의 업그레이드만으로 써 새로운 클래스를 수용할 수 있게 되는 것이다.

[표 2-5] EPC 클래스별 발전 현황

클래스	설 명
클래스 0	읽기 전용, 칩 메이커 고유 ID, 수동형 태그
클래스 1	읽기 전용, 사용자 ID 쓰기 가능, 수동형 태그
클래스 2	수동형, 일부 부가기능 있음(예: 메모리, 암호화)
클래스 3	반(Semi) 수동형 RFID 태그 수동
클래스 4	능동형 태그, 리더 그리고 동일주파수 대역의 다른 태그와 교신
클래스 5	기본적으로 리더와 동일 기능, 클래스 1,2,3 태그에 전원을 공급해 줄 수 있으며 클래스 4와도 교신할 수 있고, 클래스 5의 다른 태그와도 교신 가능함.

비록 통합 프로토콜이 이러한 장점을 가지고 있지만, 실제로는 각 기업이 필요로 하는 EPC 태그 클래스를 선택하여 사용할 수 있는 융통성이 확보되어야 한다. 판독장비는 상위 클래스에 대하여 호환성을 가져야 할 것이다. 현재 기업에서 시험적으로 사용할 수 있는 것은 클래스 0과 클래스 1이다. 태그와 리더의 구매 가격은 표준화가 이루어지고 대량 수요가 발생하게 되면 경쟁력 있는 수준으로 낮아질 것이다.

나. ISO/IEC에서 제안한 태그

ISO/IEC에서 제안한 태그는 읽기(Read)만 가능한 Type A와 읽기/쓰기(Read/Write)가 가능한 Type B로 구분된다. Type A는 최초에 식별 코드를 입력한다. 이는 제조사나 각 업체에서 가능하며, 입력된 식별 코드는 더 이상 기능을 할 수 없는 형태가 된다. Type B는 EPC의 클래스 1과 같은 기능을 하고 있다. ISO/IEC에서 제안한 방식과 EPC Global에서 제안한 방식의 두드러진 차이점은 쓸 수 있는 메모리의 크기와 변복조, 코딩 방식에 차이가 있다. 다음은 ISO/IEC의 Type A, B를 나타낼 것이다.

④ 태그의 형태와 크기에 따른 분류

RFID 태그는 형태와 크기에 따라 원판형, 원통형, 라벨형, 카드형, 상자형으로 분류되며, 주요 특징은 다음과 같다.

[표 2-6] 태그형태 및 크기

RFID 태그 구분	주요특성	
태그형태 및 크기	원판형 (수mm~수십mm)	• 의류 등의 관리 • 레저용 리스트 태그 • 장치 속 내장 가능
	원통형 (수mm~수십mm)	• 동물 관리 • 팔레트 관리
	라벨형 (수십mm×수십mm)	• POS 정산용 제품 태그 • 서류, 화물 관리
	카드형 (85×54×수mm)	• 승차권, 정기권, 전화카드 • 입퇴장 관리 ID 카드
	상자형 (50×50×10mm)	• FA • 차량, 컨테이너 관리

⑤ 태그의 물리적인 형태

태그의 형태 요소란 크기, 구성, 또는 물리적 형태 등을 말한다. 태그를 기업에서 사용하기 위해서는 태그의 형태에 대하여 보다 진지한 고민이 있어야 할 것이다.

가. 형태와 크기

태그가 부착되는 상품이 점차 소형화됨에 따라(컨테이너에서 팔레트, 케이스, 그리고 앞으로는 낱개 상품에 이르기까지) 태그의 형태와 크기를 다양하게 할 필요가 있다. 태그가 상품의 외관을 해쳐서도 안 되고 취급에 장애가 되어서도 안 된다. 그러면서도 정확하게 판독되어야 한다.

나. 부착

태그를 상품에 어떻게 부착할 것인가 하는 방법에 대해 고민해야 한다. 특히 컨테이너나 팔레트에는 작업 중에 훼손되지 않도록 부착하는 것이 중요하다. 케이스라면 비교적 조심스럽게 취급되므로 접착제로 부착할 수도 있으나, 그래도 공급체인에서의 험한 취급을 충분히 견딜 수 있어야 한다. 개별 상품에도 접착제로 부착이 가능하지만, 외관을 중시하는 품목에서는 제품의 포장과 일체화되어야 할 것이며, 이 점은 포장재 생산자가 해결해야 될 부분이다.

다. 견고성

태그는 다양한 취급 환경에 노출될 수 있다. 따라서 태그 제조 업체는 태그 자체 또는 커버가 상품 이동이 끝날 때까지 손상되지 않도록 각별한 주의를 기울여야 한다.

라. 상품 특성의 고려

액체나 금속성 등 제품의 물리적 특성은 태그의 판독에 상당한 영향을 미친다. 각종 상품에 대한 태그판독 성능실험 결과에 의하면 액체나 금속성 제품의 경우 판독에 장애를 유발할 가능성이 있으므로 태그 제조업체들은 상품의 물리적 특성에 구애받지 않고 판독이 가능한 태그를 저렴하게 생산하기 위한 연구를 계속하고 있다.

⑥ 태그의 기능

태그에는 다음과 같이 유용한 기능들을 다양하게 부가할 수 있다. 몇 가지 예를 들면 다음과 같다.

- 유효 기간 등의 데이터 추가 입력
- 온도, 고도, 습도, 충격 등에 대한 각종 센서 기능

EPC 이외의 부가 데이터를 가지고 있는 태그는 별도의 상품정보 DB와의 연결이 불가능할 경우 특히 유용하게 사용될 수 있다. 예를 들면 약국이나 병원에서 긴급하게 특정 약품에 관한 모든 정보를 즉석에서 판독하여 처방할 필요가 있을 때 이용할 수 있을 것이다.

각종 물리적 환경을 측정할 수 있는 센서를 내장할 태그는 현재도 사용되고 있다. 이러한 종류의 태그는 다양한 용도로 사용되고 있는데. 대개 능동형이고 포장용기에 부착되며 가격이 높은 편이다. 아이스크림 냉동 포장용기에 아이스크림의 보존에 중요한 환경 요소인 온도와 습도를 측정하는 센서가 부착되어 사용

되고 있는 것이 좋은 예이다.

Auto-ID Lab과 태그 제조업체에서는 이 분야의 연구를 계속 수행할 것이다. 그리고 EPC Global에서는 모든 태그 클래스에 대한 무상 공개 표준의 개발과 보급을 위한 노력을 계속 할 것으로 보인다.

(4) 안테나

- 일반적으로 안테나라 하면 리더에 유선으로 연결되어 있는 것이 많지만 태그의 일부분인 안테나를 뜻하는 것은 아니다.
- 안테나는 한 개의 리더에 여러 개가 연결되어 리더와 태그간의 전파 연락을 담당한다. 안테나는 생산될 때의 형태에 따라 다이폴 안테나, 야기우다 안테나, 평판 안테나(혹은 마이크로스트립 안테나 또는 패치 안테나로 칭함), 슬롯 안테나로 나누고 설치하는 형태에 따라 터널형 안테나도 있다.

2) RFID시스템의 S/W 구성

RFID 시스템의 소프트웨어 구성요소는 응용시스템의 요구사항에 따라 형태와 기능에 따라 다음과 같이 분류할 수 있다.

- RFID 시스템 소프트웨어
- RFID 미들웨어(Middleware)
- 호스트 어플리케이션

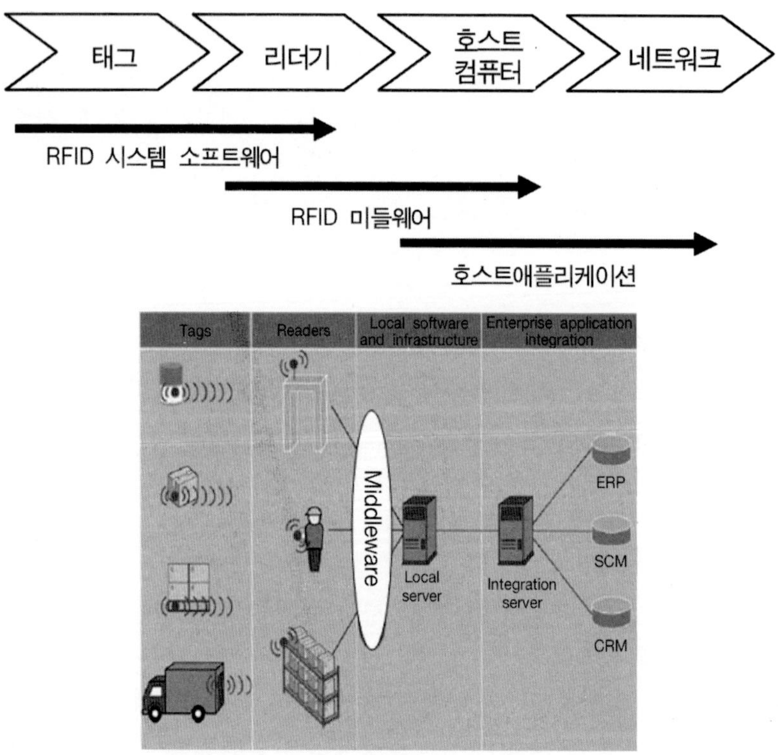

[그림 2-6] RFID 시스템 소프트웨어 구성요소

(1) RFID 시스템 소프트웨어

RFID 시스템 소프트웨어는 태그와 리더기사이의 기본적인 통신을 가능하게 하는 기능을 제공한다. 이러한 통신은 전파 신호를 처리하는 것이다. 따라서 이러한 통신 기능을 하기 위해서는 하드웨어와 낮은 계층의 소프트웨어인 펌웨어(firmware)와 함께 태그와 리더기 사이에 이동하는 데이터를 관리하기 위한 고급 시스템 소프트웨어가 필요하다.

일반적인 시스템 소프트웨어의 기능은 읽기 및 쓰기 기능, 충돌방지(anti-collision)기능, 오류 감지 및 수정기능, 암호화 및 인증기능 등이 있다.

(2) RFID 미들웨어

RFID 미들웨어는 RFID 시스템 구성요소(태그와 리더)와 호스트 어플리케이션을 연결해 주는 소프트웨어이다. 이 미들웨어의 기능은 리더의 상태 모니터링과 RFID 시스템 구성요소(태그와 리더)와 데이터 흐름의 관리하는 기능 즉, 태그에서 리더기로 전송된 데이터를 호스트 어플리케이션과 통합하기 위한 부호(encoding), 수집(collection), 처리(processing), 필터링(filtering), 군집화(aggregation)를 수행한다.

(3) 호스트 어플리케이션

호스트 어플리케이션은 일반적으로 재고관리나 창고 관리 시스템과 같이 이미 존재하는 기업의 소프트웨어 프로그램이다. 태그로부터 전달된 데이터는 리더기와 RFID 미들웨어 소프트웨어가 처리하여 표준화된 형식으로 호스트 어플리케이션에 전달된다.

[표 2-32] RFID 요소기술

기술 영역	요소기술		기 술 내 용		
태그(칩)	초소형안테나 기술		프리팅 안테나	센서태그용	On-chip 형
	칩 기술		단일대역 CMOS (FIlp Chip 기반)	초저가 CMOS (FSA 기반)	Polymer Chipless
	패키징 기술		Paper-thin	환경내성 패키징	응용적합
	변복조 기술	능동	협대역 디지털방식	임펄스방식	가변방식
		수동	무하변조	저전력 변조 고효율 전력 변환	MEMS 스위칭
	주변정보감지 기술		사물인식	센싱기능통합	자율제어
리 더	안테나 기술		단일대역	다중대역	초광대역
	RF 기술		433/900MHz/2.4GHz		초광대역
	충돌방지 기술		100태그/초4 Gkbps	200태그/초 100kbps	300태그/초 200kbps
	변복조 기술		협대혁 디지털변조	임펄스 변조	가변변조
	간섭회피 기술		지향성	다중액세스	공간 다중 엑세스
	주변정보 인식		위치형식	상황인식상	황자율대체
미틀웨어	기기 모니터링/관리		중앙 집중	분산 제어	지능형 제어
	데이터 모니터링/관리		ID 데이터	이력 데이터	센서 데이터
	객체 정보 관리		정적 정보	이력 정보	센서 정보
	애플리케이션 통합		데이터 통합	내부프로세스 통합	B2B 프로세스 통합

2-3 RFID시스템 H/W 주요기술

1) 태그 요소기술

태그 요소 기술에 대해 세부적으로 살펴보면 다양한 물품에 부착되는 RFID 태그는 칩과 안테나로 구성되고 칩에는 사물의 유일 식별코드나 정보를 저장하며 리더의 조정에 의해 또는 상황에 따라 스스로 외부에 자신의 정보를 전송하거나 수신하며 적용 분야에 따라 다양한 형태 및 재료로 구현된다. RFID 태그는 작은 한 개의 IC 칩과 안테나로 구성되지만 그 작은 칩을 구성하는 요소기술을 살펴보면 아래와 같이 다양한 기술들로 구성되어 있다.

① 정류기술(Rectifier)

- 수동형 태그에서 리더로부터의 전자파 에너지가 태그의 안테나를 통하여 임피던스 정합회로를 경유하여 칩으로 수신되면 이 전자파 에너지를 다이오드와 콘덴서 등으로 구성된 정류회로를 통하여 IC 칩의 동작용 전원으로 이용될 수 있도록 직류전원으로 만드는 기술이다.
- 전자파 에너지로부터 직류전원으로 변화하는 기술은 그 효율이 중요하며, 현재 기술로는 대략 10~15% 정도의 효율을 얻고 있다.

② 검출기술(Detection)

- RFID 태그에서 리더로부터 명령어나 데이터를 인식하여 명령어를 검출하는 기술이다.
- 리더로부터의 변조된 신호는 고주파전력을 On/Off하는 형태의 ASK(Amplitude Shift Keying)변조를 하고 있어 태그의 안테나 단에서 다이오드와 같은 비선형소자를 이용하여 리더로부터의 고주파 신호레벨의 변화를 비교 검출하는 회로로 구성되며, 지능적인 태그를 구현하기 위해서는 중요한 요소기술이다.

③ 변조기술(Modulation)

- 태그의 메모리로부터 태그고유의 ID 정보나 메모리에 있는 데이터를 리더에 보내기 위해서는 리더로부터의 고주파 반사파의 정보와 일치하는 변화가 일어나도록 하는 부분으로 태그의 안테나와의 정합회로에 On/Off소자를 두어서 보내고자 하는 데이터에 따라서 On/Off에 의한 안테나 정합회로의 임피던스를 변화시킴으로써 반사파의 진폭이 변화하도록 하는 구성되어 있다.

④ 부호화 기술(Coding)

- 태그의 메모리에 저장된 ID 정보 또는 데이터를 바로 변조할 경우 넓은 주파수 스펙트럼이 요구되어 리더에서 높은 인식률을 보장하기 어려우므로, 두 개의 주파수 스펙트럼이 발생될 수 있는 Bi- Phase 형태의 맨체스터(Manchester)코드 또는 FM0 코드로 만드는 부분으로 Exclusive OR 게이트 등의 논리회로로 구성되는 요소 기술이다.

⑤ 충돌 방지기술(Anti Collision)

- 한 리더의 인식 영역에 존재하는 수많은 태그들의 일괄 인식을 위한 충돌방지 기술로 무선통신에서

사용되는 Aloha 기술을 응용하여 태그 IC회로에 임의 숫자 발생기(Random Number Generator) 회로를 구성하고, 태그가 리더로부터 전력을 받아 웨이크업(Wake up)된 후 곧바로 데이터를 출력하지 않고 태그들이 각각 서로 다르게 생성된 난수만큼 지연한 후 데이터를 송출하게 하여 태그끼리의 충돌을 방지하게 하거나 리더로부터 Silent 명령을 받아 다음 명령 때까지 Silent mode로 들어가 충돌을 방지 하도록 하는 요소기술이다.

⑥ 초기화 기술(Power on Reset)

- 전력의 공급이 불규칙적인 고주파로부터 태그의 동작전원을 수급하게 됨으로써 불안전한 전원전압에서 로직 회로가 동작하여 노이즈(Noise) 성의 데이터 송출을 방지하여 다른 태그의 통신을 방해하지 않도록 하기 위하여 일정 전압 이상이 되면 태그회로가 리셋이 되어 초기화가 되도록 하고, Threshold 이하가 되면 태그회로의 동작을 정지 키는 요소기술이다.

⑦ 메모리 기술(Memory)

- 태그의 고유 ID 또는 사용자 정보 등을 기록 저장하는 부분으로 공장(Factory)에서 한번만 기록하고 읽기만 가능한 방식, 읽기와 쓰기가 가능한 방식 등이 있으며, 저전압, 저 소비전력으로 설계하는 기술을 요구된다.

⑧ 오류감지 기술(Error Detection)

- 읽기/쓰기 태그에서 리더로부터의 명령 또는 데이터를 수신하였을 때 완전한 데이터를 수신하였는지의 검증을 위하여 리더에서는 데이터 다음에 CRC 데이터를 첨부하여 보내게 되며, 이의 확인을 위한 CRC의 비교계산을 위한 논리회로 설계의 요소 기술이 필요하다.

2) 리더기의 요소기술

리더기는 태그를 활성화시키고 태그와의 통신 시퀀스를 구성하며 어플리케이션 소프트웨어와 태그 간의 데이터를 전송하는 역할이 리더기의 주기능이다. 무선 통신의 모든 특징인 통신 주체간의 연결과 충돌방지 및 인증과정의 수행 등이 리더에 의해 관리된다. 리더기는 [그림 2-7]처럼 무선 인터페이스와 제어 유닛으로 구성된다.

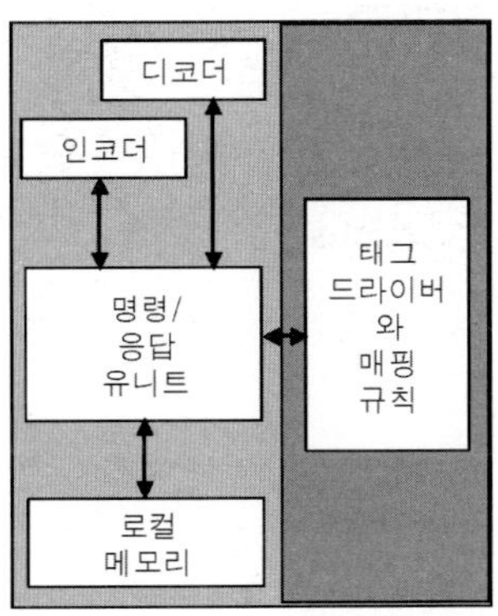

[그림 2-7] 리더의 구성

(1) 무선 인터페이스

무선 인터페이스는 태그와의 통신의 기능을 다음과 같이 수행한다.

- 태그를 활성화시키기 위한 전송 전력 발생과 태그로의 전원을 공급한다.
- 태그에게 데이터 전송을 위한 전송 신호의 변조한다.
- 태그로부터 전송된 신호의 수신과 복조로 표현한다.

(2) 제어 유니트

제어 유니트는 다음과 같은 기능을 수행한다.

- 어플리케이션 소프트웨어와의 통신과 어플리케이션 소프트웨어로부터의 명령실행
- 태그와의 통신 제어
- 신호의 부호화(coding)과 복호화(decoding)
- 충돌 방지 알고리즘의 실행
- 태그와 리더기 간에 전달될 데이터의 암호화의 해독
- 태그와 리더기 간의 인증 수행 등의 기능을 수행한다.

(3) 리더기의 요소기술

호스트 컴퓨터와의 데이터 전송을 담당하는 리더의 요소기술은 다음과 같다.

① 고주파회로(RF Transmitter) 기술

- 고주파회로 기술은 태그에 고주파 전력을 송출하고 정보를 반송하기 위한 신호를 생성하는 기술로 안정된 고주파신호의 발진회로, 불필요한 전파의 송출을 억제하는 필터회로, 필요한 전력레벨까지 신호를 키워주는 증폭회로, 그리고 송출을 담당하는 안테나와의 정합회로 등으로 구성된 고주파 회로 설계기술을 요구한다.

② 변조(Modulation) 기술

- 변조기술은 리더로부터 태그에 필요한 명령을 전달하기 위해 RF Transmitter 회로에 연결되어 리더의 CPU로부터의 데이터에 따라 송출되는 고주파전력의 출력을 On/Off하는 방식의 변조회로로 주파수 스펙트럼 외의 불필요한 전파 발사를 억제하기 위하여 필터회로 등이 부가된 요소기술이다.

③ 검출(RF Receiver) 기술

- 검출기술은 리더의 송신부로부터 송출되어진 고주파 전력신호에 태그가 공유의 ID 정보에 따라 반사파의 신호레벨에 변화를 주어 실어 보내온 정보를 수신하고 필터링한 다음 복조(Demodulation)하는 요소기술이다.

④ 아날로그와 디지털(Analog & Digital) 기술

- 아날로그/디지털 기술은 RF 수신부로부터 복조된 태그의 정보를 해석하기 위한 부분으로 미약한

수신 아날로그신호를 증폭하고 필터링하고 트리밍하여 디지털신호로 해석 가능하도록 정형화하여 디지털 신호로서 정보를 분석하고 CRC 등의 비교를 통하여 정확한 정보를 취득하여 저장 또는 호스트에 보내는 요소 기술이다.

⑤ 호스트 인터페이스(Host Interface) 기술

- 호스트 인터페이스기술은 태그로부터 수신하고 분석된 정보를 응용프로그램에서 활용될 수 있도록 호스트에 접속하는 기술로 지금까지는 주로 직렬통신방식인 RS-232나 RS-422 등의 인터페이스를 이용하여 하이퍼 터미널로 기본적인 접속이 될 수 있도록 하였지만, 앞으로는 이더넷 드라이버(Ethernet Driver) 등의 호스트 인터페이스를 제공하게 함으로써 TCP/IP 네트워크를 이용한 인터넷과의 쉬운 접속을 통한 데이터를 이용할 수 있게 하는 요소기술이다.

⑥ 충돌방지(Anti Collision) 기술

- 충돌방지 기술은 하나의 리더에서 여러 개의 태그를 동시에 인식할 수 있도록 하기 위해서는 단순한 프레임 알로하(Frame Aloha) 기법으로는 한계가 있으므로 리더에 인식을 완료한 태그에 대하여는 Silent 명령어 등을 이용하여 불필요한 정보의 송출로 다른 태그의 정보전송에 방해를 주지 못하도록 하여 최대 1,000개 이상까지도 일괄 인식할 수 있게 하는 요소기술이다.

⑦ 안테나(Antenna) 기술

- 안테나 기술은 리더로부터 생성된 고주파 신호를 원하는 방향에 최대의 효율로 송출하기 위한 장치로 용도에 따른 크기와 구조를 가질 수 있으며 UHF대역 이상에서는 송출되는 전파임의 지향성을 형성할 수도 있고, 수직편파, 수평편파, 원형편파 등 자유공간에 최대의 효율로 전파가 되도록 하는 특정한 파장에 대한 최대전력전달 임피던스 정합을 요구하는 요소기술이다.

3) Air interface 요소기술

RFID 시스템의 무선 주파수(RF) 결합방식은 전자파를 이용하는 결합방식과 자장을 이용하는 결합방식이 있다. 무선 주파수방식은 정의된 공진 주파수를 조정하는 LC공진회로에 기반을 둔다. 리더기는 무선주파수 범위에서 교류자계를 발생시킨다. RFID 태그와 리더기 시스템은 상호유도(Inductively coupled) 방식과 전자기파(Electromagnetic wave) 방식 두 가지의 형태로 무선 통신을 수행한다.

태그는 자체정보를 무선송신하기 위한 에너지로서 리더기의 반송파 RF에너지를 활용하는 특징을 갖는 것이 일반적인 양방향 무선 송수신방식과 다르다. 즉, 물체 또는 사람에게 부착된 태그는 리더기에서 송신하는 RF반송파 신호를 태그 또는 태그 안테나에서 수신한다. RFID 시스템의 감지거리는 태그가 소모하는 에너지가 적어야 제한된 리더기의 RF출력 범위에서 인식거리가 길어진다. 따라서 태그는 소모전류를 어떻게 최소로 하느냐가 기술의 핵심이다. RF전파의 정류는 쇼트키 다이오드가 사용되는데 지금까지는 정류효율이 우수한 GaAs구조의 쇼트키 다이오드를 CMOS Silicon 구조에 집적하는 것이 어려워 수동(passive) 태그 제조에 어려움이 있었으나 최근 쇼트기 다이오드를 실리콘 IC내에 집적이 가능하여 초소형의 RF태그 구현이 가능하게 되었다.

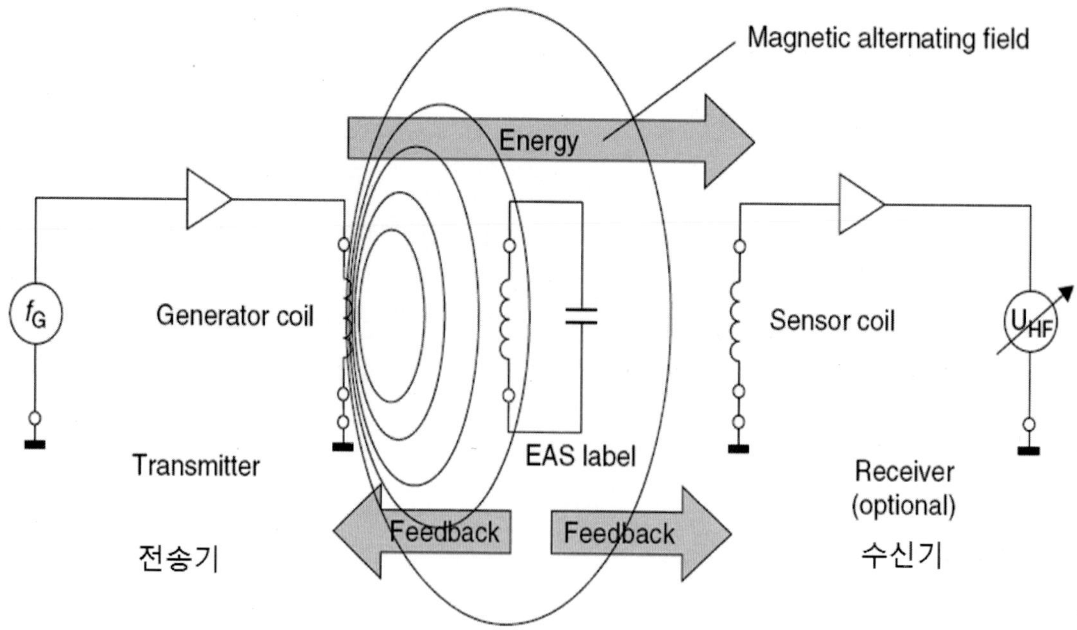

[그림 2-8] RFID의 무선주파수 방식

(1) 상호 유도 방식

상호유조방식은 자장을 이용하는 결합(magnetic coupling ; 상호 유도 결합, inductive)방식으로 현재 대부분의 저주파 RFID에서 적용되는 원리로서 전원에너지 및 데이터전송이 코일 루프 안테나 전류에 의해 형성되는 자계에너지에 의해 전송된다. 구동전류에 의해 리더의 안테나에서 발생한 전력에너지는 자장을 형성하며 자장 영역에 위치한 태그는 자장의 변화에 의한 전류가 유기되어 이로 인한 전압이 발생한다. 이 경우에 태그는 요구되는 최소 전력을 리더기에서 수신하게 된다.

수신된 전력에 의해 동작하는 태그는 자체 데이터 송출을 동일한 원리에 의해 리더기에 전달하게 되는데 태그에 흐르는 전류는 미약 전류이므로 리더기에 전송하는 거리는 매우 근거리이다. 대부분의 현재의 저주파 RFID는 이 원리에 의해 동작하므로 감지거리 또는 데이터 전송거리는 수 cm 이하로서 감지거리가 짧아 활용성이 제한적이다. 또한 이러한 저주파 RFID는 133kHz 또는 13.56MHz로서 주파수가 낮기 때문에 데이터 전송속도가 느리고 전송데이터 량이 제한적이다.

상호 유도 방식은 근거리, 전자기파 방식은 중장거리용 RFID로 사용되며 상호유도 방식은 코일 안테나를 이용하며 전자기파 방식은 고주파 안테나를 이용해서 서로 무선접속을 한다. 상호 유도 방식의 태그는 거의 수동 형태로 작동된다. 태그의 IC 칩이 동작하는 데 필요한 모든 에너지는 리더기에 의해 공급된다. 따라서 리더기의 안테나 코일은 주변지역에 강한 자기장을 발생한다. 이때 방출된 자기장의 일부분이 리더기와 떨어져 있는 태그의 코일 안테나에 유도성 전압을 발생, 정류된 후 IC 칩을 위한 에너지로 공급된다.

상호 유도 방식의 시스템은 리더기의 안테나 코일과 태그의 안테나 코일 사이에 변화기 형태 결합(Transroformer type Coupling)을 기본으로 하고 있으므로 코일 사이의 거리가 0.16λ(여기서 λ은 전파의 파장)를 넘지 않을 때만 일어난다. 만약 태그가 리더기 안테나의 교류 자기장에 위치한다면 이것은 자기장으로부터 에너지를 끌어들인다.

태그에 추가된 전력은 리더기의 안테나에 공급된 전류를 통해 리더기 안의 내부저항에서의 전압강하로 측정할 수 있다. 리더기의 안테나에서 부하(load)의 스위칭 On/Off는 리더기의 안테나에 전압 변화를 초래하여 진폭 변조의 효과를 갖는다. 만약, 데이터의 내용에 따라 부하저항의 스위칭 On/Off가 조절된다면, 이 데이터는 태그로부터 리더기로 전송될 수 있다. 이런 종류의 데이터 전송을 부하변조 (Load Modulation)라고 한다. 일반적으로 태그에 의한 리더기의 전압 변동은 리더기의 출력 전압보다 매우 적다. 태그의 추가적인 부하저항이 On과 Off 상태를 바꾸면 이러한 On/Off 시간에 의한 두 개의 스펙트럼이 리더기 전송 주파수 (f0)에서 ±fs의 거리에서 생긴다. 이것은 쉽게 검색될 수 있고 이 두 개의 스팩트럼을 부반송파라고 부른다.

(2) 전자파 결합방식

전자파를 이용하는 결합(electric coupling ; 후방 산란 결합)방식은 RF전파 방식으로서 전파통신, 레이더 등에서 RF 전파전달 원리를 적용한 것이다. 리더에서 전송되는 마이크로파 전자파 신호를 태그가 반사하며, 반사된 신호를 리더가 수신하는 레이더의 원리와 유사하다. 이 경우에 태그에서 반사하는 신호는 리더의 반송파 주파수신호를 태그ID 데이터정보에 의해 변조하여 후방 산란하게 되면 리더는 변조되어 반사된 신호를 복조하여 태그의 ID정보를 해독한다.

RF주파수는 마이크로파대역 신호로서 데이터 전송속도가 높고 전송 데이터양도 많고 감지거리도 저주파 RFID와 달리 크게 증가한다. 태그의 동작전원은 원거리에서 수신된 RF전파를 정류하여 사용하려면 리더출력이 매우 커야 하므로 수동형으로 부적합하다.

전자기파 방식 태그는 IC칩을 구동하기 위한 충분한 전력을 리더기로부터 공급을 받지 못하므로 추가적인 전지를 포함한다. 이 전지의 불필요한 손실을 막기 위해 IC 칩은 일반적으로 전력 다운 또는 대기 모드를 갖는다. 대기모드에서의 전력 손실은 몇 ㎂ 보다 크지 않으며, 만약 태그가 리더의 유효영역을 벗어난다면, 칩은 자동적으로 전력다운인 대기 모드로 들어간다.

IC 칩은 리더기로부터 효과적인 강한 신호를 받기까지 동작하지 않고, 받으면 보통의 동작으로 돌아온다. 이러한 에너지전달 및 데이터 송수신은 상호 접속시간의 유지방식에 따라 Full Duplex, Half Duplex, 시퀀셜(Sequential) 방식으로 구분된다. 전자기파 방식에서 태그의 응답은 전자기파가 파장의 반보다 큰 크기를 갖는 물질에 의해 반사된다는 RADAR(Radio Detection and Ranging) 기술을 응용한 Modulated Reflection Cross Sectio 방식(변조된 후방 산란)을 이용한다.

리더와 태그는 여러 가지 디지털 방식의 부호화를 이용하여 기저대역의 데이터를 처리한다. 그중 NRZ (Non Return to Zero), 맨체스터(Manchester), 변조된 밀러(Modified Miller) 부호화 방식이 주로 쓰인다. NRZ 방식은 논리상태 1을 신호의 높은 상태, 논리 상태 0을 낮은 상태로 표현하며 주로 FSK 및 PSK 변조방식과 함께 쓰이며, 맨체스터 방식은 논리상태 1을 반 비트 동안 고에서 저로의 변화로, 논리 상태 0을 반 비트 동안 저에서 고로의 변화로 표현하며 주로 태그에서 리더로의 통신에 쓰인다. 변조된 밀러 부호화 방식은 주로 리더에서 태그로의 통신에 쓰인다.

이와 같이 크게 세 가지 방식으로 태그와 리더 사이의 무선신호는 세 가지 형태의 데이터 변조방식 (ASK, FSK, PSK)을 이용하여 기저신호를 고주파 신호로 변화하여 전송된다. 그러나 특정 주파수 대역(미국의 UHF 대역)에서는 전자파의 인체영향이나 다른 통신 시스템과의 간섭을 줄이기 위하여 특정 변조방식만을 쓰도록 요구되는데 가장 많이 쓰이는 것이 주파수 확산(Spread Spectrum. SS) 방식이다. 주파수 확산방식은 CDMA(Code Division Multiple Access)모바일 폰이나 무선랜에 이용되는 직접 시퀀스(Direct Sequence, DS)와 블루투스에 이용되는 주파수 호핑(Frequency Hopping, FS)이 주로 사용된다.

그러나 이러한 변조방식을 태그에 적용하려면 그만큼 복잡한 회로가 필요하여 가격이 상승하므로 실제적으로는 리더만이 어라한 변조방식을 사용하고, 태그는 주파수 확산방식의 전체 주파수를 커버하도록 광대역으로 만들어 ASK 등을 이용하여 신호를 전송한다.

기타 데이터 정보의 신뢰성을 높이기 위한 여러 신호처리가 수행되는데 CRC(Cyclic Redundancy Check) 등의 방법을 사용하는 에러율 감소 방법, 여러 개의 태그를 구별하기 위하여 무선랜 등에서 사용되는 Aloha나 CSMA(Carrier Sense Multiple Access)와 비슷한 방식을 사용하는 충돌 방지(Anti Collision)방법, 데이터의 보호를 위하여 대칭 또는 비대칭 암호 알고리즘을 사용하는 데이터 보안 방법 등이 적용된다. 특히 이러한 신호처리는 태그 메모리의 기능성에 의존한다.

(3) 전자매체 방식에 따른 분류

RFID 시스템은 무선접속 방식에 따라 상호 유도(Inductively coupled) 방식과 전자기파(Electromagnetic wave) 방식으로 구분되며 상호 유도 방식은 근거리(1m 이내), 전자기파 방식은 중장거리용(3~10m)으로 사용한다.

상호유도 방식은 코일 안테나를 이용하며 태그의 IC칩을 동작시키기 위해 필요한 모든 에너지는 리더기로부터 공급되는 수동형이다. 전자기파 방식은 고주파 안테나를 이용해서 서로 무선접속을 하며, IC칩을 구동하기 위한 충분한 전력을 리더기로부터 공급을 받지 못하므로 장거리 인식을 위한 추가적인 전지를 포함하는 경우(능동형)도 있다.

[표 2-6] 전도매체에 따른 분류

항목	종 류	내 용
전도 매체 방식	전자 결합방식	상호유도
	정전 결합방식	정전유도
	전자유도방식 135kHz~13.56MHz	유도전자계 • 비, 얼음, 먼지, 철분 등 악 환경 조건에서도 사용 가능 • 안테나의 지향성이 넓고 교신 범위가 넓음 • 비도전체(인체 · 유리 · 목재 등)에의 침투성이 강함 • 무선랜, 블루투스와의 간섭 문제 • 금속에 의한 반사 및 물의 흡수 • 외래 노이즈에 영향을 받고 쉬움
	마이크로파방식 433MHz 900MHz 2.45GHz	방사전자계 • 외래 노이즈가 많아, 교신 거리가 김(특히 전지 있는 경우) • 지향성이 있어, 교신에 리터의 한정이 비교적 용이 • 무선랜, 블루투스와의 간섭 문제 • 금속에 의한 반사 및 물의 흡수
	광 방식	근접 적외광선

[표 2-7] 결합 방식의 비교

방식	전자기 결합 방식	전자기유도 방식	마이크로파 방식	광 방식	비고
사용 주파수	400k~530 kHz 등	120k~135kHz 13.56MHz	2.45GHz	적외선 (파장 670nm)	광의에서는 전자기 결합 방식은 전자기유도 방식에 포함
최고교신거리 (수동식의 이론치)	△ (7cm 정도)	○ (70cm 정도)	◎ (1.5m 정도)	○ (30cm 정도)	주로 읽을 경우의 거리
교신속도	×	△	◎	○	기본적으로는 주파수에 의존
교신 지향성	—	저	중	고	기본적으로 주파수에 의존
반사/간섭문제	◎	△	×		리더나 태그 사이에서 간섭함
내전자기장 노이즈성	◎		◎	◎	인버터와 모터, 전원 등
내광 노이즈성	◎	◎	◎		태양광이나 형광등 등
내수성/내유성	◎	◎	△	×	원리 · 구조상
더러움이나 유리, 수지에 의한차폐에의 내성	◎	◎	○	×	원리 · 구조상, 교신 거리의 감퇴를 포함함
FA현장에의 대응성	◎	△	○	○	현장 노이즈에 강한지 어떤지
국내전파법에의 대응	◎	◎		◎	UHF대역은 현재 이용할 수 없다.
해외전파법에의 대응	○	◎	○	◎	미국은 FCC, 유럽은 R&TTE 지령
주요 용도	FA 등	폭넓다	폭넓다	FA 등	

4) 안테나와 패키지(Antenna & Package) 기술

(1) 태그용 안테나 기술

태그의 크기 또는 부착위치, 대상, 태그의 모양, 용도 등에 따라 다양한 형태의 안테나 설계기술을 필요로 하며, 특히 저가형 태그제작을 위하여 제작비용을 최소로 하는 설계를 요구하며, 필요에 따라 칩 속에 안테나를 장착하는 기술도 개발되고 있다.

(2) 패키지 기술

RFID 태그를 다양하게 만드는 기술로 소형태그, 금속 부착형 태그, 고온에서 사용되는 태그, 다양한 기후환경에 사용될 수 있는 태그 등이 개발 될 수 있으며 이때 다양한 안테나와의 탑재(Mounting) 기술, 그리고 용도에 따라 내구성 있게 칩을 보호하고 칩과 안테나의 접속부분을 보호할 수 있는 다양한 패키지기술을 요구한다.

(3) 태그 안테나 소재

- 코일 와인딩 방식 : 구리 (주로 수입품에 의존하고 있다.)
- 에칭 방식 : 알루미늄이나 구리(가격이 비싼 구리보다는 알루미늄을 더 보편적으로 사용하고 있다.)

2-4 RFID 시스템 S/W 주요 기술

RFID 소프트웨어 기술은 크게 표준화 객체 또는 상품에 대한 글로벌 표준 식별코드기술, RFID 미들웨어 기술, 글로벌 객체 정보 레졸루션(Resolution)구조와 제품 정보 제공을 위한 제품정보서비스로 구성되는 객체 정보 검색서비스 기술로 구분될 수 있다. [그림 2-9]는 소프트웨어 측면의 구성 개념도를 나타낸 것이다.

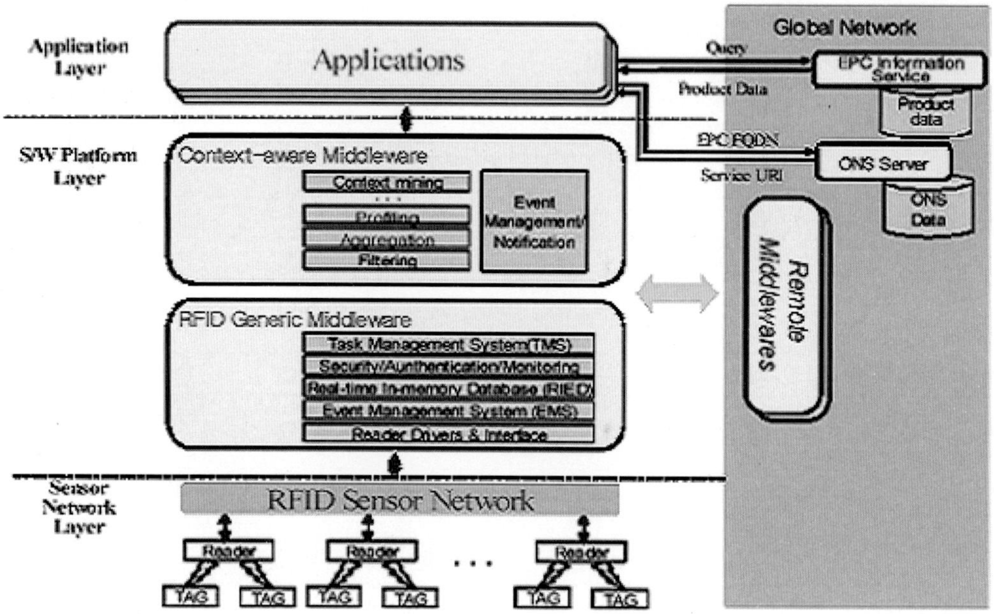

[그림 2-9] RFID 소프트웨어 플랫폼 개념도

일반적으로 리더에 읽혀진 태그 및 센서의 데이터는 유무선 네트워크를 거쳐 데이터 처리를 담당하는 호스트 컴퓨터(Server)의 미들웨어로 전달되어 처리된 후 해당 어플리케이션에 의하여 사용된다.

1) RFID 미들웨어의 특징 및 구성

미들웨어라는 RFID 시스템의 구조상에서 중간계층을 담당한다. 일반적으로 미들웨어란 두개 이상의 시스템 혹은 프로그램 사이에서 둘 사이를 중재하는 프로그래밍 서비스를 의미한다. 미들웨어는 애플리케이션 프로그램과 네트워크 운영체제의 중간 영역에 위치하며, 공통된 인터페이스와 서비스를 제공한다. 즉, 분산처리 시스템에서의 하부에 놓인 복잡성이나 이질성을 감추어 준다.

RFID 응용소프트웨어는 성격상 분산처리 시스템이고, 기업이나 산업 현장에 분산되어 설치된다. 이러한 구성은 연동되는 장치들의 이질성과 복잡성으로 인해 시스템 구축에 있어 복잡도가 증가하게 되고 이러한 복잡도를 효과적으로 관리할 수 있는 RFID 미들웨어의 필요성이 대두된다.

RFID 미들웨어는 리더기 등의 장비를 관리하거나, 이기종의 RFID 환경에서 발생하는 대량의 가공되지 않은 데이터를 수집, 필터링하여 의미 있는 정보로 변환하여 응용 소프트웨어 등에 필요한 정보를 제공하는 소프트웨어 플랫폼으로 정의할 수 있다.

따라서 RFID 응용에서 미들웨어는 아주 중요한 역할을 담당한다. 미들웨어의 한쪽 끝은 리더기 등과 같은 하드웨어와 인터페이스하고, 다른 한쪽 끝은 기업용 솔루션과 같은 기업용 응용 소프트웨어와 연계된다. 몇몇 RFID 미들웨어는 데이터 수집 및 전달과 같은 단순한 라우터로서의 역할을 하며, 다른 RFID 미들웨어는 미들웨어의 가치를 향상시키며, 또한 기업용 애플리케이션과 인터페이스를 제공해주는 보다 지능화된 기능을 포함하기도 한다.

RFID 시스템이 기존에 사용되는 경우에는 바코드 시스템과의 통합도 염두에 두어야 할 것이다. 이 경우 RFID 미들웨어는 바코드 시스템과의 연계 기능도 함께 제공할 필요성이 있다. 또한 상황 인지에 따라 처리가 필요한 경우에는 다른 센서 시스템과의 인터페이스 기능도 포함하는 경우가 있다.

2) 미들웨어의 기능 및 사양

RFID 미들웨어의 기능은 다음과 같이 크게 3가지로 구분한다.

① 리더 인터페이스 층 : 리더와의 인터페이스를 제공하며, 데이터 수집과 관련된 층

② 데이터 처리 층 : 데이터 필터링, 데이터 요약 및 전달 등을 담당하는 층

③ 외부 시스템 인터페이스 층 : ERP, SCM, WMS와 같은 레거시(Legacy) 시스템으로의 데이터를 전달할 수 있는 고 기능의 인터페이스 층

글로벌 RFID 환경에서 수집 및 활용되는 데이터는 객체에 대한 정적 데이터 및 이력 데이터, 센서로부터 얻는 실시간 데이터를 포함할 수 있으므로 어플리케이션은 이를 활용한 상황인식 기반의 지능화된 서비스를 제공한다.

국내외에서 글로벌 RFID 네트워크 구축을 위해 다양한 기술개발이 진행되고 있고, 대부분의 기술개발은 RFID 미들웨어를 포함한 글로벌 RFID 소프트웨어 플랫폼에 대한 연구를 중요한 부분으로 포함하고 있다. 글로벌 RFID 시스템을 위한 소프트웨어 플랫폼의 기술개발 수준은 매우 초보적인 실정이다.

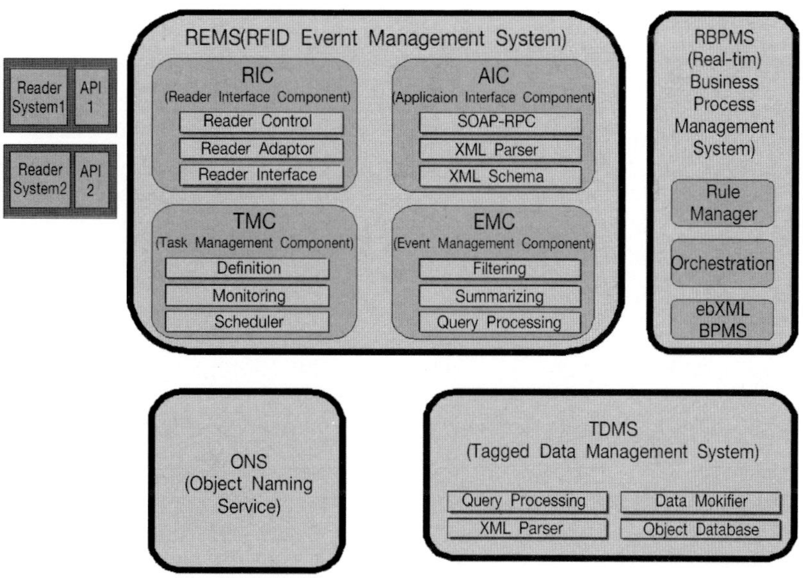

[그림 2-10] 미들웨어 구성도

Microsoft 등의 대기업에서는 기존에 사용하던 제품군을 단순히 통합하는 패키지 형태로 RFID 시스템을 구성하고 있으며 이러한 상용화 미들웨어들은 소규모 RFID 시스템들의 통합적인 구축 및 운영에 초점을 두고 있으며. 응용 범위는 협소하다.

Auto-ID Lab에서는 EMS(Event Management System), TMS(Task Management System), RIED(Real time In memory Event Database)의 세 가지 컴포넌트로 구성된 Savant 미들웨어와 태그 식별 코드인 표준화 지향 EPC 코드 및 DNS 기반 제품정보 서비스 레졸루션 서비스 등과 같은 RFID 네트워크를 위한 소프트웨어 플랫폼을 제공하고 있다. 하지만, 그 응용 영역을 물류시스템이라는 한정적인 분야에 초점을 두고 있으므로 유비쿼터스 환경의 다양한 응용 영역에 사용하기에는 알맞지 않다.

위와 같은 제한성으로 인하여 기존의 RFID 소프트웨어 플랫폼 기술만으로는 이러한 유비쿼터스 컴퓨팅 환경에 적합한 응용영역의 도출이 어려운 것이므로 보다 다양하고 보편적인 유비쿼터스 응용 영역에 활용될 수 있는 글로벌 RFID 소프트웨어 플랫폼의 개발이 필요하다. 이러한 글로벌 소프트웨어 플랫폼은 다양한 사물을 인지하고 이를 가상공간에 연동시키며, 또한 상황을 인지함으로써 사용자에게 적응할 수 있는 응용의 구현에 요구되는 제반 요구 사항을 만족시킬 수 있어야 한다.

[표 2-9] 미들웨어 상세내용(필수사항)

항목	상세내용(필수)	
RFID 리더 인터페이스 기능	이기종 리더 연결 및 식별 관리 지원	• 이기종 리더 장비의 동시 연결/사용지원 • 복수 리더 장비에 대한 개별 장치, 식별 기능 지원 • 리더 통신 채널 및 시스템 정보 관리 기능 지원
	수동형/능동형 리더 및 바코드 리더 지원	• 리더의 작동에 대해 수동형/능동형 모드 지원 • RFID 태그와 바코드 라벨을 동일하게 적용하되, 독립적 혹은 동시 지원
	리더 프로토콜 호환 기능	• EPC 리더 프로토콜 및 ISO15961 지원 • 물리적 인터페이스로 이더넷, RS-232, RS485지원 • 개별 리더 프로토콜간의 호환성 제공
RFID 리더 관리 기능	리더 동작 모니터링 기능	• 리더 장치에 대한 동작 상태 모니터링 기능 • 개별 리더에 대한 네트워크 상태 모니터링 기능 제공 • 이상 발생 시, 경보 기능
	리더 설정 및 제어 기능	• 개별 리더 모드 시스템 정보 등 설정 및 제어 기능 • 실시간 및 배치 제어 기능 지원
태그이벤트 데이터 처리 기능	태그 이벤트 데이터 수집 및 필터링 기능	• 리더로부터 전달되는 대량의 데이터 수집 기능 • 대량 데이터의 필터링 기능 • 필터 모듈 교체 및 지원 기능
	태그 이벤트 데이터 처리 모듈 관리 기능	• 유연한 태그 데이터 처리 모듈 추가/삭제 등 관리 및 설정 기능
	태그 이벤트 데이터 전달 기능	• 정제된 태그 이벤트 데이터의 내/외부 어플리케이션 전달 기능 • 다양한 데이터베이스와의 연결 지원 • XML 및 웹서비스 기반의 데이터 전달 기능
레거시 시스템과의 연동 및 관리 기능	응용시스템과의 통신기능	• XML/SOAP 기반 웹서비스 연동 기능 지원
	미들웨어 정보 제공 및 관리 기능	• 응용 시스템과 연결된 미들웨어 정보 제공 • 미들웨어 서비스 초기화/종료를 포함한 관리 기능 제공
Security 및 Privacy 보호기능	정보 보안 기능	• RFID 시스템 내/외로 유통되는 정보의 보안 기능
	개인 정보보호 기능	• 개인 정보 유통 방지 및 보안 기능
시스템 환경 규격	플랫폼 독립적인 아키텍처	• 시스템 적용 분야에 다른 상이한 환경에 적용이 가능하도록 플랫폼 독립적인 아키텍처 고려
	오픈 소스 환경 적용	• 도입 시의 경제적 이점 고려

[표 2-10] 미들웨어 상세내용(선택사항)

항목	상세내용(선택)	
RFID 객체 정보 관리 기능	객체 정적 정보 저장/관리 기능	• RFID 태그 기반 객체의 정상적 /정량적 정보를 일정기간저장 기능 • 객체 정보와 관련된 데이터 모델 설계 및 조정할 수 있는 관리 기능
	객체 이력 정보 저장/관리 기능	• RFID 태그 기반 객체의 이력 정보를 저장/관리할 수 있는 기능
	객체 정보 질의 및 처리 기능	• RFID 태그 기반 객체의 정적/이력 정보의 질의 및 처리할 수 있는 기능 • 질의를 위한 표준 인터페이스 정의 및 메시지 교환 기능 (XML-RPC, SOAP-RPC지원)
RFID 검색 서버 기능	태그 관련 정보 참조 위치 검색 기능	• 태그 ID 정보에 기반한 객체 상세 정보를 알 수 있는 Location 정보 Lookup서비스 기능 지원
	멀티 코드 지원	• EPC코드, Uid 코등 등 기존 RFID 코드 이외 새롭게 추가될 RFID 코드를 융통성 있게 수용할 수 있게끔 다양한 식별 코드 체계에 다른 정보 제공
	IPv6 지원	• 찾고자 하는 서비스 URL 체계가 IPv4 외, IPv6 명령 체계를 따르는 시스템도 지원
	상위 레벨 RFID 검색 서버와의 통신 기능	• 계층적 구조에 따라 요청 서버에 정보가 존재하지 않는 경우 상위 검색 서버로부터의 정보 제공 기능 • 검색 서버간의 표준 통신 프로토콜 준수
사용자 정의 작업처리 모듈 수행 및 관리 기능	사용자 정의 작업 처리 모듈 관리 기능	• 미들웨어 내부 혹은 미들웨어와 외부 어플리케이션과의 Domain의존적인 사용자 정의 작업 처리 모듈을 정의하고 이를 미들웨어에 탑재하는 기능
	사용자 정의 작업 처리 모듈 수행 기능	• 사용자 정의 작업 처리 모듈을 초기화하고 수행 및 모니터링 기능
레거시 시스템과의 연동 및 관리 기능	리더 정보 제공 및 관리 기능 제공	• 응용 시스템과 연관된 리더 정보 제공 및 초기화/종료 등의 관리 기능 제공
	규칙기반 비즈니스 프로세스 처리 기능	• 태그 이벤트 데이터 처리를 위한 규칙 정의 및 관리 기능 • 규칙에 따라 웹서비스와 같은 형태로의 응용 어플리케이션과의 연동 기능

3) 글로벌 RFID 소프트웨어

글로벌 RFID 소프트웨어 플랫폼의 요구 사항은 아래와 같다.

- RFID 기반 USN을 위한 대표적인 소프트웨어 기술인 RFID 자동식별 미들웨어는 어플리케이션과 리더기 사이에 위치하며 어플리케이션이 리더기의 데이터 수집 및 가공에 요구되는 제반 기능을 제공하여 RFID 어플리케이션 구축을 용이하게 하며 성능을 향상시키는 역할을 갖는다.

4) RFID 자동식별 미들웨어의 주요 요소기술

RFID 자동식별 미들웨어의 주요 요소기술은 다음과 같이 요약될 수 있다.

① 표준화 기반 개방형 미들웨어 설계 기준

- 개방형 자동식별 미들웨어 설계 기술이란 이 기종 전자태그 환경에서 기존 자동식별 시스템의 상호

운용성을 보장하기 위하여 표준화된 코드, 정보 표현, 교환규약을 준수하고 정보 교환을 위한 메시징 기술을 적용한 것이다.

- 이를 위해서는 EPC(Ver 1.1), ISO 표준, 웹 서비스, ebXML 등과 같은 참조 표현을 준용하고 멀티리더 프로토콜(EPC, ISO 15961, Alien 등)을 지원할 수 있는 통합 리더 인터페이스의 설계 및 구현이 요구된다.

② 실시간 이벤트 처리 기술

- USN상의 지능형 정보처리의 실현에 필수적으로 요구되는 주요 기술로는 산술제어, 실시간 처리 기술이 있다. 사물제어란 사물의 환경정보를 바탕으로 상황 인식을 수행한 후 이를 이용하여 사물 구동 환경 또는 상태를 자율적으로 제어 할 수 있는 기능을 말한다.
- 일반적으로 사물제어에 있어서는 상황도출 및 제어와 외부 서버에 의해 처리되는 방식과 센서 네트워크 내에서 자체적으로 처리되는 방식으로 구분된다. 이러한 사물제어의 구현을 위해서는 상황정보 수집이 선행되어야 하며, 효율적인 상황정보의 수집에는 실시간 이벤트 처리가 필수적으로 수반되어야 한다.
- 실시간 이벤트 처리기술은 수많은 태그와 센서로부터 발생하는 스트림 데이터의 실시간 처리를 위한 메모리 기반 데이터베이스 기술과 수집된 데이터를 효율적으로 필터링, 군집화, 요약을 통해서 양질의 이벤트를 산출할 수 있는 이벤트 처리기술로 구성된다. 실제로 이러한 기술은 고성능 RFID 자동식별 미들웨어의 필수 구성요소로서 포함되고 있다.

③ 상황인지 엔진 기술

- 사용자의 환경을 감지하기 위해서는 상황인지 엔진기술이 선행되어야 하고, 이를 위해 상황인식(Context Awareness)기술이 개발되고 있다. 상황인식 기술은 센서 노드의 주변 환경 정보를 객체로 표현하여 술은, 움직임은 물론 수행중인 작업이나 헨재 상태정보로 다른 센서노드, 응용계윻, 센서 하드웨어가 활용할 수 있는 전달 기능을 수행한다.
- 상황인지 엔진은 고수준의 상황 정보를 추출하기 이전에 센서로부터 전송되는 데이터를 체계적으로 취합하고 전송하는 기능을 담당한다. 이를 위해 센서를 추상화하는 추상화 모듈, 추상화된 센서로부터 데이터를 수집하는 수집기, 이를 다시 필요한 응용이나 모듈로 전송해 주는 전송기로 구성된 기본 모듈과 상황추론 지원을 위한 모듈로 구성된다.
- USN 기반의 상황추론 기법은 주로 태그 이벤트의 시공간적인 변화에 기인하여 이루어지므로 이벤트의 시간적인 변화를 다루는 컴포넌트와 공간적인 변화를 다루는 컴포넌트가 추가로 필요하게 된다.
- 한편 USN이 구축되고 모든 태그에 대해 개방된 정보 네트워크를 사용한다 하더라도 한 개의 RFID 태그가 주는 정보는 RFID 태그가 기존에 가지고 있던 정적인 정보에 국한된다. 이 기술은 이러한 태그들의 정보를 시·공간적으로 조합하여 「현재 사무실은 회의 중이다」와 같은 하나의 고수준의 상황적인 정보로 가공해 낼 수 있는 상황추론 기술이 세부기술로 요구된다.

④ 대규모 미들웨어 네트워킹 기술

- 글로벌 RFID 환경에서는 미들웨어 간 이벤트의 라우팅과 이벤트의 생성, 공지, 모니터링, 알림 프레

임워크가 요구된다. 이러한 프레임워크를 기반으로 각종 응용 서비스에서 단말 미들웨어로부터 이벤트들을 효과적으로 처리할 수 있게 된다.

- 또한 RFID 리더 관리 및 태그 데이터 수집 등과 같은 하드웨어 계층의 인터페이스와 객체 정보 관리 및 검색 서비스에 대한 표준화 인터페이스를 제공하며 그 구성 개념도는 [그림 2-11]과 같다.

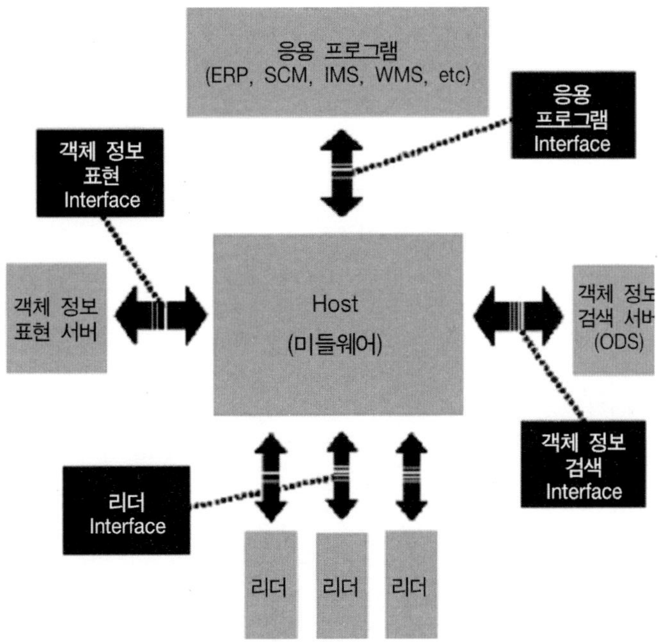

[그림 2-11] RFID 자동식별 미들웨어와 표준인터페이스

- RFID 자동식별 미들웨어를 사용할 경우 [표 2-11]와 같은 장점을 얻을 수 있다.

[표 2-11] 자동식별 미들웨어의 장점

구 분	내 용
단일 이미지 리더	다양한 어플리케이션과 다양한 리더들의 표준화된 인터페이스를 미들웨어가 제공함으로써 어플리케이션이 리더에 대해 하나의 이미지를 가질 수 있도록 해준다.
선처리 지원	지속적으로 읽혀지는 태그들에 대해 사전처리를 가능하게 해준다. 여기서 사전처리는 필터링과 에서 수습 등을 포함한다.
Light weight 응용	리더에 대한 액세스나 처리 및 제반 RFID 네트워크 관련 서비스들은 응용 프로그램 개발로부터 분리가 되게 되므로 개발자는 이에 대해 전혀 고려하지 않고 응용 프로그램을 개발할 수가 있게 된다.
실시간 태그 DB의 제공	리더로부터 읽혀지는 태그들은 하나의 스트림을 형성하여 계속 입력되게 되는데 이의 빠른 처리를 위해서는 미들웨어 자체적으로 고성능의 DB를 지원할 필요가 있다. 보통 메모리 DB를 사용하게 된다.
글로벌	글로벌 RFID 시스템 통합화에 기여하게 된다.

5) RFID 미들웨어의 중요성

(1) 타 시스템과의 연동 및 통합의 편의성

RFID 도입이 성공을 거두기 위해서는 서로 다른 플랫폼의 엔터프라이즈 애플리케이션들이 통합되어야 하고 데이터 수집, 저장, 분석이 가능한 새로운 소프트웨어도 개발되어야 한다. RFID 미들웨어는 기존 엔터프라이즈 데이터와의 통합과 다른 애플리케이션과의 연동을 가능케 하는 기능을 수행함으로써 솔루션 통합, 데이터 처리·공유를 통한 부가가치 창출을 한다.

(2) 뛰어난 범용성

다양한 애플리케이션과 다양한 리더들의 표준화된 인터페이스를 미들웨어가 제공함으로써 다양한 이기종간의 리더기를 쉽게 연결할 수 있는 범용성을 가진다.

(3) 개발의 용이성

RFID 미들웨어는 컴포넌트 구조로 되어 있어 응용서비스에 적합한 새로운 알고리즘과 기능을 손쉽게 적용, 추가할 수 있으며 리더에 대한 접근이나 처리, 제반 RFID 네트워크 관련 서비스들은 응용프로그램 개발로부터 분리가 됨으로 개발자는 이에 대해 전혀 고려하지 않고 응용 프로그램을 개발할 수 있다.

(4) 태그로부터 수집되는 원시 데이터의 의미 있는 재구성

방대한 원시 데이터를 실제 의미있는 정보와 데이터로 재구성하여 데이터량을 줄이는 기능을 수행한다. 또한, 하드웨어에 의존하지 않고 데이터를 통합, 관리하고 태그, 리더에서 수집되는 방대한 동적인 스트리밍 데이터를 효과적으로 전달하기 위한 필터링, 요약, 교환 처리 기능을 수행한다.

(5) 이벤트의 실시간 감지로 자동적인 후속작업 진행

RFID 시스템이 설치된 환경 하에서 재고부족 또는 물량의 증가 등 이러한 이벤트가 발생되면 실시간으로 미들웨어가 감지하여 대처할 비즈니스 프로세스를 자동적으로 실행하여 제어하는 기능을 수행한다.

2-5 RFID의 응용분야

RFID는 상황, 환경의 인식기술이나 필요한 정보의 추출, 분석기술에 의해 다양한 사회의 경제활동에 있어서 이용자 요구에 보다 가까운 고도화된 서비스를 제공할 수 있다. 이에 따라 공공행정, 경제 산업, 개인생활 분야의 각종 생산, 수요, 공급과정에서 이용자 상황이나 환경에 입각한 IT 이용의 고도화를 도모할 수 있다. 이러한 특징에 따라 응용분야를 분류하면 [그림 2-12]와 같다.

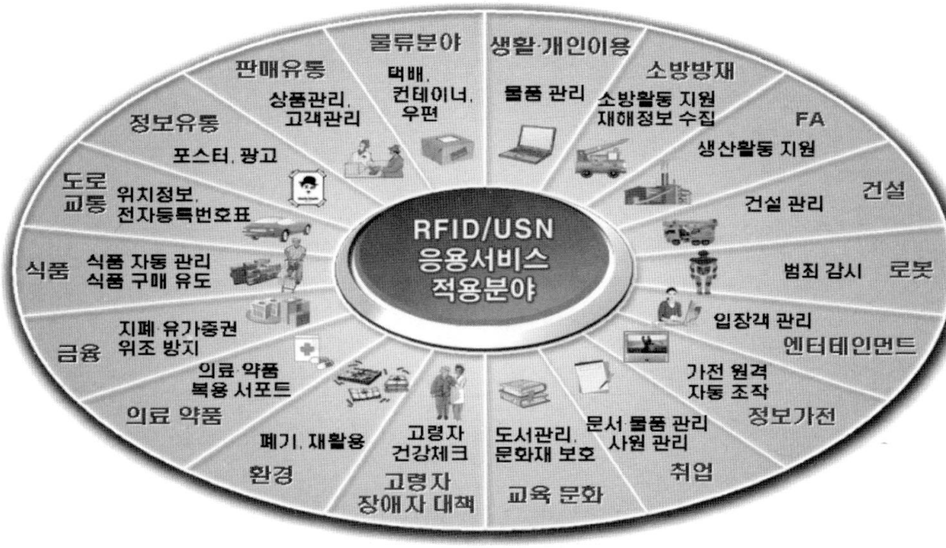

[그림 2-12] RFID/USN응용서비스 적용분야

주파수	활용분야	원 리	
125kHz	동물관리	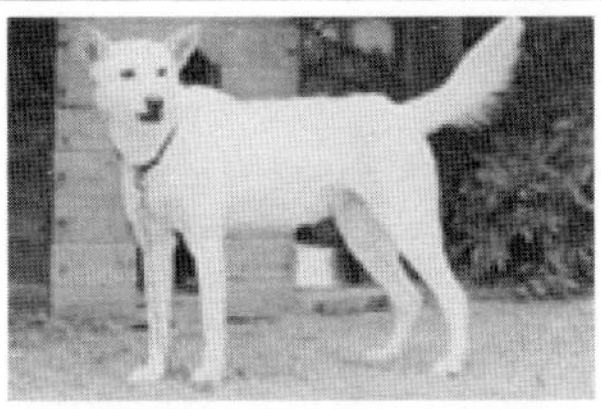	출생내력 등 식별정보가 입력된 칩을 동물에 이식하여 혈통관리 및 위치파악에 활용
133kHz	스키어 관리시스템	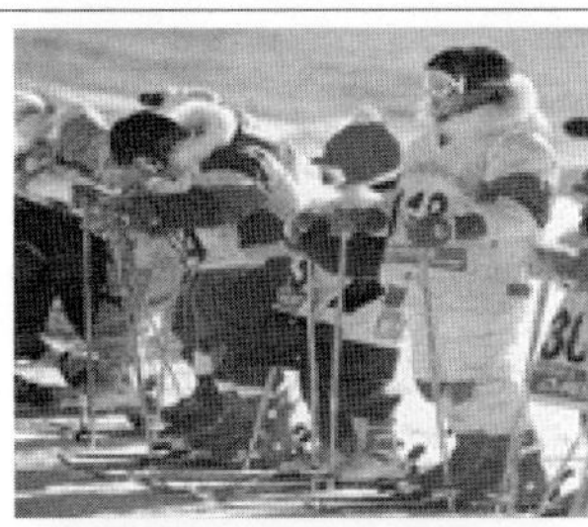	스키장 통로에 수직 게이트형 안테나를 설치해 스키어들의 입장확인
133kHz	마라톤선수 추적시스템	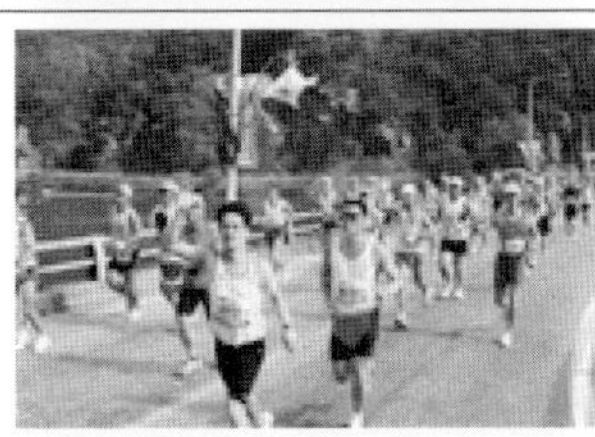	가벼운 무선태그가 선수 운동화에 부착되며 루프안테나가 마라톤 주행도로의 출발선, 중간 반환점, 결승선 등에 설치되어 선수의 기록을 관리
13.56MHz	교통카드	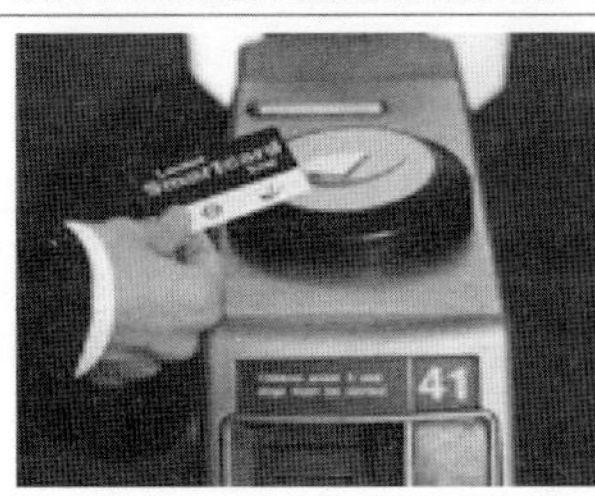	카드를 리더에 가까이 대면 카드에 내장된 RFID 칩이 리더와 무선으로 교신하여 자동으로 요금을 징수

주파수	활용분야	원 리	
13.56MHz	주차관리	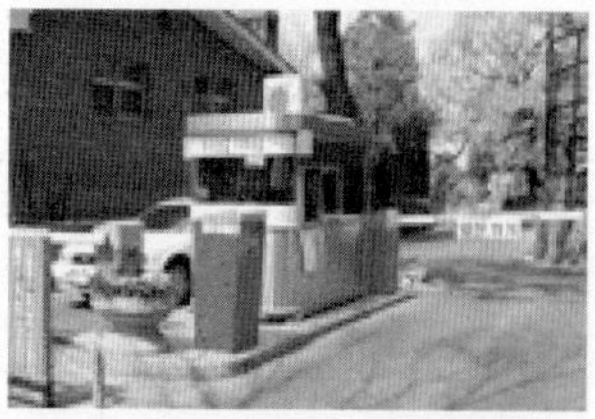	태그가 부착된 차량이 접근하면 자동으로 출입통제 장치가 자동으로 개폐
13.56MHz	도서관리	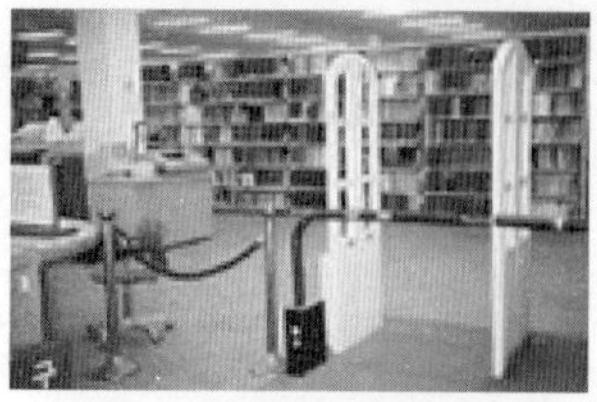	도서에 RFID 칩을 삽입하여 도서 부당 반출 시 경보음 울림
13.56MHz	출입통제	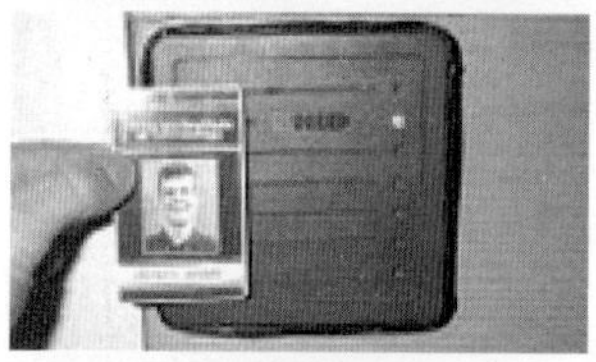	신원정보가 입력된 칩이 내장된 카드를 리더에 가까이 대면 출입자격 여부를 조회하여 출입문 개폐
900MHz	물류창고 관리시스템	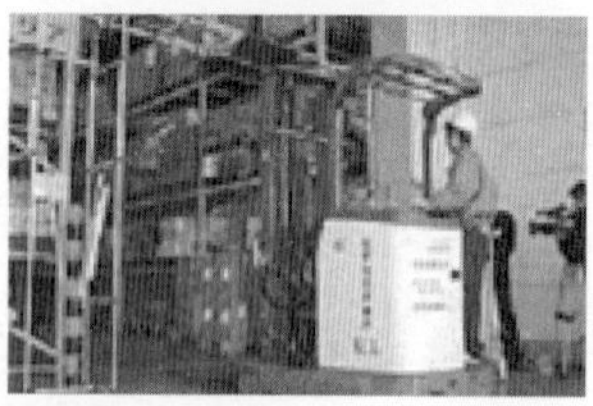	팔레트/박스 단위로 태그를 부착해 자동 입출고 처리 및 공급체인을 경유하는 상품의 실시간 위치추적 및 재고관리
900MHz	농산물 이력관리	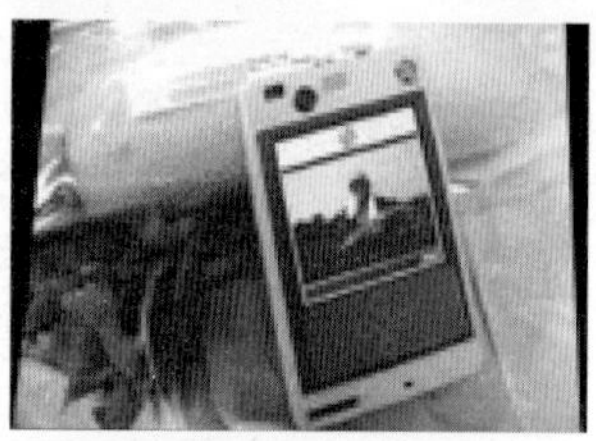	RFID 태그에 농산물의 원산지와 생산자에 대한 정보를 입력하여 농산물의 이력 추적 및 관리
900MHz	고속도로 전자요금 징수시스템	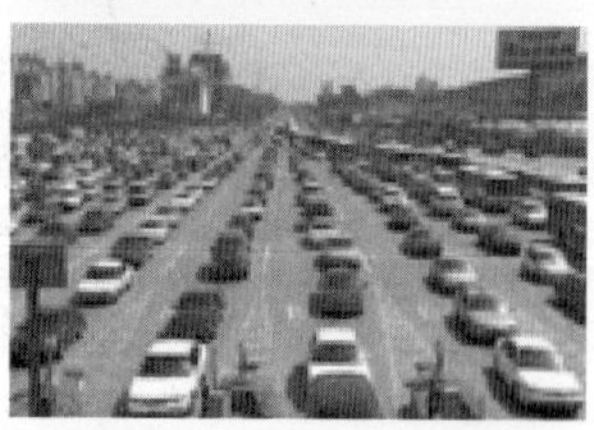	고속도로 톨게이트에 태그가 부착된 차량이 접근하면 자동으로 요금이 징수되는 시스템
900MHz/ 2.45GHz	타이어 이력관리	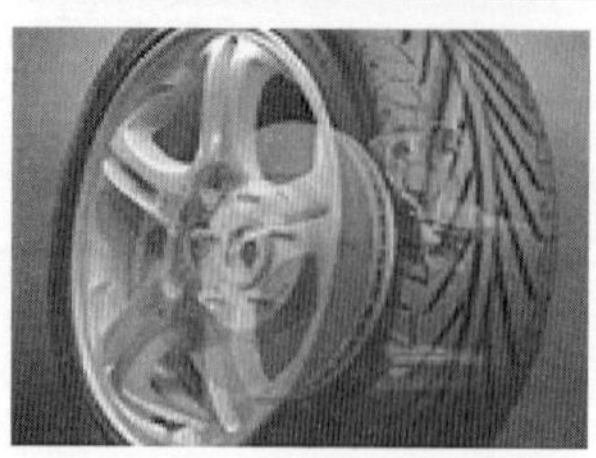	타이어에 RFID 태그를 부착해 생산공정에서 생산/품질 이력 정보를 기록하고, 불량품을 자동적으로 선별하며 개별 타이어에 대한 재고 상황을 관리

주파수	활용분야	원 리	
2.45GHz	항공 화물처리	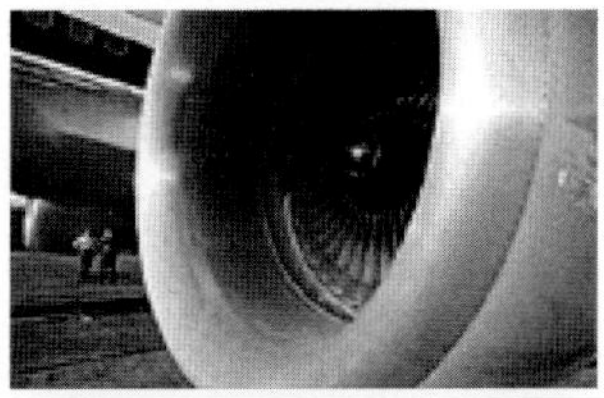	항공 수화물의 보다 신속·정확한 판독과 분류, 위험 물품 재검사
2.45GHz	의약품 위변조 방지	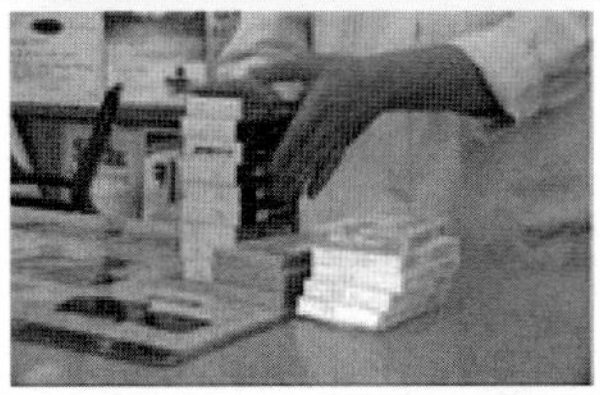	의약품 생산과정에서 RFID를 부착하여 생산공정 관리에 활용하고, 제품이 판매된 후에도 RFID 추적 시스템을 통해 유통 경로를 투명화하고 해당 제품의 진품여부를 판단

3장
RFID 시스템의 응용

3-1 13.56MHz RFID 시스템의 개요

1) 13.56MHz RFID 프로토콜의 개요

- 물품관리 용도로 사용되는 RFID 태그와 더불어 국제표준(International Standard: IS)으로 되어 있는 분야는 비접촉형 IC카드는 [표 3-1]처럼 ISO/IEC 10536, 14443, 15963, 10373-6, 10373-7이 있다.
- 13.56MHz RFID 시스템에서 프로토콜은 비접촉형의 근접방법인 ISO 14443A와 근방형인 ISO 15693을 사용한다.

[표 3-1] IC카드의 국제 표준프로토콜

형식	접점형	비접촉형		
		밀착형	근접형	근방형
표준번호	ISO/IEC7816	ISO/IEC10536	ISO/OEC14443	ISC/IEC15693
통신거리	접촉통신	~2mm	~10cm	~70cm
통신주파수	3.57MHz	4.92MHz	13.56MHz	13.56MHz
초기통신속도	9.6kt/s~	9.6kt/s~	106kt/s~	~26kb/s
파트 1	물리적 특성	물리적 특성	물리적 특성	물리적 특성
파트 2	단자의 형식과 위치	결합영역의 치수 및 위치	전파출력과 신호 인터페이스	전파 인터페이스
파트 3	전기신호와 전송 프로토콜	전기신호 및 리셋 절차	초기화와 충돌방지	충돌방지와 전송 프로토콜
파트 4	공통 코멘트	-	전송 프로토콜	공통 코멘트
시험방법	ISO/IEC 10373-3	ISO/IEC 10373-1.3 의 부속서	ISO/IEC 10373-6	ISO/IEC 10373-3

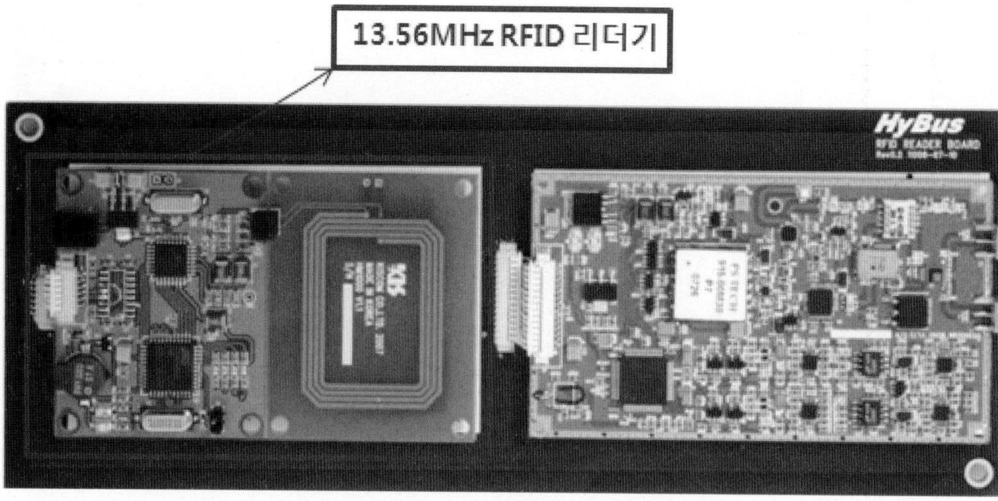

[그림 3-1] 13.56Mhz용은 RFID 시스템

구 분	항 목	내 용
13.56MHz RFID 시스템	프로토콜	ISO14443A, ISO15693
	주파수	13.56MHz, Mifare Type A
	Read 범위	5~10 cm (패널 안테나)
	통신	RS-232
	전원	5V DC @ 150mA
	인식속도	100mse
	환경	동작온도범위: -20도 C 에서 +70도 C
	태그(Tag)	카드형태 : 5개 (Plastic)

2) ISO/IEC 14443 프로토콜

(1) ISO/IEC 14443 프로토콜의 개요

ISO/IEC 14443은 근방형(Proximity Integrated Circuit Card: PICC) IC카드로 통신거리 10cm이며 전송주파수 13.56MHz, 전자유도로 통신한다. 타입은 타입A와 타입B의 규격이 있으며 리더/라이터는 두 타입 모두에 대응해야 한다. 타입A는 CPU가 없는 간단한 구조이고 타입B는 복합화에 대응하여 만들어진 규격이다. 한편, JR 동일본의 「Suica」 카드는 일본 국내 규격인 JIS X 6322, 6305로 규격화 하였다. 일본은 「Suica」 카드를 타입C로 제안하였지만 현재 국제표준으로는 채택되지 못하였다.

응용 분야로는 스마트카드의 형태로 결재, 다목적 인증, 데이터 저장 등을 들 수 있다. 실용화 사례로서는, 타입 A는 필립스사의 제품으로 한국의 버스카드, NTT의 텔레폰카드, 오오사카의 CITY카드 등이 있다. 타입 B는 모토롤라사의 제품으로 미국, 네덜란드, 독일에서 적용한 사례가 있다. 타입 C는 소니사의 제품으로 일본의 JR 동일본의 「Suica」 카드, 홍콩의 오크도버스, 한국의 교통카드와 같은 현금충전카드인 Edy에 적용되었다.

물품관리용 RFID 표준화는 에어 인터페이스(무선통신규격), 프로토콜(통신절차) 및 데이터 콘텐츠(정보

내용)나 데이터 포맷(정보의 구성) 규정이 중심이 된다. ISO 표준 14443의 Part 1에서는 10㎝ 이내 전자 유도적 접촉이 가능한 근접 카드(PICC)의 물리적 특성을 정의하였다. 집적회로(Integrated Circuit), 비접촉(Contactless : 전지를 사용하지 않고 카드에 전원을 공급하고 신호 교환을 이루는 것), 비접촉 집적회로 카드(Contactless integrated circuit card), 근접카드(Proximity Card : PICC), 근접 커플링 장치(Proximity Coupling Device : PCD) 등의 용어에 대하여 정의하였고, ID Card의 치수에 대하여는 ISO 78 에서에 규정된 값 85.7쐚서뉭 1×1 54.03 뉭 1×1 0.76 뉭 1라고 정의하였다. 뿐만 아니라 RFID가 사용가능한 모든 환경 즉, 자외선, X-rays, 휨 응력, 비틀림 응력, 교류식 자기 필드, 교류식 전자 필드, 정전기, 정적 자기 필드, 작동 온도 등에 대한 물리적 특성들을 정의하였다.

3) RF Interface 전원과 신호 Interface

ISO 표준 14443의 Part 2에서는 근접식 카드 단말기(PCD)와 근접식 카드(PICC) 사이에 전원과 양방향 통신이 제공된 분야의 필드(자기장)에 대한 것들에 대하여 정의하였다. 또한 ISO 14443에서 사용하는 약어 및 용어, 기호 등에 대하여 정의하였다.

PCD와 PICC 사이의 초기 통신은 다음과 같은 연속 동작 절차에 의해서 수행되며 ISO 14443의 RF 전력과 신호 인터페이스의 규정에 따른다.

- PCD의 RF 동작(RF Operating) 필드에 의한 PICC의 활성화
- PICC는 PCD로부터의 명령 대기
- PCD에 의한 명령 전송(transmission)
- PICC에 의한 응답 전송

ISO 14443에서 규정한 전력의 공급은 PICC는 PCD와 10㎝이내에 비접촉으로 결합하여 결합(Couple)하는 에너지 차원의 RF 자기장을 생성하여야 하며, 이것은 통신을 위해 변조되어진다. ISO 14443에서 사용하는 RF 동작 주파수(fc)는 13.56MHz± 7kHz이다.

(1)신호 인터페이스

ISO 14443에서 사용되어지는 통신신호 인터페이스는 2가지 유형(Type A, Type B)이 있으며 PCD는 Type A 또는 Type B 두 종류의 PICC 존재 여부를 감지하기 전에 아이들링(Idling) 상태에서 두 변조 방식을 교대로 동작시켜야 한다. 통신 기간 중에 PCD에 의한 비활성화 또는 PICC가 제거될 때까지 단자 하나만의 통신 신호 인터페이스만 활성화 될 수 있다. [그림 3-2]는 Type A와 Type B 인터페이스에 대한 통신 신호에 대하여 나타낸 것이며 [표 3-2]는 Type A에 대한 특징을 나열한 것이다.

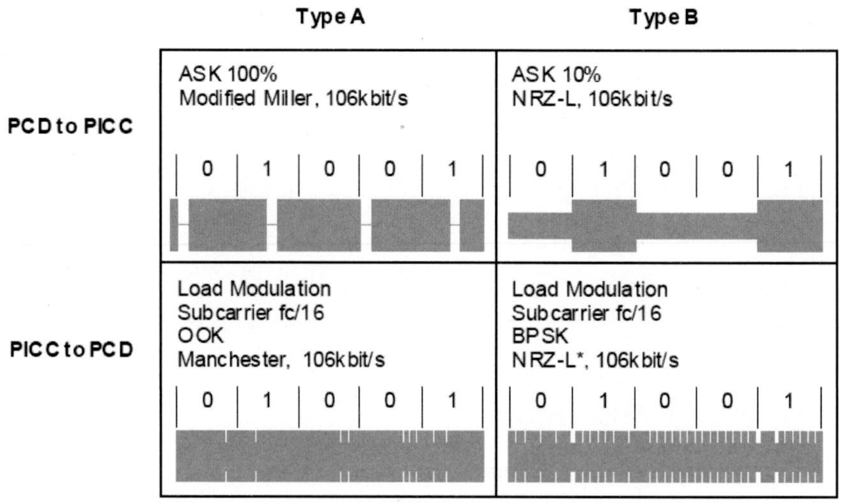

[그림 3-2] ISO 14443 Type A와 Type B 인터페이스에 대한통신 신호

[표 3-2] Type A의 특징

PCD → PICC	
Data rate	fc/128(~106kbps)
Sequence	X : 비트 지속 시간의 1/2 시간 경과 후 'Pause' 생성 Y : 비트 지속 시간 동안 변조가 일어나지 않는다. Z : 비트 지속 시간의 초기에 'Pause' 생성
Logic '0', '1'	'1' : Sequence X '0' : Sequence Y (아래 두 경우 제외) a) 두 개의 '0'이 연속되면, Sequence Z는 두 번째 '0'에 사용 b) SOF 이후 첫째비트가 '0'이면, Sequence Z는 이와 같은 경우 와 다음에 나오는 '0'에 대해서 사용된다.
S	Sequence Z
E	Sequence Y 다음 Logic '0'이 따라온다.
No information	적어도 두 개의 Sequence Y
PICC → PCD	
Data rate	fc/128(~106kbps), Subcarrier : fc/16(~847kHz)
Sequence	D : Carrier는 bit duration의 처음 50%동안 Subcarrier로 변조 E : Carrier는 bit duration의 다음 50%동안 Subcarrier로 변조 F : Carrier는 1 bit duration동안 변조하지 않는다.
PCD → PICC	
Logic '0', '1'	'1' : Sequence D '0' : Sequence E
S	Sequence D
E	Sequence F
No information	No Subcarrier

(※ S : Start of Communication, E : End of Communication)

[그림 3-3]은 Type A와 Type B를 Smart Card에 각각 적용하여 변조하는 과정에 대하여 나타내는 것이다.

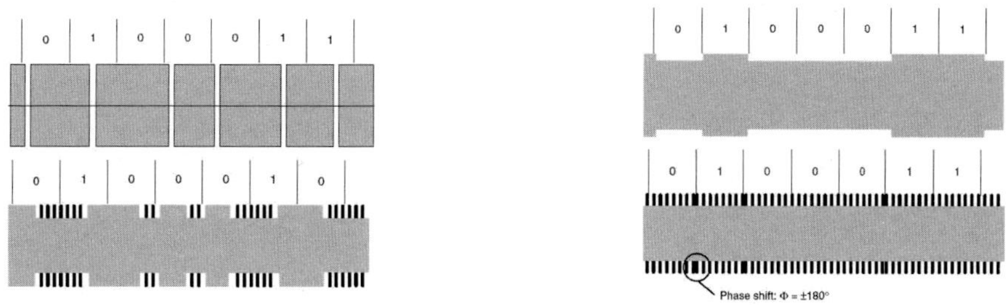

ISO 14443 스마트카드 변조과정 (TYPE A)　　ISO 14443 스마트카드 변조과정 (TYPE B)

[그림 3-3] Type A와 Type B에 따른 데이터 변조

(2) 초기화와 충돌방지(Anti-Collision)

• Type A 프레임 형식

단축프레임(Short Frame)은 통신의 초기화에 사용되고, 통신의 시작(S : Start of communication)과 LSB부터 전송되는 7개 비트 그리고 통신의 종료(E : End of communication)까지의 내용을 담는 프레임으로서 [그림 3-4와과 같다.

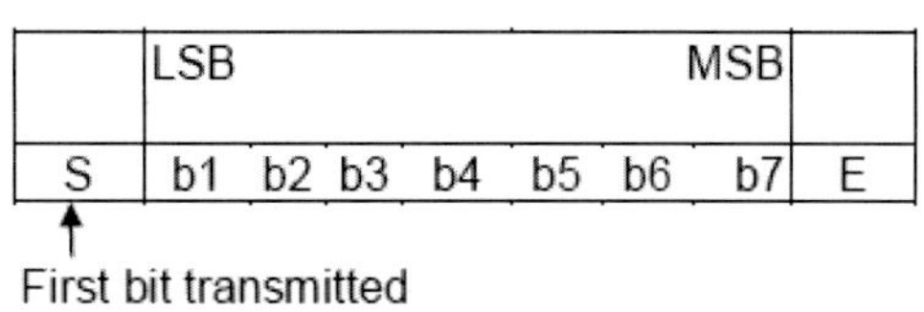

[그림 3-4] Short Frame

표준프레임(Standard Frame)은 데이터 교환에 사용되고 통신의 시작과 데이터 그리고 통신의 종료까지의 내용을 담는 프레임으로서 [그림 3-5]와 같이 구성되어 있다. 데이터는 n*(8 data bit + 홀수 패리티, n≥1)개의 데이터로 구성되어 각 데이터 바이트의 LSB가 우선 전송되며 뒤에는 홀수 패리티 비트가 추가된다. 패리티 비트 P는 1의 숫자가(b1~b8) 홀수 일 때 Set된다.

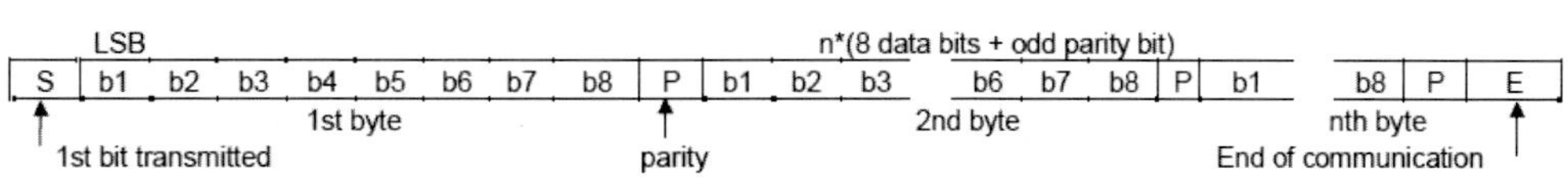

[그림 3-5] Standard Frame

두 개 이상의 PICC가 서로 다른 비트 패턴을 PCD로 전송할 때 충돌(Collision)이 검출되면 Carrier는 적어도 한 비트에 대하여 전체 비트 시간동안 Subcarrier로 변조된다. 비트지향 충돌방지 프레임(Bit Oriented Anit-Collision Frame)은 해당 루프동안에만 사용되는 7 데이터 바이트 길이를 가진 표준 프레임을 의미하며 데이터의 길이에 대한 규칙과 데이터 위치 분할에 따라 [그림 3.6]과 [그림 3.7]로 구분되

어진다. 데이터 분할이 발생했을 경우 다음과 같이 정의하여 전송을 하게 된다.

- Full Byte : 데이터 바이트 완료후 분할 part 1의 마지막 비트 뒤에 패리티 추가
- Split Byte : 데이터 바이트 중간 분할 part 1의 마지막 비트 뒤에 패리티 없음

각각의 그림에서 part 1은 PCD에서 PICC로 전송을 위한 Frame이고, part2는 PICC에서 PCD로 전송을 위한 Frame이다. 또한 part 1과 part 2의 길이에 대한 규칙은 다음과 같다.

- 규칙 1 : 데이터 비트의 합은 총 56비트(7Byte)를 넘지 않는다.
- 규칙 2 : part 1의 최소 길이는 16비트(2Byte)이다.
- 규칙 3 : part 1의 최대 길이는 55비트이다.

따라서 part2의 길이는 최소 1비트에서 최대 40비트사이가 된다.

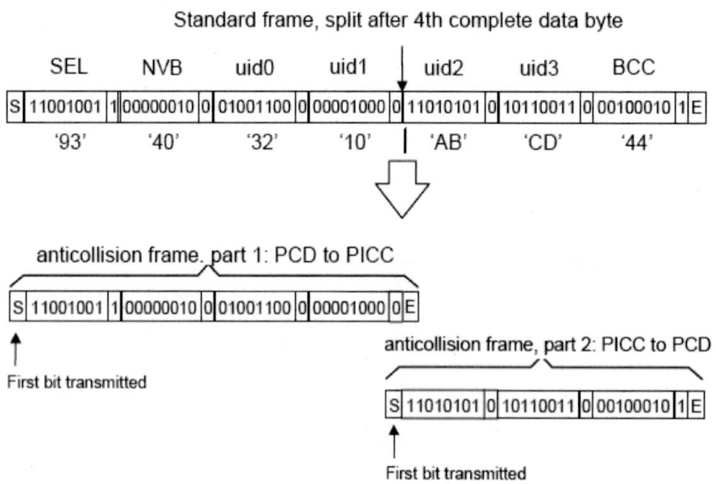

[그림 3-6] Full byte일 때, Anti-Collision bit Frame의 구성 및 전송

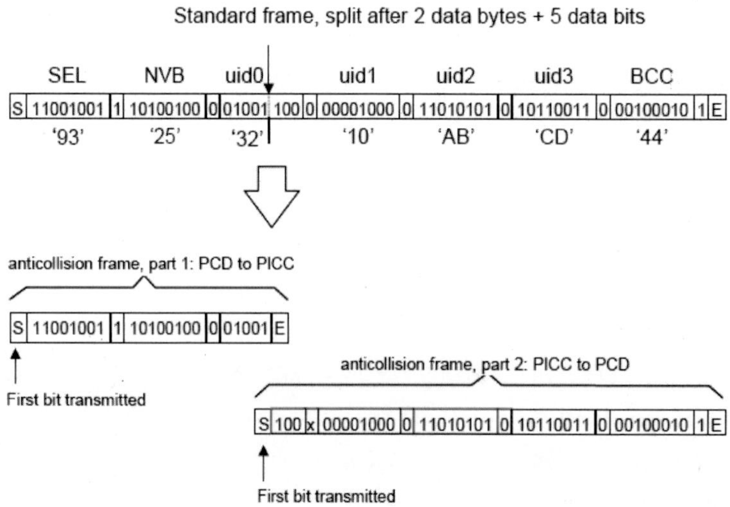

[그림 3-7] Split byte일 때, Anti-Collision bit Frame의 구성 및 전송

[표 3-3]은 위의 Data Frame 중 SEL(Select)에 대한 의미를 나타낸 것이다.

[표 3-3] SEL의 코드화

<table>
<tr><th>b8</th><th>b7</th><th>b6</th><th>b5</th><th>b4</th><th>b3</th><th>b2</th><th>b1</th><th>의 미</th></tr>
<tr><td>1</td><td>0</td><td>0</td><td>1</td><td>0</td><td>0</td><td>1</td><td>1</td><td>0x93 : 연속 레벨 1 선택</td></tr>
<tr><td>1</td><td>0</td><td>0</td><td>1</td><td>0</td><td>1</td><td>0</td><td>1</td><td>0x95 : 연속 레벨 2 선택</td></tr>
<tr><td>1</td><td>0</td><td>0</td><td>1</td><td>0</td><td>1</td><td>1</td><td>1</td><td>0x97 : 연속 레벨 3 선택</td></tr>
<tr><td>1</td><td>0</td><td>0</td><td>1</td><td colspan="4">위를 제외한 나머지</td><td>RFU</td></tr>
</table>

[표 3-4]는 위의 Data Frame 중 NVB(Number of Valid Bits)에 대한 의미를 나타낸 것이다.

[표 3-4] NVB의 코드화

<table>
<tr><th>b8</th><th>b7</th><th>b6</th><th>b5</th><th>b4</th><th>b4</th><th>b3</th><th>b2</th><th>b1</th><th>의 미</th></tr>
<tr><td>0</td><td>0</td><td>1</td><td>0</td><td>바이트 카운트 = 2</td><td>0</td><td>0</td><td>0</td><td>0</td><td>비트 카운트 = 0</td></tr>
<tr><td>0</td><td>0</td><td>1</td><td>1</td><td>바이트 카운트 = 3</td><td>0</td><td>0</td><td>0</td><td>1</td><td>비트 카운트 = 1</td></tr>
<tr><td>0</td><td>1</td><td>0</td><td>0</td><td>바이트 카운트 = 4</td><td>0</td><td>0</td><td>1</td><td>0</td><td>비트 카운트 = 2</td></tr>
<tr><td>0</td><td>1</td><td>0</td><td>1</td><td>바이트 카운트 = 5</td><td>0</td><td>0</td><td>1</td><td>1</td><td>비트 카운트 = 3</td></tr>
<tr><td>0</td><td>1</td><td>1</td><td>0</td><td>바이트 카운트 = 6</td><td>0</td><td>1</td><td>0</td><td>0</td><td>비트 카운트 = 4</td></tr>
<tr><td>0</td><td>1</td><td>1</td><td>1</td><td>바이트 카운트 = 7</td><td>0</td><td>1</td><td>0</td><td>1</td><td>비트 카운트 = 5</td></tr>
<tr><td colspan="5" rowspan="3">그 외의 경우 의미 없음.</td><td>0</td><td>1</td><td>1</td><td>0</td><td>비트 카운트 = 6</td></tr>
<tr><td>0</td><td>1</td><td>1</td><td>1</td><td>비트 카운트 = 7</td></tr>
<tr><td colspan="5">그 외의 경우 의미 없음.</td></tr>
</table>

[표 3-5]는 위의 Data Frame 중 UID(Unique ID)의 사이즈에 대한 의미를 나타낸 것이다.

[표 3-5] UID Size

연속레벨	UID Size	Number of UID Bytes
1	Single	4
2	Double	7
3	Triple	10

[그림 3-8]은 연속레벨과 UID의 사용에 대하여 나타낸 것이다.

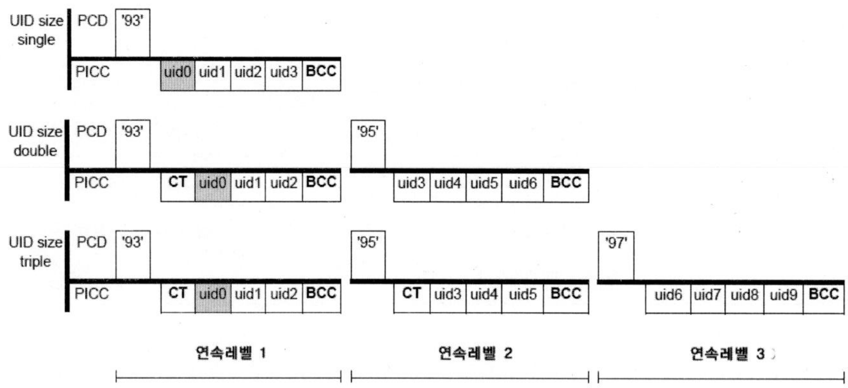

[그림 3-8] 연속레벨의 이용

(3) 충돌 방지(Anti-Collision)

[그림 3-9]는 ISO 14443에서 사용하는 충돌방지 알고리즘에 대하여 나타낸 순서도이며, [표 3-6]는 순서도의 순서 레벨에 대한 정의를 나타낸 것이다.

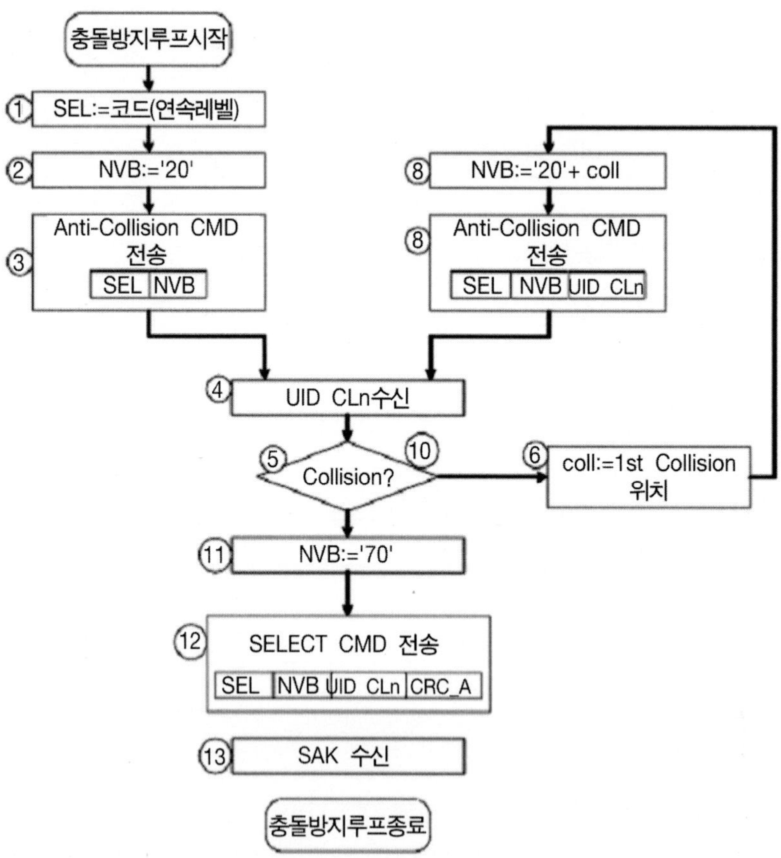

[그림 3-9] Anti-Collision Loop 순서도

[표 3-6] Anti-Collision Loop 순서도 레벨 정의

단계 1	PCD는 선택된 Anti-Collision유형과 연속레벨에 대한 코드를 SEL에 할당한다.
단계 2	PCD는 NVB에 '20'을 할당한다.
단계 3	PCD는 SEL과 NVB를 전송한다.
단계 4	필드 내의 모든 PCD는 완전한 UID CLn으로 응답한다.
단계 5	필드 내의 PICC가 고유한 일련 번호를 가지고 있다고 가정했을 때 하나 이상의 PICC가 응답하면 Collision이 발생하게 된다. 만일 Collision이 일어나지 않으면 단계 6에서 단계 10은 수행하지 않는다.
단계 6	PCD는 첫 번째 Collision 위치를 인지한다.
단계 7	PCD는 UID CLn의 유효한 비트수로 명기된 값을 NVB에 할당한다. 유효한 비트는 Collision이 일어나기 전에 수신된 UID CLn의 부분이고, PCD에 의해 결정되는 (0)b 또는 (1)b가 추가된다. 일반적으로 (1)b가 추가된다.
단계 8	PCD는 SEL과 NVB를 전송하고, 유효한 비트를 추가한다.
단계 9	PCD에 의해 전송된 유효한 비트와 동일한 UID CLn을 갖는 PICC만이 UID CLn을 제외한 나머지 부분을 전송한다.
단계 10	다른 Collision이 발생하면 단계 6에서 단계 9가 반복된다. 이 루프는 최대 32회 반복된다.
단계 11	더 이상의 Collision이 발생하지 않으면 PCD는 NVB에 '70'을 할당한다.
단계 12	PCD는 SEL과 NVB를 전송하고, 40비트의 완전한 UID CLn과 CRC_A ChackSum값을 추가하여 전송한다.
단계 13	UID CLn 40비트가 모두 일치하는 PICC는 자신의 SAK로 응답한다.
단계 14	만약 UID가 완전하다면 PICC는 클리어 연속 비트를 포함한 SAK를 전송하고 READY 상태에서 ACTIVE 상태로 또는 READY* 상태에서 ACTIVE* 상태로 전환한다.
단계 15	PCD는 SAK의 연속 비트가 증가된 연속 레벨을 갖는 Anti-Collision 루프를 결정하기위해 Set되었는지 검사한다.

(4) 전송 프로토콜(Protocol)

스마트카드(PICC)가 리더(PCD)의 통신영역(field)로 들어가면 리더와 스마트카드와의 통신이 시작된다. 통신은 리더(READER)에서 읽기와 쓰기, 데이터(DATA) 처리를 위한 명령이 카드로 전송된다. 프로토콜(Protocol)은 리더(PCD)와 카드(PICC) 사이에 오류 없이 데이터(DATA)를 전달하기 위한 약속을 정의해 놓은 것이다.

[표 3-7]은 프로토콜의 활성화 절차에 대하여 나타낸 것이며 [그림 3-10]은 프로토콜의 활성화를 순서도로 나타낸 것이다.

[표 3-7] 프로토콜의 활성화 절차

단계 1	시작시에 SAK 바이트는 ATS의 유용성을 위해 조사되어야 한다.
단계 2	PICC는 어떤 ATS도 유용하지 않은 경우 ISO 14443에 정의된 HLTA 명령어를 사용하여 HALT 상태로 Set된다.
단계 3	RATS는 ATS가 유용할 때, SAK 수신 이후의 다음 명령어로서 PCD에 의해 보내진다.
단계 4	PICC는 RATS에 대한 응답으로 PICC의 ATS를 보낸다. PICC는 RATS가 선택이후에 직접적으로 수신된 경우에만 RATS에 응답한다.
단계 5	만일 PICC가 ATS에서 변화 가능한 매개 변수들을 지원한다면, PICC요청은 매개 변수를 변화시키는 ATS 수신 이후의 다음 명령어로서 PCD에 의해서 사용된다.
단계 6	PICC는 PPS 요청에 대한 응답으로 PPS 응답을 보낸다.
단계 7	PICC가 ATS에서 어떠한 변화 가능한 매개 변수들을 지원하지 않는다면 PICC는 PPS를 실행할 필요가 없다.

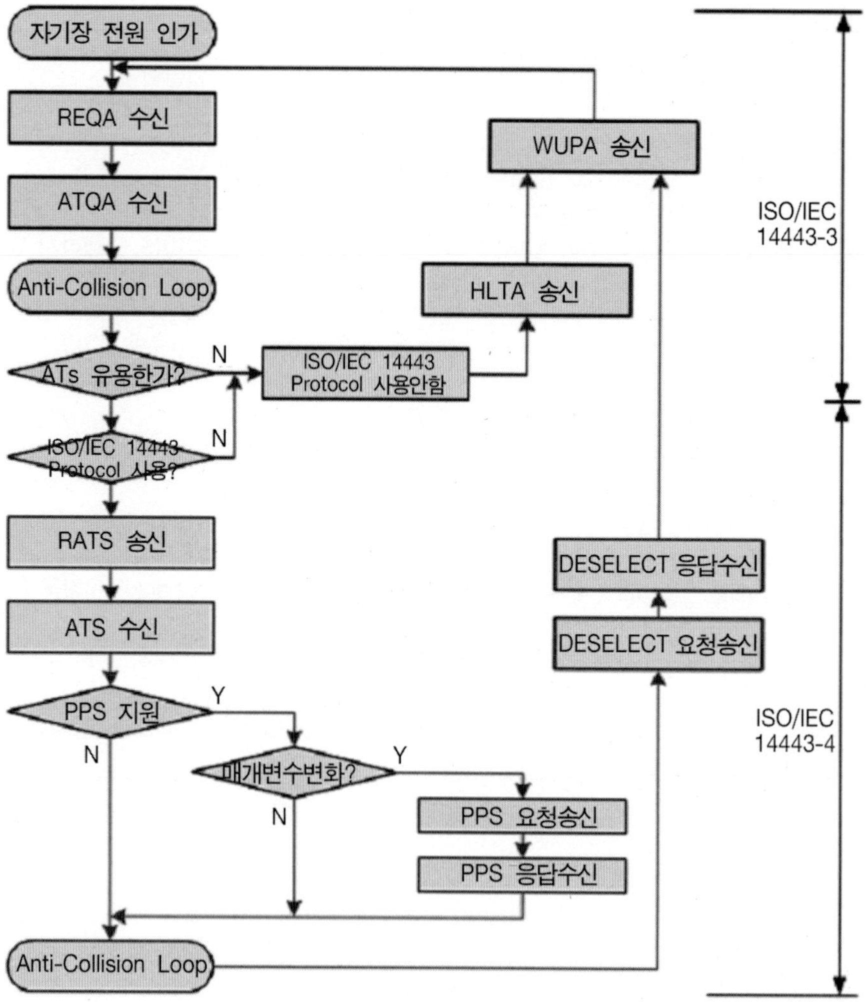

[그림 3-10] 프로토콜 활성화 절차

4) ISO/IEC 15693 프로토콜

(1) ISO/IEC 15693의 개요

ISO/IEC 15693은 근방형(Vicinity Integrated Circuit Card: VICC) IC카드로 통신거리 70cm이며 전송주파수 13.56MHz 전자유도로 통신한다. 물품관리 등에 사용하는 비접촉형 RFID 태그를 상정하여 제안된 규격이기 때문에 IC카드로서의 제품은 적다. 응용 분야로는 인증용 출입증, 증명서, 키 등을 들 수 있다.

ISO 표준 15693의 Part 1에서는 1m 이내 근방 카드(VICC)의 물리적 특성을 정의하였다. 집적회로(Integrated Circuit), 비접촉(Contactless), 비접촉 집적회로 카드(Contactless integrated circuit card), 근방카드(Vicinity Card : VICC), 근방 커플링 장치(Vicinity Coupling Device : VCD) 등의 용어에 대하여 정의하였고, ID Card의 치수에 대하여는 ISO 7810에 규정된 값 85.72mm × 54.03mm × 0.76mm라고 정의하였다. 뿐만 아니라 RFID가 사용가능한 모든 환경 즉, 자외선, X-rays, 휨 응력, 비틀림 응력, 교류식 자기 필드, 교류식 전자 필드, 정전기, 정적 자기 필드, 작동 온도 등에 대한 물리적 특성들을 정의하였다.

ISO 표준 15693의 Part 2에서는 근접 커플링 장치(VCD)와 근방 카드(VICC) 사이에 전원과 양방향 통신이 제공된 분야의 성질에 대한 것들에 대하여 정의하였다. 또한 ISO 15693에서 사용하는 약어 및 용어, 기호 등에 대하여 정의하였다.

근접 커플링 장치(VCD)와 근방 카드(VICC, 하나 혹은 그 이상의 VICC가 동시에 나타남) 사이의 다이얼로그는 다음에 나오는 연속적인 동작을 통해 실행된다.

- VCD의 RF 조작 필드에 의한 VICC의 활성화
- VICC는 VCD로부터 명령을 기다린다.
- VCD에 의한 명령의 전달
- VICC에 의한 응답의 전달

ISO 15693에서 VICC로의 전력이동은 VCD와 VICC에 연결 안테나를 통한 무선 주파수(13.56MHz±7kHz)에 의해 실행된다. VCD에서 VICC로 전원을 공급하는 RF 운영 필드는 VCD에서 VICC로의 통신을 위해 이동되며, 여기서 RF 운영필드의 주파수 fc는 운영 필드 13.56MHz±7kHz이다.

ISO 15693에서는 VICC에 대한 통신 신호 인터페이스를 정의하였으며, [표 3-8]은 ISO 15693의 변조와 코딩 방식에 대하여 설명한 것이다.

[표 3-8] ISO 15693 변조와 코딩 방식

파라미터	내 용	비 고
Power supply	13.56MHz±7kHz	Inductive coupling
	〈 데이터 전송 리더기 → 카드 〉	
변조	10% ASK, 100% ASK	카드 양쪽에 전달
비트 부호화 (Bit coding)	거리 설정 모드 'Long distance mode' : '1 of 256' 속도 설정 모드 'Fast mode' : '1 of 4'	카드 양쪽에 전달
보우드 비율 (Baud rate)	거리 설정 모드의 비율 'Long distance mode' :1.65kbit/s 속도 설정 모드의 비율 'Fast mode' : 26.48kbit/s	
	〈 데이터 전송 카드 → 리더기〉	
변조(Modulation)	서브캐리어를 가지고 변조에 로드	
비트 부호화 (Bit coding)	맨체스터 부호화, ASK나 FSK를 가지고 서브캐리어를 변조	
보우드 비율 (Baud rate)	거리설정 모드의 비율 'Long distance mode' : 6.62kbit/s 속도 설정 모드의 비율 'Fast mode' : 26.48kbit/s	리더기에 의하여 선택한다.

(2) 데이터 코딩 모드

① 1 OUT OF 256

- 하나의 단일 바이트의 값은 한 펄스의 위치로 표시된다.
- 256/fc (~18.88㎲)의 256 연속 타임 기간 중 1에서의 펄스의 위치는 바이트의 값을 결정한다. 이 경우 한 바이트의 송신은 ~4.833㎳가 걸리고 결과 데이터 비율은 1.65kbits/s이다.
- 그 프레임의 마지막 바이트는 EOF(End Of Frame)가 VCD에 의해 전달되기 전 확실히 전송된다.
- [그림 3-11]은 1 out of 256의 여기 펄스 포지션 변조 테크닉을 설명한다.

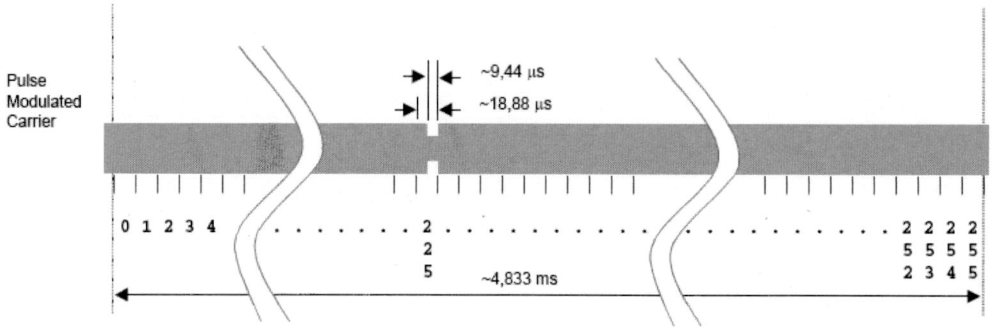

[그림 3-11] DATA CODING MODE – 1 OUT OF 256

- [그림 3-11]에서 E1 = (11100001)b = 225는 VCD에 의해서 VICC로 보내지는 것을 보여준다.
- 또한 [그림 3-12] 한 펄스의 후반에서 중단이 일어나 Data에 대한 값을 결정하게 된다.

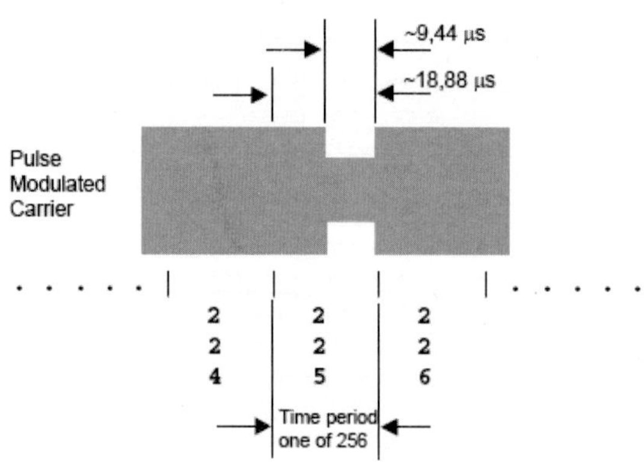

[그림 3-12] Detail of 1 Time Period

② 1 OUT OF 4

- 1 out of 4의 포지션은 타임당 2비트를 결정한다.
- 최하위 비트(LSB)가 한 쌍이 먼저 보내질 때, 비트의 4개의 성공적 한 쌍들은 하나의 바이트를 형성한다. 결과 데이터 비율은 26.48kbits/s (fc/512)이다.
- 아래 [그림 3-13]은 한 바이트를 구성하는 비트들의 위치에 따른 변조 테크닉을 묘사해 놓은 것이다.

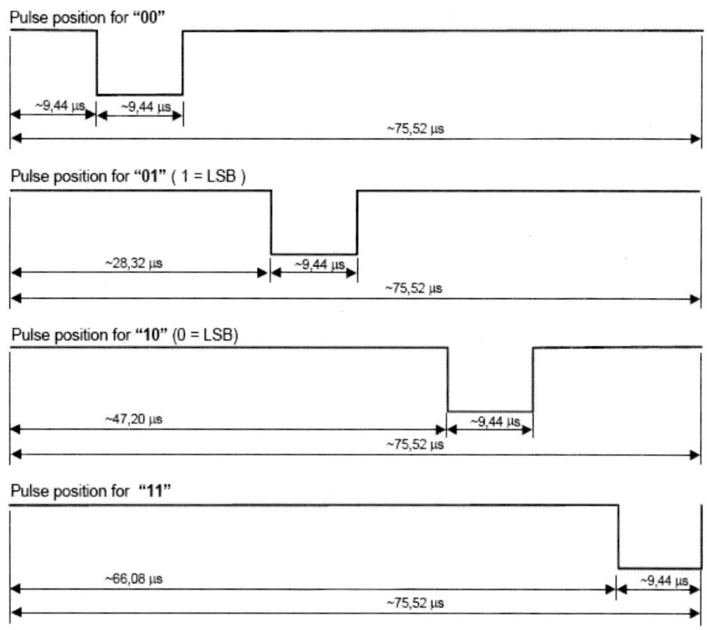

[그림 3-13] DATA CODING MODE – 1 OUT OF 4

• 예로 [그림 3-14]에서 E1의 트랜스미션 = (11100001)b = VCD에 의한 225를 보여준다.

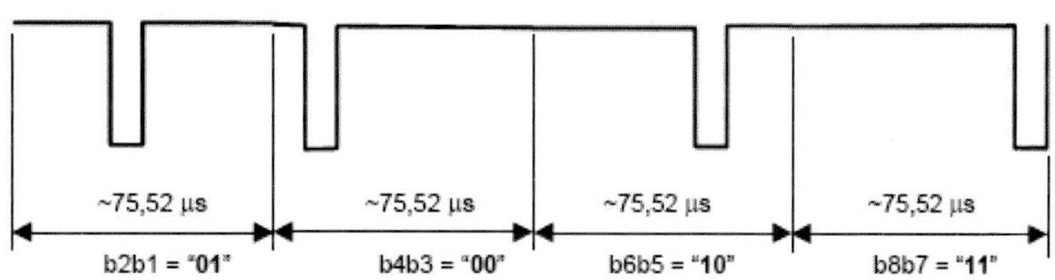

[그림 3-14] E1에 대한 1 OUT OF 4의 코딩 예

(3) 프레임(Frame)

프레임은 프로토콜의 동기화와 독립성의 편리를 위해 선택되어져 왔다. ISO 15693에서 시작 프레임(SOF)과 끝 프레임(EOF)에 의해 결정된 프레임은 Code Violation을 도구로 사용한다. 사용하지 않는 옵션들은 추후 사용을 위해 보류된다.

① SOF(Start Of Frame)

• [그림 3-15]에서 묘사되어 있는 SOF Sequence는 1 out of 256 데이터 코딩 모드를 선택한다.

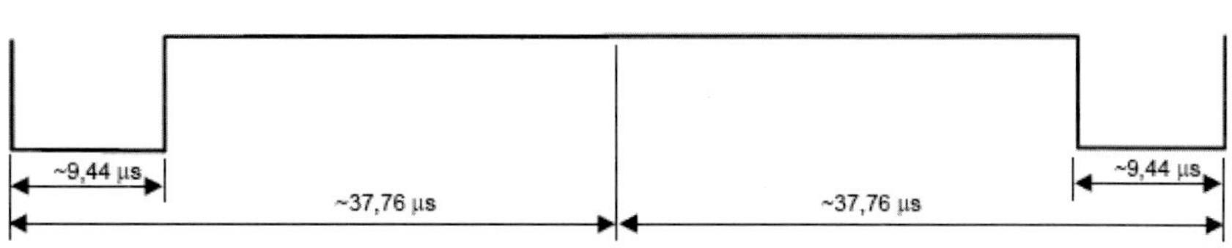

[그림 3-15] SOF Signal – 1 OUT OF 256

• [그림 3-16]에서 묘사되어 있는 SOF Sequence는 1 out of 4 데이터 코딩 모드를 선택한다.

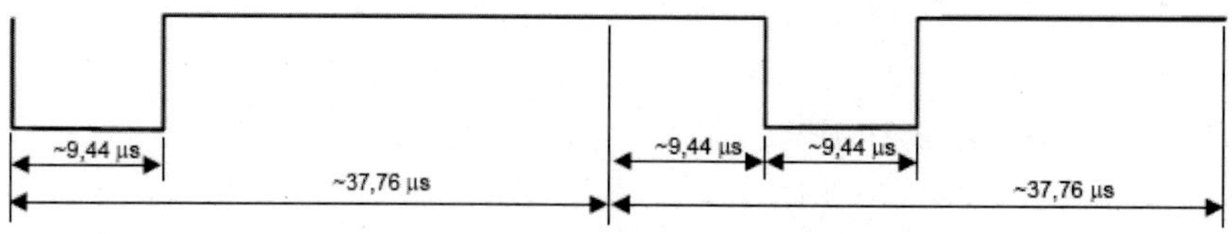

[그림 3-16] SOF Signal – 1 OUT OF 4

② EOF(End Of Frame)

• EOF의 코딩 모드를 위한 Sequence는 [그림 3-17]에 묘사되어 있다.

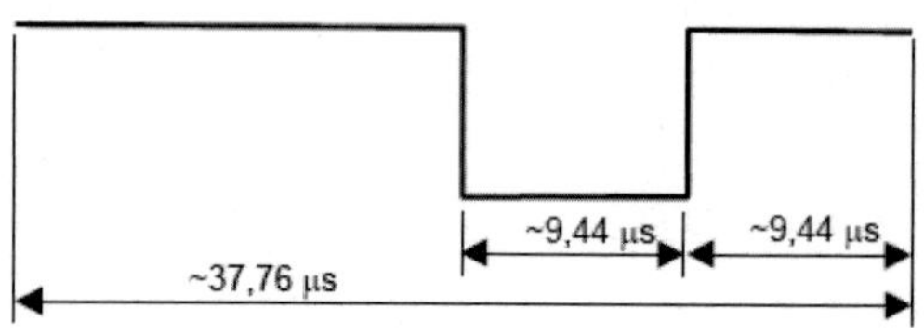

[그림 3-17] EOF Signal – 1 OUT OF 4, 256

(4) VICC에서 VCD로의 통신 신호 인터페이스

• Load Modulation
  - VICC는 반송파가 fs 주파수를 가지고 Subcarrier를 생성하기 위해서 로드되는 유도결합영역을 통하여 VCD로 통신할 수 있다. 그 반송파는 VICC에서 로드 스위칭하여 생성되어야 한다. 로드 변조폭은 측정 때 최소한 10mV는 되어야한다.

• SubCarrier(부반송파)
  - 하나 또는 두 개의 Subcarrier는 프로토콜 헤더에서 첫 번째 비트를 사용하는 VCD에 의해서 선택되어 사용된다. VICC는 두가지 방식을 다 지원한다.
  - 하나의 Subcarrier를 사용할 때, Subcarrier 로드 변조의 fs1 주파수는 fc/32(423.75kHz) 여야 한다.
  - 두 개의 Subcarrier를 사용할 때, fs1 주파수는 fc/32(423.74kHz)이어야 하며, fs2 주파수는 fc/28 (484.28kHz)이어야 한다.
  - 만약 두 개의 Subcarrier가 존재할 때, 그들 사이에서의 연속적인 페이져 관계가 성립되어야 한다.

• Data rate
  - Data rate은 프로토콜 헤더에 있는 두 번째 비트를 사용함으로 VCD에 의해서 선택될 것이다.
  - VICC는 [표 3-9]에서 보여준 데이터 비율을 지원한다.

[표 3-9] Data Rates

Data rate	Single Subcarrier	Dual Subcarrier
Low	6.62kbits/s (fc/2048)	6.67kbits/s (fc/2032)
High	26.48kbits/s (fc/512)	26.69kbits/s (fc/508)

- 비트의 표현과 코딩
  - 하나의 Subcarrier를 사용할 때의 비트 코딩
    - Logic 0은 [그림 3-18]과 같이 fc/32(423.75kHz)의 8개의 Pulse로 시작하고 뒤에 256/fc(~18.88㎲)의 변조되지 않은 신호가 따라온다.

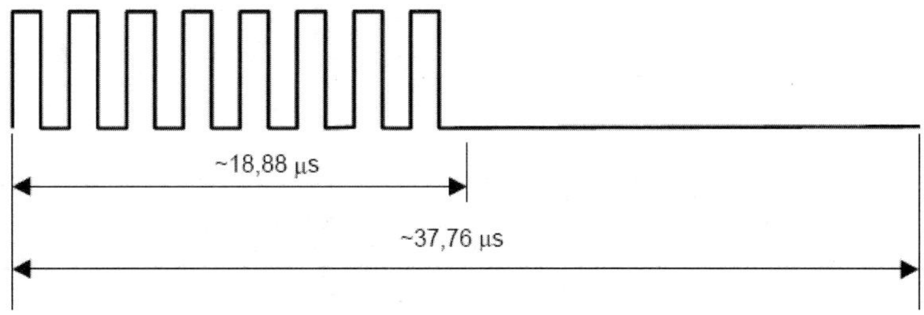

[그림 3-18] Logic 0

    - Logic 1은 [그림 3-19]과 같이 256/fc(~18.88㎲)의 변조되지 않은 시간 뒤에 8개의 Pulse가 따라온다.

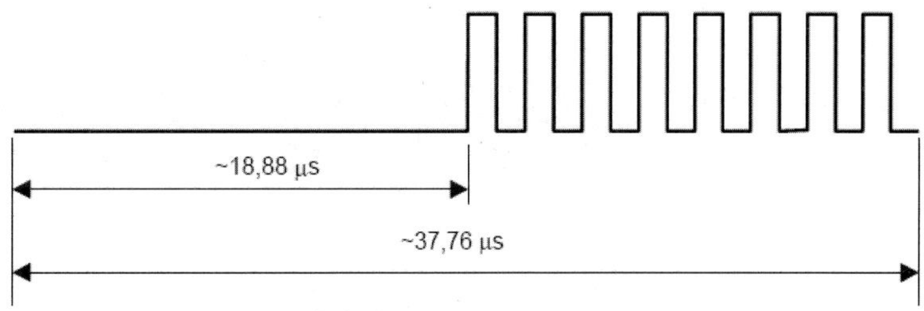

[그림 3-19] Logic 1

  - 두개의 Subcarrier를 사용할 때의 비트 코딩
    - Logic 0은 [그림 3-20]과 같이 fc/32(423.75kHz)의 8개의 Pulse로 시작하고 뒤에 fc/28(484.28kHz)의 9개의 Pulse가 따라온다.

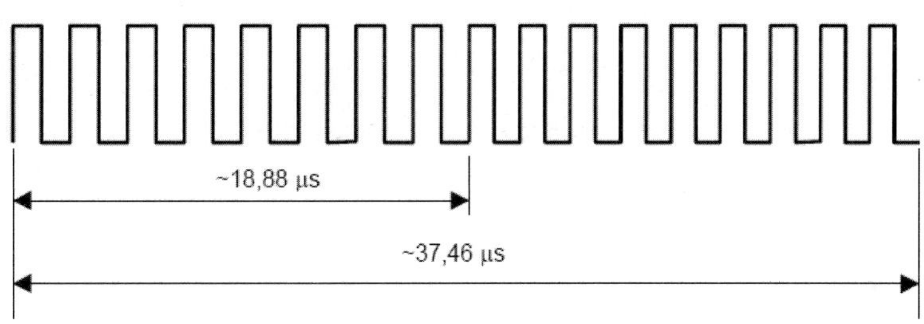

[그림 3-20] Logic 0

    - Logic 1은 [그림 3-21]과 같이 fc/28(484.28kHz)의 9개의 Pulse로 시작하고 뒤에 fc/32(423.75kHz)의 8개의 Pulse가 따라온다.

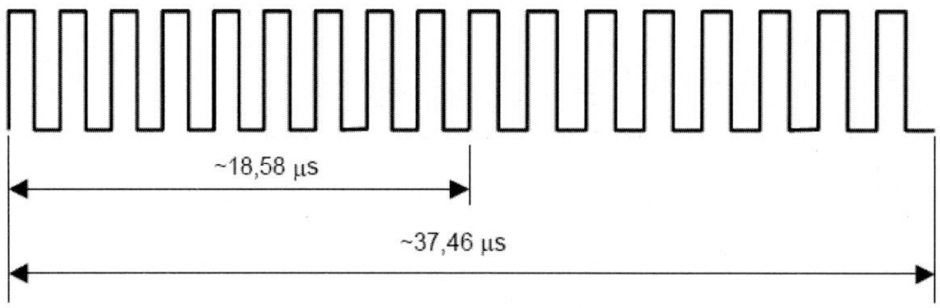

[그림 3-21] Logic 1

- VICC to VCD 프레임 : 프로토콜의 동조와 독립을 정의
- 프레임들은 SOF와 EOF에 의해서 범위가 정해지고 Code Violation에 의해서 실행된다. 아래 보여진 모든 Timing은 VICC로부터 VCD까지의 High data rate를 제공한다. Low data rate동안 같은 subcarrier 주파수 또는 주파수들을 사용될 경우 Timing과 Pulse의 수는 4배가 되어야 한다.
- VCD는 VICC로 프레임이 보내진 후 300μs이내에 VICC로부터 프레임을 받을 준비가 되어야 한다.
  · 1개의 Subcarrier를 사용할 때의 SOF : [그림 3-22] 참조
  · 768/fc(~56.64μs)의 변조되지 않은 Time
  · fc/32(~423.75kHz)의 24펄스

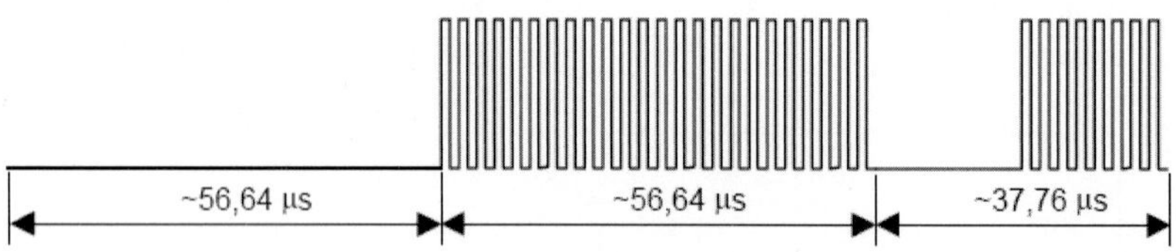

[그림 3-22] 1 Subcarrier를 사용했을 때의 SOF

- Logic 1, (fc/32(~423.75kHz)의 변조되지 않은 8펄스를 따라오는 256/fc(~18.88μs)의 변조되지 않은 Time)
- 2개의 Subcarrier를 사용할 때의 SOF : [그림 3-23] 참조
- fc/28(~484.28kHz)의 펄스, fc/32(~423.75kHz)의 24펄스
- Logic 1 (fc/32(~423.75kHz)의 8펄스를 따라오는 fc/28(~484.28kHz)의 9펄스)

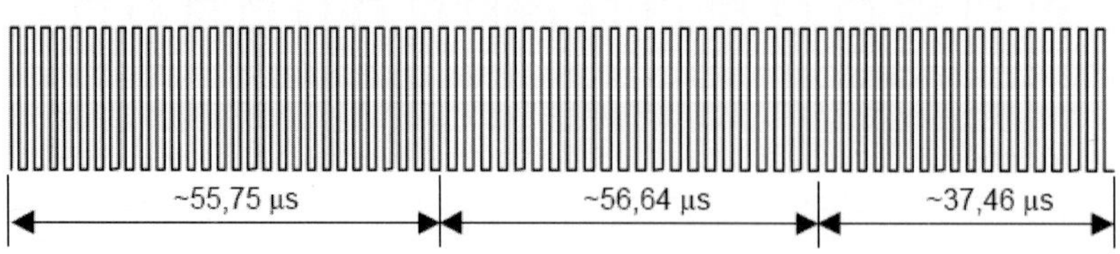

[그림 3-23] 2 Subcarrier를 사용했을 때의 SOF

- 1개의 Subcarrier를 사용할 때의 EOF : [그림 3-24] 참조
- Logic 0, (256/fc(~18.88μs)의 변조되지 않은 Time을 따라오는 fc/32(~423.75kHz)의 8펄스)
- fc/32(~423.75kHz)의 24펄스, 768/fc(~56.64μs)의 변조되지 않은 Time

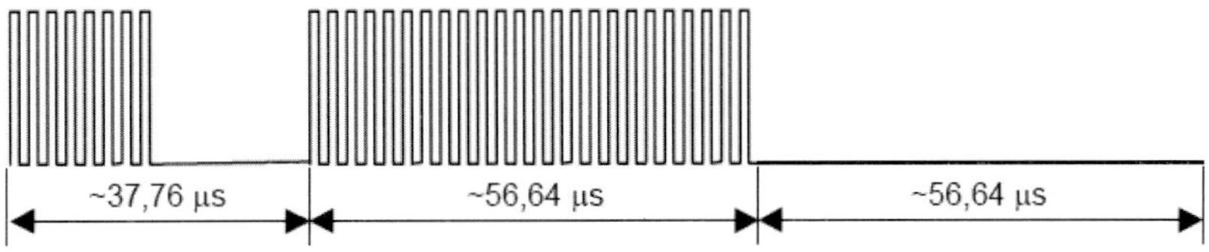

[그림 3-24] 1 Subcarrier를 사용했을 때 EOF

- 2개의 Subcarrier를 사용할 때의 EOF : [그림 3-25] 참조
- Logic 0, (fc/28(~484.28kHz)의 8펄스를 따라오는 fc/32(~423.75kHz)의 9펄스)
- fc/32(~423.75kHz)의 24펄스, fc/28(~484.28kHz)의 27펄스

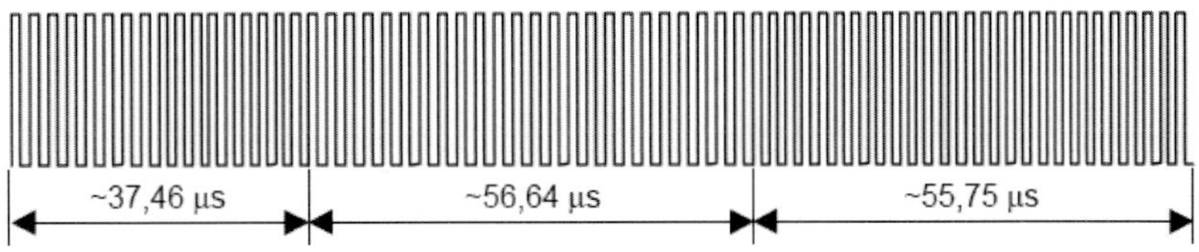

[그림 3-25] 2 Subcarrier를 사용했을 때 EOF

5) 충돌방지(Anti-Collision)와 전송프로토콜(Protocol)

카드(CARD)가 리더(READER)의 통신영역 내로 들어가면 리더와 카드(CARD)와의 통신이 시작된다. 이 때 하나 이상의 스마트카드가 리더(READER)의 통신영역 내에 있고 이미 다른 카드와 통신을 하고 있다면 충돌방지(Anti-Collision)를 고려해야 한다.

충돌방지(Anti-Collision)의 목적은 VICC의 고유한 ID(UID : Unique ID)에 의해 VCD 필드에 존재하는 VICC의 Inventory를 만들기 위한 것인데, VCD는 하나 또는 다중의 VICC를 갖는 통신의 주 장치이다. Inventory 요청을 시작으로 카드 통신을 초기화 한다.

(1) 매개변수 요청

Mask Length는 Mask Value의 Significant bits의 수를 나타낸다. Mask Length는 byte(8bit)중에서 정수를 담으며, Significant bits의 수를 가리킨다. 모든 Data는 LSB가 처음 전송된다.

[그림 3-26]은 Frame 전송시 Mask Data, Mask Length 사이의 비교에 대하여 나타낸 것이다. Frame에서 Mask는 UID와 직접적으로 비교가 되며 Slot number는 비교할 Mask bit를 담고 있어서 LSB부터 MSB까지 차례대로 비교하여 조건에 해당하는 UID는 전송한다.

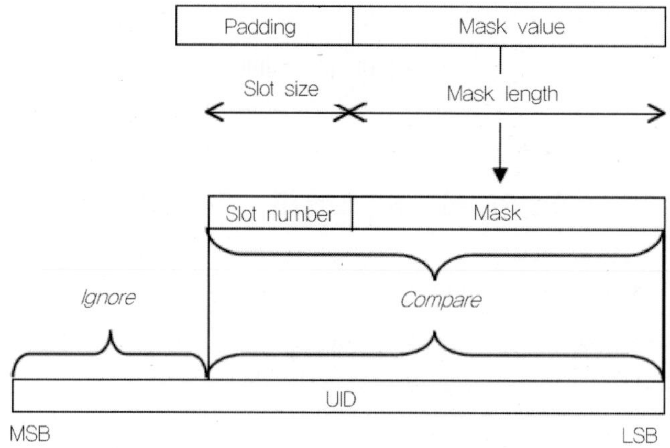

[그림 3-26] Mask Value, Slot number, UID 사이의 비교원칙

Collision의 발생여부는 아래 [그림 3-27]과 [그림 3-28]을 통해 알 수 있다.

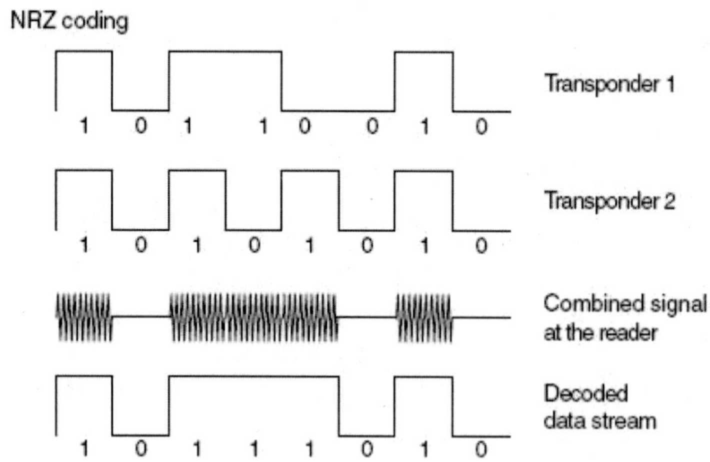

[그림 3-27] NRZ 방식에서의 데이터 충돌 (감지 못함)

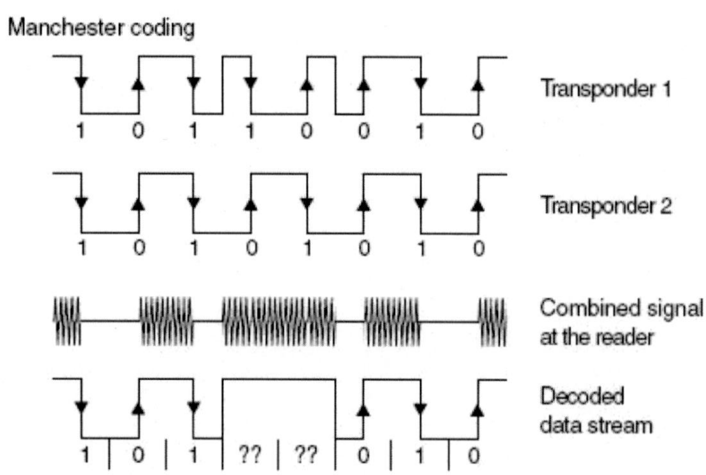

[그림 3-28] Manchester 방식에서의 데이터 충돌(감지가능)

[그림 3-29]는 VICC의 상태에 대하여 다이어그램으로 나타낸 것이다.

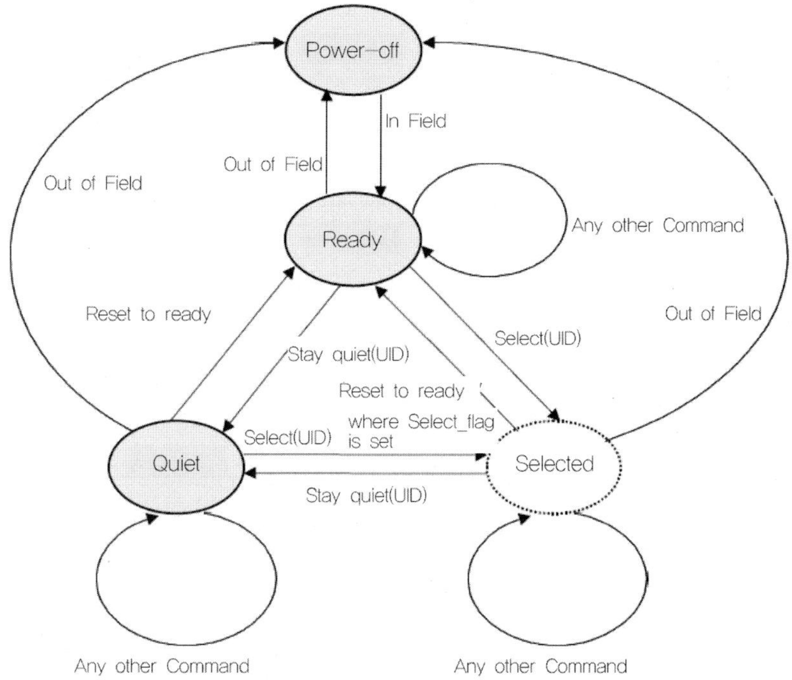

[그림 3-29] VICC 상태 변이 다이어그램

3-2 13.56MHz RFID 시스템 테스트 프로그램

1) 13.56MHz 송수신 프로그램 설치

① 별첨 CD의 RFID_test 라는 디렉토리를 보면 RFID_1356M이라는 디렉토리가 있다.

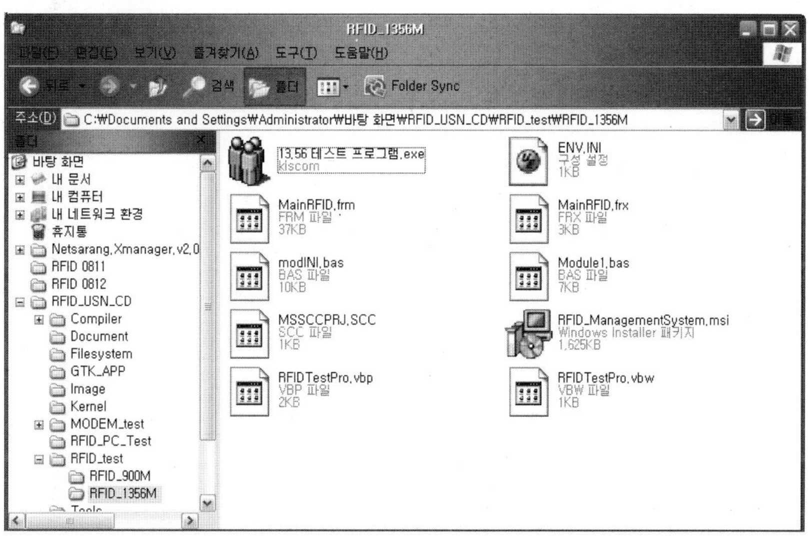

[그림 3-30] RFID_1356M의 디렉토리

② 13.56Mhz용 리더기 프로그램인 RFID_1356M은 RFID_Management System.msi를 클릭하여 설치하면 된다.

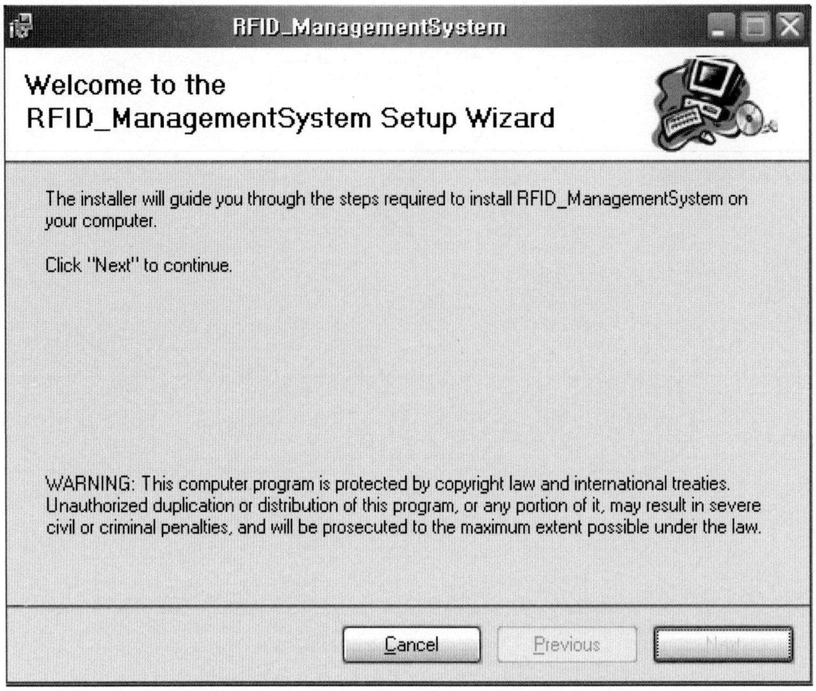

[그림 3-31] RFID_Management System.msi

⑨ 다음(Next)을 클릭하면 다음단계로 설정된다. 설치 시, 설치할 디렉토리를 지정할 수 있다.

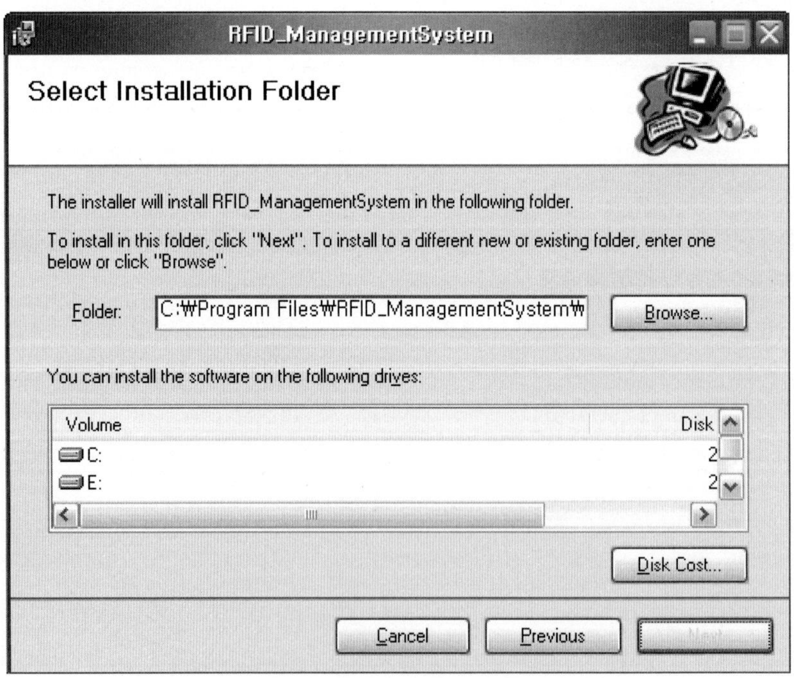

[그림 3-32] 설치할 디렉토리를 지정

⑩ 계속하여 다음을 클릭하면 최종 실행 프로그램이 해당 디렉토리에 저장된다.

⑪ 설치가 완료된 후, 실행파일을 실행하면 다음과 같은 화면이 나온다.

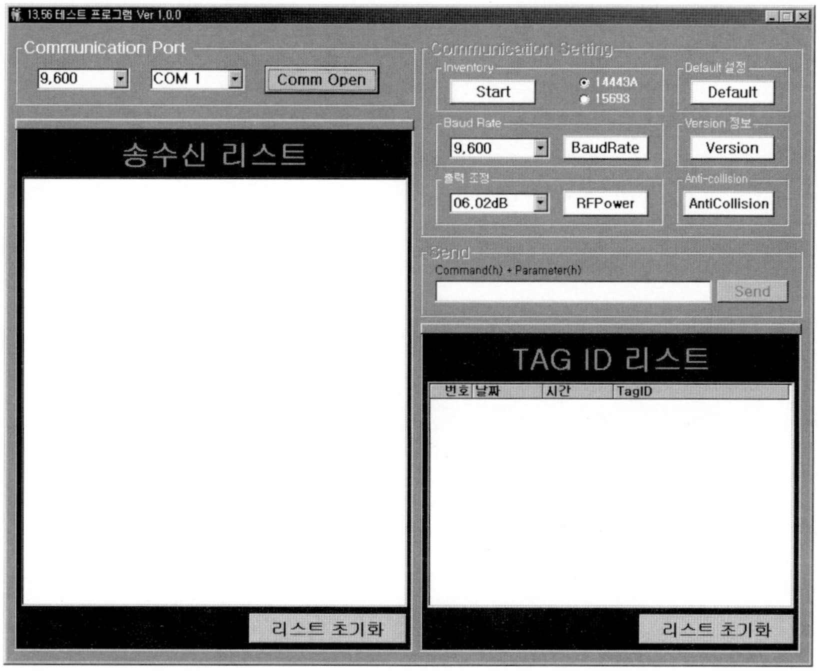

[그림 3-33] 13.56Mhz 테스트 프로그램 실행화면

2) 13.56MHz RFID 시스템 H/W 환경 설정

① PC의 시리얼 포트와 RFID/USN 임베디드 시스템의 PC-UART 포트를 시리얼 케이블 (혹은 USB to Serial)로 PC와 연결을 하면 테스트를 위한 하드웨어 환경 설정이 완료된다. RFID/USN 임베디드 시스템의 PC-UART 포트에는 Female-to-Male 시리얼 젠더를 부착하면 연결이 가능하다.

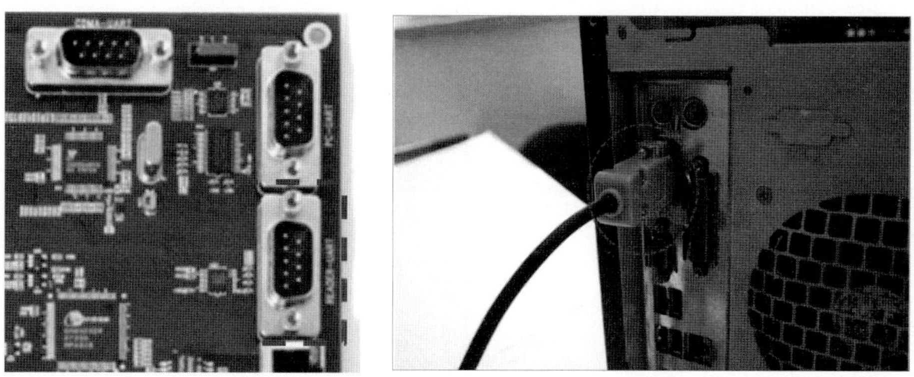

[그림 3-34] F-to-M 시리얼 젠더 연결

② 13.56Mhz RFID 리더기는 모두 READER-UART라는 포트에 연결하여 사용하며, 리더기의 선택은 PC-UART와 CDMA-UART 옆에 있는 DIP 스위치로 결정한다.

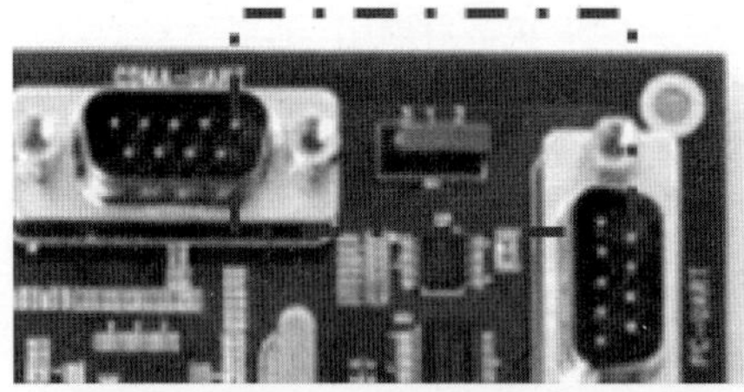

[그림 3-35] DIP Swtich

③ 13.56Mhz용 리더기의 선택은 [그림 3-36]과 같이 1과 3으로 설정한다.

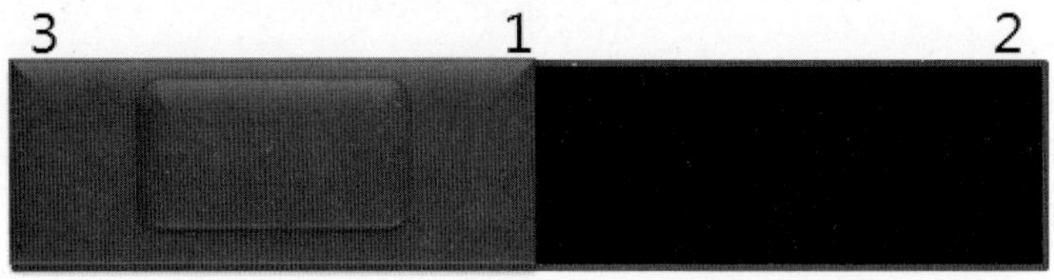

[그림 3-36] 13.56Mhz용은 DIP 스위치 빨강색

3) 13.56MHz RFID 시스템 구현 실습

"13.56Mhz 테스트 프로그램"을 실행하여 RFID/USN 임베디드 시스템의 13.56Mhz RFID 리더기[그림 3-37]에 RFID 태그(tag)를 대면 다음과 같이 데이터가 출력된다.

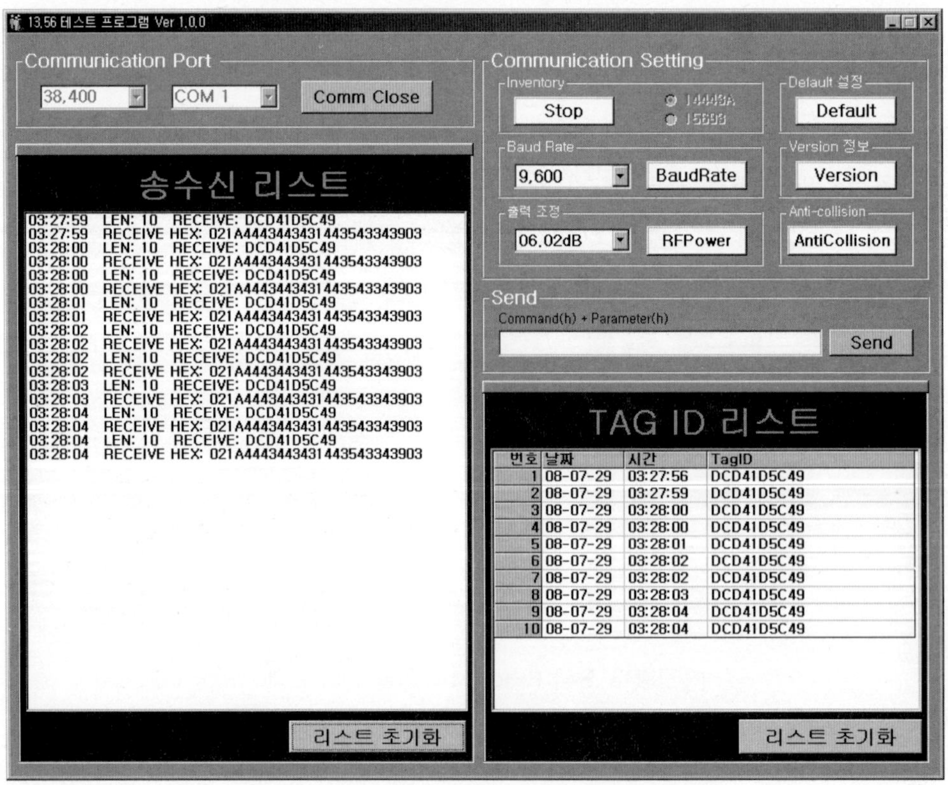

[그림 3-37] 13.56Mhz 테스트 프로그램 실행

① 통신 포트 설정: [그림 3-38]과 같이 통신포트(Communication Port)의 연결 설정은 보우드 비율(baud rate)을 38400으로 설정해야 한다.

② 목록(Inventory)의 시작(Start)버튼을 클릭하면 RFID 리더기(reader)의 읽기(read)동작이 시작되고 정지(Stop)버튼을 클릭하면 읽기(read)동작을 멈추게 된다.

③ 목록(Inventory)에서 정지(Stop)을 클릭한 후, 버전(version)정보의 버전(version)을 클릭하면 다음과 같이 RFID 리더기(reader)의 rev버전과 제작자가 출력된다.

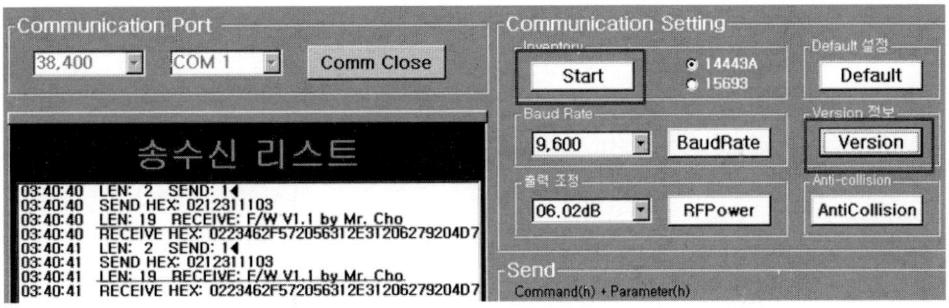

[그림 3-38] 송수신 리스트 및 환경 설정

[13.56Mhz READER PROTOCOL SPECIFICATION]

명령어 구 분	기능 구분	요청 패킷							
		STX	길이	명령어	PARAMETER1	PARAMETER2	PARAMETER3	PARAMETER4	ETX
리더 동작 명령어	1. Inventory	0x02	0x12	0x11	0x11,0x12				0x03
	UID 리딩 명령이면 PARAMETER가 11:14443A,12:15693 type 을 리딩한다. 응답의 길이는 15693은 11h 14443A는 07h이다.								
	2. Anti-collision	0x02	0x12	0x1A	0x12				0x03
	15693의 anti-collision 명령이다.								
	3. Read Single Block	0x02	0x12	0x12	block number				0x03
	4. Read Single Block Mask	0x02	0x1A	0x13	block number	UID			0x03
	5. Write Single Block	0x02	0x16	0x14	block number	data			0x03
	6. Write Single Block Mask	0x02	0x1E	0x15	block number	data	UID		0x03
리더 동작 설정 명령어	7. 통신 속도 설정	0x02	0x12	0x20	11h~14h				0x03
	Baud Rate 설정 명령이며 PARAMETER에 따라 9600,19200,38400 bps로 설정한다.								
	8. 출력 조정	0x02	0x12	0x21	11h~16h				0x03
	RF 수신 게인 조종 명령이며 PARAMETER에 따라 5단계로 조정한다.(12.4dB~21.58dB)								
	9. Default 설정	0x02	0x12	0x22	0x11				0x03
	모든 설정을 초기 값으로 세팅한다.								
상태 확인 명령	10. 연결 확인	0x02	0x12	0x30	0x11				0x03
	연결시도에 대한 응답, API는 연결 시도 후 위의 명령을 보낸다								
	11. version 정보	0x02	0x12	0x31	0x11				0x03
	리더 정보를 출력한다								

응답(RESPONSE)				
command번호	STX	LENGTH	VALUE	ETX
1	0x03	0x14, 0x1	UID	0x03
2	0x02	0x14	UID	0x03
3	0x02	0x14	DATA	0x03
4	0x02	0x14	DATA	0x03
5	0x02	0x13	Flag, CRC	0x03
6	0x02	0x13	Flag, CRC	0x03
7	0x02	0x11	0x01/0x00	0x03
8	0x02	0x11	0x01/0x00	0x03
9	0x02	0x11	0x01/0x00	0x03
10	0x02	0x11	0x01/0x00	0x03
11	0x02	variable	CHAR/0x00	0x03

4) 13.56MHz RFID 시스템 Command의 이해

13.56Mhz RFID reader는 입력된 Command의 의해 동작이 된다. 13.56Mhz RFID reader의 controller에는 이미 Command와 이에 따른 Response의 기능들이 모두 포함되어 Firmware로 포팅되어 있다. 데이터의 송/수신은 모두 UART로 가능하며, Command를 사영하는 테스트 프로그램의 내용은 다음과 같다.

- 13.56Mhz reader 프로그램의 예
  - 소스 위치 : CD -> RUEM_Embedded -> Apps -> READER_test

아래의 프로그램은, 리눅스 환경에서 컴파일되는 프로그램으로, 위의 알고리즘을 이용하여 구현한 예제이다. 제공되는 ToolChain을 이용하여 빌드한 후에, 임베디드 보드에 올려 사용할 수 있다.

```
#include <sys/types.h>
#include <sys/stat.h>
#include <unistd.h>
#include <string.h>
#include <stdio.h>
#include <fcntl.h>
#include <termio.h>

#define MODEMDEVICE "/dev/ttyS3"
```

```
#define BAUDRATE    B38400

int main()
{
   struct termios oldtio,newtio;
   int i,a;
   char read_buffer[10];
   char buffer[5];

   int fd_rfid;
   fd_rfid = open(MODEMDEVICE, O_RDWR | O_NOCTTY );
   if (fd_rfid <0) {
      printf("Serial Device Err\n");
   }

   bzero(&newtio, sizeof(newtio));
   newtio.c_cflag = BAUDRATE | CRTSCTS | CS8 | CLOCAL | CREAD;
   newtio.c_iflag = IGNPAR;
   newtio.c_oflag = 0;
   newtio.c_lflag = 0;
   newtio.c_cc[VMIN]     = 5;
   newtio.c_cc[VTIME]    = 7;
   tcflush( fd_rfid, TCIFLUSH);
   tcsetattr( fd_rfid,TCSANOW,&newtio);
```

프로그램의 가장 첫 부분으로 RFID 리더와 연결된 시리얼 포트를 open하는 부분이다. RFID reader와의 통신 속도를 38400으로 설정한다.

```
TEST:
   printf("******* 13.56M Test Program *******\n");
   printf("*       Press Key 1 ~ 4          *\n");
   printf("**********************************\n");
   printf("(1) Inventory Read               \n");
   printf("(2) Print Version                \n");
   printf("(3) RF Power setting             \n");
   printf("(4) Set to Default               \n");
   printf("**********************************\n");

   scanf("%d", &a);
   if(a == 1)
   {
      buffer[0] = 0x02;
      buffer[1] = 0x12;
      buffer[2] = 0x11;
      buffer[3] = 0x11;
      buffer[4] = 0x03;
   }
   else if(a == 2)
   {
      buffer[0] = 0x02;
      buffer[1] = 0x12;
      buffer[2] = 0x31;
      buffer[3] = 0x11;
      buffer[4] = 0x03;
   }
```

scanf를 통해 정수를 하나 입력받아 해당되는 operation을 수행한다. 만약 1을 입력하면 RFID reader가 tag를 읽기 시작한다. (이 operation은 한 번 더 실행되면 tag의 읽기 동작을 중단한다.)

위의 13.56Mhz Reader Protocol Specification의 기능 구분 중, "1. Inventory"가 이에 해당하는 command set이다. STX는 Start of TX, ETX는 End of TX로 각각 0x02와 0x03이 할당되며 메시지의 앞과 뒤에 반드시 들어가야 한다. 결국 0x02, 0x12, 0x11, 0x11, 0x03이 차례대로 저장된 버퍼를 임베디드 보드에서 RFID reader로 전송을 하면, "Inventory Read" 메시지를 받은 RFID reader는 tag를 읽어 들이기 시작한다. 만약 2를 입력하면 RFID Reader의 버전 정보가 출력된다.

```
else if(a == 3)
{
   printf("Input Level(1 ~ 5 : 12.4dB ~ 21.58dB)");
   scanf("%d", &a);
   if(a > 5 ) a=5;  if(a < 1)  a=1;
   printf("Set to %d Level\n",a);
   a = a+10;
   buffer[0] = 0x02;
   buffer[1] = 0x12;
   buffer[2] = 0x21;
   buffer[3] = 0x00 + a;
   buffer[4] = 0x03;
}
else if(a == 4)
{
   buffer[0] = 0x02;
   buffer[1] = 0x12;
   buffer[2] = 0x22;
   buffer[3] = 0x11;
   buffer[4] = 0x03;
   printf("Set to Default Setting\n");
}
else
{
   printf("You must input 1 ~ 4\n");
   goto TEST;
}

printf("Command SET is");
for(i=0; i<sizeof(buffer); i++)
   printf(" 0x%X",buffer[i]);
printf("\n");

write(fd_rfid, buffer, (sizeof(buffer)));
```

3을 입력하면 RF power의 출력을 총 5단계로 조정할 수 있으며, 1부터 5까지의 수를 입력받아 12.4dB부터 21.58dB까지의 RF 출력을 설정할 수 있다.

4를 입력하면 모든 설정을 기본 설정으로 되돌릴 수 있다.

operation의 설정을 마치고 buffer에 command의 내용을 채워 넣은 후 write(fd_rfid, buffer, (sizeof(buffer)));를 통해 버퍼의 내용을 RFID reader에 전송하게 된다.

```
while(1)
{
   if(read(fd_rfid, &read_buffer, (sizeof(read_buffer))) > 0)
```

```
        {
            for(i=0;i<sizeof(read_buffer);i++)
            {
                printf("%c",read_buffer[i]);
            }
            //printf("\n");
        }
    }
```

요청 command를 수신한 RFID reader는 응답 메시지를 다시 보내게 되는데 이 메시지는 read_buffer에 저장된다. 응답 메시지를 받은 임베디드 보드는 read_buffer의 내용을 출력하게 된다.

• 프로그램 컴파일

CD안의 RUEM_Embedded₩Apps₩READER_test에 있는 파일을 호스트 PC에 복사한다.

```
tusukanii@localhost:/home/tusukanii/RFID_KIT/TEST/TEST_APP_READER/READER_test
[root@localhost READER_test]# ls
1356M.c  900M.c  Makefile
[root@localhost READER_test]# 
[영어][완성][두벌식]
```

toolchain이 설치되어 있는지 확인한다.

```
tusukanii@localhost:/home/tusukanii/RFID_KIT/TEST/TEST_APP_READER/READER_test
[root@localhost READER_test]# ls
1356M.c  900M.c  Makefile
[root@localhost READER_test]# /usr/local/arm-linux-4.1.1/bin/arm-linux-gcc
arm-linux-gcc        arm-linux-gcc-4.1.1   arm-linux-gccbug
[root@localhost READER_test]# /usr/local/arm-linux-4.1.1/bin/arm-linux-gcc
arm-linux-gcc: no input files
[root@localhost READER_test]# 
[영어][완성][두벌식]
```

만약 툴체인이 설치되지 않았다면, CD의 RUEM_Embedded₩Toolchain에 들어있는 arm-linux-4.1.1.tgz를 호스트 PC에 copy한 후 /usr/local에 옮겨 놓는다.

```
tusukanii@localhost:~
[root@localhost ~]# mv arm-linux-4.1.1.tgz /usr/local/
mv: overwrite '/usr/local/arm-linux-4.1.1.tgz'? y
[root@localhost ~]# 
[영어][완성][두벌식]
```

/usr/local로 이동하여, 압축파일 arm-linux-4.1.1.tgz을 압축 해제한다.

[압축해제 명령어 : tar xvfz arm-linux-4.1.1.tgz]

```
tusukanii@localhost:/usr/local
[root@localhost ~]# cd /usr/local/
[root@localhost local]# tar xvfz arm-linux-4.1.1.tgz 

[영어][완성][두벌식]
```

```
tusukanii@localhost:/usr/local
arm-linux-4.1.1/include/c++/4.1.1/streambuf
arm-linux-4.1.1/include/c++/4.1.1/ios
arm-linux-4.1.1/include/c++/4.1.1/typeinfo
arm-linux-4.1.1/include/c++/4.1.1/numeric
arm-linux-4.1.1/include/c++/4.1.1/cassert
arm-linux-4.1.1/include/c++/4.1.1/cstdlib
arm-linux-4.1.1/include/c++/4.1.1/utility
arm-linux-4.1.1/include/c++/4.1.1/sstream
arm-linux-4.1.1/include/c++/4.1.1/csignal
arm-linux-4.1.1/include/c++/4.1.1/fstream
arm-linux-4.1.1/include/c++/4.1.1/functional
arm-linux-4.1.1/include/c++/4.1.1/cstdio
arm-linux-4.1.1/include/mf-runtime.h
[root@localhost local]#
[영어][완성][두벌식]
```

설치 확인이 되었으면 다시 READER_test로 돌아온 후 “make”를 입력하여 컴파일을 한다.

```
tusukanii@localhost:/home/tusukanii/RFID_KIT/TEST/TEST_APP_READER/READER_test
[root@localhost READER_test]# ls
1356M.c  900M.c  900M_WRITE.c  Makefile
[root@localhost READER_test]# make
cc     900M.c   -o 900M
cc     1356M.c   -o 1356M
cc     900M_WRITE.c   -o 900M_WRITE
/usr/local/arm-linux-4.1.1/bin/arm-linux-gcc 900M.c -o 900M
/usr/local/arm-linux-4.1.1/bin/arm-linux-gcc 1356M.c -o 1356M
/usr/local/arm-linux-4.1.1/bin/arm-linux-gcc 900M_WRITE.c -o 900M_WRITE
[root@localhost READER_test]# ls
1356M  1356M.c  900M  900M.c  900M_WRITE  900M_WRITE.c  Makefile
[root@localhost READER_test]#
[영어][완성][두벌식]
```

“1356M”, “900M”, “900M_WRITE”라는 바이너리 파일이 생성되었다. file로 바이너리 파일들의 정보를 보면 다음과 같이 ARM용으로 출력되는 것을 볼 수 있다.

```
tusukanii@localhost:/home/tusukanii/RFID_KIT/TEST/TEST_APP_READER/READER_test
[root@localhost READER_test]# file 1356M
1356M: ELF 32-bit LSB executable, ARM, version 1 (SYSV), for GNU/Linux 2.6.14, dynamically linked
 (uses shared libs), not stripped
[root@localhost READER_test]#

[영어][완성][두벌식]
```

보드에 이미지 다운로드 및 실행

생성된 바이너리 파일을 임베디드 보드에 다운로드한다.

(1) Linux상에서 보드 연결 - minicom 실행

Linux에서 확인 하려면 minicom을 실행을 해야 한다. 이 minicom 프로그램은 시리얼에 연결 되어 있기 때문에 시리얼에 맞는 설정을 해 주어야만 한다.

minicom을 실행하기 전에 “minicom -s”로 minicom설정을 한다.

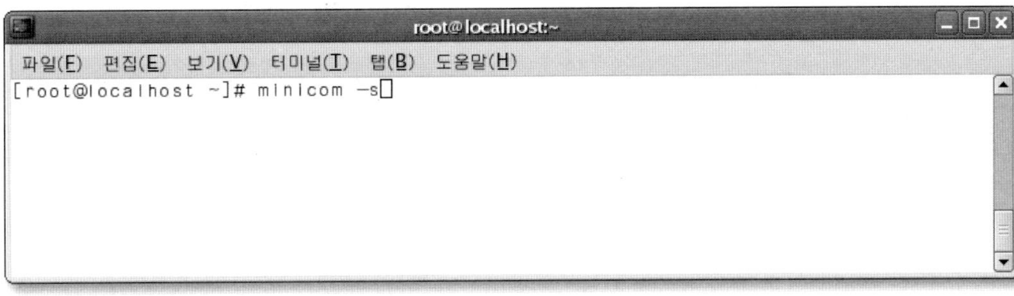

configuration 화면이 나오면 Serial Port Setup을 키보드의 화살표를 이용해서 이동하고 enter키로 선택한다.

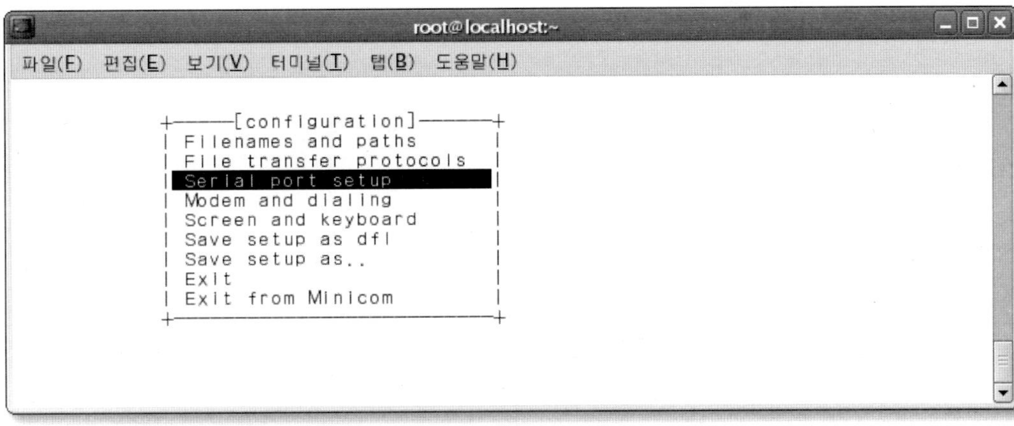

PC와 연결된 시리얼 포트로 연결을 한다. A를 입력하면 포트번호를 설정할 수 있다. (호스트 PC에 시리얼 포트가 나와있다면, 일반적으로 /dev/ttyS0과 /dev/ttyS1이다.)

포트 번호를 제외한 모든 설정은 다음 그림과 일치하도록 설정한다.

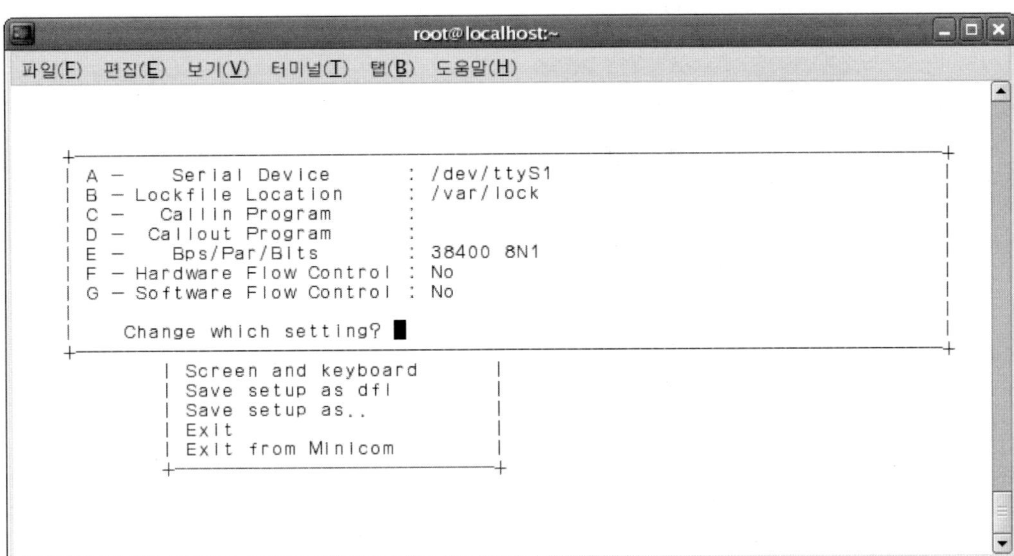

만약 호스트 PC에 시리얼 포트가 나와있지 않아서 USB to Serial 케이블을 연결했다면 다음과 같이 설정한다. (/dev/ttyUSB0)

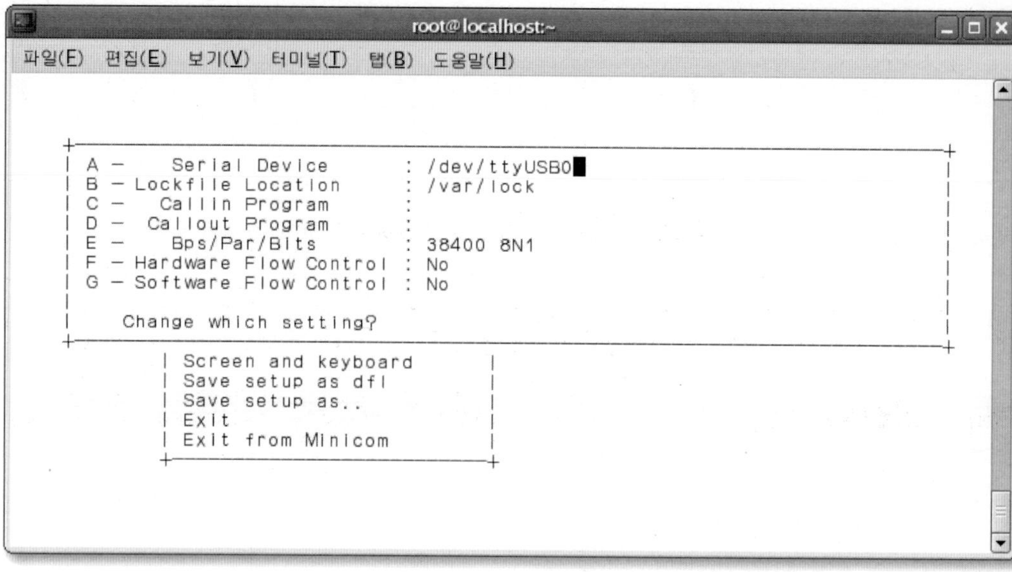

모두 마쳤으면 빠져나온 후 Save Setup as dfl을 enter키로 눌러, 현재 설정 값을 저장한다.

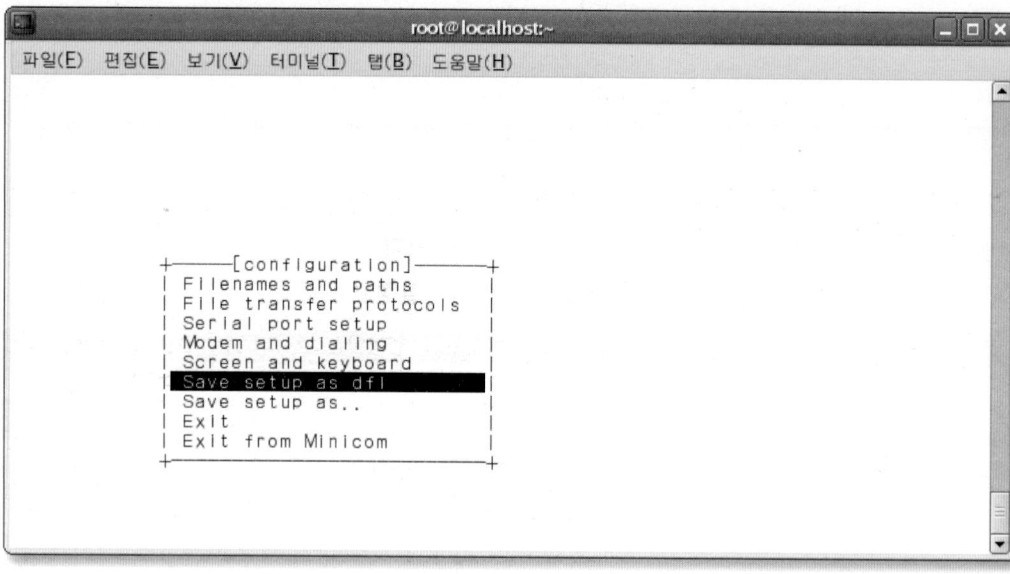

Exit를 enter키로 누르면 임베디드 보드로 연결이 시작된다.

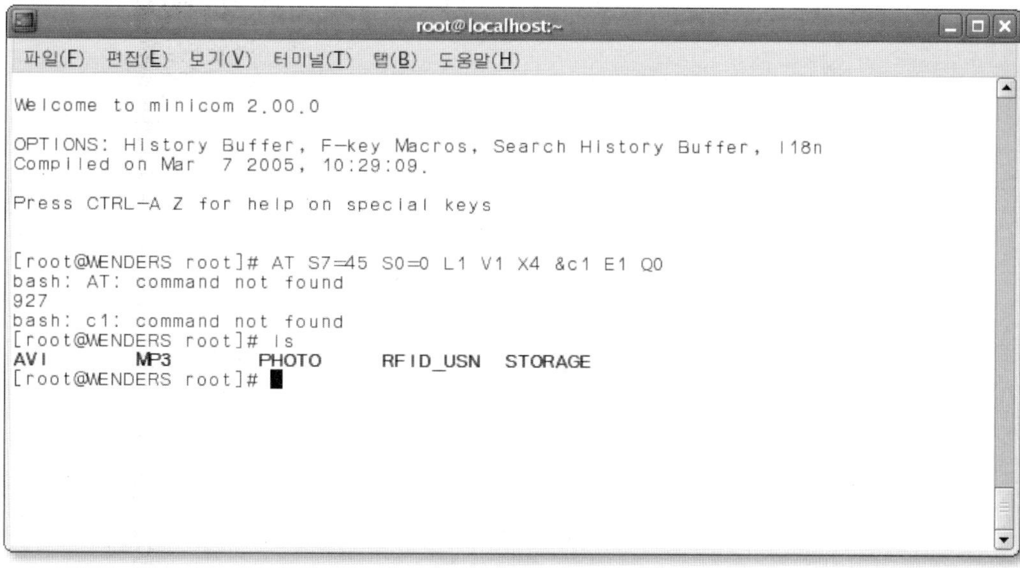

위에서 컴파일했던 ARM용 바이너리를 다운로드하기 위해 Ctrl 키와 A키를 동시에 누른다.

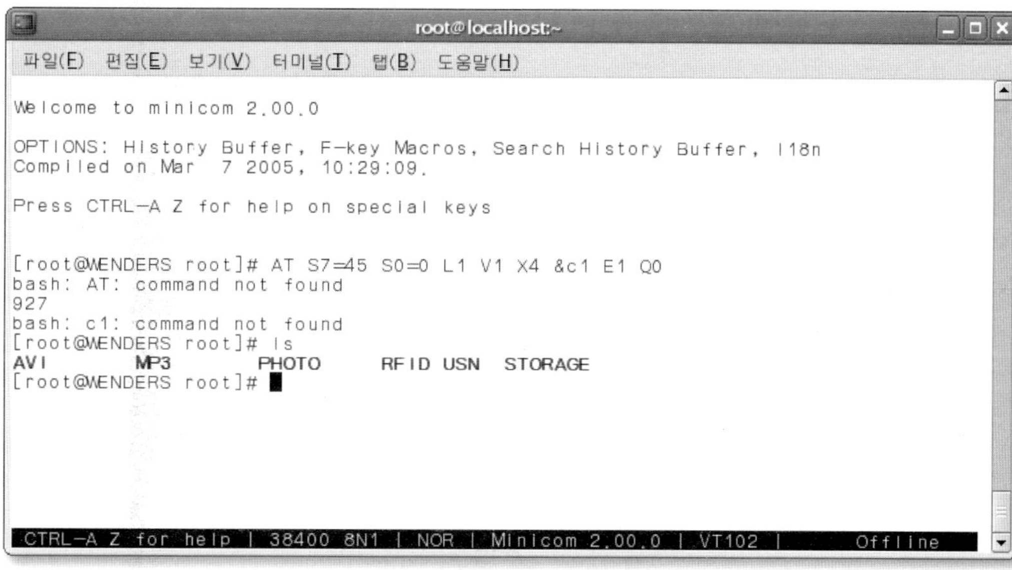

위와 같이 화면 아래 부분에, 검은 바탕의 텍스트가 한줄 출력된다. 이 상태에서 S를 입력하면 다음과 같이 모뎀 설정을 하는 부분이 출력된다. Zmodem을 선택한다.

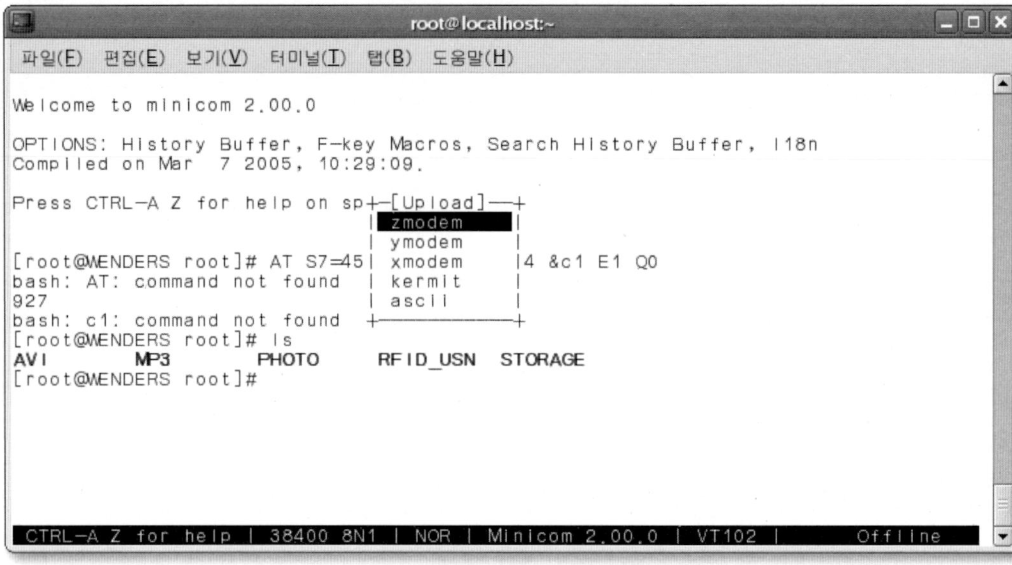

다운로드할 ARM용 바이너리가 있는 위치로 이동한다. 이동은 스페이스 바를 두 번 누르면 된다. ARM용 바이너리가 있는 곳까지 이동을 했다면 스페이스 바를 한 번 눌러 파일을 선택한 다음 Okay 탭에서 enter를 누른다.

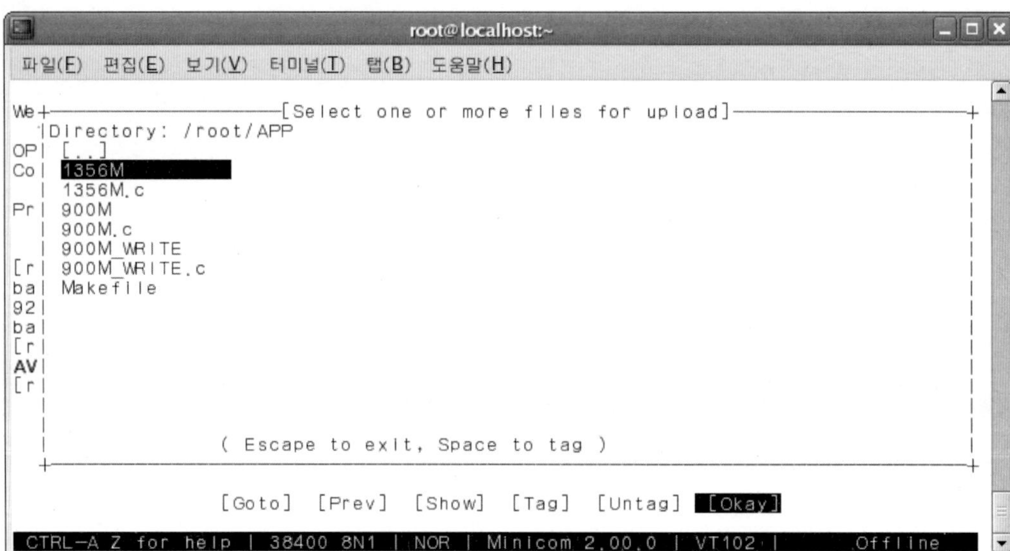

다운로드를 마치면 다음과 같이 출력된다. 아무키나 입력하면 빠져나올 수 있다.

```
root@localhost:~
파일(F) 편집(E) 보기(V) 터미널(T) 탭(B) 도움말(H)

Welcome to minicom 2.00.0

OPTIONS: History Buffer, F-key Macros, Search History Buffer, I18n
Compiled on Mar  7 2005, 10:29:09.

Press CTR+------------[zmodem upload - Press CTRL-C to quit]------------+
         |Sending: 1356M                                                |
         |Bytes Sent:   8684   BPS:3502                                 |
[root@WEN|                                                              |
bash: AT:|Transfer complete                                             |
927      |                                                              |
bash: c1:| READY: press any key to continue...                          |
[root@WEN|                                                              |
AVI      +--------------------------------------------------------------+
[root@WENDERS root]#

CTRL-A Z for help | 38400 8N1 | NOR | Minicom 2.00.0 | VT102 |     Offline
```

다운로드 받은 ARM용 바이너리의 실행권한을 주기위해 다음과 같이 chmod 755 1356M을 입력한다.

```
root@localhost:~
파일(F) 편집(E) 보기(V) 터미널(T) 탭(B) 도움말(H)

Welcome to minicom 2.00.0

OPTIONS: History Buffer, F-key Macros, Search History Buffer, I18n
Compiled on Mar  7 2005, 10:29:09.

Press CTRL-A Z for help on special keys


[root@WENDERS root]# AT S7=45 S0=0 L1 V1 X4 &c1 E1 Q0
bash: AT: command not found
927
bash: c1: command not found
[root@WENDERS root]# ls
AVI      MP3      PHOTO     RFID_USN   STORAGE
[root@WENDERS root]# [root@WENDERS root]# ls
1356M    AVI      MP3       PHOTO      RFID_USN   STORAGE
[root@WENDERS root]# chmod 755 1356M
[root@WENDERS root]#
```

./1356M으로 ARM용 바이터리 1356M을 실행시키면 다음과 같은 화면이 출력된다. “1”을 입력하면 Inventory Read 가 시작된다. 빠져나온 후, 다시 “1”을 입력하면 read가 해제된다.

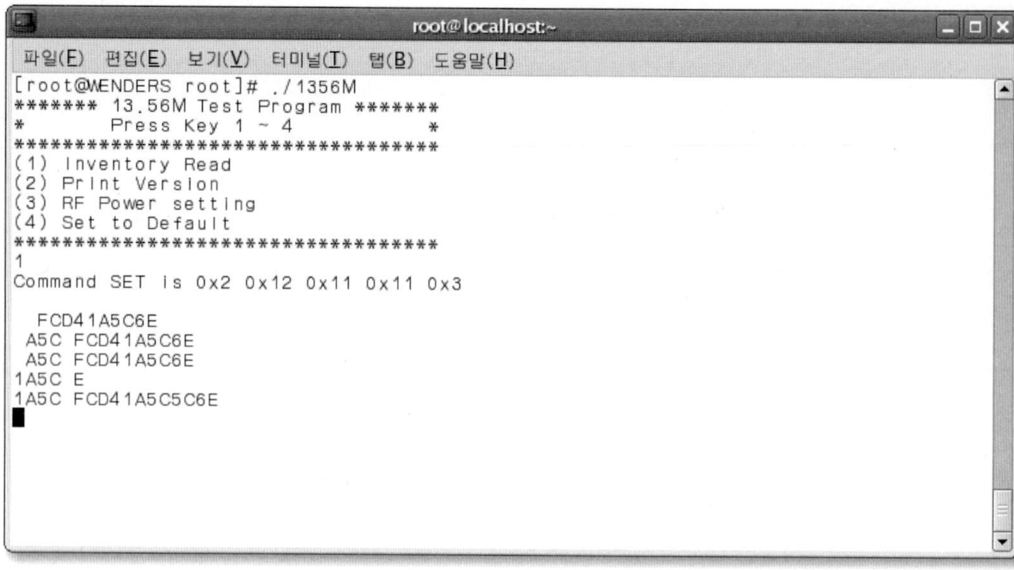

“2”를 입력하면 Reader의 펌웨어 버전이 출력된다. (F/W 1.1 by Mr. Cho)

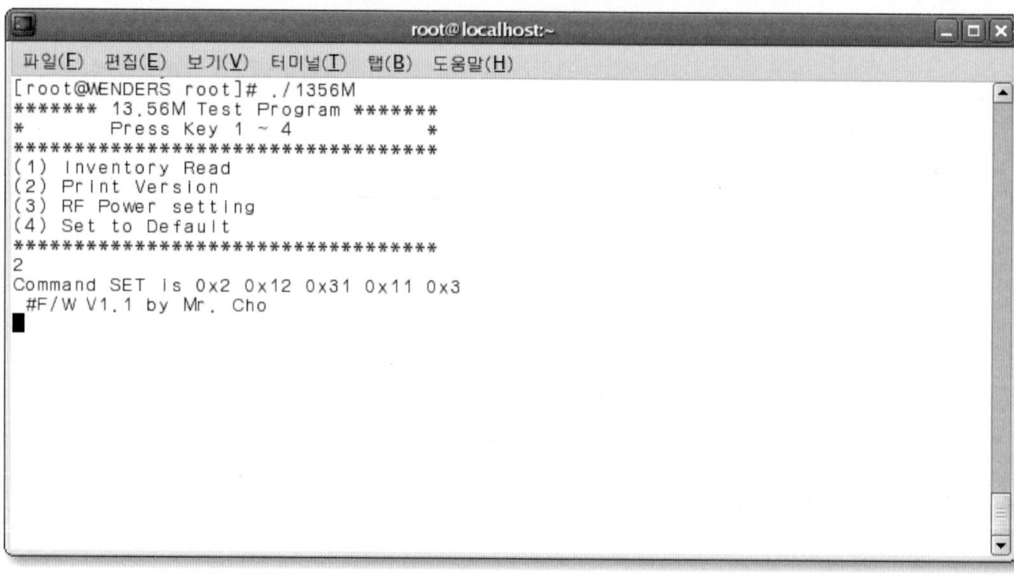

"3"을 입력하면 RF power를 설정할 수 있다. 1부터 5까지의 숫자를 입력할 수 있다.

```
root@localhost:~
파일(F) 편집(E) 보기(V) 터미널(T) 탭(B) 도움말(H)
[root@WENDERS root]# ./1356M
******* 13.56M Test Program *******
*       Press Key 1 ~ 4           *
***********************************
(1) Inventory Read
(2) Print Version
(3) RF Power setting
(4) Set to Default
***********************************
3
Input Level(1 ~ 5 : 12.4dB ~ 21.58dB)4
Set to 4 Level
Command SET is 0x2 0x12 0x21 0xE 0x3
```

"4"를 입력하면 모든 설정이 기본으로 설정한다.

```
root@localhost:~
파일(F) 편집(E) 보기(V) 터미널(T) 탭(B) 도움말(H)
[root@WENDERS root]# ./1356M
******* 13.56M Test Program *******
*       Press Key 1 ~ 4           *
***********************************
(1) Inventory Read
(2) Print Version
(3) RF Power setting
(4) Set to Default
***********************************
4
Set to Default Setting
Command SET is 0x2 0x12 0x22 0x11 0x3
```

(2) Window상에서 보드 연결 – 하이퍼 터미널(터미널 프로그램) 실행

Window에서 확인 하려면 하이퍼 터미널과 같은 터미널 프로그램을 실행하면 된다. 시작-> 모든 프로그램 -> 보조 프로그램 -> 통신 -> 하이퍼 터미널을 실행한다.

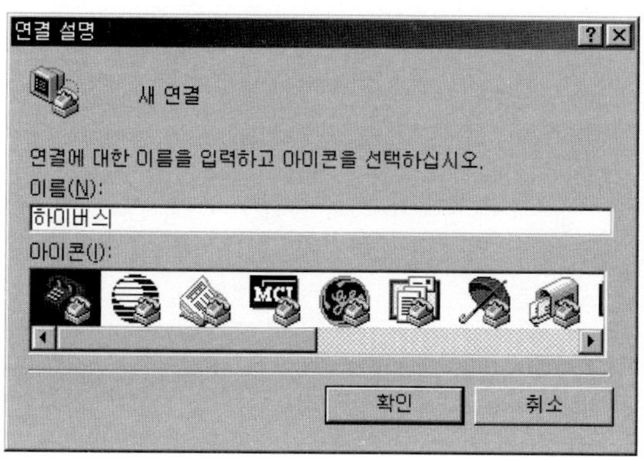

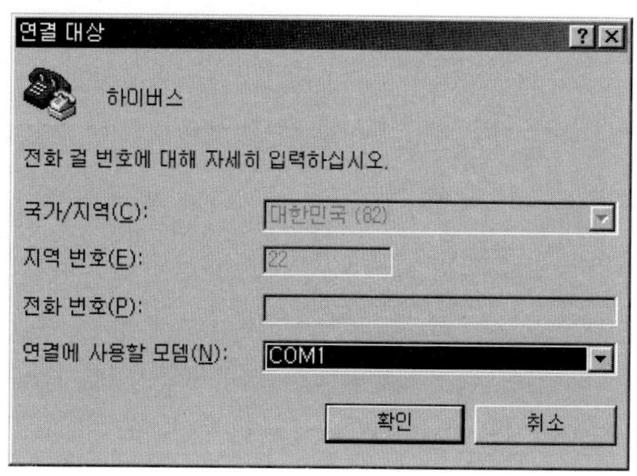

위와 같이 "새 연결"에 대한 화면이 나오면 연결에 대한 이름을 적고 확인을 클릭한다. 연결 대상에 대한 화면이 나오면 "연결에 사용할 모뎀"을 설정해야 한다. 사용할 수 있는 시리얼 포트 번호는 내컴퓨터 -> 속성 -> 하드웨어 -> 장치관리자의 포트(COM 및 LPT)에서 확인할 수 있다. 다음 그림을 보면 사용할 수 있는 포트가 COM1로 나와있다. 임베디드 보드와 연결된 포트를 선택하면 된다.

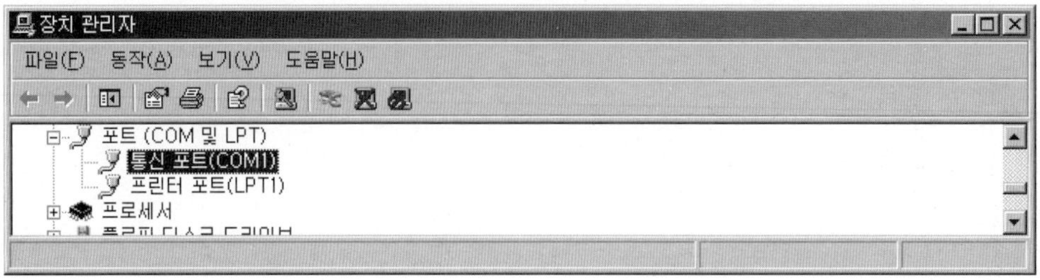

포트설정 화면이 나오면 다음 그림과 같이 설정한다.

- [비트/초 : 38400][데이터비트 : 8][패리티 : 없음][정지 비트 : 1][흐름 제어 : 없음]

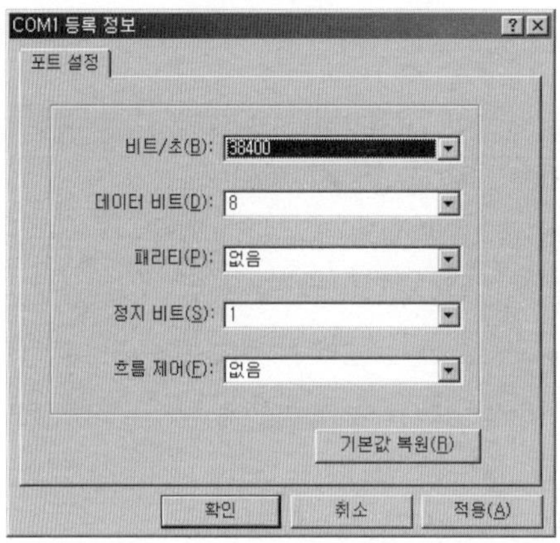

"확인"을 클릭하면 다음과 같이, 임베디드 보드에 연결이 되는 것을 확인할 수 있다.

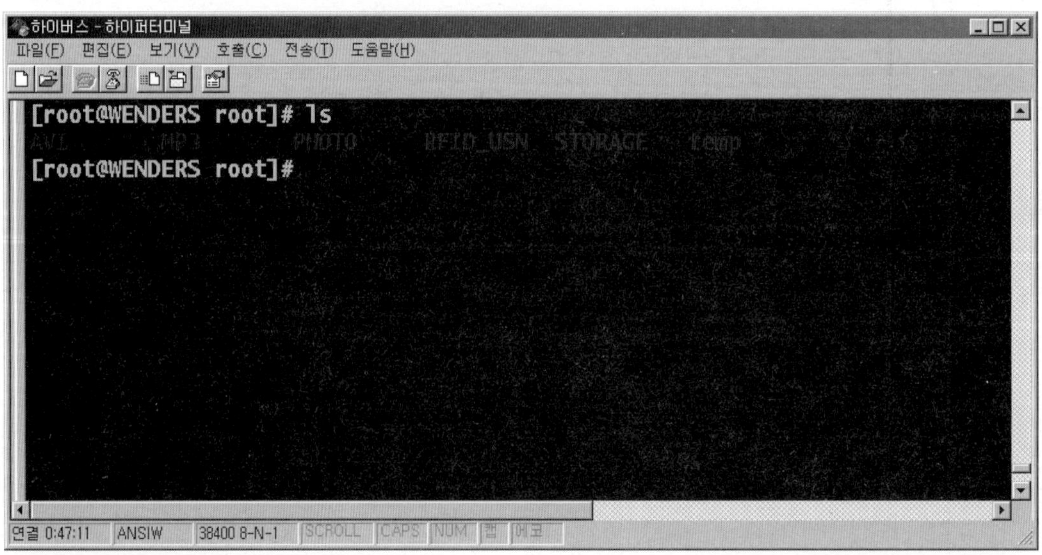

작업한 ARM용 바이너리를 다운로드 하려면, 리눅스에서 ARM용으로 컴파일한 바이너리 파일이 윈도우 상에 존재해야 한다. 리눅스에서 작업한 이미지를 USB등의 저장장치를 사용해서 윈도우로 옮기거나, 리눅스 서버 등을 사용한다면 FTP로 가져와도 무방하다. 다음 그림은 리눅스 작업 서버로 접근하여 바이너리 파일을 윈도우 PC로 다운로드하는 화면이다.

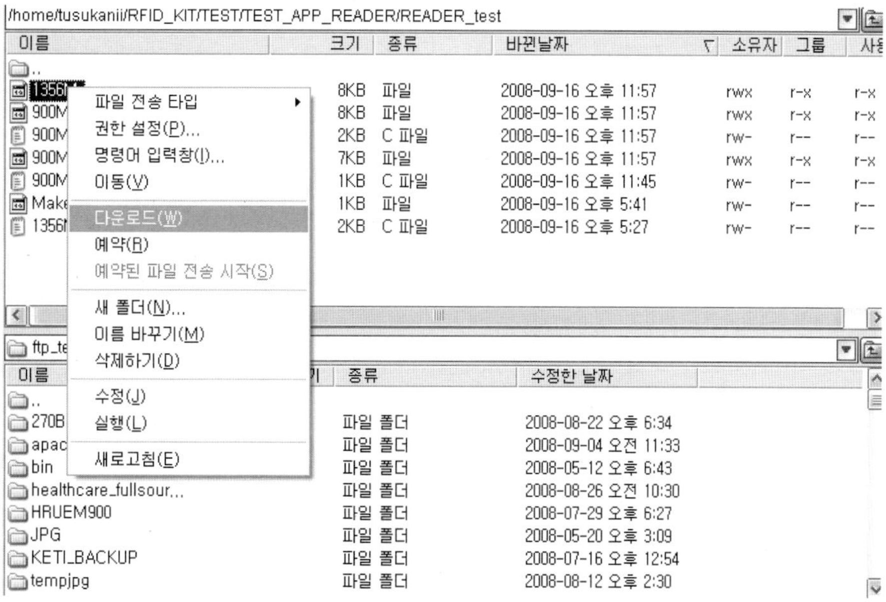

바이너리 이미지를 윈도우 PC에 다운로드 혹은 저장했다면 임베디드 보드로 다시 다운로드해야 한다. 메뉴의 전송 -> 파일 보내기를 클릭한다.

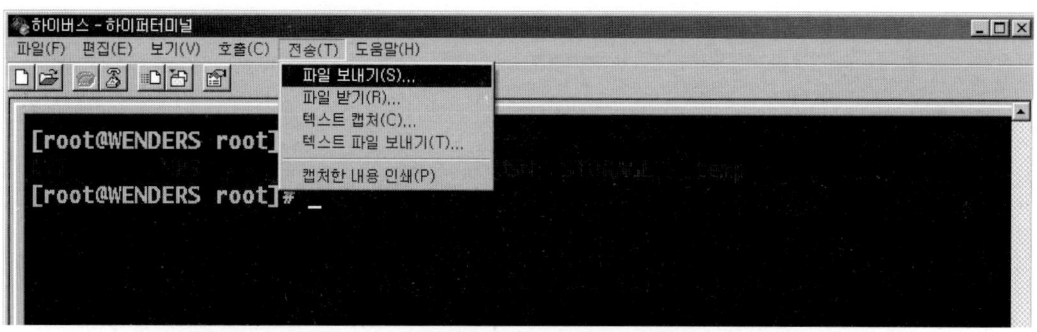

다음 화면이 나오면 "찾아보기"를 클릭하여 바이너리 이미지를 선택한다.

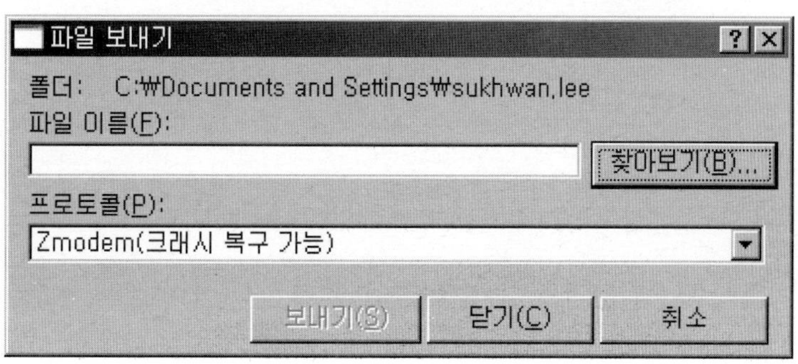

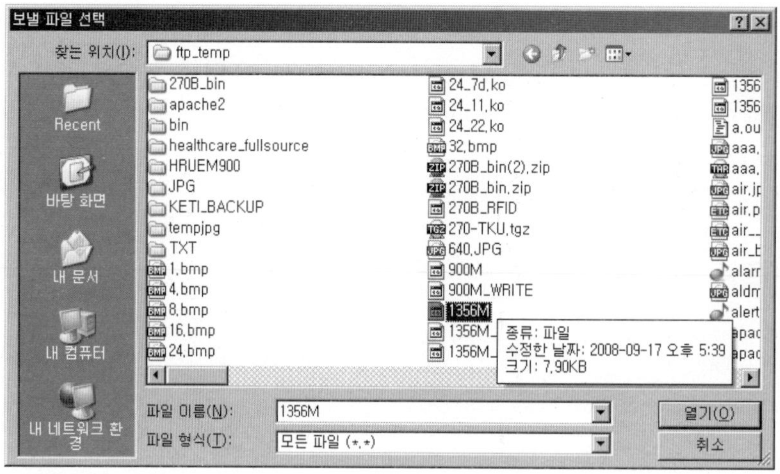

선택을 완료했다면 "보내기"를 클릭하여 임베디드 보드로 전송한다. 다음은 바이너리 이미지를 임베디드 보드로 다운로딩하는 화면이다.

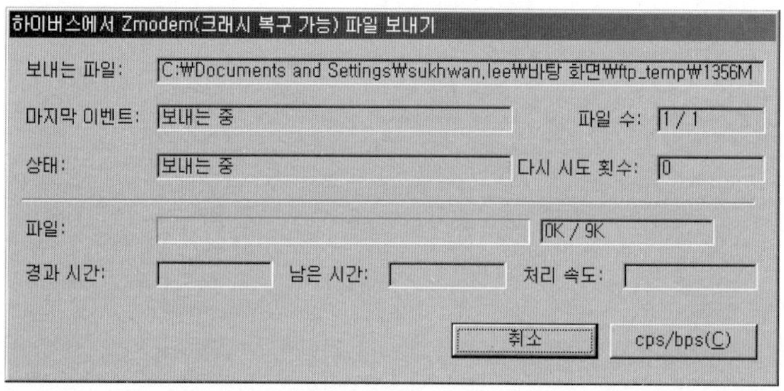
하이버스에서 Zmodem(크래시 복구 가능) 파일 보내기
보내는 파일:
C:\Documents and Settings\sukhwan.lee\바탕 화면\ftp_temp\1356M
마지막 이벤트:
보내는 중
파일 수:
1 / 1
상태:
보내는 중
다시 시도 횟수:
0
파일:
0K / 9K
경과 시간:
남은 시간:
처리 속도:
취소
cps/bps(C)

다운로드를 완료한 후 "ls"를 입력하면 다운로드 받은 파일이 존재하는 것을 볼 수 있다.

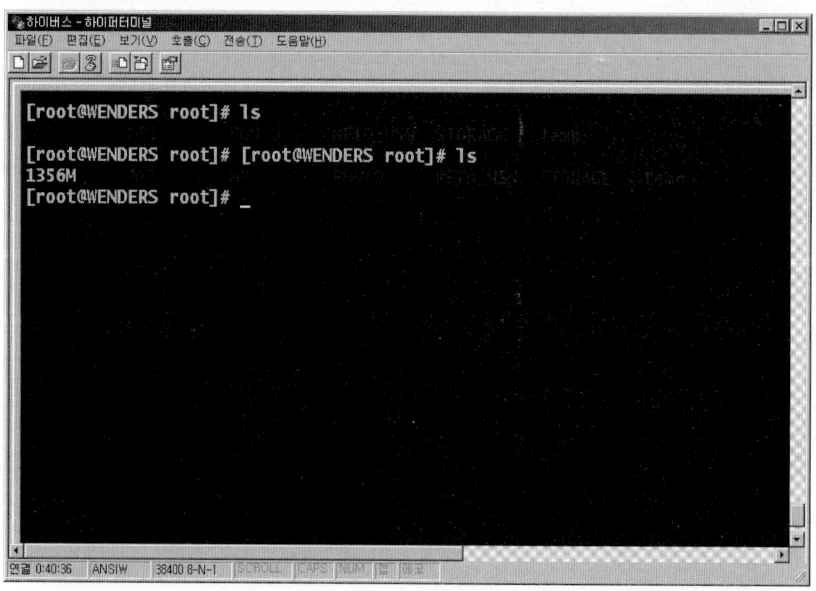

파일에 실행권한을 주기 위해 "chmod 755 1356M"을 입력한다.

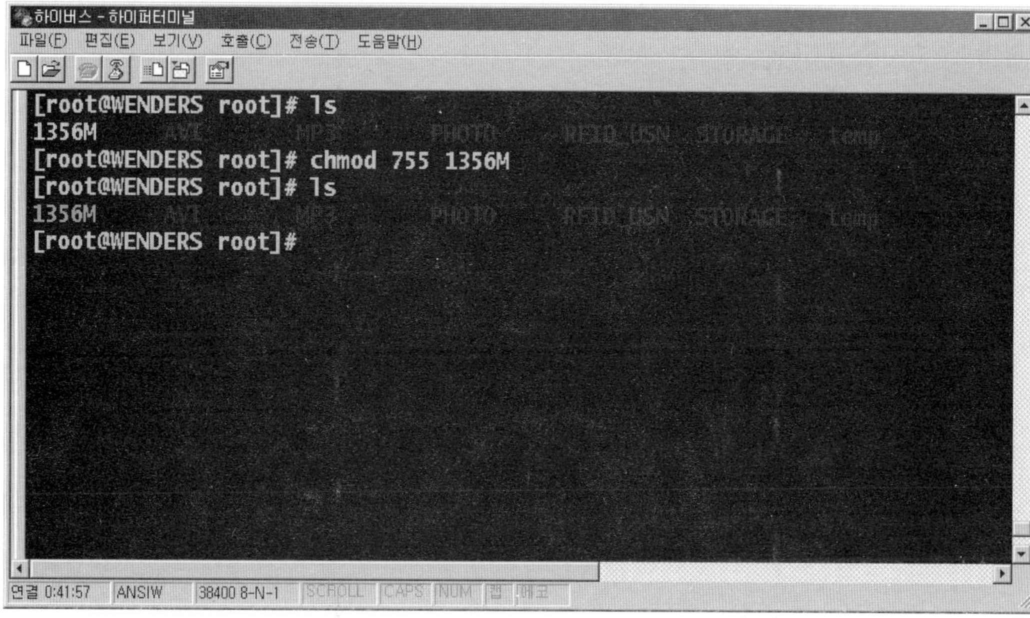

실행을 위해 "./1356M"을 입력하면 ARM용 바이너리가 실행된다.

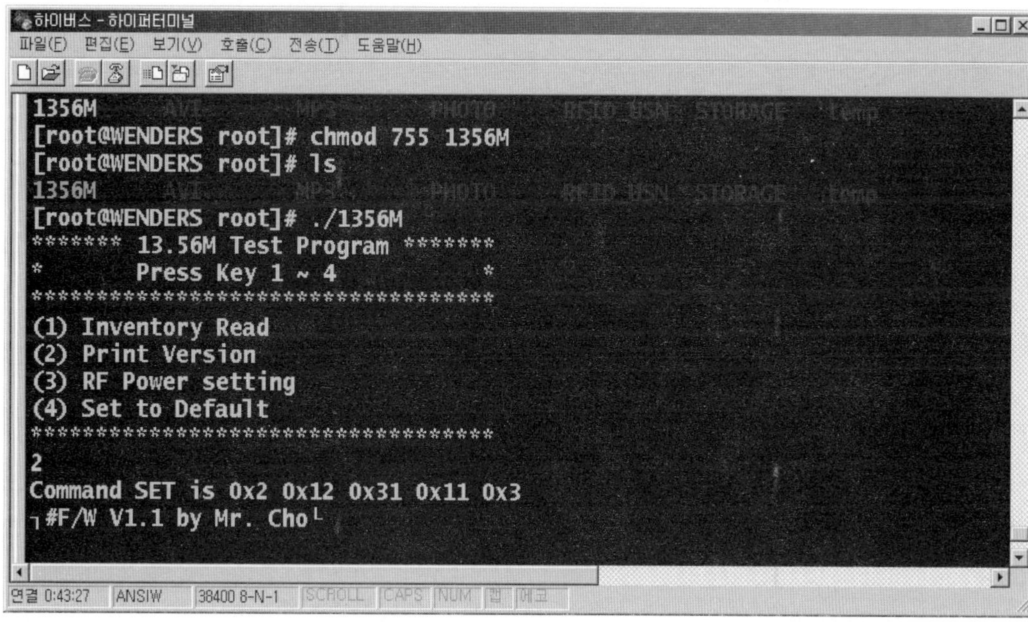

각 operation에 대한 설명은 바로 앞의 "(1) Linux상에서 보드 연결 - minicom 실행"의 마지막 부분에 언급이 되어 있으니 참고하길 바란다.

3-3 900MHz RFID 시스템의 개요

1) 900MHz RFID 프로토콜

900 MHz RFID 시스템의 리더와 태그간의 통신 규약은 ISO 18000-6에 의해 표준으로 제정되었다. ISO 18000-6은 세부적으로 Type A, B, C로 나누어져 있다. 지난 몇 년 동안 900 MHz RFID 시장은 Type B 가 주도하였으나 현재 보다 강력한 기능을 가진 Type C 로 빠르게 대체되고 있다.ISO/IEC 18000-6 Type-B의 태그 응답신호는 FM0 코드를 사용한다. FM0 코드는 연속된 두 개의 비트가 하나의 데이터 비트를 표현한다. 연속된 두 개의 비트가 "10" 또는 "01"이면 디코딩된 데이터 비트는 '0'을 나타내고 연속된 두 개의 비트가 "00" 또는 "11"이면 디코딩된 데이터 비트는 '1'을 나타낸다. FM0 코드는 Generator State Diagram 과 같은 규칙으로 데이터 비트가 결정되므로 동일한 비트가 3개 이상 연속되지 않는다.

RFID 시스템을 사용하여 물품의 정보를 읽을 때, 다수의 태그가 동시에 응답하여 태그의 정보를 읽지 못하는 태그 충돌이 발생하는데 이는 RFID 시스템의 성능을 크게 감소시키는 원인이 된다. 따라서 각각의 RFID 표준 프로토콜은 이러한 태그 충돌 문제를 해결하는 충돌방지 알고리즘을 포함하고 있다.

Type A와 C는 slotted ALOHA 프로토콜을 기반으로 한 충돌방지 알고리즘을 채택하고, Type B는 B-tree 알고리즘을 기반으로 한 충돌방지 알고리즘을 채택하고 있다. Type A와 C 모두 slotted ALOHA 프로토콜을 기반으로 하지만 Type A는 자체적으로 주어진 태그 개수에 대해서 최적의 슬롯 개수를 결정할 수 없는 것에 반해, Type C는 자체적으로 슬롯의 상태에 따라 주어진 태그 개수에 대한 최적의 슬롯 개수를 결정 해 나간다. 그러나 슬롯 개수를 결정하기 위해 사용되는 파라미터들이 명확하지 않아, 이들의 잘못된 결정으로 인한 충돌방지 알고리즘의 성능 저하가 발생할 가능성이 있다.

모호한 슬롯 개수 결정 파라미터들로 인한 성능 저하를 극복하기 위해 Type C 충돌방지 알고리즘의 기반이 되는 slotted ALOHA와는 다소 다른 Type C의 특징을 이용하여 주어진 태그 개수에 대한 최적의 슬롯 개수를 결정하는 새로운 충돌방지 알고리즘이다. 인식해야할 태그의 개수를 알 수 있는 경우, 알고리즘은 최상의 성능을 나타낸다. 하지만 일반적으로 인식해야할 태그의 개수를 알 수 없는 경우는 적용할 수 없으므로 태그의 개수를 추정하고 충돌방지 알고리즘을 적용하여 그 성능을 향상시킨다.

(1) 리더 기술

UHF 대역에서의 리더와 태그 간의 통신프로토콜인 EPCglobal의 C1G2 규격이 ISO/IEC 18000-6 type A, B에 이어 900MHz 대역의 국제 단일 표준인 18000-6 type C로 2006년 6월에 확정되었다.

C1G2 규격은 기존 EPC C0 (Class 0), C1 (Class 1) 및 ISO 18000-6 type A, B에 비해 높은 인식속도와 동시에 태그를 액세스할 수 있는 다중 리더 기능, 유연한 태그 식별 프로토콜, 보안 기능의 강화, 밀집리더 모드 지원 등 다양한 측면에서 기술적 우위를 갖는다. UHF 대역 국제 단일 표준이 확정됨에 따라 다양한 응용 분야에서 RFID 시스템 도입을 위한 기술적 검토 및 요구사항의 도출이 활발해지고 있으며 이에 따른 RFID 기술의 고도화 및 다양한 시스템 통합기술이 개발되고 있다. 수동형 리더 역시 식별 성능 개선을 위한 태그 식별 알고리듬의 연구 및 밀집리더 환경에서의 다중 리더 운용 기술에 대한 연구가 이루어지고 있다.

밀집리더 환경에서 다수 개의 태그를 효율적으로 식별하기 위해서는 우선 리더간의 간섭, 리더-태그 간섭, 또한 다수 개의 리더가 동시에 동작할 수 있는 통신 프로토콜 등에 대한 기술 개발이 필요하며 이를 바탕으로 효율적인 다중태그 식별 알고리듬의 개발이 필요하다. 현재 LBT나 FHSS 방식을 이용하여 리더 충돌 문제를 일부 해결하고 있으나 밀집 리더 환경에서는 다수의 리더들 상호간의 충돌을 최소화 할 수 있는 보다 효율적인 채널 운용 알고리듬 및 프로토콜의 개발이 필요하다. 또한 밀집 리더 환경에서 다량의 태그를 효율적으로 식별하기 위해서는 태그 그룹핑(grouping) 기법의 개발이 필요하고 각 그룹별로 태그를 식별할 수 있는 기법들이 연구되어야 한다. 현재 미국 Intermec, Symbol Inc., Samsys, Alien Tech. 등에서는 Gen2 기반 밀집모드 지원 리더의 상용시제품 발표가 이루어지고 있으며, 국내에서는 한국전자통신연구원이 국내기술기준을 준용할 수 있는 밀집모드 지원 리더의 개발을 완료 하였다.

최근에는 파렛, 케이스 단위가 아닌 물품 단위에 태그 부착을 위한 ILT 기술도 속속 선보이고 있으며 기존의 성숙된 기술과 신호 간섭의 영향이 적다는 장점을 갖는 HF 대역 기술과 Gen2 프로토콜과의 호환성을 내세우는 near-field UHF 대역 기술에 대하여 기술적인 논쟁이 오가고 있으며 일부에서는 HF 대역과 UHF 대역의 hybrid 형태의 RFID 기술도 제안하고 있다.

(2) 태그 기술

수동형 RFID 태그는 칩과 안테나로 구성된다. 태그 칩에는 사물의 유일 식별 코드나 정보를 저장하며 리더의 요청에 의해 또는 상황에 따라 스스로 외부에 자신의 정보를 전송한다.

5센트 이하의 저가격, 초소형, 고기능의 전자 태그를 구현하기 위해서는 칩, 안테나, 패키징 등의 기술이 중요하다. 현재 칩의 가격은 태그 가격의 40% 정도를 차지하고 있으므로 칩을 소형화하고 수율을 높여서 생산단가를 낮추는 것이 중요하다. 칩의 소형화는 반도체 기술의 지속적인 발전에 따라 실현되고 있다. Hitachi는 0.3×0.3mm2 크기의 무칩(chipless), Alien은 0.35×0.35mm2 크기의 나노블록칩을 개발하였다. 그 외에도 Impinj, Philips, TI 등에서 EPCglobal의 C1G2 규격을 따르는 태그칩을 개발하였다.

UHF 대역의 국제 단일 표준으로 ISO 18000-6 type C가 제정됨으로써 Impini와 Philips를 비롯한 여러 메이저 업체들에서 상호 호환성이 검증된 대량의 칩 생산이 이루어지고 있다. 따라서 업체간 가격 경쟁이 치열해질 것으로 전망되며, 칩의 가격이 상당히 낮아질 것으로 예상된다.

칩의 크기가 소형화 될수록 칩과 안테나의 인레이(inlay) 작업이 어려워지므로 적합한 인레이 기술의 개발이 중요하다. 현재는 플립칩(flip chip) 기술이 주로 사용되고 있으나 칩의 크기가 작아질수록 인레이 비용이 상당히 증가하게 된다. Alien은 유체를 이용하여 나노블록칩을 기판 위에 정렬시킨 후 strap 형태로 만드는 FSA 기술을 개발하였으며, Philips는 FSA와 유사한 vibratory assembly 기술을 개발하고 있다. Symbol은 한 번에 여러 개의 칩을 동시에 인레이 할 수 있는 PICA 기술을 개발하였다.

한편 수동형 RFID 태그의 경우 태그 안테나의 최적 설계가 상당히 중요하다. 수동형 태그의 안테나는 가능한 최대의 전력을 손실 없이 태그칩으로 전달하여야 하며 이를 위하여 우수한 방사 특성과 함께 태그 칩과의 완벽한 정합이 이루어져야 한다.

또한 RFID 태그는 용도의 특성상 항상 특정 사물에 부착되어 사용되므로 태그의 부착 물체의 특성 및 동작 환경에 따른 최적화가 필요하다. 특히 금속 물체의 경우 흔히 쓰이는 라벨형 태그와는 다른 구조의 안테나 개발이 필요하다. 지폐나 고가품의 위조방지 등에 사용되는 초소형 태그를 실현하기 위해서는 안테나를 웨이퍼 상에서 직접 구현하는 AoC 기술이 요구된다.

RFID 태그 산업은 물류에서 상자나 파렛 등에 붙이기 위한 스마트 라벨(smart label)의 생산이 주류를 이루고 있다. 일반적인 스마트 라벨 가격은 0.2~0.5달러 수준이며 양적 성장에 따른 가격 하락이 이루어지고 있다.

이 외에도 저가형 개별 물품 단위 태그 식별을 위한 무칩 태그, organic 태그, printed 태그 등에 대한 연구도 이루어지고 있지만 유기소자의 고주파 특성이 좋지 않고 다양한 종류의 유기소자가 개발되어 있지 않으며 유기소자를 이용한 기술의 수준이 낮아서 복잡한 태그의 기능 구현이 어렵다. 이러한 문제점에도 불구하고 1센트 대의 초저가 태그 구현이 가능한 기술로서 IPR 확보 차원에서 다양한 연구가 이루어지고 있다.

2) ISO 18000-6 Type C의 충돌방지 알고리즘

Type C가 제시하는 충돌방지 알고리즘은 slotted ALOHA 프로토콜을 기반으로 하는 Q 알고리즘이다. [그림 3-39]는 ISO 18000-6 Type C에서 제시하는 Q 알고리즘을 나타낸 것이다.

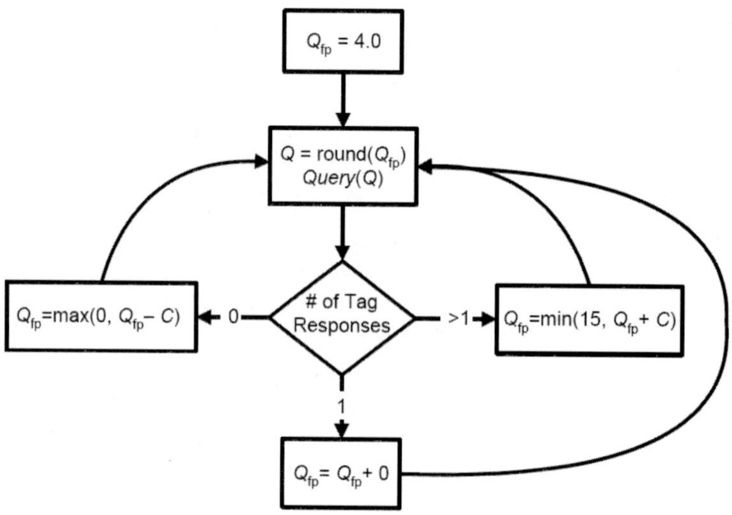

[그림 3-39] Type C가 제시하는 충돌방지 알고리즘 – Q 알고리즘.

Q 알고리즘은 Q 파라미터를 이용해서 시간을 2Q개의 슬롯이란 단위로 나누고 각각의 시간 슬롯에 태그들이 랜덤하게 응답하게 함으로써 태그의 충돌을 줄이는 방법이다. 따라서 Q에 따라 충돌방지 알고리즘의 성능이 결정된다.Q는 0에서 15까지의 정수로 이에 따라 생성될 수 있는 슬롯의 개수는 20개에서 215개이다. Q 값은 Q_{fp}값에 따라 변하게 되는데 Q_{fp}는 유리수 값을 가지는 파라미터이며 Q 값은 정수 값을 가지는 파라미터이다.

Type C가 제시하는 Q 알고리즘은 Q_{fp}의 초기 값을 4로 두고 태그 인식과정을 시작한다. 리더의 질의(Query)에 대해 24개의 슬롯에서 태그들이 랜덤하게 응답할 경우 다음과 같은 3가지 경우가 발생한다.

- 첫째, 슬롯에 하나의 태그만이 응답하는 경우는 리더는 태그의 정보를 정확히 읽어 들이고 현재의 Qfp값을 그대로 유지한다.
- 둘째, 슬롯에 태그의 응답이 없는 경우는 리더가 아무런 정보도 읽지 못한 채 Qfp값에서 가중치

C(0.1 < C < 0.5, 시뮬레이션에서는 0.33으로 가정하였다)를 뺀다.

- 마지막으로, 슬롯에 다수의 태그가 응답하는 경우가 발생하는데 이러한 현상을 '태그 충돌'이라 부른다.

리더는 해당 슬롯에 응답한 태그들의 정보를 구분하지 못하게 되므로 정보를 읽지 못하고 현재의 Q_{fp}값에 가중치C를 더한다. 태그 인식과정이 진행됨에 따라 Q_{fp}값에 다수의 덧셈과 뺄셈 연산이 행해지고 반올림 시 Q값이 변화하면 진행 중인 태그 인식과정을 멈추고 변화된 새로운 Q값으로 새로운 태그 인식과정을 시작한다.

모든 태그가 인식될 때까지 위의 과정을 반복한다.

인식해야할 태그의 수가 큰 경우에는 초기Q값이 크고 C가 작을수록 성능이 좋고 인식될 태그의 수가 작은 경우에는 초기 Q값이 작고 C가 클수록 성능이 좋다. 하지만 Type C에서 제시하는 Q값 결정 알고리즘에는 초기 Q값과 가중치 C에 대한 명확한 기준이 없다. 잘못된 초기 Q값과 C값의 선택은 오히려 충돌방지 알고리즘의 성능을 저하시킬 우려가 있다.

차세대 IT혁명을 이끌 기술로 평가되는 전파식별 태그의 글로벌 표준이 사실상 확정됐다. 이로써 국내에서 RFID 표준의 혼선문제가 해소돼 RFID 시스템 시장이 일대 전기를 맞게 될 전망이다.

3) 'EPC 클래스 1, Gen 2' 프로토콜

'ISO 국제표준화회의'에서 'EPC 클래스 1, Gen 2(2세대)' 표준에 기초한 ISO 18000-6의 신규타입(타입 C)이 사실상 확정됐다. RFID의 2세대 표준기술로 주목을 받아온 EPC의 클래스1 Gen 2를 ISO의 정식표준인 '18000-6 타입 C'로 하기 위한 RFID 태그의 글로벌 통합 표준을 확정지었다. 코드 표준화단체인 'EPC글로벌'이 전자상품코드(EPC) 네트워크에 시스템을 위한 RFID 태그 표준인 'EPC C1 Gen2'를 개발했으나 이는 유통물류산업에 초점을 맞춰 일반산업에 적용하기에는 제약이 따랐다. 각국 표준화 단체가 ISO에 참여해 일반산업에 적용할 수 있도록 EPC표준을 수용함으로써 새로운 표준이 탄생하게 됐다.

이번에 확정된 ISO 18000-6의 신규타입(타입 C)은 태그에 EPC 코드 외에 일반 산업용 데이터 코드를 기록할 수 있고 ISO 표준만 준수한다면 다양한 응용분야에서 멀티코드리더기로 호환성 문제없이 RFID 태그 데이터를 읽어낼 수 있다. 특히 업체마다 다른 RFID 프로토콜을 사용함에 따라 빈발하던 시스템 오류나 업무의 혼선이 사라지는 등 RFID 확산의 중대한 걸림돌 하나가 제거됐다는 의미를 가진다.

이번에 확정된 타입 C의 태그는 킬(Kill)과 엑서스(Access) 패스워드가 채용되어 있어 태그 기능을 영구정지시키거나 태그의 특정 메모리 영역 쓰기 기능을 제한(Lock), 프라이버시 보호와 안전성을 강화했다.

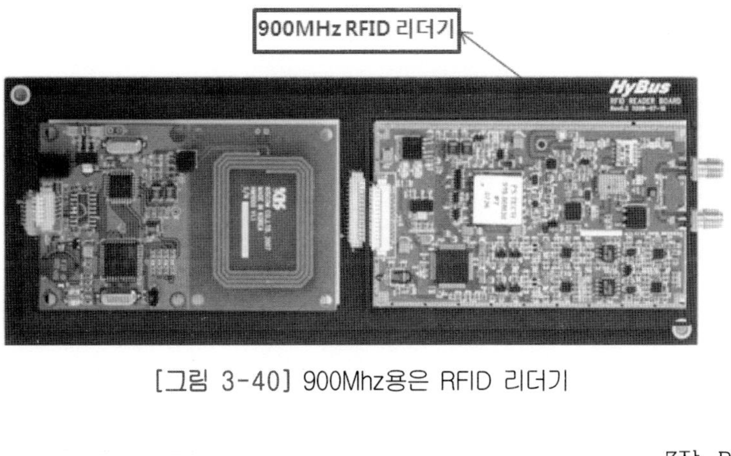

[그림 3-40] 900Mhz용은 RFID 리더기

구 분	항 목	내 용
900MHz RFID 시스템	프로토콜	ISO 18000-6 Type-B/C, EPC Gen 2
	주파수	910MHz ~ 914MHz (FHSS-15ch)
	통신	UART / USB Port
	동작표시	Buzzer
	전원	Average active Current 〈 950mA @ 4.0 V
	reading range	5미터(m) (6dBi 안테나 사용)
	입력전원	4V DC
	변조(Modulation)	ASK-DSB
	코딩 방법	PIE(TX), FM0(RX)
	데이터 비율	40 kbps (80 kbps available)
	기능	Read / Write (Reserved/EPC/TID/User Bank)
	태그	Card Type : 5EA

3-4 900MHz RFID 리더기 테스트 프로그램

1) 900MHz 송수신 프로그램 설치

별첨 CD의 RFID_test 라는 디렉토리를 보면 RFID_900M이라는 디렉토리가 있다.

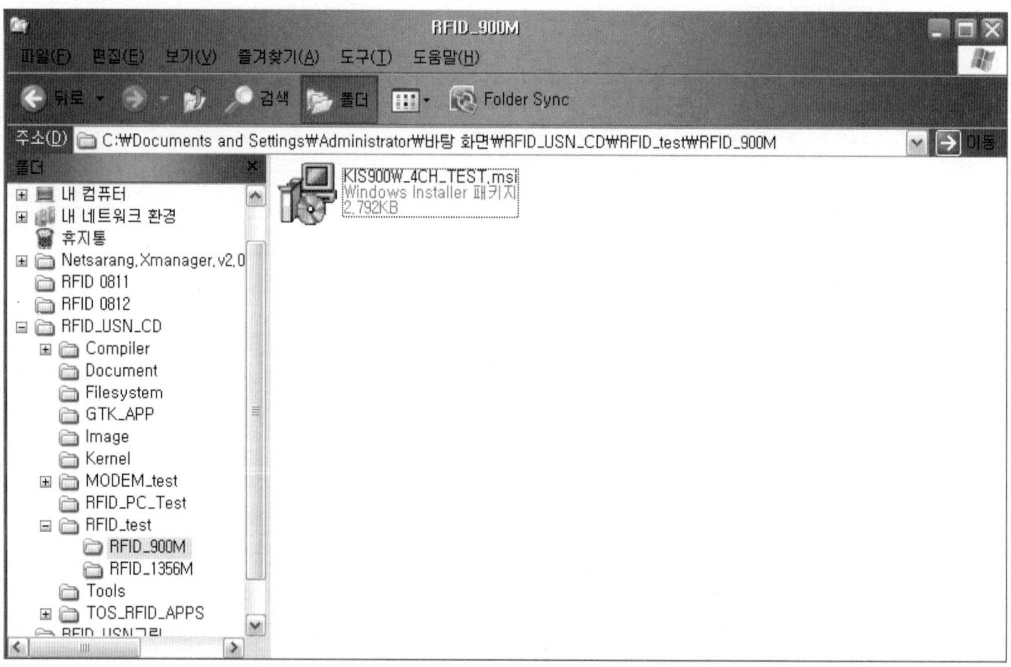

[그림 3-41] 900Mhz 테스트 프로그램 디렉토리

900Mhz용 리더기 프로그램인 RFID_900M은 KIS900W_4CH_TEST.msi를 클릭하여 설치한다.

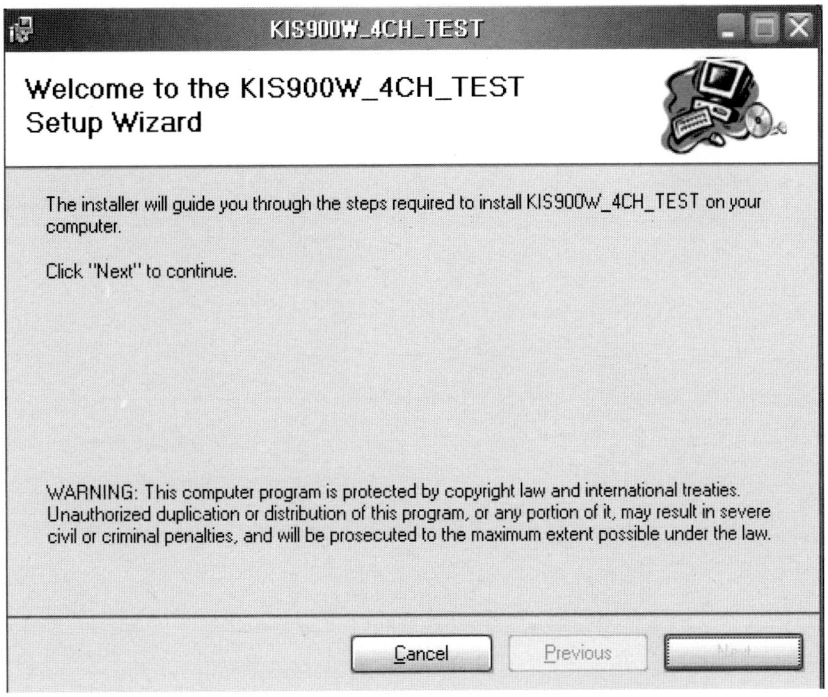

[그림 3-42] 900Mhz 테스트 프로그램 실행화면

설치 시 설치할 디렉토리를 지정할 수 있다.

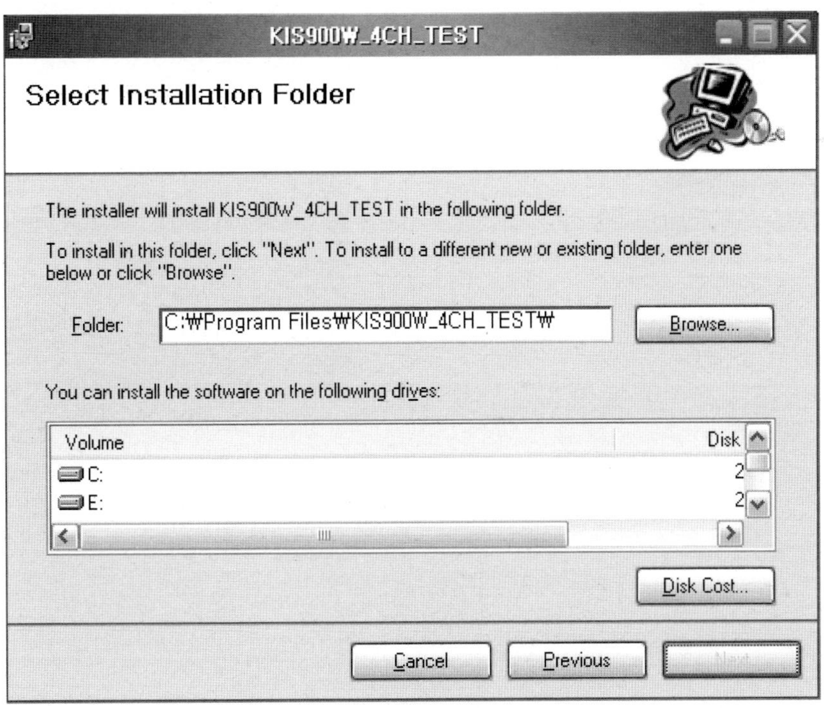

[그림 3-43] 설치할 디렉토리를 지정

설치가 완료된 후 실행파일을 실행하면 다음과 같은 화면이 나온다.

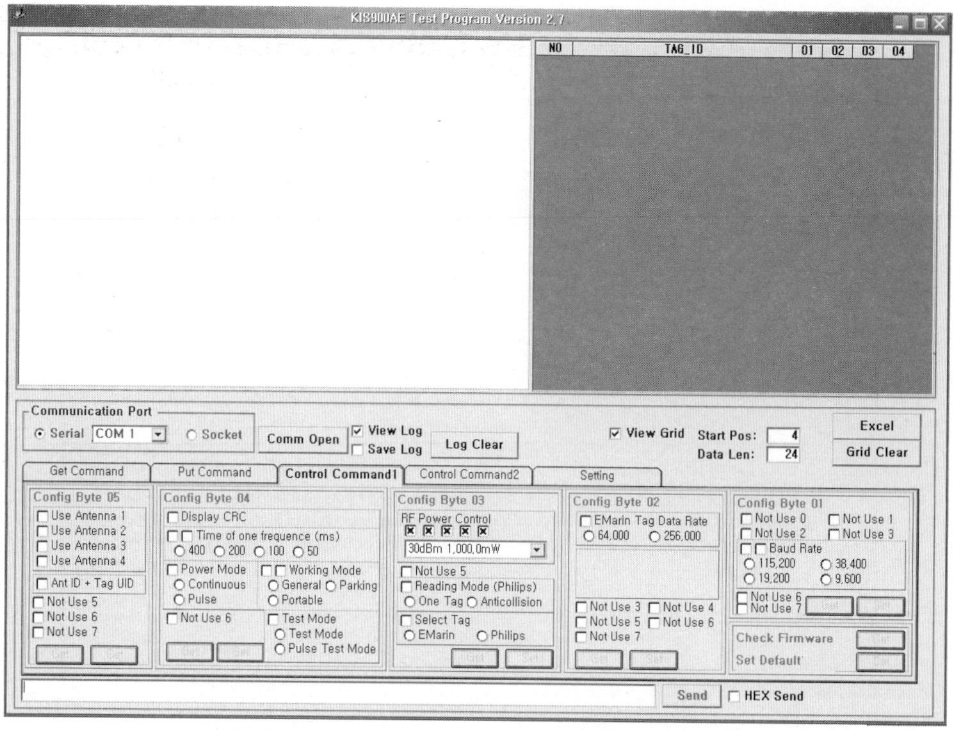

[그림 3-44] 900Mhz 테스트 프로그램 실행화면

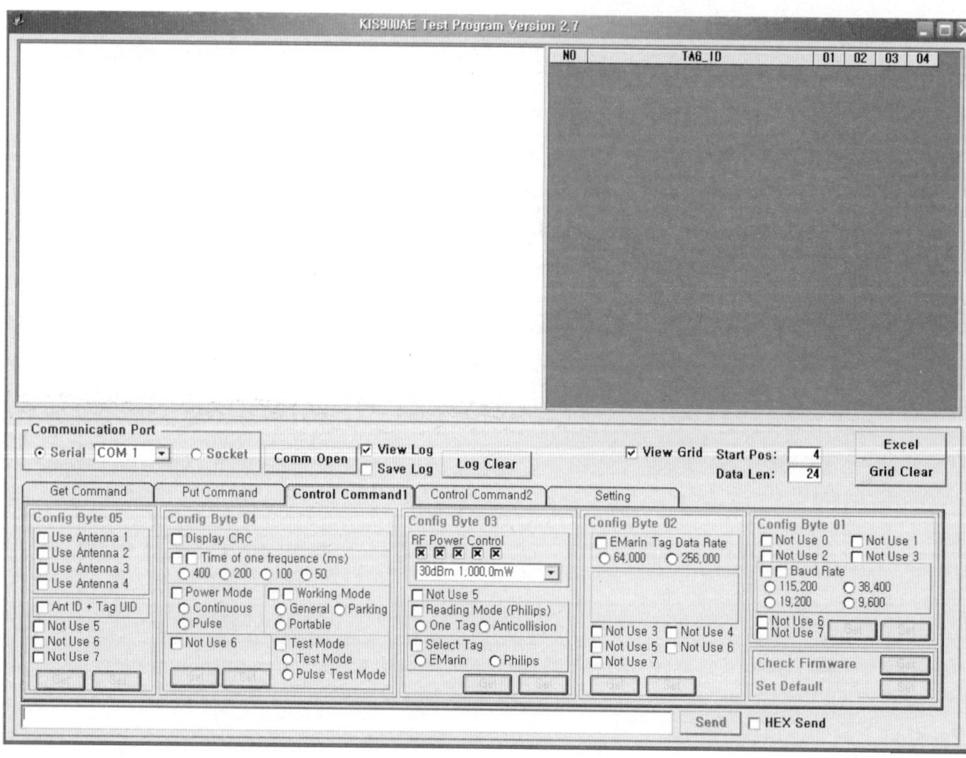

[그림 3-44] 900Mhz 테스트 프로그램 실행화면

2) 900MHz RFID 시스템 H/W 환경 설정

PC의 시리얼 포트와 RFID/USN 임베디드 시스템의 PC-UART포트를 시리얼 케이블 (혹은 USBtoSerial)로 PC와 연결을 하면 테스트를 위한 환경 설정이 완료된다. RFID/USN 임베디드 시스템의 PC-UART포트에는 F-to-M 시리얼 젠더를 부착하면 연결이 가능하다.

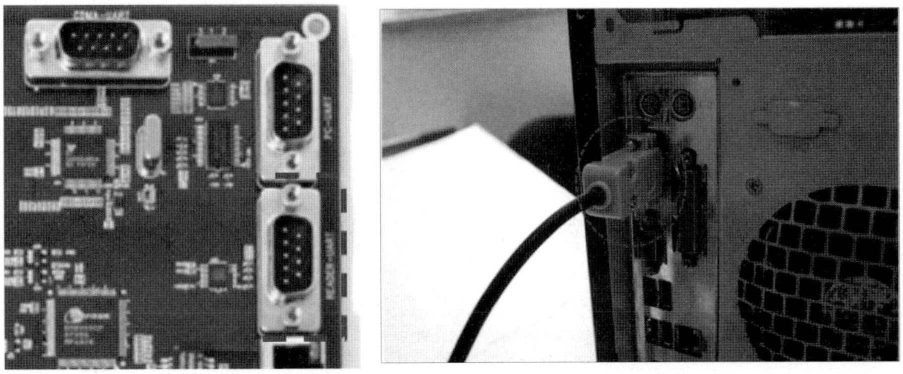

[그림 3-45] F-to-M 시리얼 젠더 연결

900Mhz RFID 리더기는 READER-UART라는 포트에 연결하여 사용하며 리더기의 선택은 PC-UART와 CDMA-UART옆에 있는 DIP 스위치로 결정한다.

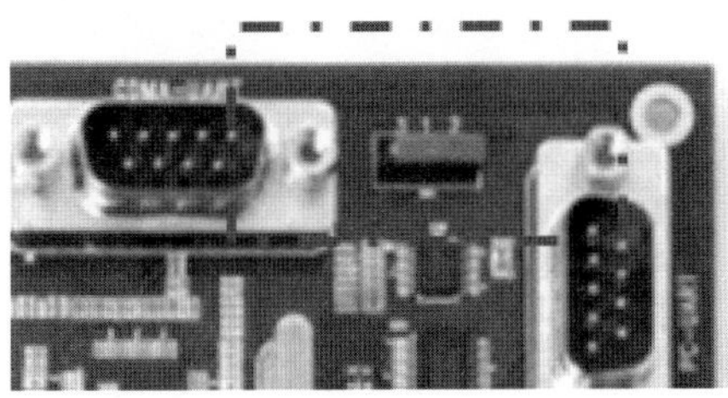

[그림 3-46] RFID 리더기 선택용 DIP 스위치

900Mhz는 다음과 같이 1과 2로 설정되어야 한다.

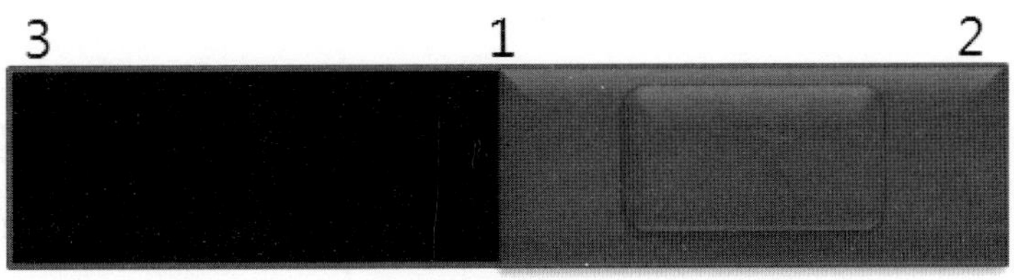

[그림 3-47] 900Mhz용 DIP 스위치 빨강색 선택

3) 900MHz RFID 시스템 구현 실습

KIS900AE Test Program을 실행하여 RFID/USN 임베디드 시스템의 900Mhz RFID 리더기에 RFID 태그(tag)를 대면 다음과 같이 출력된다.

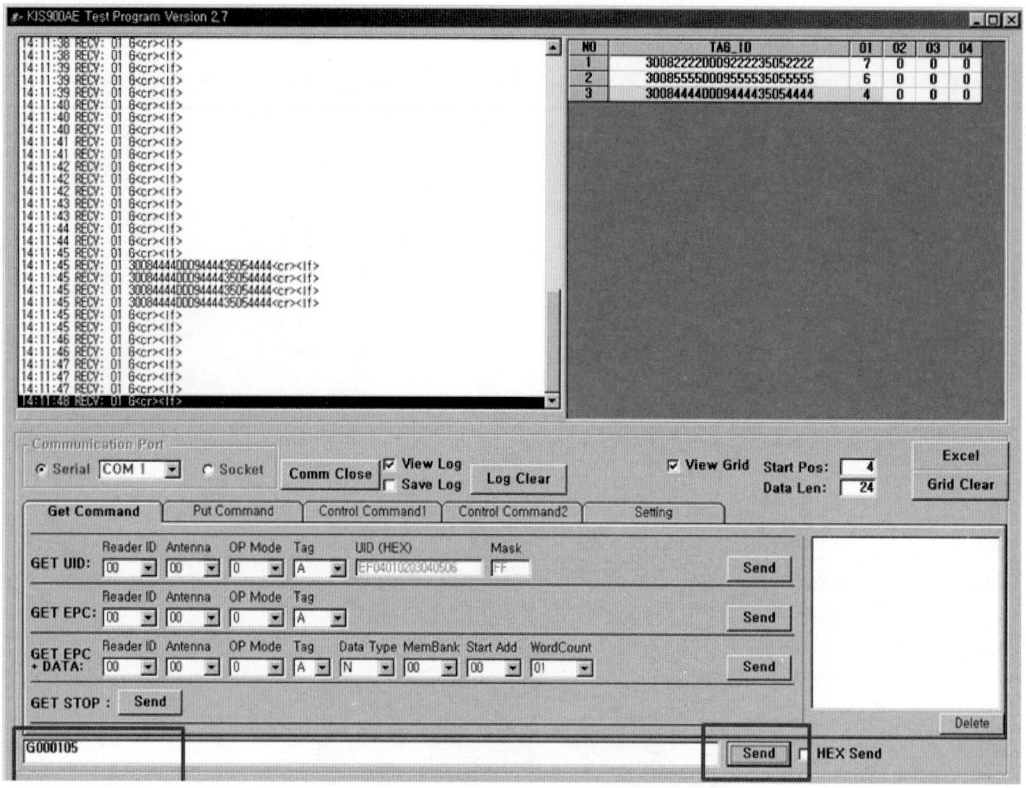

[그림 3-48] KIS900AE Test Program 실행

통신 포트(Communication port)에서 연결된 시리얼 포트를 선택하고, 화면 가장 밑의 command 창에서 "G000105"를 입력하면 [그림 3-49]의 화면과 같이 태그(tag)정보가 출력된다.

GET STOP의 Send 버튼을 클릭하면, 읽기(read)동작을 멈추게 된다.

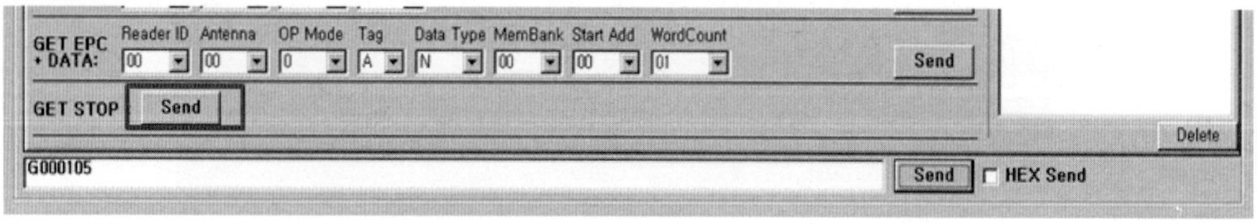

[그림 3-49] Send 버튼을 클릭하면, 읽기(read)동작 정지

RFID/USN 임베디드 시스템의 900MHz 리더기용 PC test program이 버전이 아직 개발되지 않아서 이전 버전의 test program을 사용함에 따라 Command가 조금 상이하여 Command를 직접 입력해야 한다.

최신 버전의 test program은 제작사의 홈페이지 자료실에서 제공 받을 수 있다. [900Mhz READER PROTOCOL SPECIFICATION]

• Get Tags command (태그로부터 데이터를 읽어오기 위한 명령어들)

① Inventory

- 요청 메시지

FIELD NAME	Size (String)	Value	DESCRIPTIONS
Command section	1	g	Get Tags
Reader ID	2	00	Use define ID,00:ALL reader
Command	2	01	Inventory command
Q	2	00~07	Q parameter of Query
CR	1	0x0d	Request End Character

- 응답 메시지

FIELD NAME	Size (String)	Value	DESCRIPTIONS (loops n Times)
ANT	2	01~02	Antrnna number
SPACE	1		Space
EPC	4~	Variable	nWORD
CR	1	0x0D	Response End Character
LF	1	0x0A	Response End Character

FIELD NAME	Size (String)	Value	DESCRIPTIONS (loops n Times)
ANT	2	01~02	Antrnna number
SPACE	1		Space
EPC #n	4~	Variable	nWORD
CR	1	0x0D	Response End Character
LF	1	0x0A	Response End Character

- 최종 응답 메시지

FIELD NAME	Size (String)	Value	DESCRIPTIONS
ANT	2	01~02	Antrnna number
SPACE	1		Space
Tag tpye	1	G	Gen2
CR	1	0x0D	Response End Character
LF	1	0x0A	Response End Character

② Read

- 요청 메시지

FIELD NAME	Size (String)	Value	DESCRIPTIONS
Command Section	1	G	Get Tags
Reader ID	2	00	User define ID, 00: ALL reader
Command	2	20	Memory bank read command
Mem bank	2	00~03	Select memory bank
Word Ptr	2	00~	nWord, start address
Word cnt	2	01~	nWord, Word counter
CR	1	0x0D	Request End Character

- 응답 메시지

FIELD NAME	Size (String)	Value	DESCRIPTIONS (loops n Times)
ANT	2	01~02	Antenna number
SPACE	1		Space
EPC	4~	Variable	nWORD
Tag Data	4~	Variable	nWORD
Data	2	01,00	01 : Zucess, 00:Fail
CR	1	0x0D	Response End Character
LF	1	0x0A	Response End Character

- 최종 응답 메시지

FIELD NAME	Size (String)	Value	DESCRIPTIONS (loops n Times)
ANT	2	01~02	Antrnna number
SPACE	1		Space
Tag tpye	1	G	Gen2
CR	1	0x0D	Response End Character
LF	1	0x0A	Response End Character

* Put Tage commmand (태그에 데이터를 쓰기 위한 명령어들)

③ Write

- 요청 메시지

FIELD NAME	Size (String)	Value	DESCRIPTIONS
Command Section	1	P	Get Tags
Reader ID	2	00	User define ID, 00: ALL reader
Command	2	30	Memory bank read command
Mem bank	2	00~03	Select memory bank
Word Ptr	2	00~	nWord, start address
DATA	4	Variable	Data to save TAG
CR	1	0x0D	Request End Character

- 응답 메시지

FIELD NAME	Size (String)	Value	DESCRIPTIONS (loops n Times)
ANT	2	01~02	Antenna number
SPACE	1		Space
EPC	4~	Variable	nWORD
Data	2	01,00	01 : Success 00: Fail
CR	1	0x0D	Response End Character
LF	1	0x0A	Response End Character

- 최종 응답 메시지

FIELD NAME	Size (String)	Value	DESCRIPTIONS (loops n Times)
ANT	2	01~02	Antrnna number
SPACE	1		Space
Tag tpye	1	G	Gen2
CR	1	0x0D	Response End Character
LF	1	0x0A	Response End Character

④ Secured Write

- 요청 메시지

FIELD NAME	Size (String)	Value	DESCRIPTIONS
Command Section	1	P	Put Tags
Reader ID	2	00	User define ID, 00: ALL reader
Command	2	31	Memory bank write command
Access PW	8	Variable	32-bit Access password
Mem bank	2	00~03	Select memory bank
Word Ptr	2	00~	nWord, start address
DATA	4	Variable	Data to save TAG
CR	1	0x0D	Request End Character

- 응답 메시지

FIELD NAME	Size (String)	Value	DESCRIPTIONS (loops n Times)
ANT	2	01~02	Antenna number
SPACE	1		Space
EPC	4~	Variable	nWORD
Data	2	01,00	01 : Success 00: Fail
CR	1	0x0D	Response End Character
LF	1	0x0A	Response End Character

- 최종 응답 메시지

FIELD NAME	Size (String)	Value	DESCRIPTIONS (loops n Times)
ANT	2	01~02	Antenna number
SPACE	1		Space
Tag tpye	1	G	Gen2
CR	1	0x0D	Response End Character
LF	1	0x0A	Response End Character

⑤ Block Write

- 요청 메시지

FIELD NAME	Size (String)	Value	DESCRIPTIONS
Command Section	1	P	Put Tags
Reader ID	2	00	User define ID, 00: ALL reader
Command	2	40	Memory bank write command
Mem bank	2	00~03	Select memory bank
Word Ptr	2	00~	nWord, start address
Word cnt	2	01~	The number of memory to store in tag mrmory
DATA	4~	Variable	Data to save in TAG
CR	1	0x0D	Request End Character

- 응답 메시지

FIELD NAME	Size (String)	Value	DESCRIPTIONS (loops n Times)
ANT	2	01~02	Antenna number
SPACE	1		Space
EPC	4~	Variable	nWORD
Data	2	01,00	01 : Success 00: Fail
CR	1	0x0D	Response End Character
LF	1	0x0A	Response End Character

- 최종 응답 메시지

FIELD NAME	Size (String)	Value	DESCRIPTIONS (loops n Times)
ANT	2	01~02	Antrnna number
SPACE	1		Space
Tag tpye	1	G	Gen2
CR	1	0x0D	Response End Character
LF	1	0x0A	Response End Character

⑥ Secured Block Write

- 요청 메시지

FIELD NAME	Size (String)	Value	DESCRIPTIONS
Command Section	1	P	Put Tags
Reader ID	2	00	User define ID, 00: ALL reader
Command	2	41	Memory bank write command
Access PW	8	Variable	32-bit Access password
Mem bank	2	00~03	Select memory bank
Word Ptr	2	00~	nWord, start address
Word cnt	2	01~	The number of memory to store in tag mrmory
DATA	4~	Variable	Data to save in TAG
CR	1	0x0D	Request End Character

- 응답 메시지

FIELD NAME	Size (String)	Value	DESCRIPTIONS (loops n Times)
ANT	2	01~02	Antenna number
SPACE	1		Space
EPC	4~	Variable	nWORD
Data	2	01,00	01 : Success 00: Fail
CR	1	0x0D	Response End Character
LF	1	0x0A	Response End Character

- 최종 응답 메시지

FIELD NAME	Size (String)	Value	DESCRIPTIONS (loops n Times)
ANT	2	01~02	Antrnna number
SPACE	1		Space
Tag tpye	1	G	Gen2
CR	1	0x0D	Response End Character
LF	1	0x0A	Response End Character

⑦ Lock

- 요청 메시지

FIELD NAME	Size (String)	Value	DESCRIPTIONS
Command Section	1	P	Put Tags
Reader ID	2	00	User define ID, 00: ALL reader
Command	2	50	Memory bank write command
Mem bank	2	00~04 10~14	PW Lock (00:unlock, 01:Kill,02:Access,03:EPC,04:TID,05:User) Perma Lock(10:Kill,11:Access,12:EPC,13:TID,14:User)
CR	1	0x0D	Request End Character

- 응답 메시지

FIELD NAME	Size (String)	Value	DESCRIPTIONS (loops n Times)
ANT	2	01~02	Antenna number
SPACE	1		Space
EPC	4~	Variable	nWORD
Data	2	01,00	01 : Success 00: Fail
CR	1	0x0D	Response End Character
LF	1	0x0A	Response End Character

- 최종 응답 메시지

FIELD NAME	Size (String)	Value	DESCRIPTIONS (loops n Times)
ANT	2	01~02	Antrnna number
SPACE	1		Space
Tag tpye	1	G	Gen2
CR	1	0x0D	Response End Character
LF	1	0x0A	Response End Character

⑧ Secured Kill

- 요청 메시지

FIELD NAME	Size (String)	Value	DESCRIPTIONS
Command Section	1	P	Put Tags
Reader ID	2	00	User define ID, 00: ALL reader
Command	2	61	Memory bank write command
Access PW	8	Variable	32-bit Access password
Kill PW	8	Variable	32-Bit Kill password
CR	1	0x0D	Request End Character

- 응답 메시지

FIELD NAME	Size (String)	Value	DESCRIPTIONS (loops n Times)
ANT	2	01~02	Antenna number
SPACE	1		Space
EPC	4~	Variable	nWORD
Data	2	01,00	01 : Success 00: Fail
CR	1	0x0D	Response End Character
LF	1	0x0A	Response End Character

- 최종 응답 메시지

FIELD NAME	Size (String)	Value	DESCRIPTIONS (loops n Times)
ANT	2	01~02	Antrnna number
SPACE	1		Space
Tag tpye	1	G	Gen2
CR	1	0x0D	Response End Character
LF	1	0x0A	Response End Character

4) 900MHz RFID 시스템 Command의 이해

900Mhz RFID reader는 입력된 Command의 의해 동작된다. 900Mhz RFID reader의 controller에는 이미 Command와 이에 따른 Response의 기능들이 모두 포함되어 Firmware가 포팅되어 있다. 데이터의 송/수신은 모두 UART로 가능하며, Command를 사용하는 테스트 프로그램의 내용은 다음과 같다.

- 900Mhz reader 프로그램의 예 (Inventory read)
  - 소스 위치 : CD -> RUEM_Embedded -> Apps -> READER_test

아래의 프로그램은, 리눅스 환경에서 컴파일되는 프로그램으로 제공되는 ToolChain을 이용하여 빌드한 후에 임베디드 보드에 올려 사용할 수 있다.

```
#include <sys/types.h>
#include <sys/stat.h>
#include <unistd.h>
#include <string.h>
#include <stdio.h>
#include <fcntl.h>
#include <termio.h>

#define MODEMDEVICE "/dev/ttyS4"
#define BAUDRATE    B115200

int main()
{
   struct termios oldtio,newtio;
   int i,a;
   char read_buffer[255];
   char buffer3[3];
   char buffer8[8];

   int fd_rfid;
   fd_rfid = open(MODEMDEVICE, O_RDWR | O_NOCTTY );
   if (fd_rfid <0) {
      printf("Serial Device Err\n");
   }
```

900Mhz reader가 연결된 ttyS4를 open하며, 사용하는 command set의 길이가 다르므로 buffer의 길이가 서로 다른 2개의 buffer를 선언하였다. 통신 속도는 115200이다.

```
   bzero(&newtio, sizeof(newtio));
   newtio.c_cflag = BAUDRATE | CRTSCTS | CS8 | CLOCAL | CREAD;
   newtio.c_iflag = IGNPAR;
   newtio.c_oflag = 0;
   newtio.c_lflag = 0;
   newtio.c_cc[VMIN]     = 5;
   newtio.c_cc[VTIME]    = 7;
   tcflush( fd_rfid, TCIFLUSH);
   tcsetattr( fd_rfid,TCSANOW,&newtio);

TEST:
```

```
printf("******** 900M Test Program ********\n");
printf("*      Press Key 1 or 2          *\n");
printf("**********************************\n");
printf("(1) Inventory Read               \n");
printf("(2) Inventory Read Stop          \n");
printf("**********************************\n");

scanf("%d", &a);
if(a == 1)
{
   buffer8[0] = 'G';
   buffer8[1] = '0';
   buffer8[2] = '0';
   buffer8[3] = '0';
   buffer8[4] = '1';
   buffer8[5] = '0';
   buffer8[6] = '5';
   buffer8[7] = 0x0D;
   printf("Command SET is");
   for(i=0; i<sizeof(buffer8); i++)
      printf(" 0x%X",buffer8[i]);
   printf("\n");
   write(fd_rfid, buffer8, (sizeof(buffer8)));
}
```

이 프로그램은 3개의 operation을 제공한다. 만약 "1"을 입력한다면, Inventory read로서, tag로부터 데이터를 읽어온다. "900Mhz READER PROTOCOL SPECIFICATION"에 적혀있는대로 Command Section에는 "G", Reader ID에는 "0 0", Command에는 "0 1", Query에는 "0 5", CR에는 "0x0D"를 buffer에 할당한다.

```
   else if(a == 2){
      buffer3[0] = 'G';
      buffer3[1] = 'S';
      buffer3[2] = 0x0D;
      printf("Command SET is");
      for(i=0; i<sizeof(buffer3); i++)
         printf(" 0x%X",buffer3[i]);
      printf("\n");
      write(fd_rfid, buffer3, (sizeof(buffer3)));
   }
   else
   {
      printf("You must input 1 or 2\n");
      goto TEST;
   }
   while(1)
   {
      if(read(fd_rfid, &read_buffer, (sizeof(read_buffer))) > 0)
      {
         printf("%s",read_buffer);
      }
      memset(read_buffer,0,(sizeof(read_buffer)+1));
   }

}
```

"2"를 입력하면 "G S" + CR이 입력되어 Inventory Read가 종료된다. 요청 command를 수신한 RFID reader는 응답 메시지를 다시 보내게 되는데, 이 메시지는 read_buffer에 저장된다. 응답 메시지를 받은 임베디드 보드는 read_buffer의 내용을 출력하게 된다.

- 900Mhz reader 프로그램의 예 (Tag에 데이터 쓰기)

아래의 프로그램은 리눅스 환경에서 컴파일되는 프로그램으로 위의 알고리즘을 이용하여 구현한 예제이다. 제공되는 ToolChain을 이용하여 빌드한 후에 임베디드 보드에 올려 사용할 수 있다. 위에서 테스트 했던 프로그램들과는 달리 RFID tag에 원하는 데이터를 Write해 볼 수 있는 프로그램이다.

```
#include <sys/types.h>
#include <sys/stat.h>
#include <unistd.h>
#include <string.h>
#include <stdio.h>
#include <fcntl.h>
#include <termio.h>

#define MODEMDEVICE "/dev/ttyS4"
#define BAUDRATE    B115200

int main()
{
   struct termios oldtio,newtio;
   int i;
   char a,c;
   char buffer[14];
   char read_buffer[255];

   buffer[0] = 'P';
   buffer[1] = '0';
   buffer[2] = '0';
   buffer[3] = '3';
   buffer[4] = '0';
   buffer[5] = '0';
   buffer[6] = '1';
   buffer[7] = '0';

   int fd_rfid;
   fd_rfid = open(MODEMDEVICE, O_RDWR | O_NOCTTY );
   if (fd_rfid <0) {
      printf("Serial Device Err\n");
   }
   printf("input ADDress(2 ~ 7) : ");
   scanf("%c\n",&a);
   buffer[8] = a;
   printf("input Data(leng is 4) : ");

   for(i=0;i<4;i++){
```

```
        scanf("%c",&c);
        buffer[i+9] = c;
    }
    buffer[13] = 0x0D;

    printf("INPUT CHAR is ");
    for(i=0;i<14;i++){
        printf("%X ",buffer[i]);
    }
    printf("\n");

    bzero(&newtio, sizeof(newtio));
    newtio.c_cflag = BAUDRATE | CRTSCTS | CS8 | CLOCAL | CREAD;
    newtio.c_iflag = IGNPAR;
    newtio.c_oflag = 0;
    newtio.c_lflag = 0;
    newtio.c_cc[VMIN]     = 5;
    newtio.c_cc[VTIME]    = 7;
    tcflush( fd_rfid, TCIFLUSH);
    tcsetattr( fd_rfid,TCSANOW,&newtio);

    write(fd_rfid, buffer, (sizeof(buffer)));

    if(read(fd_rfid, &read_buffer, (sizeof(read_buffer)+1)) > 0){
        printf("%s\n",read_buffer);
    }
    memset(read_buffer,0,(sizeof(read_buffer)+1));
    return 0;
}
```

Command Section에 "P", Reader ID에는 "0 0", Command에는 "3 0", Memory Bank에는 "0 1", Word Ptr에는 "0"만 채우고 시작주소를 입력받는다. address는 2~7까지 6개의 필드가 수정가능하다. DATA에는 4byte의 크기를 입력받아 할당하고 CR에 "0x0D"를 채워 버퍼에 할당한다. 즉 2~7까지의 주소 중의 한 개의 주소에 4byte크기의 데이터를 tag에 write할 수 있다.

- 프로그램 컴파일, 보드에 이미지 다운로드 및 실행

CD안의 RUEM_Embedded₩Apps₩READER_test에 있는 파일을 호스트PC에 복사한다.

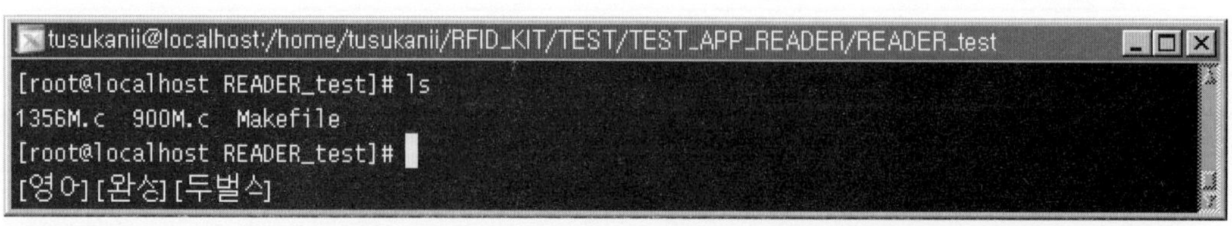

toolchain이 설치되어 있는지 확인한다.

```
tusukanii@localhost:/home/tusukanii/RFID_KIT/TEST/TEST_APP_READER/READER_test
[root@localhost READER_test]# ls
1356M.c  900M.c  Makefile
[root@localhost READER_test]# /usr/local/arm-linux-4.1.1/bin/arm-linux-gcc
arm-linux-gcc        arm-linux-gcc-4.1.1  arm-linux-gccbug
[root@localhost READER_test]# /usr/local/arm-linux-4.1.1/bin/arm-linux-gcc
arm-linux-gcc: no input files
[root@localhost READER_test]# 
[영어][완성][두벌식]
```

확인이 되었으면 "make"를 입력하여 컴파일한다.

```
tusukanii@localhost:/home/tusukanii/RFID_KIT/TEST/TEST_APP_READER/READER_test
[root@localhost READER_test]# ls
1356M.c  900M.c  900M_WRITE.c  Makefile
[root@localhost READER_test]# make
cc     900M.c   -o 900M
cc     1356M.c   -o 1356M
cc     900M_WRITE.c   -o 900M_WRITE
/usr/local/arm-linux-4.1.1/bin/arm-linux-gcc 900M.c -o 900M
/usr/local/arm-linux-4.1.1/bin/arm-linux-gcc 1356M.c -o 1356M
/usr/local/arm-linux-4.1.1/bin/arm-linux-gcc 900M_WRITE.c -o 900M_WRITE
[root@localhost READER_test]# ls
1356M  1356M.c  900M  900M.c  900M_WRITE  900M_WRITE.c  Makefile
[root@localhost READER_test]# 
[영어][완성][두벌식]
```

"1356M", "900M", "900M_WRITE"라는 바이너리 파일이 생성되었다. 명령어 file로 바이너리 파일들의 정보를 보면 다음과 같이 ARM용으로 출력되는 것을 볼 수 있다.

```
root@localhost:/home/tusukanii/RFID_KIT/TEST/TEST_APP_READER/READER_test
[root@localhost READER_test]# file 900M
900M: ELF 32-bit LSB executable, ARM, version 1 (SYSV), for GNU/Linux 2.6.14, dynamically linked (u
ared libs), not stripped
[root@localhost READER_test]# 

[영어][완성][두벌식]
```

```
tusukanii@localhost:/home/tusukanii/RFID_KIT/TEST/TEST_APP_READER/READER_test
[root@localhost READER_test]# file 900M_WRITE
900M_WRITE: ELF 32-bit LSB executable, ARM, version 1 (SYSV), for GNU/Linux 2.6.14, dynamically l
inked (uses shared libs), not stripped
[root@localhost READER_test]# 
[영어][완성][두벌식]
```

생성된 바이너리 파일을 임베디드 보드에 다운로드한다. (임베디드 보드로 다운로드 하는 부분은 13.56Mhz 프로그램을 다운로드 하는 것과 내용이 중첩되므로 생략한다.)

(1) Inventory Read

./900M으로 ARM용 바이너리 900M을 실행시키면 다음과 같은 화면이 출력된다. "1"을 입력하면 Inventory Read가 시작된다.

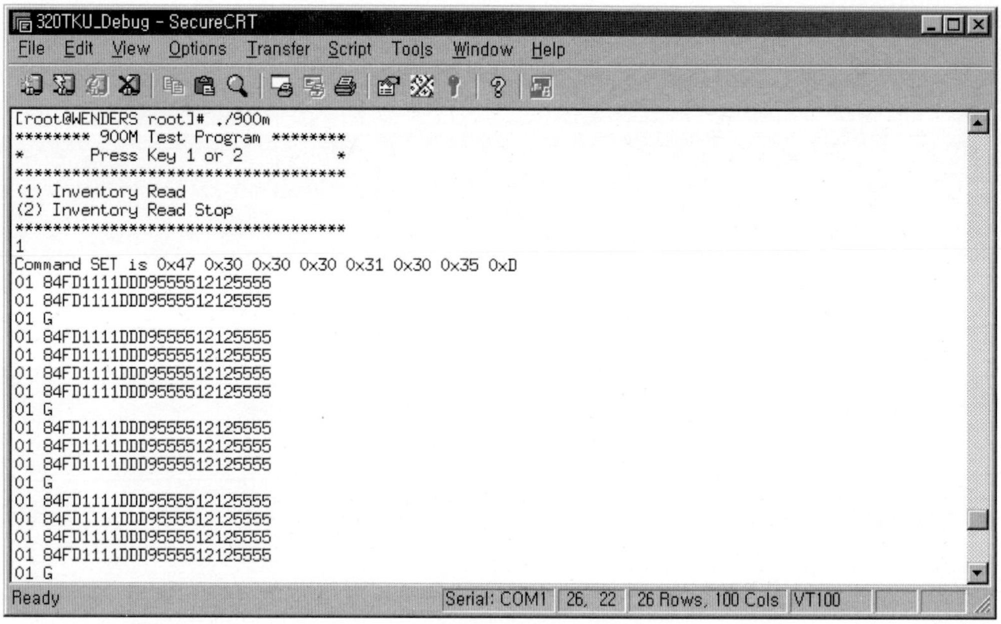

빠져나온 후, “2”를 입력하면 Inventory read가 종료된다.

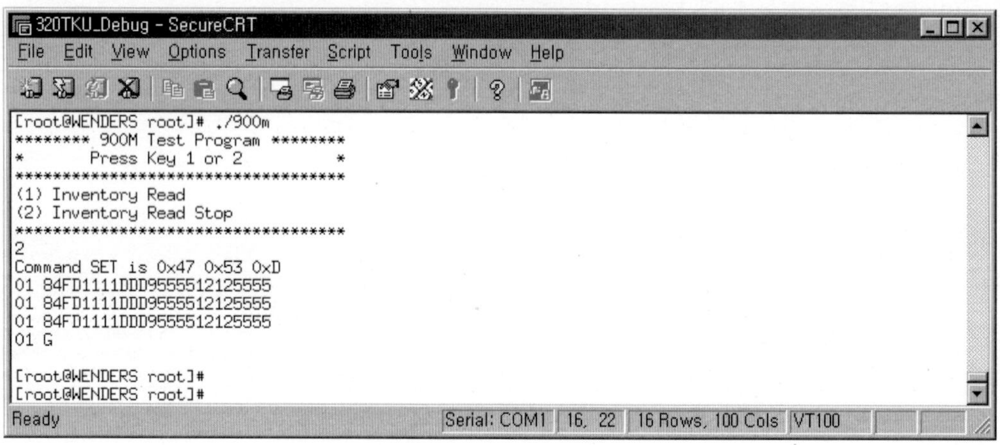

(2) Put Data to Tag

./900M_WRITE으로 ARM용 바이너리 900M_WRITE을 실행시키면 다음과 같은 화면이 출력된다.

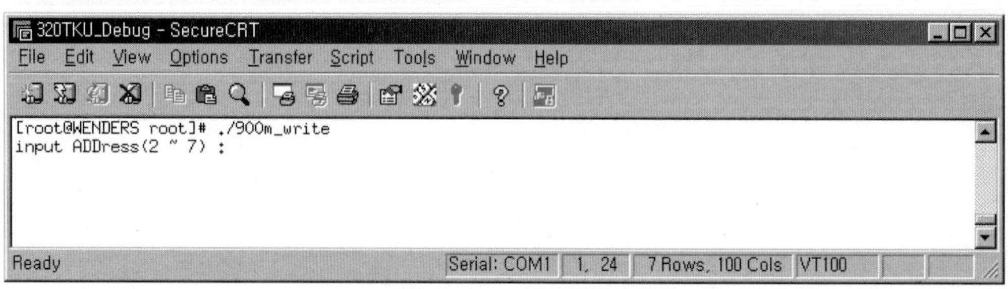

2에서 7까지의 address를 입력한 후에 4byte 데이터를 입력한다. 예를 들어 address는 3번지로 정하고 "8888"을 입력하면 다음과 같이 출력된다.

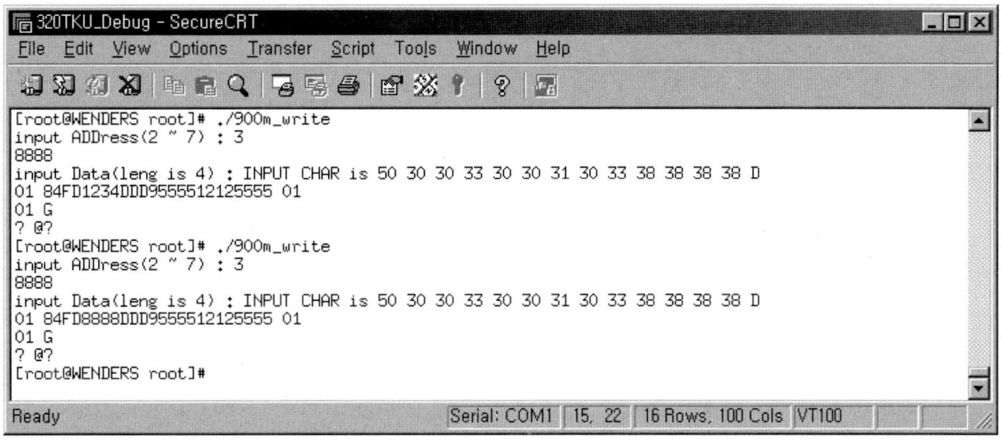

위의 실행화면에서 나오듯이 900_write는 2번을 실행해야한다. 3번지의 데이터 1234는 8888로 바뀐 것을 볼 수 있다. 변경된 Tag의 데이터를 보기위해 다시 ./900M을 실행시킨다.

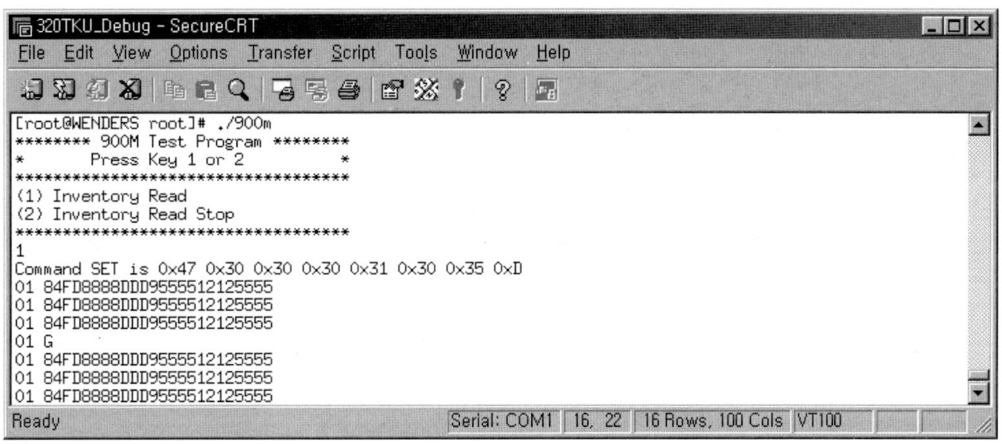

위의 과정을 상세하게 설명하면 다음과 같다.

address	2	3	4	5	6	7
변경 전	84FD	1234	DDD9	5555	1212	5555
변경 후	84FD	8888	DDD9	5555	1212	5555

바꾸고자 하는 address를 3으로 하고, 데이터를 8888로 정하였으므로 위와 같이 3번지의 데이터가 1234에서 8888로 바뀌었다.

다음은 4번지의 데이터를 DDD9에서 1234로 바꾸는 화면이다.

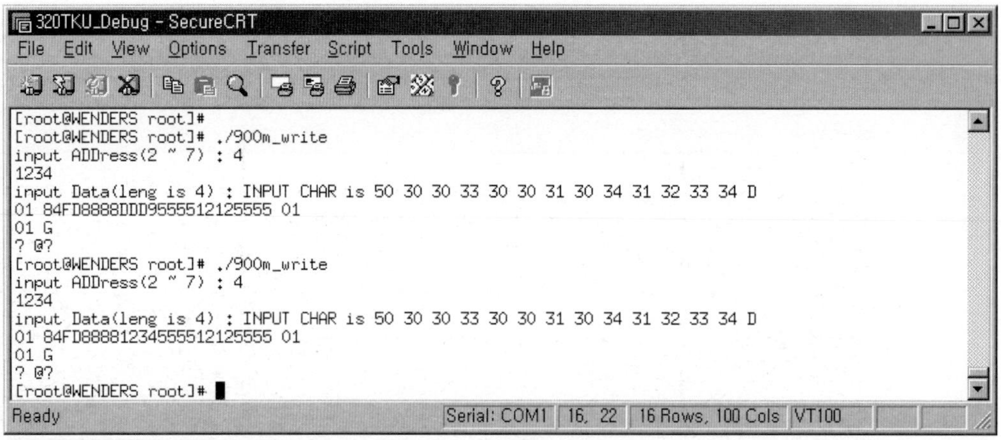

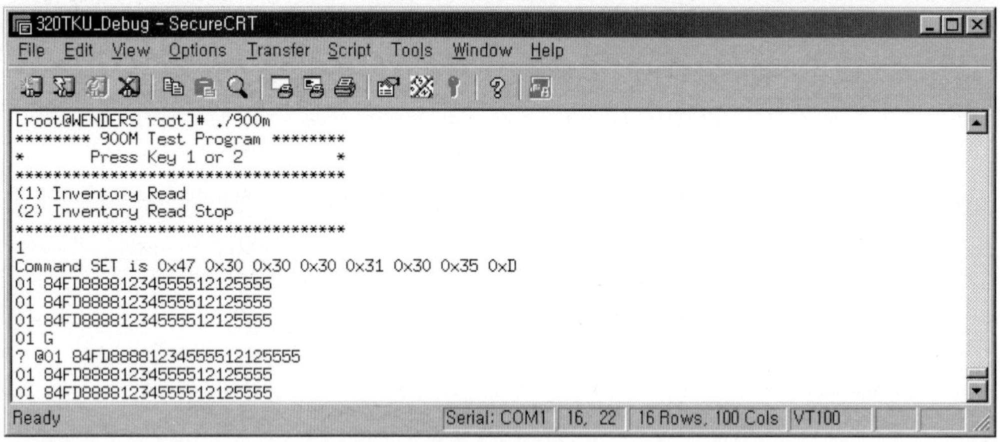

address	2	3	4	5	6	7
변경 전	84FD	1234	DDD9	5555	1212	5555
변경 후	84FD	8888	1234	5555	1212	5555

4장 RFID 시스템의 코딩 및 모뎀

4-1 RFID 시스템의 부호화(Encode) 및 복호화(Decode)

1) 부호화(Encode) 및 복호화(Decode)의 정의

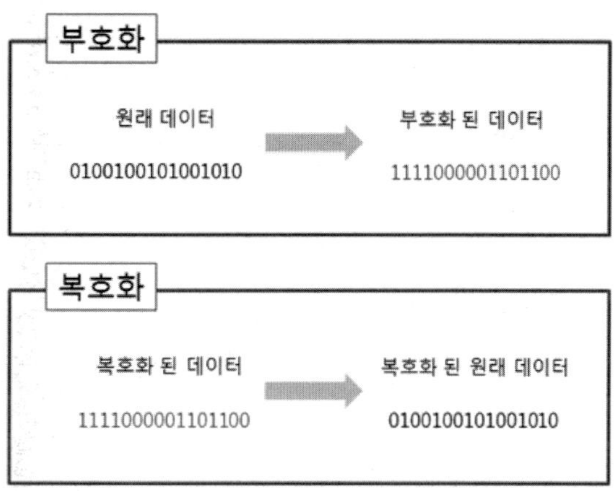

[그림 4-1] 부호화(Encode) 및 복호화(Decode)의 정의

부호화(encoding)는 전송할 원래의 데이터를 다른 형태의 데이터로 변환하는 과정을 말한다. 반대로 복호화(decoding)은 부호화된 데이터를 원래의 데이터로 복구하는 것을 의미한다. 부호화와 복호화는 반드시 같이 존재하며 같은 기법으로 부호/복호화 되어야 한다.

데이터를 부호화 내지 암호화하는 이유는 전송 효율을 높이기 위함이며 그 자세한 내용은 다음과 같다.

- 복호화된 데이터의 2진 데이터 열을 처음부터 끝까지 자세히 보면, 정(+)신호와 부(-)신호가 50: 50 비율을 유지하고 있는 것을 볼 수 있다. 신호 극성의 균형(Balance)이 유지되고 있다는 것이다. 일반적으로 극성의 균형이 유지되면 통신 효율이 높은데 그 이유는 다음과 같다.
- 송신기건 수신기건 디지털데이터를 변조 혹은 복조하기 위하여 데이터와 RF가 결합하는 부분이 발생

하는데 이것을 Coupling이라고 한다.

- 대부분의 수신기는 교류적으로 결합되어 있다(AC Coupling이라 칭함). 즉, 복조회로에서 출력되는 신호는 아날로그이므로 이 신호는 결합 콘덴서에 의하여 비교기(Comperator)에 입력됨으로써 비로소 디지털 신호로 변형되는 것이다.
- 이 과정에서 신호의 극성이 정(+)신호 혹은 부(-)신호로 오랫동안 유지된다면 결합 콘덴서의 전위가 충전 혹은 방전 특성에 의하여 비교기의 출력신호는 입력신호와 다르게 나타난다.
- 그러므로 신호의 극성이 정(+)신호 혹은 부(-)신호로 오랫동안 유지되지 않도록 하기 위하여 양극성 형태로 부호화를 하는 것이다.

부호화의 기법에는 많은 방법들이 있지만, 그 중에서도 가장 잘 쓰이며 많이 알려진 것들에는 다음과 같은 기법들이 있다.

(1) NRZ

데이터의 2진 데이터열 중 '1'은 HIGH, '0'은 Low전압으로 표현함

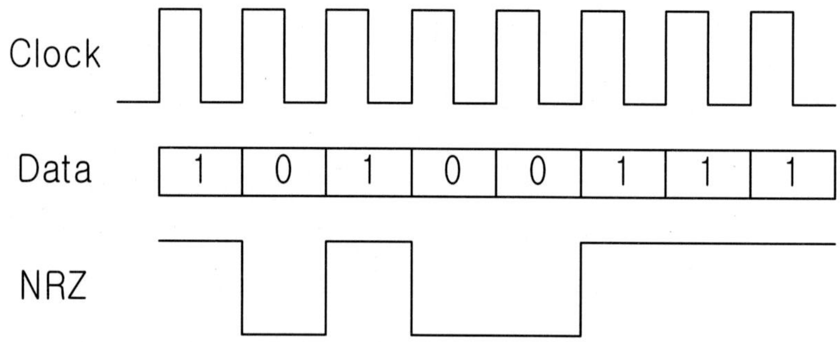

[그림 4-2] NRZ

(2) RZ

데이터의 2진 데이터열 중 데이터의 '1'의 중간 시점에서 Low전압으로 돌아옴.

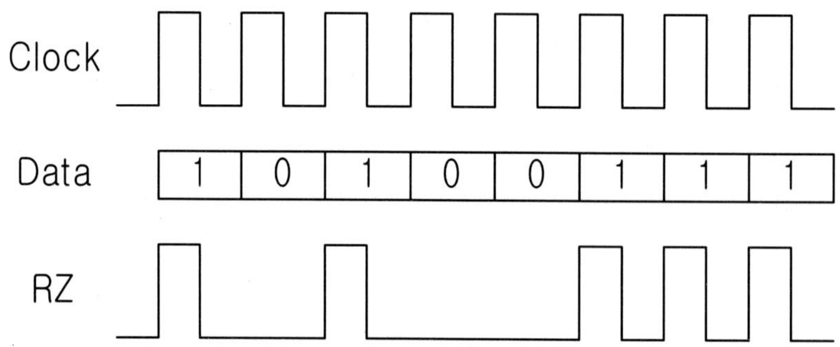

[그림 4-3] RZ

(3) Manchester

데이터의 2진 데이터열 중 데이터가 '0'이면 High-to-Low로 '1'이면 Low-to-High로 표현함.

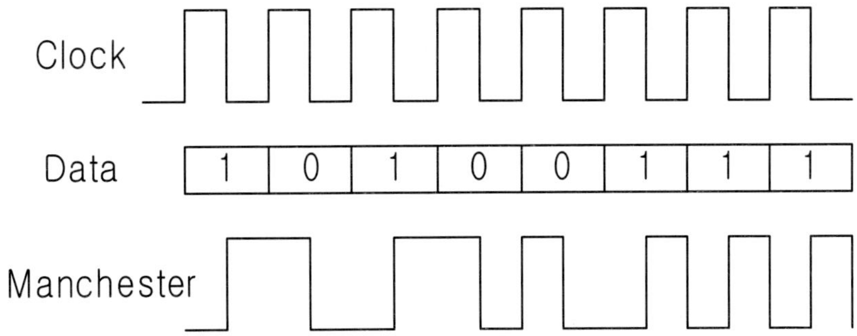

[그림 4-4] Manchester

(4) Differential Manchester

데이터의 2진 데이터열 중 데이터가 '1'일 때에는 전압 레벨이 바뀌고, '0'일 때에는 이전 값을 유지함.

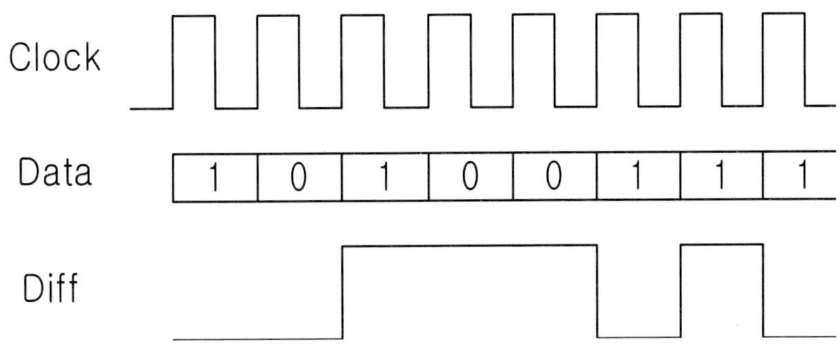

[그림 4-5] Differential Manchester

(5) Miller Subcarrier

기저 함수와 생성기의 상태도를 토대로 하여 High/Low로 표현

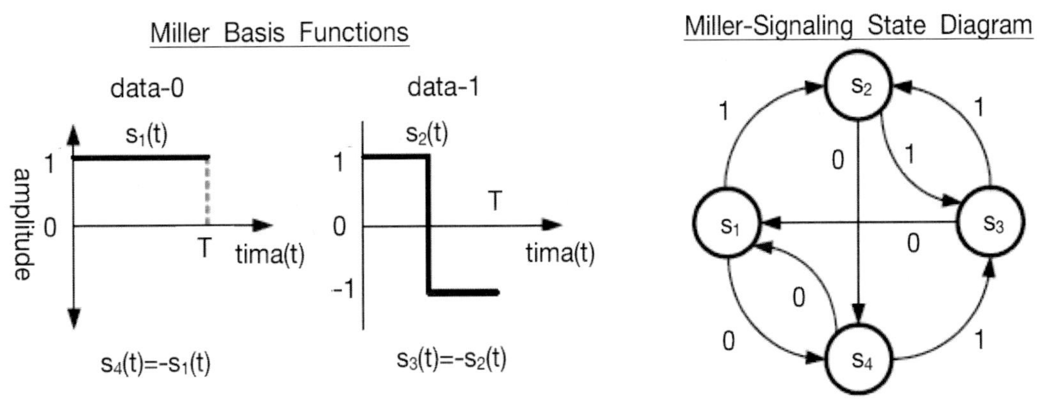

[그림 4-6] Miller Subcarrier

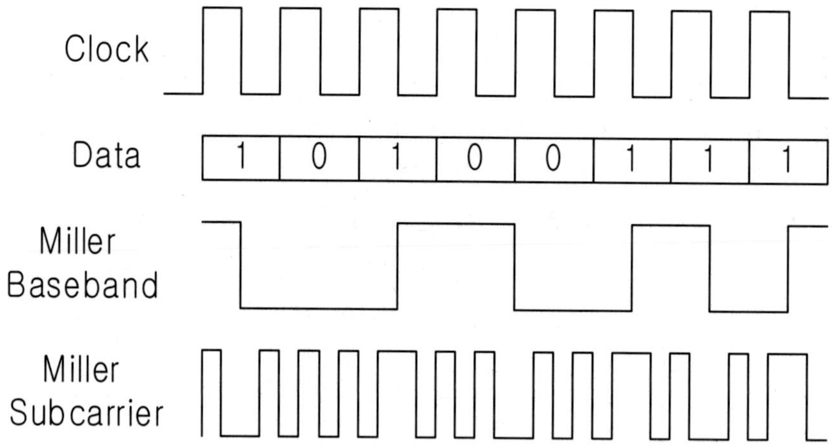

[그림 4-7] Miller Subcarrier

(6) Modified Miller

데이터의 2진 데이터열중 데이터가 '1'일 때에는 bit중간에서 low가 되었다가 다시 high로 되고 '0'일 때에는 bit시작에서 low로 변하되 '1'다음의 '0'에서는 변하지 않음.

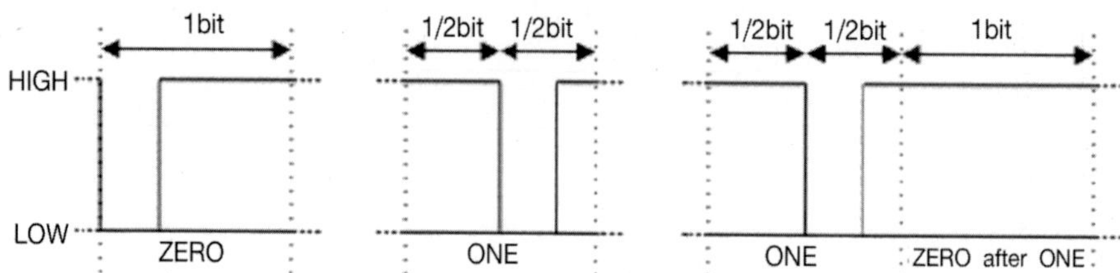

[그림 4-8] Modified Miller

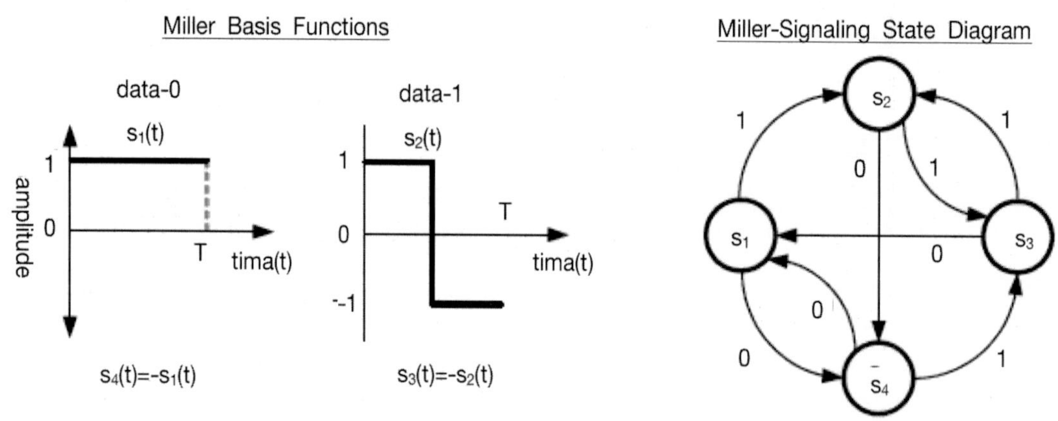

[그림 4-9] Modified Miller

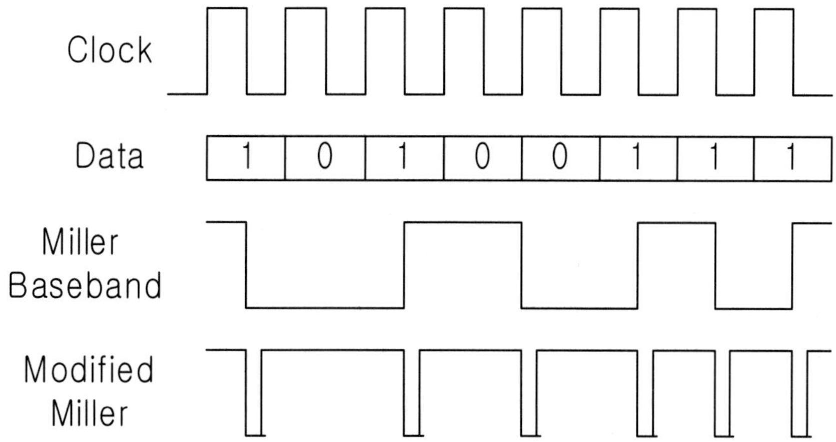

[그림 4-10] Modified Miller

(7) FM0

2진 데이터열중 데이터가 '1'일 경우에는 매 bit 마지막에 전압 레벨이 바뀜. '0'일 경우에는 매 bit 중간과 마지막에 전압 레벨이 바뀜

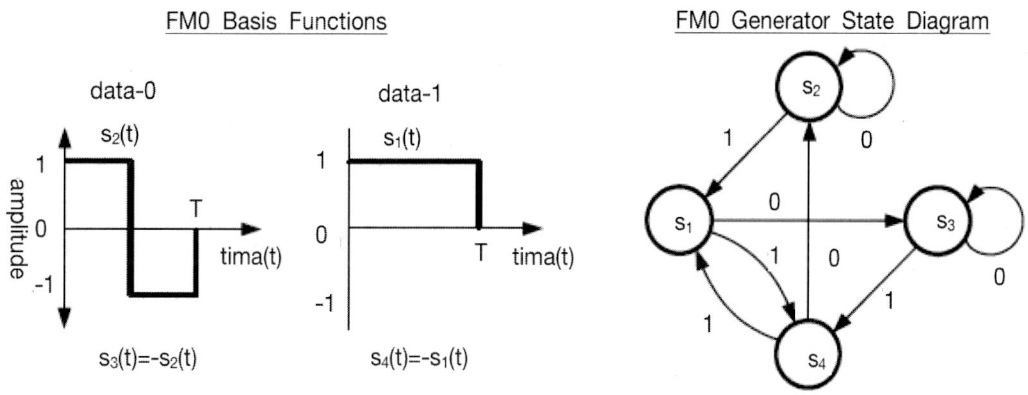

[그림 4-11] FM0

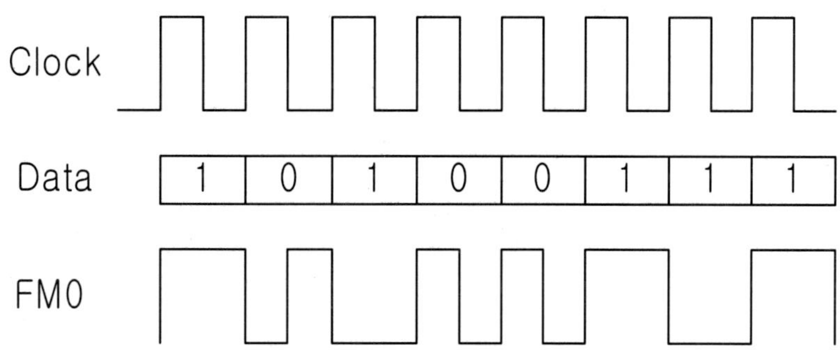

[그림 4-12] FM0

(8) PIE

2진 데이터열중 데이터가 '0'이면 High인 시간을 짧게, '1'이면 High 시간 후에 Low로 바뀜.

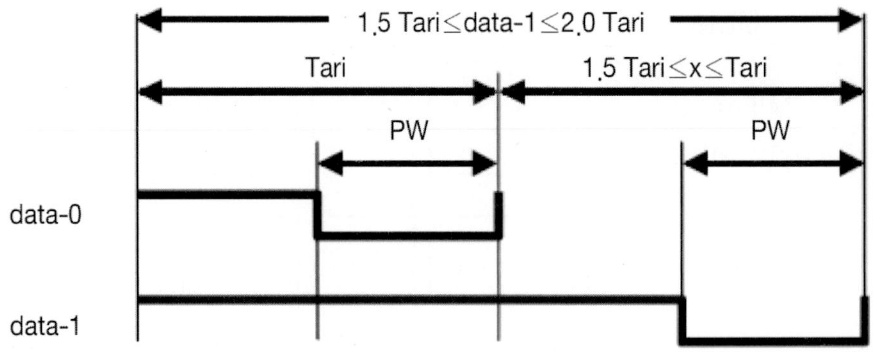

[그림 4-13] PIE

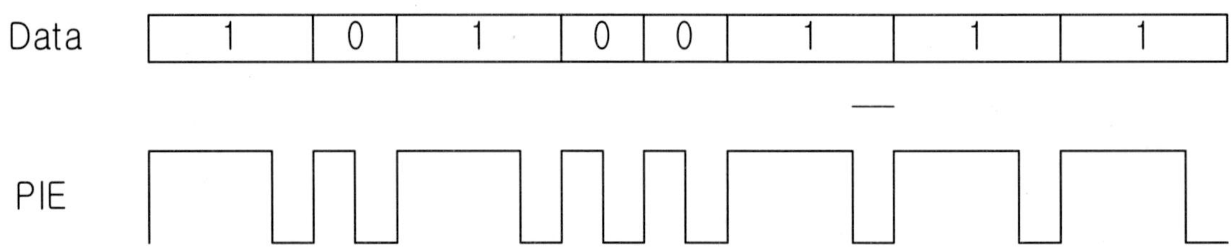

[그림 4-14] PIE

4-2 RFID 시스템의 부호화(Encode) 모드 설정

RFID Baseband Modem 보드는 두개의 FPGA칩이 있는데 그 중 아래 그림에서 보는 FPGA1칩이 Encoding과 Decoding을 담당한다.

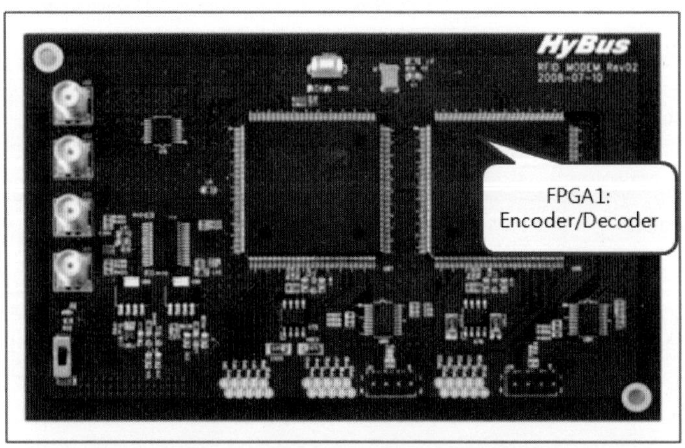

[그림 4-15] FPGA1 : Encoder/Decoder

FPGA1칩에는 다음에 제시한 8가지 방법의 Encode 기법의 원리를 VHDL로 코딩한 이미지가 퓨징되어 있다. 이는 임베디드 보드에서 레지스터 접근을 통하여 제어가 가능하다.

- Encode Mode : 0x02

Bits	Name	Type	Default	Function
2 : 0	Encoder Mode	R/W	0	000 : NRZ 001 : RZ 010 : Manchester 0 011 : Modified Miller 100 : Diff Manchester 101 : FM0 110 : Miller Subcarrier 111 : PIE

- Encode Mode를 접근하는 레지스터 주소는 0x02이고 데이터는 0x00에서 0x07까지 8가지의 데이터를 0x02번지에 write할 수 있다. 예를 들어 0x02번지에 0x03을 write했다면 Modified Miller의 방식으로 데이터가 encoding된다.
- Encoding의 mode를 선택했다면 TXFIFO에 데이터를 넣고 전송을 위한 준비를 모두 마쳐야한다.

TXFIFO의 레지스터 주소는 0x7E이며, 다음과 같이 설정한다.

- Tx FIFO : 0x7E

Bits	Name	Type	Default	Function
7 : 0	Tx FIFO	W		1st Data : Tx Payload Length 2nd Data 이후 : Tx Payload Data

TXFIFO에 모든 데이터를 채워 넣었다면, CONTROL(0x01) 레지스터를 설정하여 데이터를 SEND한다.

- CONTROL : 0x01

Bits	Name	Type	Default	Function
1	TX REPEAT	R/W	0	1 : Repeat Tx
0	TX START	R/W	0	1 : Tx Start

데이터가 보내졌다면 전송된 데이터는 RXFIFO에 쌓이게 된다. RXFIFO의 수신된 데이터를 가져오려면 RXFIFO의 레지스터 어드레스를 접근하여 한 바이트씩 가져오면 된다.

- Rx FIFO : 0x7F

Bits	Name	Type	Default	Function
7 : 0	Rx FIFO	R		1st Data : Rx Payload Length 2nd Data 이후 : Rx Payload Data

위에 설명한 모든 operation들은 modem.ko라는 드라이버에서 제공된다. 어플리케이션 프로그램에서 이 modem드라이버를 사용한다면, 위에서 설명한 모든 command를 사용할 수 있다.

4-3 RFID 시스템의 부호/복호화 실습

1) Modem 보드의 디바이스 드라이버 (modem.ko)

RFID Baseband Modem 보드와 임베디드 보드는 4-wire SPI 통신을 기본으로 하고 있다. 다음은 레지스터의 read/write시의 방법을 요약한 것이다.

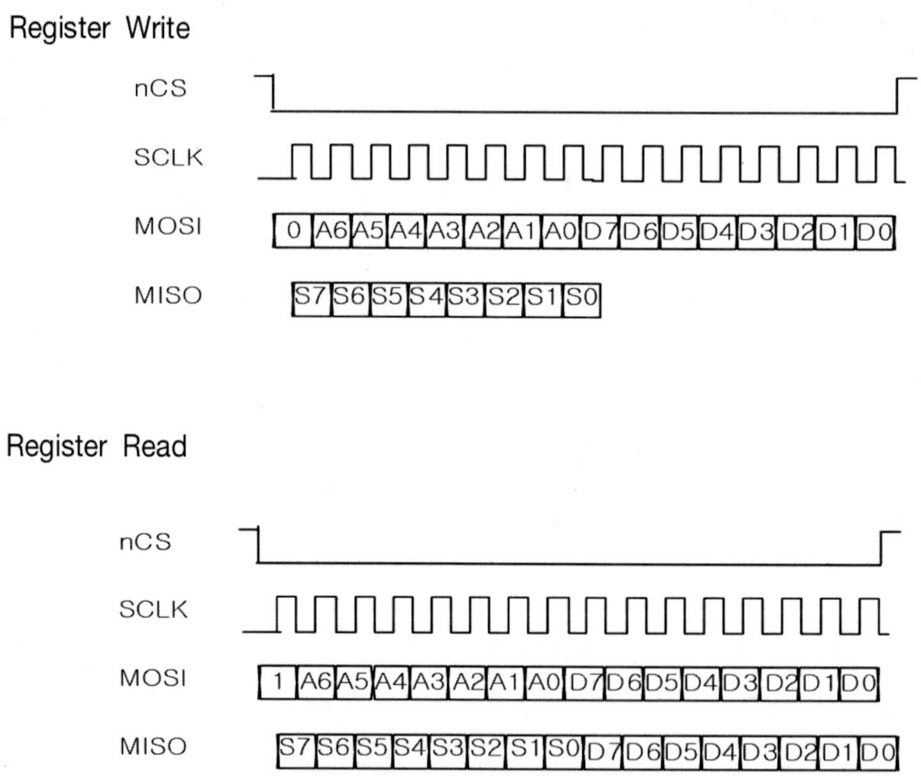

[그림 4-16] Baseband Modem read/write시

위에서 보다시피 레지스터를 Read 혹은 Write하기 위해서는 Chip Select가 Low인 상태에서 클럭 신호가 주어졌을 때만 가능하다. MOSI는 Master Out Slave In의 약자로 호스트(임베디드)에서 모뎀 보드로

데이터를 쓰는 것을 의미한다. 반대로 MISO는 Master In Slave Out의 약자로 호스트(임베디드)가 모뎀 보드로부터 데이터를 읽어 들이는 것을 의미한다.

특별한 점이 있다면, 호스트에서 모뎀 보드로 Register Write을 할 때 가장 첫 비트를 0으로, Register Read를 할 때에는 가장 첫 비트를 1로 해야 한다는 점이다.

다음은 modem 드라이버 소스를 보여준다.

```
static int __init modemctl_init(void){ // 이 함수는 모듈이 적재될 때(insmod로 적재)
                                        //실행되는 init 함수이다.
    int result;                         //module_init(modemctl_init);에
                                    // 의해 실행된다.
    // SSP4 init
    result = ssp_init(&modem_ssp_dev, 4, 1); //SSP4 port에 연결되어 있으므로
                              //ssp_init의 port num을 4로 설정한다.
    if (result) {          //ssp_init함수는 커널에서 제공하는 API로, spi의 연결을 초기화시킨다
        printk(KERN_ERR "Unable to register SSP4 handler!\n");
        return result;
    }
    else {
        ssp_disable(&modem_ssp_dev);  //ssp 의 사용을 중지시키다.
// ssp_config를 이용하여, 데이터 사이즈와 clock rate(=1Mhz)을 설정한다.
ssp_config(&modem_ssp_dev, (SSCR0_Motorola | (SSCR0_DSS & 0x07)),
(SSCR1_TRAIL | SSCR1_TxTresh(8) | SSCR1_RxTresh(8)),
0, SSCR0_SCR & (12 << 8));
        SSPSP_P4 = SSPSP_SCMODE(3);
        ssp_enable(&modem_ssp_dev); //ssp 의 사용을 시작한다.
    }

    // register_chrdev로 장치를 등록한다.
    result = register_chrdev(MODEM_MAJOR, MODEM_NAME, &modemctl_fops);
    if (result < 0) {
        printk(KERN_ERR "Failed to get driver major num:%d\n", MODEM_MAJOR);
        return result;
    }

    printk(KERN_INFO "Modem Control driver installed...\n");
    spin_lock_init(&modem_ssp_lock);

    mhn_gpio_set_level(MFP_SSP4_FRM, 1); //Chip select High로 disable시킨다.
    return result;
}
static int modemctl_ioctl(struct inode *inode, struct file *file, unsigned int cmd, unsigned long
arg) //이 uct 입력되t command에 따라, register read/writeuc를 //사용할 수 있게 해놓은 ioctl 함수이다.
{
    int err = 0, ret = 0;

    //  Arguments check
    if (_IOC_TYPE(cmd) != MODEM_IOCTL_MAGIC)
        return -ENOTTY;

    if (_IOC_DIR(cmd) & _IOC_READ)
        err = !access_ok(VERIFY_WRITE, (void __user *)arg, _IOC_SIZE(cmd));
    else if (_IOC_DIR(cmd) & _IOC_WRITE)
        err =  !access_ok(VERIFY_READ, (void __user *)arg, _IOC_SIZE(cmd));

switch(cmd) {
        case MODEM_IOSETCTL: //입력된 cmd가 MODEM_IOSETCTL 이면
```

```
            modem_write_reg(MODEM_CONTROL_ADDR, arg); //CONTROL레지스터
            break;              //(0x01)에 입력된 숫자를 write 한다. (0,1)
        case MODEM_IOSETENCODE: //입력된 cmd가 MODEM_IOSETENCODE 이면
            modem_write_reg(MODEM_ENCODE_ADDR, arg); //ENCODE 레지스터
            break;                 //(0x02)에 입력된 숫자를 write한다. (0~7)
        case MODEM_IOSETMODE: //입력된 cmd가 MODEM_IOSETMODE 이면
            modem_write_reg(MODEM_MODE_ADDR, arg); //MODULATION 레지스터
            break;                 //(0x03)에 입력된 숫자를 write한다. (0~2)
        case MODEM_IOGETCTL:
            return modem_read_reg(1, MODEM_CONTROL_ADDR);
        case MODEM_IOGETENCODE:
            return modem_read_reg(1, MODEM_ENCODE_ADDR);
        case MODEM_IOGETMODE:
            return modem_read_reg(1, MODEM_MODE_ADDR);
        default:
            printk(KERN_ERR "Invalid Command...\n");
            ret = -ENOTTY;
    }
    return ret;
}
static ssize_t modemctl_write(struct file *filp, const char __user *buffer, size_t count, loff_t
*ppos) //이 함수는 프로그램에서 write를 call했을 때 실행된다. TXFIFO에 데이터 //를 넣는 함수이다.
{
    uint8_t txbuf[MAX_LENGTH - 1]; // 127 Byte
    if (copy_from_user(txbuf, buffer, count)) { //인자로 받은 buffer의 내용을 txbuf에
        kfree(txbuf);                      //카피한다.
        return -EFAULT;
    }
    modem_write_TXFIFO(count, txbuf);      // modem_write_TXFIFO()를 실행한다.
    return 0;
}

uint8_t modem_write_TXFIFO(uint8_t length, uint8_t *data)
{
    int i;
    spin_lock(&modem_ssp_lock);
    /* Empty the PXA receive fifo */
    ssp_flush(&modem_ssp_dev);
    ............
    /* Activate CSn */
    mhn_gpio_set_level(MFP_SSP4_FRM, 0); //chip select를 LOW로 설정하여 활성화
    SSDR_P((&modem_ssp_dev)->port) = MODEM_TXFIFO_ADDR; //address write
    SSDR_P((&modem_ssp_dev)->port) = length;    //length data write
    ........
SSDR_P((&modem_ssp_dev)->port) = *data++;  //data write
    ........
    while (SSSR_P((&modem_ssp_dev)->port) & (SSSR_BSY | SSSR_TFL));

    /* Empty the PXA receive fifo */
    ssp_flush(&modem_ssp_dev);
..............
/* Deactivate CSn */
    mhn_gpio_set_level(MFP_SSP4_FRM, 1); //chip select를 HIGH로 설정하여 비활성화
..................
static ssize_t modemctl_read(struct file *filp, char __user *buffer, size_t count, loff_t *ppos)
{   //이 함수는 프로그램에서 read를 call했을 때 실행된다. RXFIFO에 있는 데이터를
    uint8_t rxbuf[MAX_LENGTH - 1]; // 127 Byte   //가져온다.
    if (count > 127)
        count = 127;
```

```
    modem_read_RXFIFO(rxbuf);

    if (copy_to_user(buffer, rxbuf, count)) {
        kfree(rxbuf);
        return -EFAULT;  }
    return count;
}
```

2) Modem 보드의 부호/복호화 테스트 프로그램 실행

- 소스 위치 : CD -> RUEM_Embedded -> Apps -> MODEM_test

다음은 여러 가지의 encoding 모드를 입력된 정수에 의해서 선택하여 테스트 할 수 있는 프로그램의 한 예이다. 이 프로그램은 위에서 언급한 modem.ko라는 디바이스 드라이버를 open하여 사용하며 FPGA에서 제공하는 기능들을 사용해볼 수 있다.

```
#include <stdio.h>
#include <fcntl.h>
#include <unistd.h>
#include <sys/ioctl.h>
#include <time.h>
#include <string.h>
#include <unistd.h>
#include <sys/types.h>
#include <sys/stat.h>
#include <linux/types.h>
#include "modem.h"

#define SIZE    5                          //버퍼의 크기로, 버퍼는 전송할 데이터를 가지고
int main(int argc, char* argv[])              //있다.
{
    int modem_dev;
    unsigned char i, msg[SIZE], rbuf[SIZE];
    int value = 0;
    for(i=0; i<SIZE;i++)                          //버퍼에 0~4까지의 데이터를 넣는다.
        msg[i] = i;
modem_dev = open("/dev/modem", O_RDWR); //모뎀 드라이버를 open한다.

    if (modem_dev < 0) {
        printf("Open error\n");        //open faile시 error메세지를 출력한다.
    return 0;
    }
    printf("INPUT NUMBER (0 ~ 7)\n"); //0부터 7까지의 숫자를 입력받는다. 입력받은 숫자
    scanf("%d",&value);               //는 encode방식을 결정한다.
switch(value){
        case 0:
            printf("-NRZ-\n"); //'0'을 입력했다면, encode mode에 해당하는 주소에 데이터
            ioctl(modem_dev, MODEM_IOSETENCODE, 0x00); //0x00을 write하게 된다.
            break;                          //즉, encode방식이 NRZ로 설정된다.
        case 1:
            printf("-RZ-\n"); //'1"을 입력했다면, encode mode에 해당하는 주소에 데이터
            ioctl(modem_dev, MODEM_IOSETENCODE, 0x01); //0x01을 write하게 된다.
            break;                          //즉, encode방식이 RZ로 설정된다.
```

```
        case 2:
            printf("-MANCHESTER-\n"); //'2"를 입력했다면, encode mode에 해당하는 주소
            ioctl(modem_dev, MODEM_IOSETENCODE, 0x02); //에 데이터 0x02를 write하게
            break;                      //된다. 즉, encode방식이 manchester로 설정된다.
        case 3:
            printf("-MODIFIED MILLER-\n");//'3"을 입력했다면, encode mode에 해당하는
            ioctl(modem_dev, MODEM_IOSETENCODE, 0x03); //주소에 데이터 0x03을 write
            break;              //하게 된다. 즉, encode방식이 modified miller로 설정된다.
        case 4:
            printf("-Diff.MANCHESTER-\n"); //'4"를 입력했다면, encode mode에 해당하는
            ioctl(modem_dev, MODEM_IOSETENCODE, 0x04); //주소에 데이터 0x04을 write
            break;             //하게 된다. 즉, encode방식이 diff manchester로 설정된다.
        case 5:
            printf("-FM0-\n");  //'5"를 입력했다면, encode mode에 해당하는 주소에 데이터
            ioctl(modem_dev, MODEM_IOSETENCODE, 0x05); //0x05을 write하게 된다.
            break;                        //즉, encode방식이 FM0로 설정된다.
        case 6:
            printf("-MILLER SUBCARRIER-\n"); //'4"를 입력했다면, encode mode에 해당하
            ioctl(modem_dev, MODEM_IOSETENCODE, 0x06); //는 주소에 데이터 0x06을
            break;          //write하게 된다. 즉, encode방식이 miller subcarrier로 설정된다.
        case 7:
            printf("-PIE-\n"); //'7"을 입력했다면, encode mode에 해당하는 주소에 데이터
            ioctl(modem_dev, MODEM_IOSETENCODE, 0x07); //0x07을 write하게 된다.
            break;          즉, encode방식이 PIE로 설정된다.
        default :
            printf("NOT ACCESS!!\n");
            break;}

    if(write(modem_dev, msg, (sizeof(msg))) < 0) //전송할 데이터 msg를 FPGA의 전송버퍼인
        printf("Write error!\n");                  //TX FIFO에 넣는다.
    ioctl(modem_dev, MODEM_IOSETCTL, 0x01); //TXFIFO에 저장된 데이터를 위에서 설정한
                                            //encode방식으로 전송한다.
    if(read(modem_dev, &rbuf, (sizeof(rbuf))) > 0) { //전송된 데이터를 수신하면
        printf("RXFIFO : ");                       //수신버퍼인 RX FIFO에 저장된 데이터를
        for(i=0;i<SIZE;i++)                        //출력한다.
            printf("%x ",rbuf[i]);
        printf("\n");
    }
    else
        printf("Read error!\n");
    close(modem_dev);                              //모뎀 드라이버를 닫는다.
    return 0;
}
```

디바이스 드라이버와 응용 프로그램의 관계를 살펴보면 다음과 같다.

디바이스 드라이버 (응용프로그램에 함수 제공)	응용 프로그램(드라이버의 함수를 사용)

1. 디바이스 open

```
static int modemctl_open(struct inode *inode, struct file *filp)
{
printk(KERN_INFO "Open modem driver₩n");
return 0;
}
```

```
modem_dev = open("/dev/modem", O_RDWR);
```

2. Encode 모드 설정

```
static int modemctl_ioctl(struct inode *inode, struct file *file,
unsigned int cmd, unsigned long arg)
{
...
   switch(cmd) {
      case MODEM_IOSETCTL:
         modem_write_reg(MODEM_CONTROL_ADDR, arg);
         break;
      case MODEM_IOSETENCODE:
         modem_write_reg(MODEM_ENCODE_ADDR, arg);
         break;
      case MODEM_IOSETMODE:
         modem_write_reg(MODEM_MODE_ADDR, arg);
         break;
....
}
```

```
ioctl(modem_dev, MODEM_IOSETENCODE, 0x00);
```

MODEM_IOSETENCODE는 Encode Mode를 접근하는 레지스터 주소, 즉 0x02이다.

3. TX FIFO에 데이터 넣기

```
static ssize_t modemctl_write(struct file *filp, const char
 __user *buffer, size_t count, loff_t *ppos)
{
...
  txbuf = kmalloc(sizeof(count), GFP_KERNEL);
  if (copy_from_user(txbuf, buffer, count)) {
...
  modem_write_TXFIFO(count, txbuf);
  return 0;
```

```
if(write(modem_dev, msg, (sizeof(msg))) < 0)
printf("Write error!₩n");
```

4. 데이터 전송

```
static int modemctl_ioctl(struct inode *inode, struct file *file,
unsigned int cmd, unsigned long arg)
{
...
   switch(cmd) {
      case MODEM_IOSETCTL:
         modem_write_reg(MODEM_CONTROL_ADDR, arg);
         break;
      case MODEM_IOSETENCODE:
         modem_write_reg(MODEM_ENCODE_ADDR, arg);
         break;
      case MODEM_IOSETMODE:
         modem_write_reg(MODEM_MODE_ADDR, arg);
         break;
....
}
```

```
ioctl(modem_dev, MODEM_IOSETCTL, 0x01);
```

5. 데이터 수신

```
static ssize_t modemctl_read(struct file *filp, char __user
*buffer, size_t count, loff_t *ppos)
{
  unsigned char *rxbuf;
  rxbuf = kmalloc(sizeof(count), GFP_KERNEL);

  modem_read_RXFIFO(rxbuf);

  if (copy_to_user(buffer, rxbuf, count))
     return -EFAULT;

  return count;
}
```

```
if(read(modem_dev, &rbuf, (sizeof(rbuf))) > 0) {
   printf("RXFIFO : ");
   for(i=0;i<SIZE;i++)
      printf("%x ",rbuf[i]);
   printf("₩n");
```

위의 테스트 프로그램 소스를 TOOLCHAIN을 사용하여 컴파일한 후, 보드에서 실행을 한다. 다음은 Makefile의 내용이다.

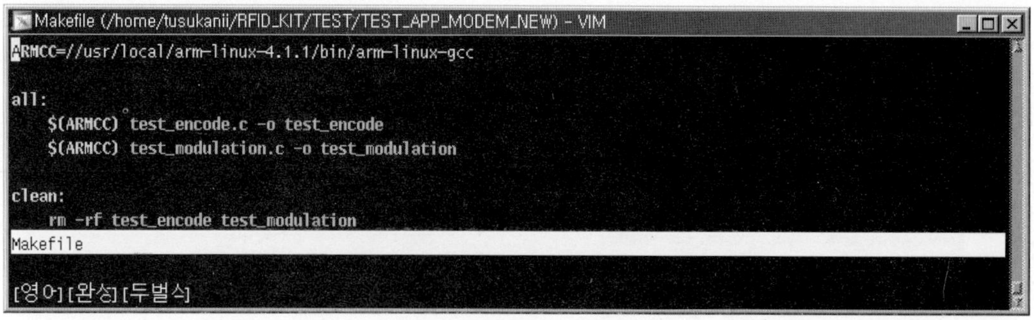

위와 같이 Makefile을 생성하여 만든 후 “make”를 입력하여 ARM용 바이너리인 test_encode를 생성한다.

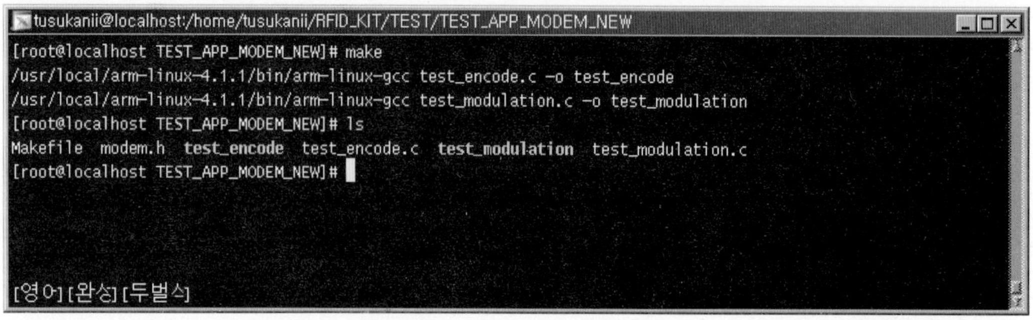

생성된 ARM용 바이너리 중, test_encode를 임베디드 보드에 다운로드해야 한다. 다운로드 방법은 3장의 “4) 13.56Mhz RFID 시스템 Command의 이해” 중 “보드에 이미지 다운로드 및 실행“을 참고하길 바란다.

생성된 바이너리를 보드에 다운로드 한다.

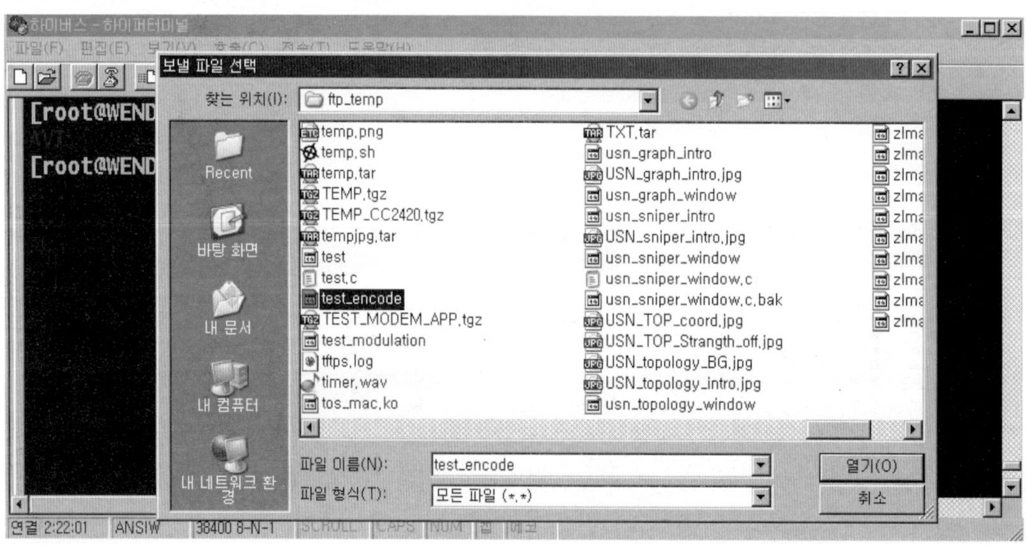

다운로드 받은 바이너리 파일에 실행권한을 부여하기 위해, “chmod 755 test_encode”를 입력한다.

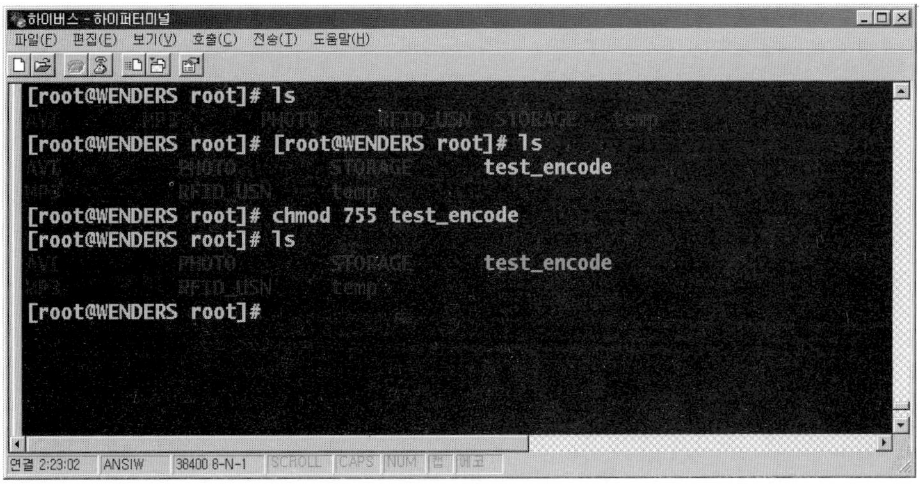

“./test_encode”로 실행을 하면 다음과 같이 출력된다. 입력은 0~7까지의 숫자이며, 해당하는 encode mode로 설정이 된다.

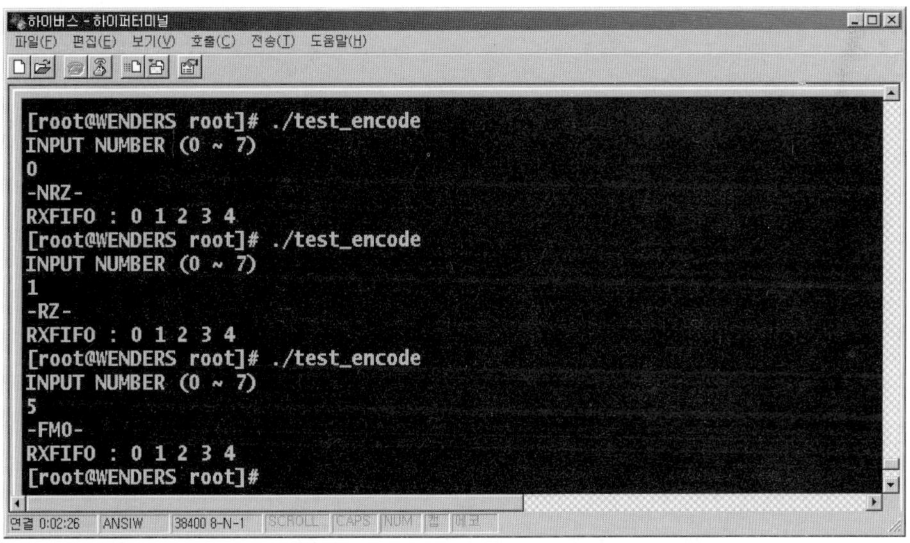

실행이 되지 않는다면, “lsmod”로 modem 드라이버 모듈이 적재되었는지 확인을 한다.

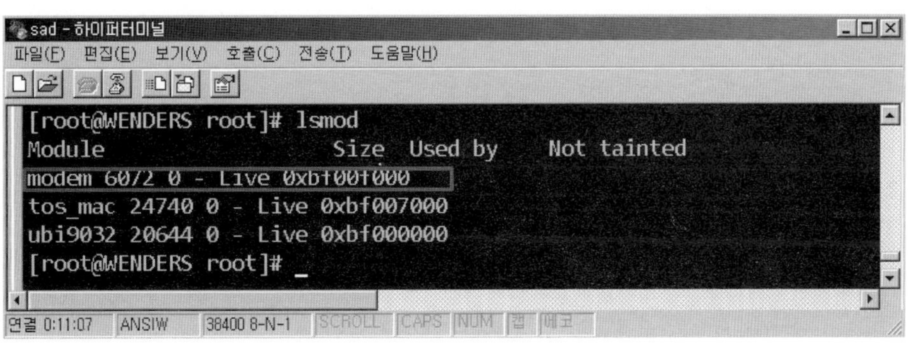

만약 적재되지 않았다면, /usr/lib/modules로 이동하여 "insmod modem.ko"로 적재한다.

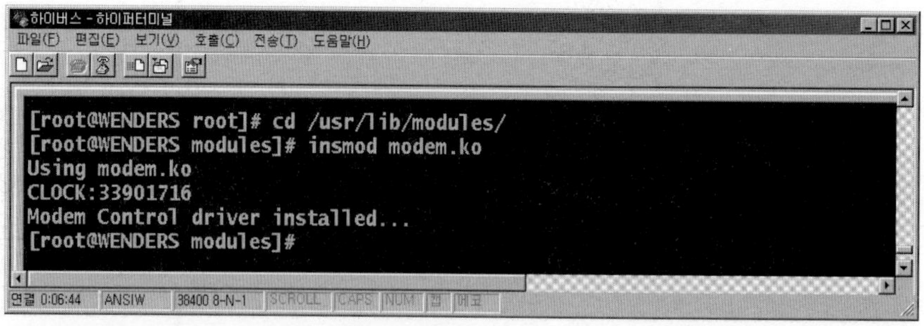

4-4 RFID 시스템의 encoding 파형 분석

1) 부호/복호화 파형 의 오실로스코프 파형 분석

RFID Baseband Modem 보드의 밑 부분을 보면 여러 개의 External PIN이 나와 있는 것을 볼 수 있다. 이 External PIN중에 encode와 관련된 핀을 오실로스코프를 이용하여 관찰해 볼 것이다.

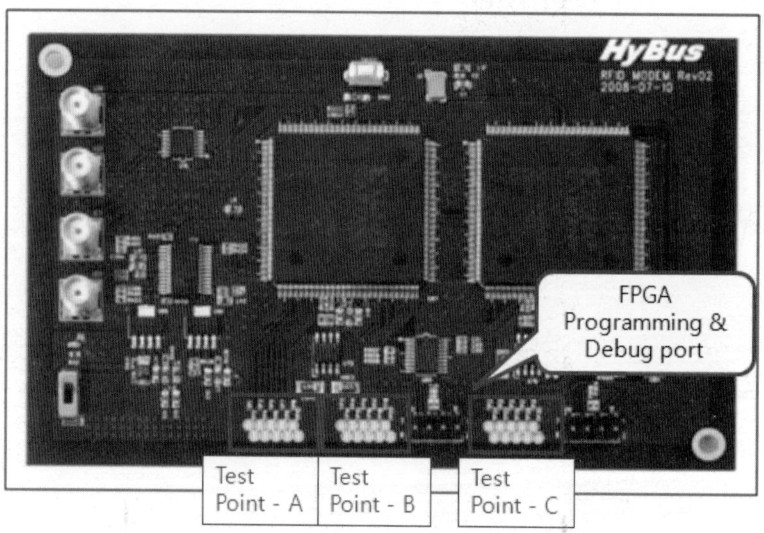

[그림 4-17] 부호/복호화 파형 의 오실로스코프 파형 분석

디버그 포트 중 encoding과 관련된 test point는 test point A와 C이다.

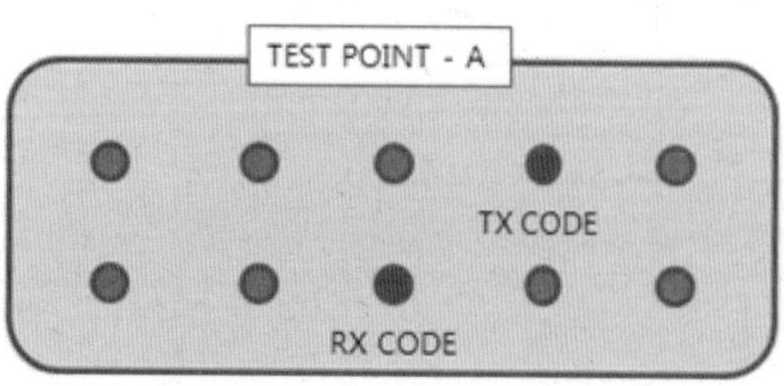

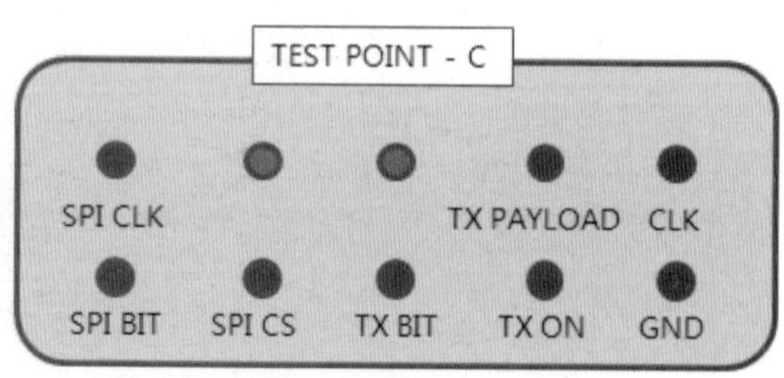

TEST POINT-C 는 컨트롤러와 모뎀 보드가 통신(SPI)이 정상적으로 동작되고 있는지 체크 할 수 있는 부분과 데이터의 TX부분을 디버그 할 수 있는 부분이 테스트 포인트로 나와 있다.

- SPI CLK : SPI의 CLK이다.
- SPI BIT : SPI통신을 이용해 주고 받는 데이터이다. (MISO)
- SPI CS : SPI의 Chip Select Pin과 연결된 test point이다.
- TX PAYLOAD : 데이터의 preamble이다. TX FIFO에 가장 처음 들어가는 데이터이며 전송되는 데이터의 크기를 나타낸다.
- TX BIT : Encoding 되기 전의 원본 데이터이다.
- TX ON : 전송이 되고 있으면 HIGH가 된다.

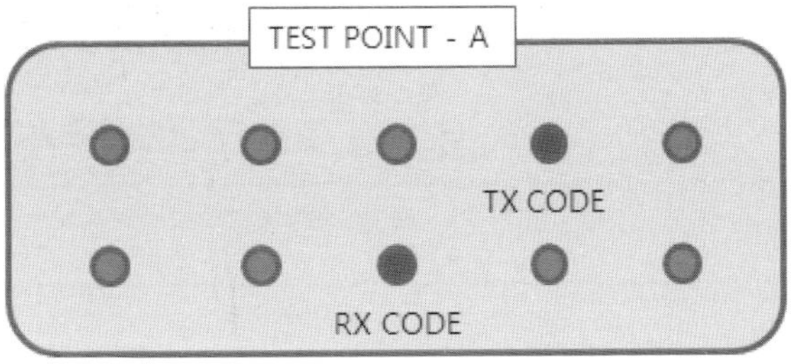

TEST POINT-A 는 전송 또는 수신한 데이터를 볼 수 있는 부분이 테스트 포인트로 나와 있다.

- TX CODE : Encoding한 후의 TX(전송) 데이터이다.
- RX CODE: Demodulation 된 후의 RX(수신) 데이터이다.
- 오실로스코프의 사용

다음은 모뎀보드의 TEST POINT를 프로브를 통해 찍어보는 모습이다. 현재 TEST POINT-A의 TX CODE를 찍어보고 있다.

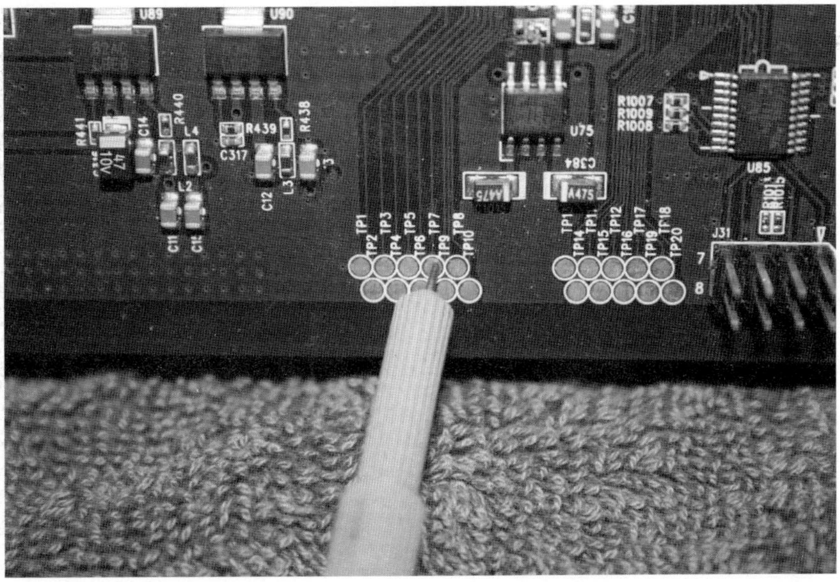

나머지 선은 그라운드에 물려있어야 한다.

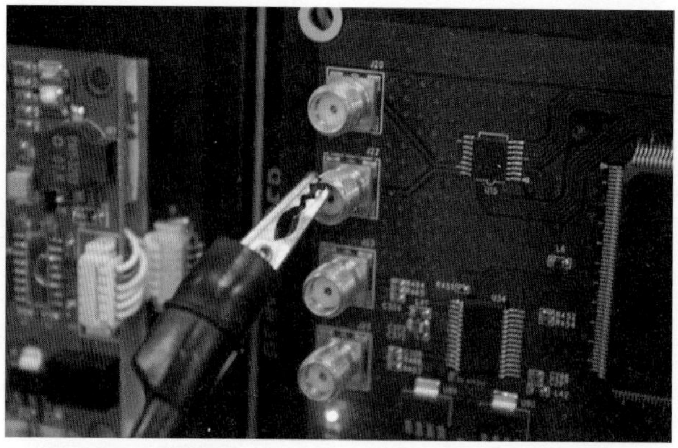

만약 "1234"이란 데이터를 NRZ방식으로 encode해서 전송한다면 파형은 다음과 같이 나올 것이다.

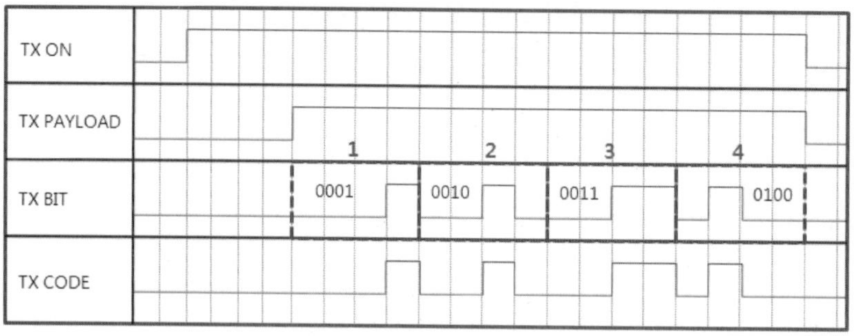

RZ방식으로 encode해서 전송한다면 파형은 다음과 같이 나올 것이다.

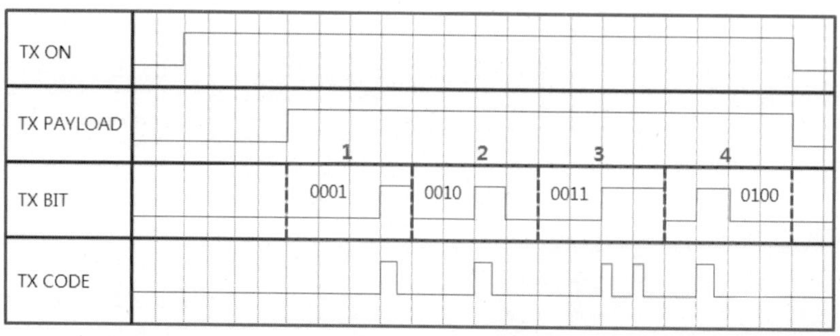

Manchester방식으로 encode해서 전송한다면 파형은 다음과 같이 나올 것이다.

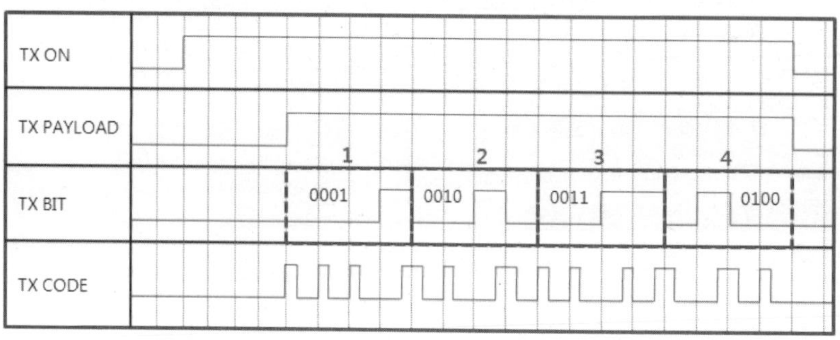

4-5 RFID 시스템의 변조(modulation)와 복조(demodulation)

1) 변조(modulation)와 복조화(demodulation)의 의미

부호화를 통해 데이터를 어떤 특정한 형태로 변환을 했다면 이 부호화된 데이터를 아날로그 신호로 변환한 후, 반송파에 탑재해서 더욱 장거리 전송 및 신뢰성 있는 전송을 하게 되는데 이것을 변조(modulation)이라고 한다.

이와 반대로 변조된 신호를 원래의 데이터로 복구하는 것을 복조(demodulation)이라 한다. 복조의 이유를 자세히 살펴보면 다음과 같다.

- 흔히 우리가 다른 컴퓨터/단말기로 데이터를 보낼 때의 데이터라는 것은 컴퓨터 내부에서 만들어진 것이다. 이 때 컴퓨터 내부에서 만들어진 이 데이터는 베이스밴드라는 디지털 신호로 주파수가 구성이 되어있다.
- 이 베이스밴드로 구성된 주파수는 저주파(중심 주파수가 낮은 주파수)이기 때문에 장거리 전송이 불가능하다. 따라서 디지털 형태인 데이터를 아날로그 신호로 바꿔주는 작업이 필요한데 이것을 변조라고 한다.
- 이 변조된 데이터는 장거리 전송이 가능하도록 일정한 수치의 높은 주파수에 이 데이터가 갖는 낮은 주파수를 얹어서 전송을 하게 되어, 장거리 전송이 가능해 진다.

변조의 방법에는 크게 세 가지가 있다.

(1) 진폭 편이 변조 (ASK : Amplitude Shift Keying)

- 단말기나 컴퓨터에서 발생된 디지털 형태의 정보신호(information signal)를 0과 1에 대응하여 각각 반송신호(carrier signal)의 진폭을 변화(shift)시키는 방식
- 즉, 정보신호가 0일 경우에 반송신호의 진폭을 작게 하고, 1은 진폭을 크게 하여 전송
- Modulator 입력이 high 일 때 Carrier의 Amplitude가 크고, low일 때 carrier의 Amplitude가 작음
- 1200bps 이하의 저속(low speed), 비동기(asynchronous) 데이터 전송에 이용되고 전송로 상에서 잡음(noise)이나 레벨변동에 약하므로 변조기술에 거의 사용되지 않으나 복합 변조기술을 이용하는 진폭 위상 변조(QAM)에만 사용
- 그리고 반송파의 on과 off로 디지털 신호를 쉽게 변조할 수 있어 저가로 회로구현이 가능하며, 전송대역을 유효하게 이용할 수 있는 장점을 가짐.

[그림 4-18] 진폭 편이 변조

(2) 주파수 편이 변조(FSK : Frequency Shift Keying)

- 일정 진폭의 정현파의 주파수를 두 가지로 정하여 데이터가 1 혹은 0으로 변함에 따라 두 개의 주파수 중 할당된 주파수를 상대측에 보내는 변조 방식.

- 진폭 편이 방식(ASK)보다 에러에 강하고, 회로도 비교적 간단하기 때문에 데이터 전송에서 많이 사용.
- 주파수 편이 변조 방식은 복조시 반송파가 필요.
- 구성이 용이하고 비교적 원거리 전송에 강하여, PSTN에서 많이 이용
- FSK는 비교적 저속(비동기식으로 200[BPS]이하)의 데이터 전송에 많이 이용
- Modulator 입력이 high 일 때 Carrier의 Frequency가 크고, low일 때 carrier의 Frequency가 작음

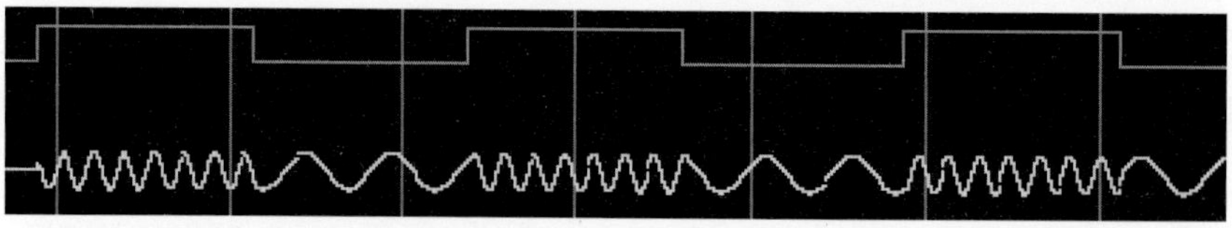

[그림 4-19] 주파수 편이 변조

(3) 위상 편이 변조 (PSK : Phase Shift Keying)

- 전송될 데이터에 따라 반송파의 위상이 변함.
- 위상의 변화량은 데이터에 의해 결정되는데 전송할 데이터가 0일 경우에는 반송파의 위상을 180도 변화시키고 1일경우 90도 변화시켜 정보를 비트 단위로 하나씩 전송
- "Modulator 입력이 high 일 때와 low 일 때의 Carrier Phase가 180도 차이"
- 1200, 2400 및 4800bps의 동기모뎀에 주로 사용
- 현재 QPSK가 많이 사용됨

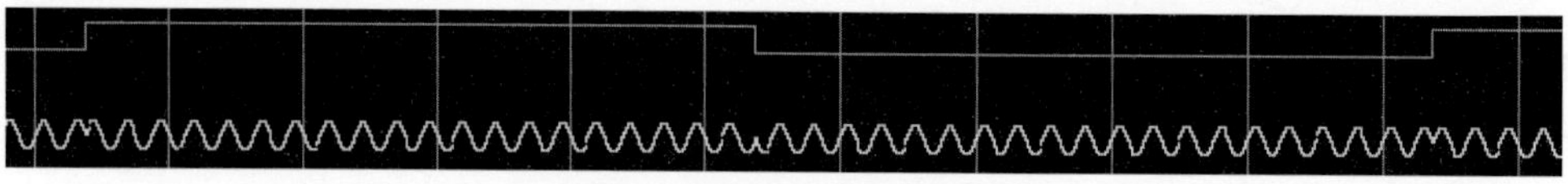

[그림 4-20] 위상 편이 변조

4-6 RFID 시스템의 변조(Modulation) 모드 설정

RFID Baseband Modem 보드는 두개의 FPGA칩이 있는데 그 중 아래 그림에서 보는 FPGA2칩이 Modulation과 Demodulation을 담당한다.

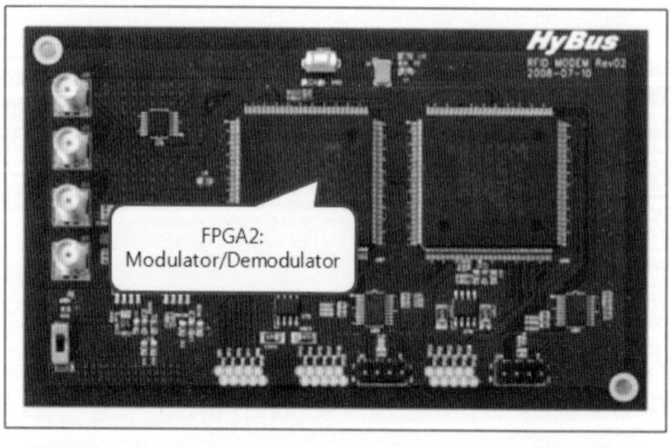

[그림 4-21] FPGA2칩 Modulation과 Demodulation

FPGA2칩에는 위에서 제시한 3가지 방법의 Modulation 기법의 원리를 VHDL로 코딩한 이미지가 퓨징되어 있다. 이는 임베디드 보드에서 레지스터 접근을 통하여 제어가 가능하다.

- Modulation Mode : 0x03

Bits	Name	Type	Default	Function
1 : 0	Modulation Mode	R/W	0	00 : ASK 01 : FSK 10 : BPSK

- Modulation Mode를 접근하는 레지스터 주소는 0x03이고 데이터는 0x00에서 0x02까지 3가지의 데이터를 0x03번지에 write할 수 있다.
- 예를 들어 0x03번지에 0x01을 write했다면 FSK의 방식으로 데이터가 modulation된다.
- Modulation의 mode를 선택했다면, TXFIFO에 데이터를 넣고, 전송을 위한 준비를 모두 마쳐야한다.

TXFIFO의 레지스터 주소는 0x7E이며, 다음과 같이 설정한다.

- Tx FIFO : 0x7E

Bits	Name	Type	Default	Function
7 : 0	Tx FIFO	W		1st Data : Tx Payload Length 2nd Data 이후 : Tx Payload Data

TXFIFO에 모든 데이터를 채워 넣었다면, CONTROL(0x01) 레지스터를 설정하여 데이터를 SEND한다.

- CONTROL : 0x01

Bits	Name	Type	Default	Function
1	TX REPEAT	R/W	0	1 : Repeat Tx
0	TX START	R/W	0	1 : Tx Start

데이터가 보내졌다면 전송된 데이터는 RXFIFO에 쌓이게 된다. RXFIFO의 수신된 데이터를 가져오려면 RXFIFO의 레지스터 어드레스를 접근하여 한 바이트씩 가져오면 된다.

- Rx FIFO : 0x7F

Bits	Name	Type	Default	Function
7 : 0	Rx FIFO	R		1st Data : Rx Payload Length 2nd Data 이후 : Rx Payload Data

위에 설명한 모든 operation들은 modem.ko라는 드라이버에서 제공된다. 어플리케이션 프로그램에서 이 modem드라이버를 사용한다면, 위에서 설명한 모든 command를 사용할 수 있다.

4-7 RFID 시스템의 변/복조 실습

1) RFID 시스템의 변/복조 테스트 프로그램 실행

• 소스 위치 : CD -> RUEM_Embedded -> Apps -> MODEM_test

다음은 modulation 모드를 입력된 정수에 의해서 여러가지로 선택해볼 수 있는 테스트 프로그램의 한 예 이다.

```
#include <fcntl.h>
#include <unistd.h>
#include <sys/ioctl.h>
#include <time.h>
#include <string.h>
#include <unistd.h>
#include <sys/types.h>
#include <sys/stat.h>
#include <linux/types.h>
#include "modem.h"
#define SIZE    5            //버퍼의 크기로, 버퍼는 전송할 데이터를 가지고 있다.
int main(int argc, char* argv[])
{
   int modem_dev;
   unsigned char i, msg[SIZE], rbuf[SIZE];
   int value = 0;

   for(i=0; i<SIZE;i++)      //버퍼에 0~4까지의 데이터를 넣는다.
      msg[i] = i;

   modem_dev = open("/dev/modem", O_RDWR);  //모뎀 드라이버를 open한다.

   if (modem_dev < 0) {
      printf("Open error\n");   //open faile시 error메세지를 출력한다
   return 0;
   }
   printf("****** MODULATION TEST *******\n"); //0부터 7까지의 숫자를 입력받는다.
   printf("INPUT NUMBER (0 ~ 2)\n");          //입력받은 숫자는 변조방식을 결정한다
   scanf("%d",&value);
switch(value){
      case 0:
         printf("-ASK-\n"); //'0'을 입력했다면, modulation mode에 해당하는 주소에 데이
         ioctl(modem_dev, MODEM_IOSETMODE, 0x00); //터 0x00을 write하게 된다.
         break;                       //즉, modulation 방식이 ASK로 설정된다.
      case 1:
         printf("-FSK-\n"); //'1'을 입력했다면, modulation mode에 해당하는 주소에 데이
         ioctl(modem_dev, MODEM_IOSETMODE, 0x01); //터 0x01을 write하게 된다.
         break;                       //즉, modulation 방식이 FSK로 설정된다.
      case 2:
         printf("-BPSK-\n");//'2'를 입력했다면, modulation mode에 해당하는 주소에 데이
         ioctl(modem_dev, MODEM_IOSETMODE, 0x02); //터 0x02을 write하게 된다
         break;                       //즉, modulation 방식이 BPSK로 설정된다
      default :
         printf("NOT ACCESS!!\n");
         break;
```

```
    }
    if(write(modem_dev, msg, (sizeof(msg))) < 0) //전송할 데이터 msg를 FPGA의 전송버퍼인
       printf("Write error!\n");                  //TX FIFO에 넣는다.
    ioctl(modem_dev, MODEM_IOSETCTL, 0x01); //TXFIFO에 저장된 데이터를 위에서 설정한
                                           //modulation방식으로 전송한다.
    if(read(modem_dev, &rbuf, (sizeof(rbuf))) > 0) { //전송된 데이터를 수신하면
       printf("RXFIFO : ");                       //수신버퍼인 RX FIFO에 저장된 데이터를
       for(i=0;i<SIZE;i++)                        //출력한다.
          printf("%x ",rbuf[i]);
       printf("\n");
    }
    else
       printf("Read error!\n");
    close(modem_dev);                          //모뎀 드라이버를 닫는다.
    return 0;
}
```

위의 테스트 프로그램 소스를 TOOLCHAIN을 사용하여 컴파일한 후, 보드에서 실행을 한다. 다음은 Makefile의 내용이다.

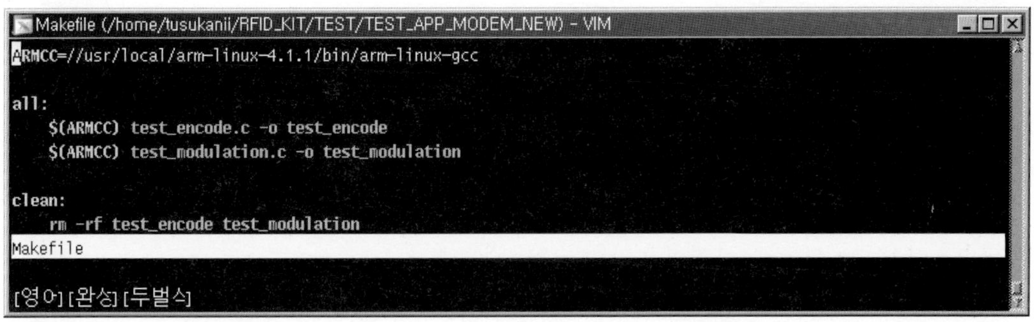

위와 같이 Makefile을 생성하여 만든 후, "make"를 입력하여 ARM용 바이너리인 test_encode를 생성한다.

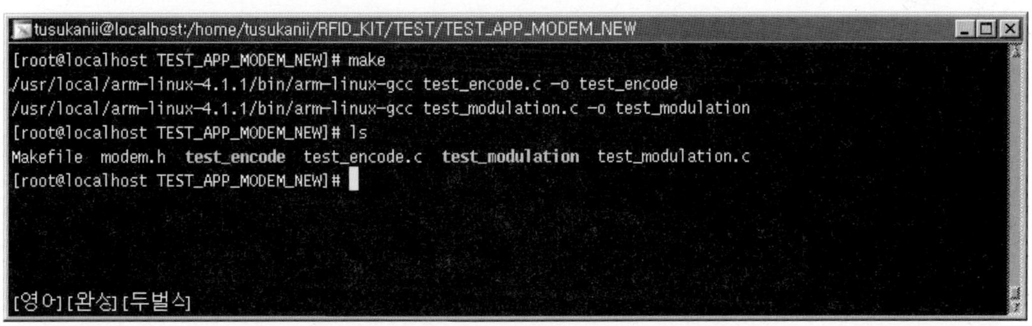

생성된 ARM용 바이너리 중, test_modulation를 임베디드 보드에 다운로드해야 한다. 다운로드 방법은 3장의 "4) 13.56Mhz RFID 시스템 Command의 이해" 중 "보드에 이미지 다운로드 및 실행"을 참고하길 바란다.

생성된 바이너리를 보드에 다운로드 한다.

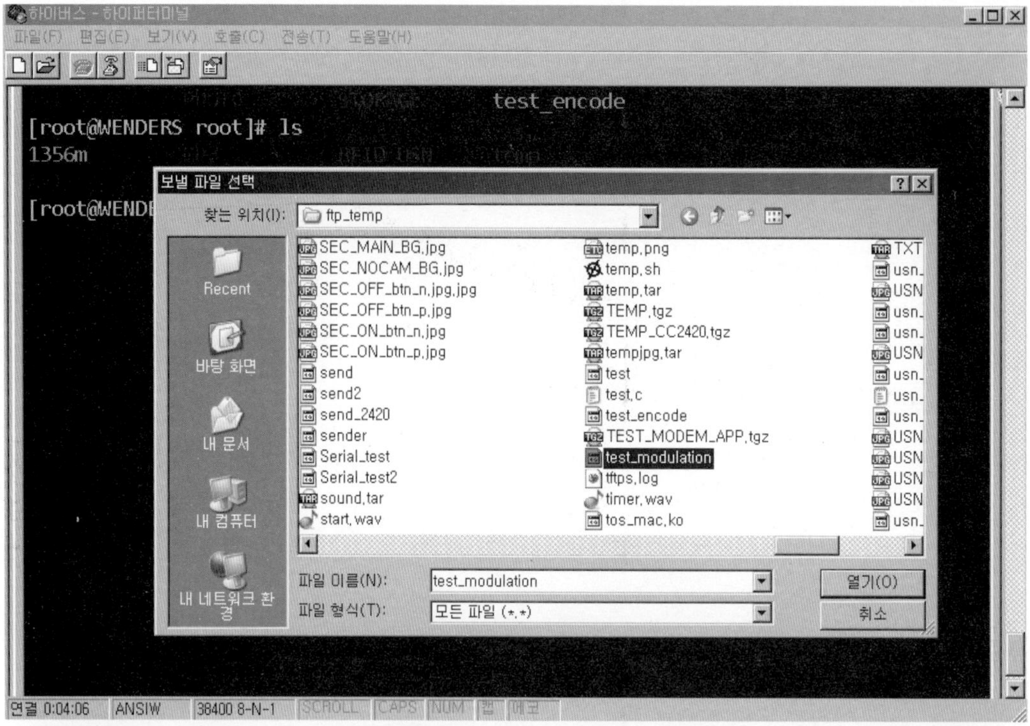

다운로드 받은 바이너리 파일에 실행권한을 부여하기 위해, “chmod 755 test_modulation”를 입력한다.

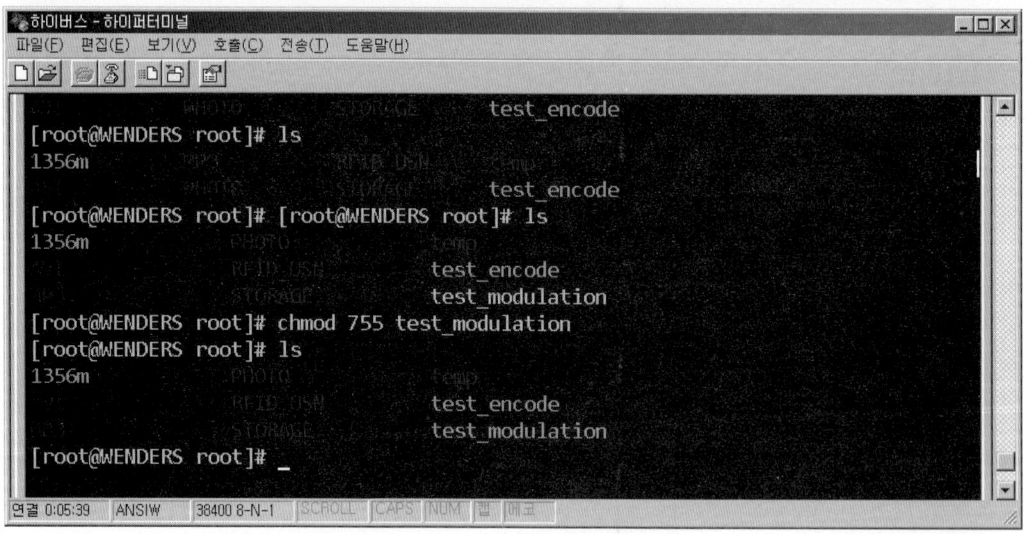

"./test_modulation"로 실행을 하면 다음과 같이 출력된다. 입력은 0~2까지의 숫자이며, 해당하는 modulation mode로 설정이 된다.

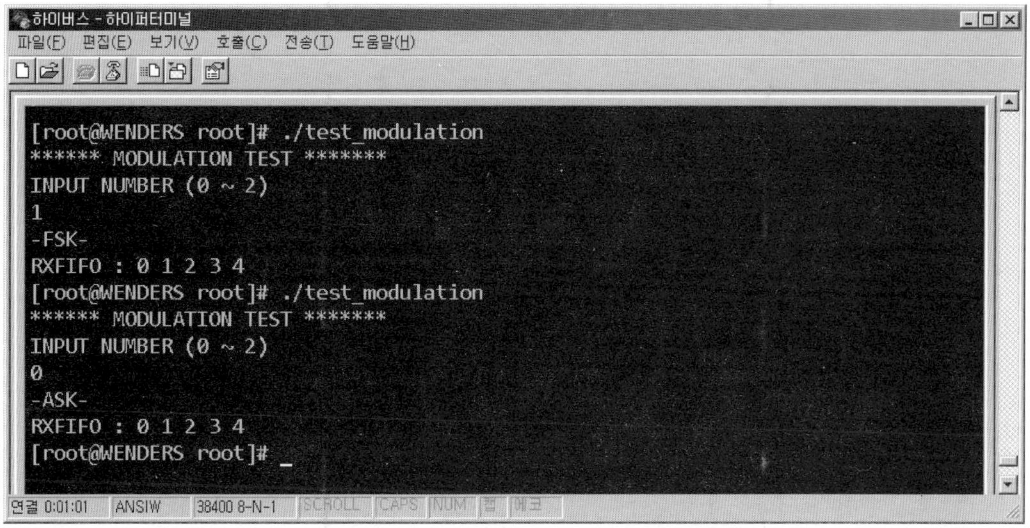

실행이 되지 않는다면, "lsmod"로 modem 드라이버 모듈이 적재되었는지 확인을 한다.

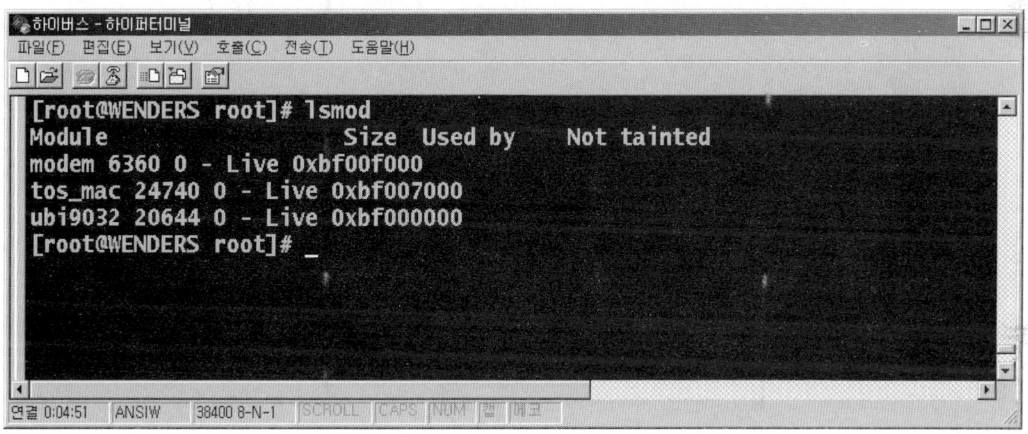

만약 적재되지 않았다면, /usr/lib/modules로 이동하여 "insmod modem.ko"로 적재한다.

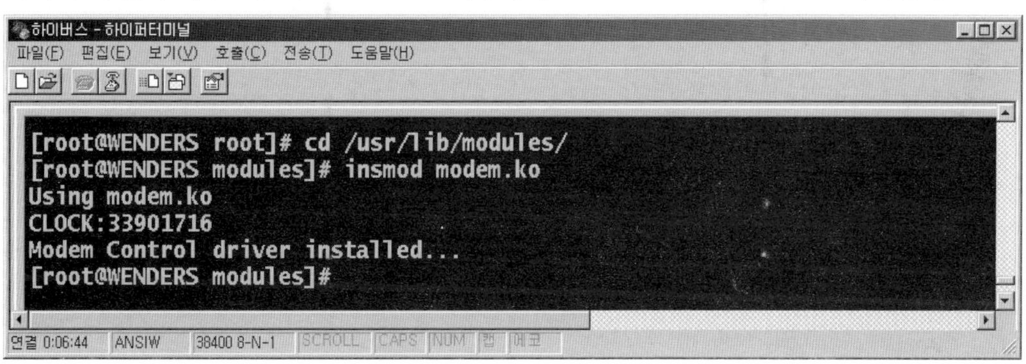

4-8 RFID 시스템의 변/복조 파형 분석

1) RFID 시스템의 변/복조 파형의 오실로스코프 파형분석

RFID Baseband Modem 보드의 옆 부분을 보면 4개의 connector가 나와 있는 것을 볼 수 있다. 이 connector중에 modulation과 관련된 핀을 오실로스코프를 이용하여 관찰해 볼 것이다.

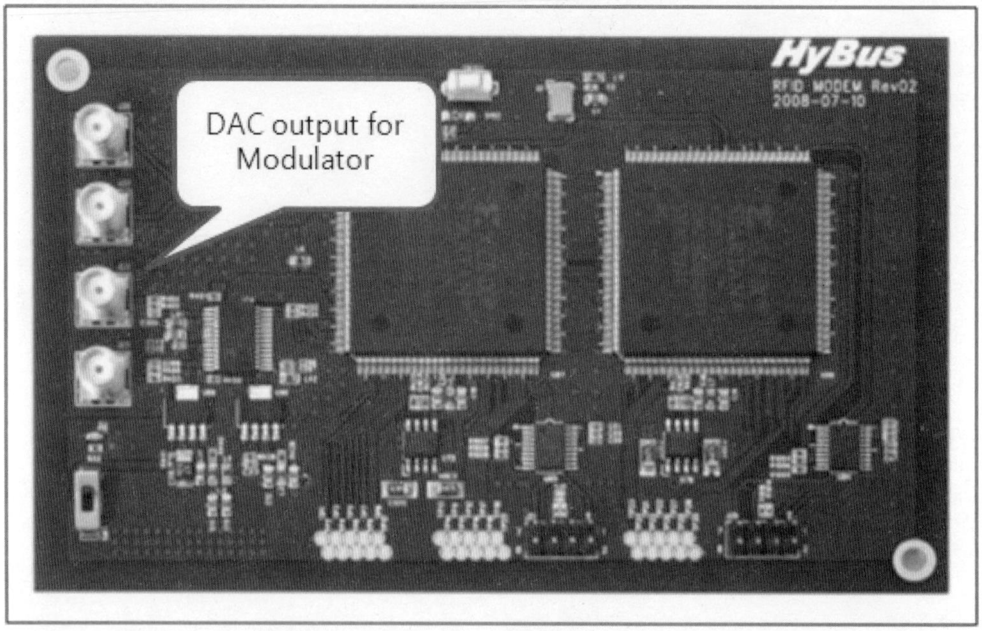

[그림 4-22] DAC output for Modulator

Modulation과 관련된 test point는 J22 이다. (J22에서 Modulator의 파형을 찍어 볼 수 있다.)

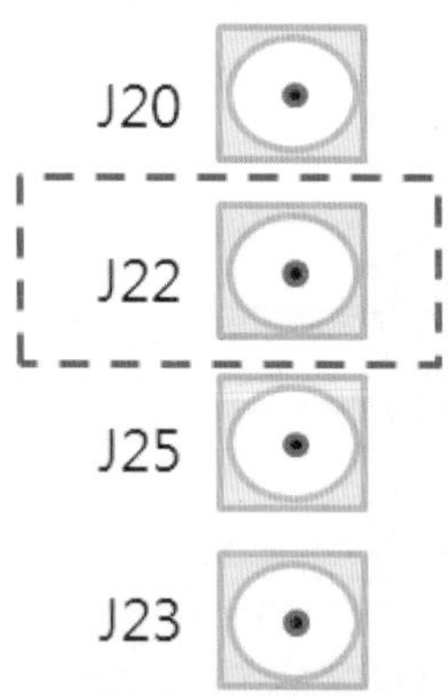

• 오실로스코프의 사용

만약 "1234"이란 데이터를 NRZ방식으로 encode한 후, FSK방식으로 전송한다면 파형은 다음과 같이 나올 것이다.

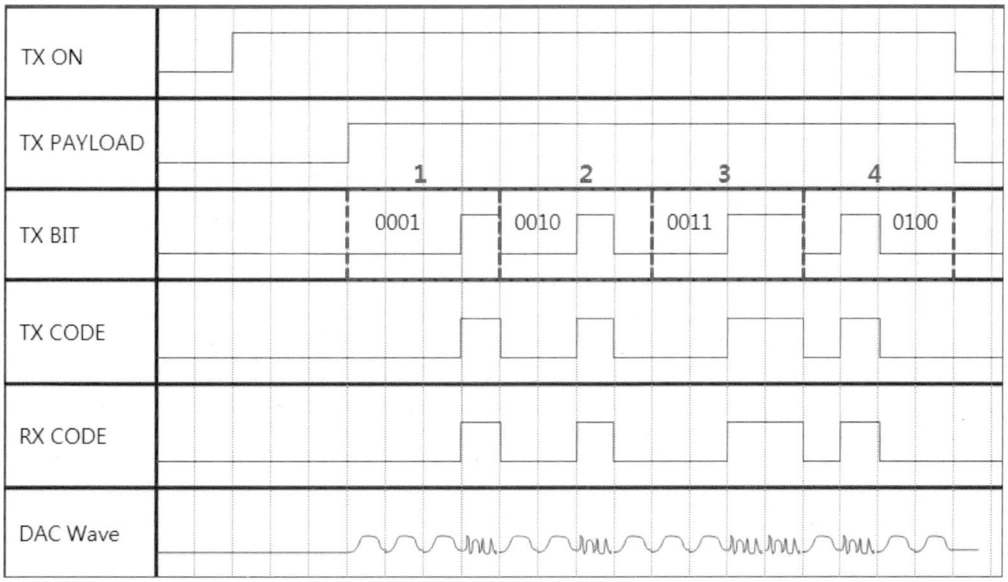

RZ방식으로 encode한 후 ASK방식으로 전송한다면 파형은 다음과 같이 나올 것이다.

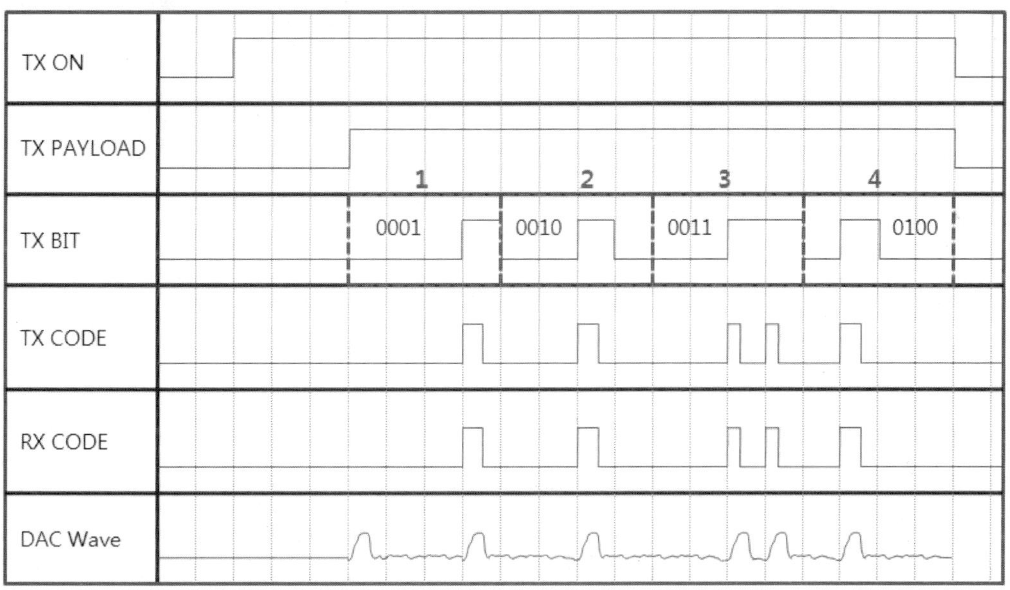

*** Test Simulation ***

(테스트 환경 -> Payload Length : 0x01 , Payload Data : 0xA5)

다음은 각 시그널의 의미를 나타낸다.

- Reg_encoder_mode : encoding mode를 나타냄.
- Reg_modulation_mode : modulation mode를 나타냄.
- Tx_start : tx가 start 됨을 나타냄.
- Tx_on_i : Tx가 지속되는 시간을 나타냄.
- Tx_payload_i : Tx 데이터 부분 중 payload에 해당되는 부분임을 나타냄.
- Tx 데이터 중 맨 앞의 4bit는 preamble이며 preamble과 payload 사이는 sync pattern임.
- Tx_bit_i : tx data를 나타냄.
- Modem_tx_in : Encoder 의 출력을 나타냄.
- Dac_data : DAC 출력으로서 modulation 결과임.
- Modem_rx_out : modulation 출력을 demodulation한 신호를 나타냄.
- Rx_clk_i : Demodulation 신호로부터 추출한 rx bit clock을 나타냄.
- Rx_bit_i : Demodulation 신호로부터 Decoding한 rx 데이터를 나타냄.
- Rx_on_i : Rx data 중 payload 기간을 나타냄.
- Nint : rx__on_i가 '1'에서 '0'으로 변할 때 걸리는 CPU interrupt를 나타냄 (active low)

다음 그림들은 Encoding Mode/Modulation Mode를 조합하여 시뮬레이션 한 결과를 나타낸다.

(1) NRZ/BPSK Simulation

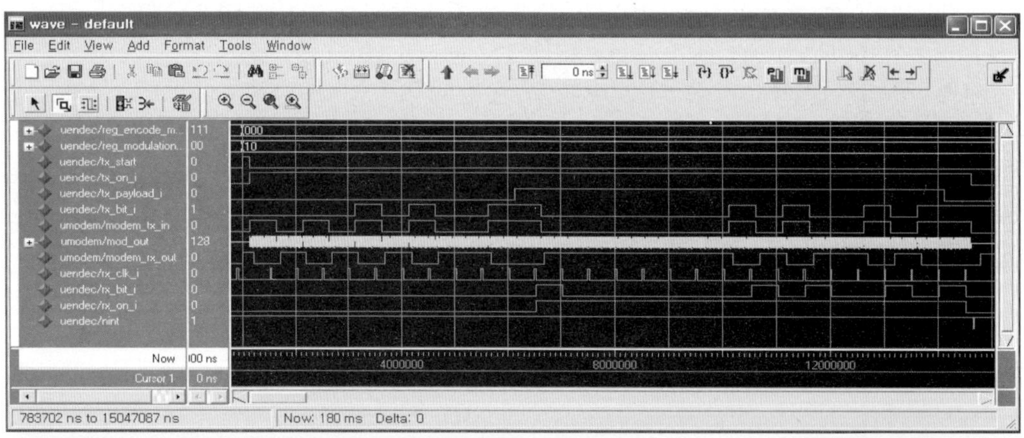

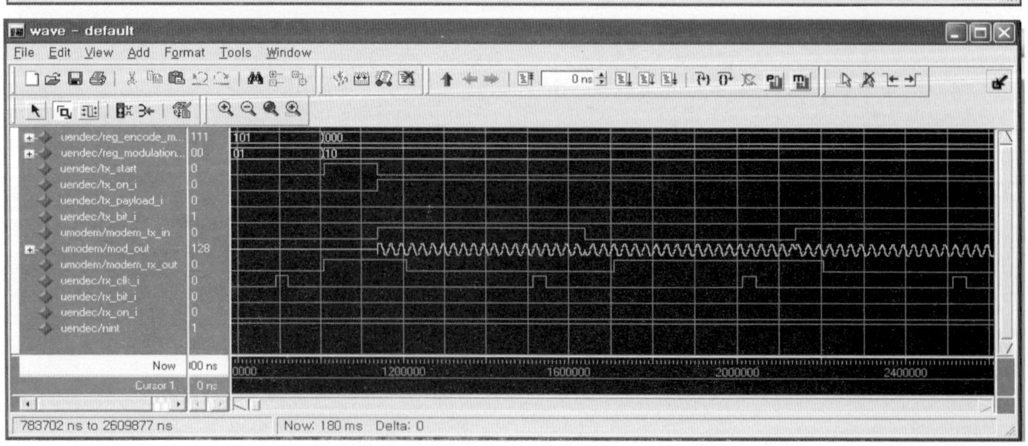

(2) RZ/ASK Simulation

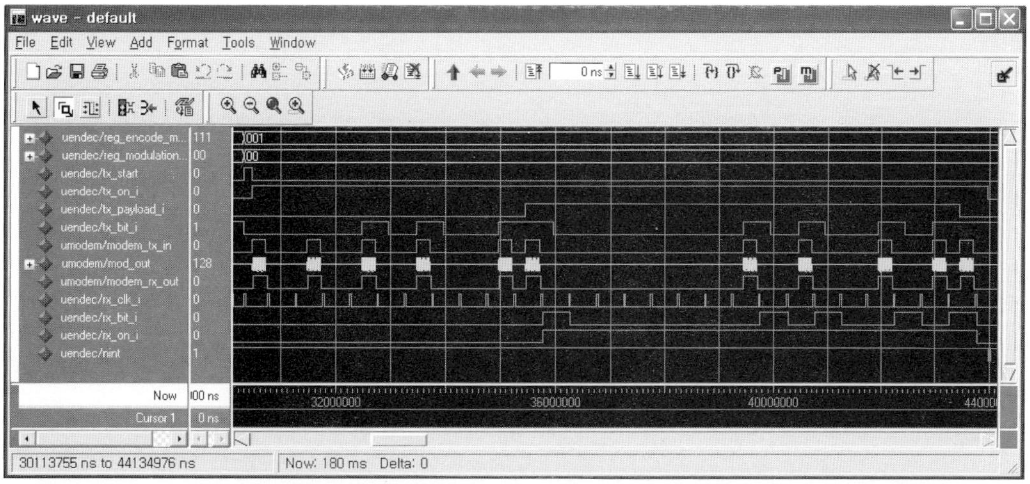

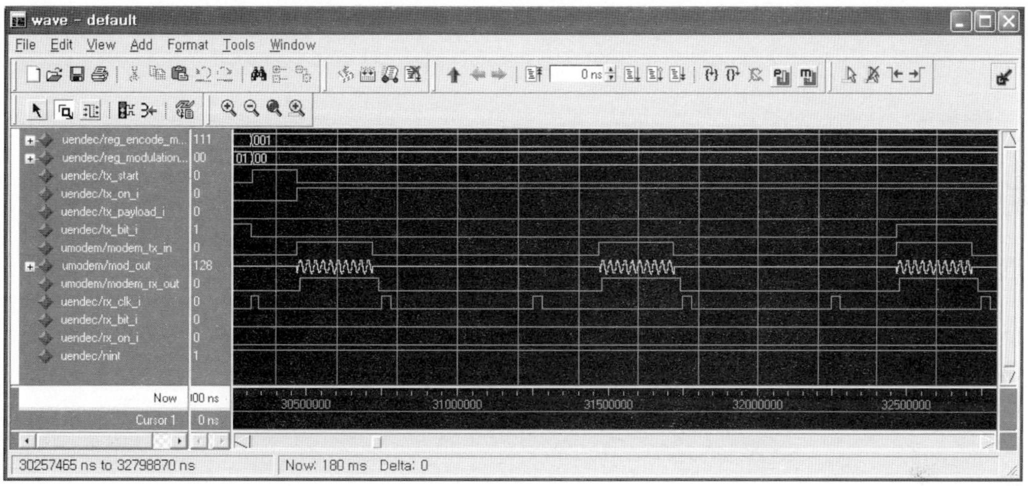

(3) Manchester/FSK Simulation

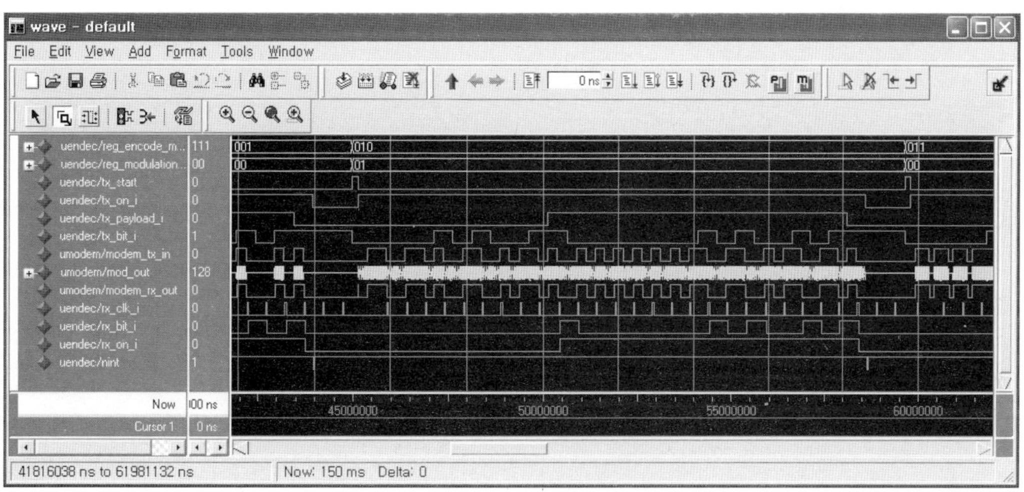

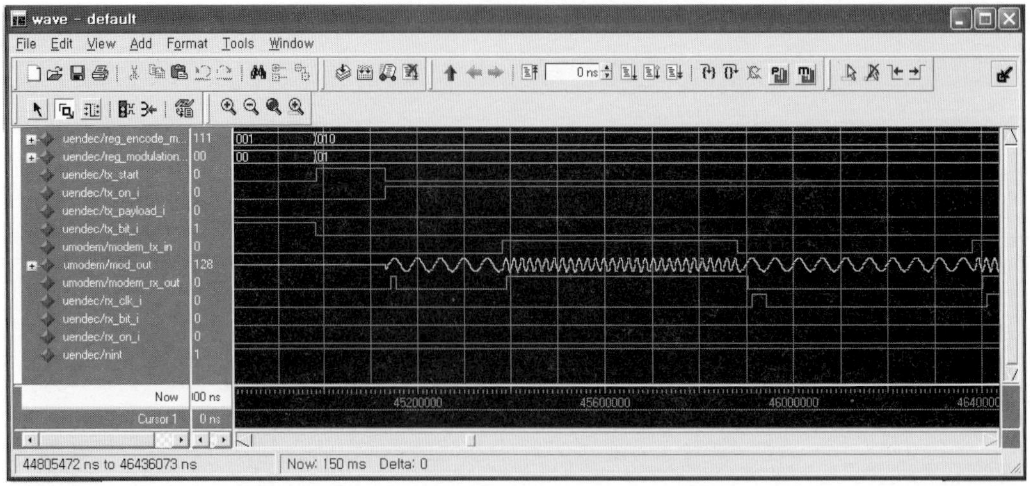

(4) FM0/ASK Simulation

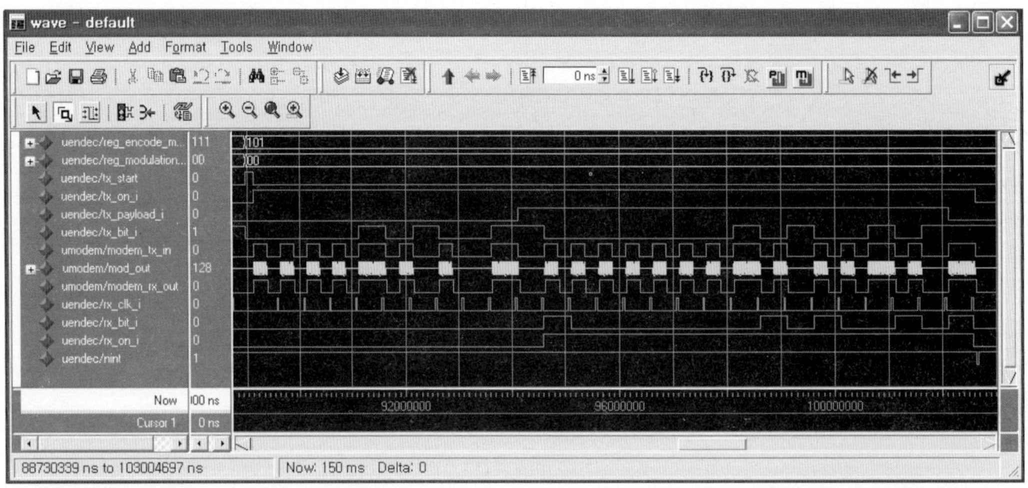

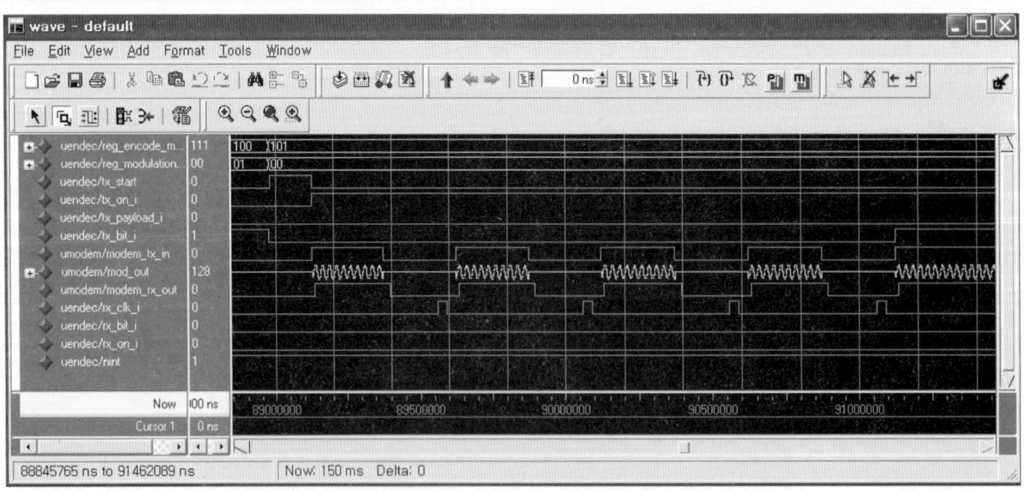

(5) PIE/ASK Simulation

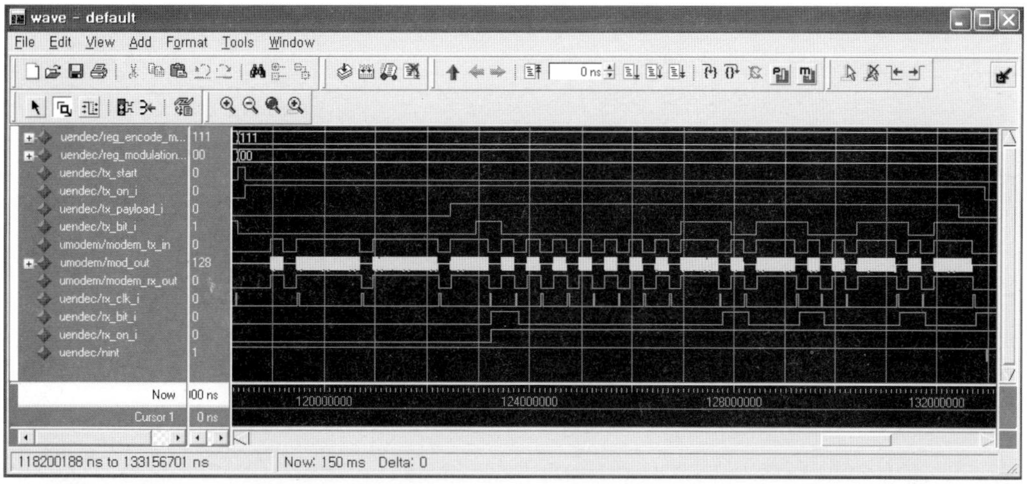

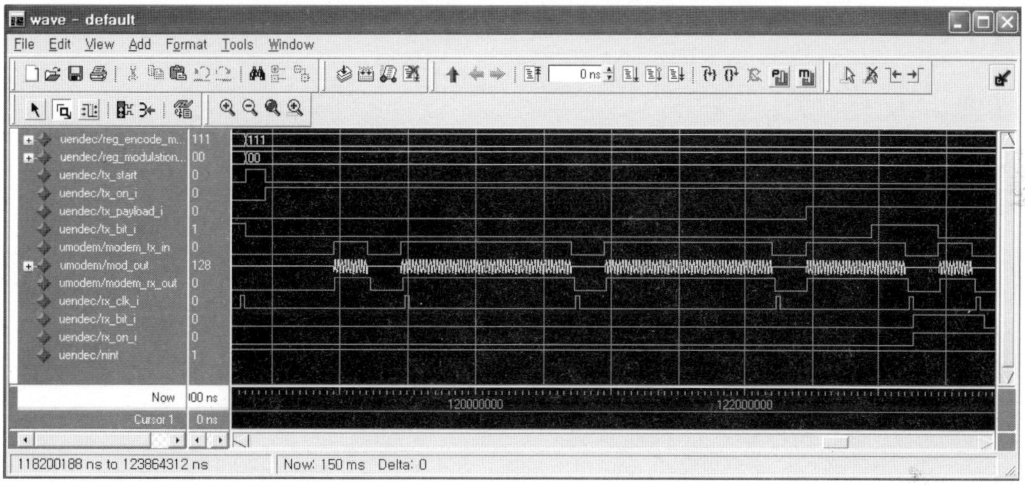

4-9 RFID의 모뎀(Modem) 제어 프로그램

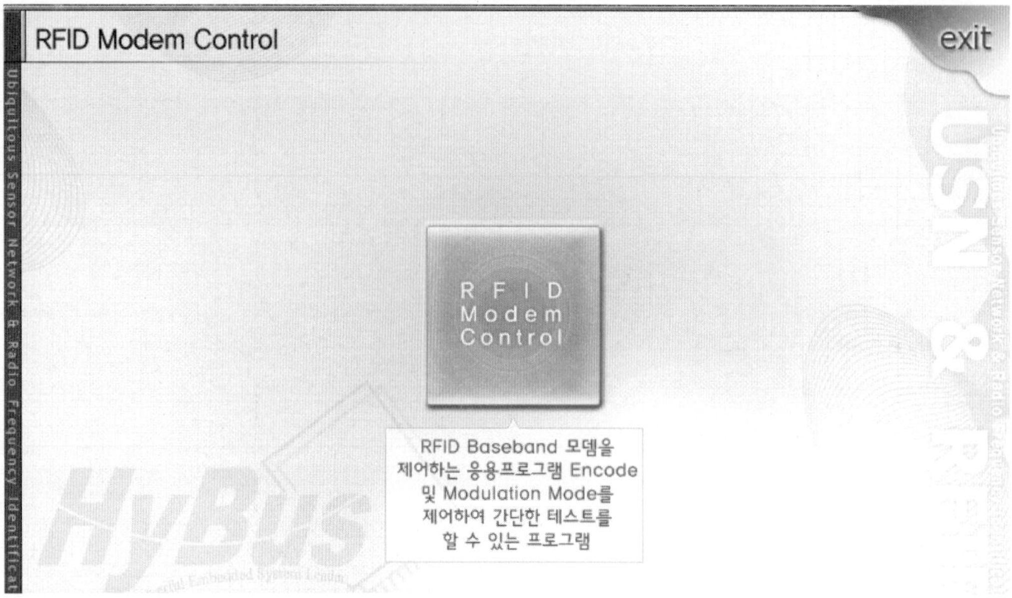

[그림 4-23] 모뎀(Modem) 제어 프로그램

이 Application은 RFID Baseband Modem 보드를 제어하여, 원하는 부호/복호, 변조/복조 방식으로 데이터를 송/수신 할 수 있는 GTK application(GUI)이다.

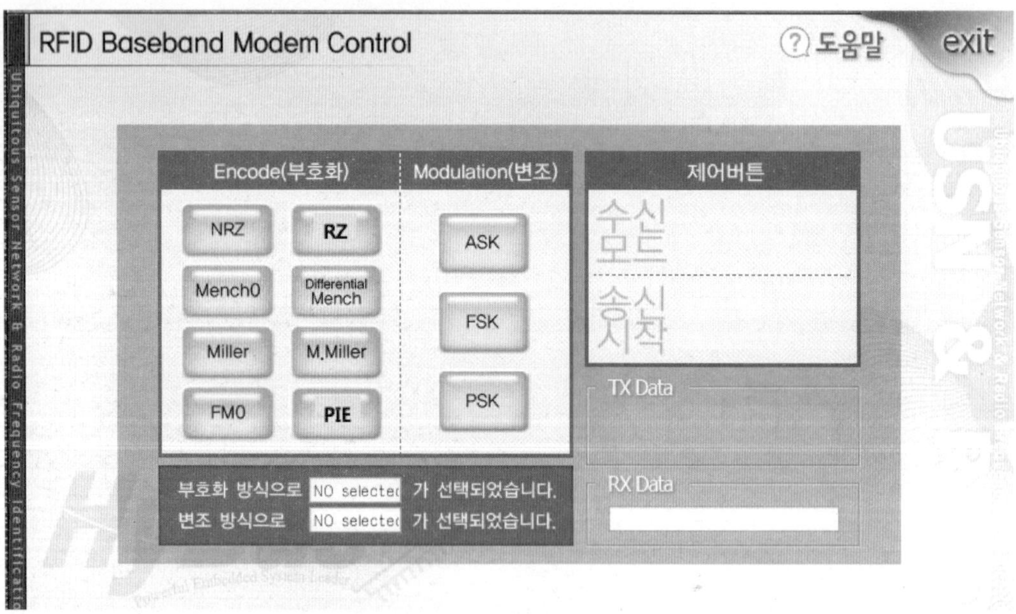

[그림 4-24] RFID Baseband Modem 제어

버튼은 부호화(8) + 복호화(3) + TXFIFO에 넣을 데이터 형태(4) + 송신시작 버튼(1)로 16개의 버튼과 3개의 Entry로 구성되어 있다.

1) 모뎀(modem) 제어 프로그램

가장 먼저 부호화와 변조의 방식을 선택하면 TxData의 4개의 버튼이 생성됩니다. 반드시 부호화와 복호화를 선택해야만 TxData의 Type을 고를 수 있는 버튼이 생기다.

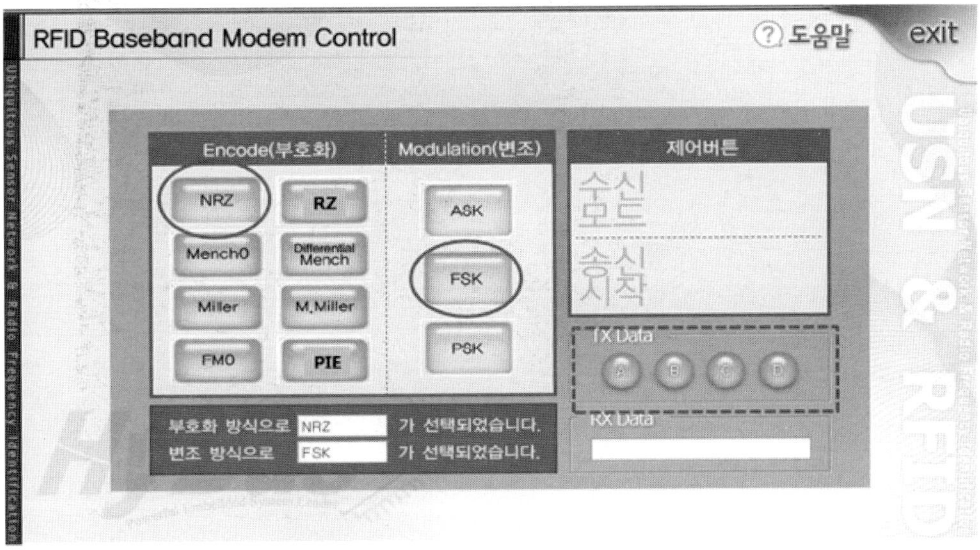

[그림 4-25] 모뎀 제어 프로그램

TxData의 A ~ D의 내용은 다음과 같다.

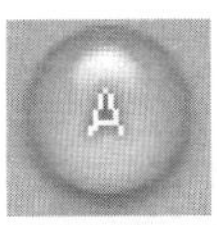 : 0 ~ 4까지 채워진 5바이트 크기의 배열을 TXFIFO에 Flushing함.

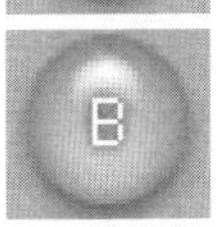 : 0 ~ 9까지 채워진 10바이트 크기의 배열을 TXFIFO에 Flushing함

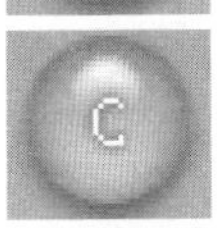 : 0 ~ 14까지 채워진 15바이트 크기의 배열을 TXFIFO에 Flushing함

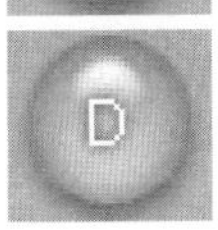 : 0 ~ 19까지 채워진 20바이트 크기의 배열을 TXFIFO에 Flushing함

데이터의 크기에 따라서 Type이 나뉘어져 있고, 데이터가 많을수록 delay가 누적되기 때문에 C나 D를 클릭 시에 약간의 delay가 발생한다.

TxData의 A ~ D중 하나를 선택하면 비로소 송신을 시작할 수 있는 SEND버튼이 생성된다. SEND 버튼을 클릭하면, TXFIFO에 flushing되었던 데이터가 전송되고 Demodulation과 Decoding된 RXFIFO의 데이터가 RX Data라는 Entry에 표시된다.

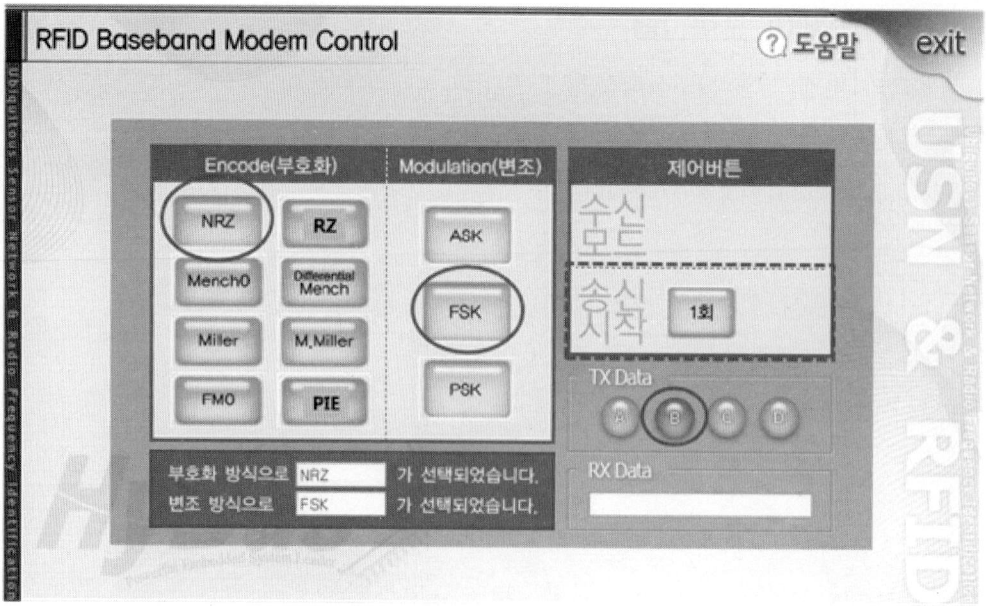

[그림 4-26] 모뎀 제어 프로그램

- 정상적인 출력
  - A를 클릭한 후 전송했을 때 : 01234
  - B를 클릭한 후 전송했을 때 : 0123456789
  - C를 클릭한 후 전송했을 때 : 01234567891011121314
  - D를 클릭한 후 전송했을 때 : 012345678910111213141516171819

- 모뎀 제어 프로그램 분석 (modem_control_window.c)

프로그램이 시작되면, hybus_modem_control()이 실행되어 모뎀 디바이스 드라이버인 modem.ko를 open하고 4개의 크기가 각기 다른 버퍼에 데이터를 저장해둔다. 또한 배경이미지와 버튼이벤트 및 텍스트 박스가 생성이 된다.

```
void hybus_modem_control()
{
   modem_dev = open("/dev/modem", O_RDWR); //모뎀 디바이스를 open한다. 모뎀 디바이스는
   if (modem_dev < 0) {              //적재되어 있는 상태여야 한다.
      printf("Open error\n");
   }
   for(i=0; i<LENGTH_A ; i++)       //msg_a에 0 ~ 4까지의 데이터를 넣는다.
      msg_a[i] = i;
   for(i=0; i<LENGTH_B ; i++)       //msg_b에 0 ~ 9까지의 데이터를 넣는다.
      msg_b[i] = i;
   for(i=0; i<LENGTH_C ; i++)       //msg_c에 0 ~ 14까지의 데이터를 넣는다.
      msg_c[i] = i;
   for(i=0; i<LENGTH_D ; i++)       //msg_d에 0 ~ 19까지의 데이터를 넣는다.
      msg_d[i] = i;

   /* Background */
```

```
    modem_control_window =  create_modem_control_window ();
    GtkWidget *modem_control_handle;
    GtkWidget *image = NULL;

    modem_control_handle = lookup_widget(GTK_WIDGET(modem_control_window), "fixed_bg");

    image = create_pixmap(modem_control_window, "RFID_Modem_control_bg.jpg");
    gtk_fixed_put (GTK_FIXED(modem_control_handle), image, 0, 0);
    gtk_widget_show(image);   //배경 이미지를 LCD에 뿌린다.

    // nrz button    //NRZ 버튼을 생성한다. 이 버튼을 클릭하면 encode모드가 nrz로 설정된다.
    nrz_button_n = create_pixmap (modem_control_window, nrz_btn_normal);
    nrz_button_p = create_pixmap (modem_control_window, nrz_btn_pressed);

    make_button(nrz_button, nrz_button_n,  modem_control_handle, NRZ_BTN_X, NRZ_BTN_Y, NRZ_BTN_W,
NRZ_BTN_H, nrz_pressed);
  ....
    /*entry */            //encode모드를 어떤 것으로 했는지 출력하는 텍스트 박스이다.
   entry_encoding = gtk_entry_new ();
   gtk_widget_ref (entry_encoding);
   gtk_object_set_data_full (GTK_OBJECT (modem_control_window), "entry_encoding",
entry_encoding,(GtkDestroyNotify) gtk_widget_unref);
   gtk_widget_show (entry_encoding);
   gtk_fixed_put (GTK_FIXED (modem_control_handle), entry_encoding, CONTROL_ENCODING_X,
CONTROL_ENCODING_Y);
   gtk_widget_set_uposition (entry_encoding, CONTROL_ENCODING_X, CONTROL_ENCODING_Y);
   gtk_widget_set_usize (entry_encoding, CONTROL_ENCODING_W, CONTROL_ENCODING_H);
  ....
```

hybus_modem_control()의 실행이 끝나면 프로그램은 버튼이벤트에 의해서 진행된다.

다음은 manchester 버튼을 클릭했을 때 실행되는 함수이다. encode 모드를 manchester로 설정한 후 다른 버튼을 비활성화시킨다. CHK_ENCODE를 1로 설정하는 것은 encode 모드 설정을 마쳤다는 의미이다. encode와 modulation 모드를 모두 설정해야만 데이터를 TX FIFO에 Flushing할 수 있다.

```
/*********************MENCH1*********************************************/
void mench1_pressed (GtkButton *button, gpointer user_data)
{
   ioctl(modem_dev, MODEM_IOSETENCODE, 0x04);  //encode모드를 manchester로 설정

   CHK_ENCODE = 1; //CHK_ENCODE를 1로 설정하여, encode 모드 설정이 완료됨을 알림.

   modem_control_handle = lookup_widget(GTK_WIDGET(modem_control_window), "fixed_bg");
   pixmap = create_pixmap(modem_control_window, mench1_btn_pressed);
   gtk_fixed_put (GTK_FIXED(modem_control_handle), pixmap, MENCH1_BTN_X, MENCH1_BTN_Y);
   gtk_widget_show(pixmap);
   //manchester 버튼을 제외한 encode부분의 버튼들을 모두 비활성화 시킨다.
   pixmap = create_pixmap(modem_control_window, nrz_btn_blank);
   gtk_fixed_put (GTK_FIXED(modem_control_handle), pixmap, NRZ_BTN_X, NRZ_BTN_Y);
   gtk_widget_show(pixmap);
   pixmap = create_pixmap(modem_control_window, rz_btn_blank);
   gtk_fixed_put (GTK_FIXED(modem_control_handle), pixmap, RZ_BTN_X, RZ_BTN_Y);
   gtk_widget_show(pixmap);
   pixmap = create_pixmap(modem_control_window, mench0_btn_blank);
   gtk_fixed_put (GTK_FIXED(modem_control_handle), pixmap, MENCH0_BTN_X, MENCH0_BTN_Y);
```

```
    gtk_widget_show(pixmap);
    pixmap = create_pixmap(modem_control_window, miller_btn_blank);
    gtk_fixed_put (GTK_FIXED(modem_control_handle), pixmap, MILLER_BTN_X, MILLER_BTN_Y);
    gtk_widget_show(pixmap);
    pixmap = create_pixmap(modem_control_window, miller2_btn_blank);
    gtk_fixed_put (GTK_FIXED(modem_control_handle), pixmap, MILLER2_BTN_X, MILLER2_BTN_Y);
    gtk_widget_show(pixmap);
    pixmap = create_pixmap(modem_control_window, fm_btn_blank);
    gtk_fixed_put (GTK_FIXED(modem_control_handle), pixmap, FM_BTN_X, FM_BTN_Y);
    gtk_widget_show(pixmap);
    pixmap = create_pixmap(modem_control_window, pie_btn_blank);
    gtk_fixed_put (GTK_FIXED(modem_control_handle), pixmap, PIE_BTN_X, PIE_BTN_Y);
    gtk_widget_show(pixmap);

    sprintf(buffer,"%s", "Diff.Manchester"); //encode 모드를 나타내는 텍스트박스에 Diff.Manchester
    gtk_entry_set_text(GTK_ENTRY(entry_encoding),buffer); //라고 출력한다.
  ...
```

다음은 ASK 버튼을 클릭했을 때, 실행되는 함수이다. CHK_MODULATION을 1로 설정하여, modulation 모드 설정이 완료되었음을 알린다. 위의 manchester와 마찬가지로 나머지 버튼들을 모두 비활성화시키고 텍스트 박스에 ASK라고 출력을 한다.

CHK_MODULATION과 CHK_ODUODE의 값이 모두 1이라면(encode와 modulation 모드설정을 모두 완료했다면), TX FIFO에 데이터를 Flushing할 수 있는 버튼들이 활성화된다.

```
/**************************ASK *************************************/
void ask_pressed (GtkButton *button, gpointer user_data)
{
    ioctl(modem_dev, MODEM_IOSETMODE, 0x00); //modulation 모드를 ask로 설정

    CHK_MODULATION = 1;  //CHK_modulation을 1로 설정하여, modulation모드 설정이
                         //완료됨을 알림.

    modem_control_handle = lookup_widget(GTK_WIDGET(modem_control_window), "fixed_bg");
    pixmap = create_pixmap(modem_control_window, ask_btn_pressed);
    gtk_fixed_put (GTK_FIXED(modem_control_handle), pixmap, ASK_BTN_X, ASK_BTN_Y);
    gtk_widget_show(pixmap);
     //ASK 버튼을 제외한 modulation부분의 버튼들을 모두 비활성화 시킨다.
    pixmap = create_pixmap(modem_control_window, fsk_btn_blank);
    gtk_fixed_put (GTK_FIXED(modem_control_handle), pixmap, FSK_BTN_X, FSK_BTN_Y);
    gtk_widget_show(pixmap);

    pixmap = create_pixmap(modem_control_window, psk_btn_blank);
    gtk_fixed_put (GTK_FIXED(modem_control_handle), pixmap, PSK_BTN_X, PSK_BTN_Y);
    gtk_widget_show(pixmap);

    sprintf(buffer,"%s", "ASK");
    gtk_entry_set_text(GTK_ENTRY(entry_pulse),buffer);
    //encode와 modulation 모드 설정이 모두 완료되었다면
    if(CHK_MODULATION == 1 && CHK_ENCODE == 1)
    {   //TX FIFO에 flushing 할 수 있는 A ~ D버튼을 활성화 시킨다.
        pixmap = create_pixmap(modem_control_window, a_btn_normal);
        gtk_fixed_put (GTK_FIXED(modem_control_handle), pixmap, A_BTN_X, A_BTN_Y);
        gtk_widget_show(pixmap);
        pixmap = create_pixmap(modem_control_window, b_btn_normal);
```

```
        gtk_fixed_put (GTK_FIXED(modem_control_handle), pixmap, B_BTN_X, B_BTN_Y);
        gtk_widget_show(pixmap);
        pixmap = create_pixmap(modem_control_window, c_btn_normal);
        gtk_fixed_put (GTK_FIXED(modem_control_handle), pixmap, C_BTN_X, C_BTN_Y);
        gtk_widget_show(pixmap);
        pixmap = create_pixmap(modem_control_window, d_btn_normal);
        gtk_fixed_put (GTK_FIXED(modem_control_handle), pixmap, D_BTN_X, D_BTN_Y);
        gtk_widget_show(pixmap);
    }
}
```

다음은 A 버튼을 클릭했을 때, 실행되는 함수이다. A에서 D까지의 버튼은 각각 다른 데이터를 의미한다. 이 버튼들은 encode와 modulation 모드 설정을 모두 완료했을 때에만 활성화 된다. A가 0~5의 값이며, 알파벳이 증가할수록 크기가 5씩 증가한다.

```
void a_pressed (GtkButton *button, gpointer user_data)
{
    MSG_TYPE = A_BTN;

    modem_control_handle = lookup_widget(GTK_WIDGET(modem_control_window), "fixed_bg");
    if(CHK_MODULATION == 1 && CHK_ENCODE == 1) //encode와 modulation 모드 설정이 모두
    {                                          //완료 되었다면
        if(write(modem_dev, msg_a, (sizeof(msg_a))) < 0)  //버퍼 msg_a의 데이터를 TX FIFO에
            printf("FIFO Write error! - \n");         //Flushing 한다.
        else                    //이상이 없다면.
         CHK_TXFIFO = 1;    //CHK_TXFIFO를 1로 설정하여, TX FIFO에 데이터 flushing이
                            //완료됐음을 알린다.
        pixmap = create_pixmap(modem_control_window, a_btn_pressed);
        gtk_fixed_put (GTK_FIXED(modem_control_handle), pixmap, A_BTN_X, A_BTN_Y);
        gtk_widget_show(pixmap);
        //A버튼을 제외한 나머지 B~D버튼을 비활성화 시킨다.
        pixmap = create_pixmap(modem_control_window, b_btn_normal);
        gtk_fixed_put (GTK_FIXED(modem_control_handle), pixmap, B_BTN_X, B_BTN_Y);
        gtk_widget_show(pixmap);
        pixmap = create_pixmap(modem_control_window, c_btn_normal);
        gtk_fixed_put (GTK_FIXED(modem_control_handle), pixmap, C_BTN_X, C_BTN_Y);
        gtk_widget_show(pixmap);
        pixmap = create_pixmap(modem_control_window, d_btn_normal);
        gtk_fixed_put (GTK_FIXED(modem_control_handle), pixmap, D_BTN_X, D_BTN_Y);
        gtk_widget_show(pixmap);
        //전송 버튼을 활성화 시킨다.
        pixmap = create_pixmap(modem_control_window, one_btn_normal);
        gtk_fixed_put (GTK_FIXED(modem_control_handle), pixmap, ONE_BTN_X, ONE_BTN_Y);
        gtk_widget_show(pixmap);
       }
}
```

다음은 전송(1회)버튼을 클릭했을 때, 실행되는 함수이다. 레지스터 주소, CONTROL ADDR에 데이터 0x01을 write하면, TX FIFO에 flushing된 데이터를 전송하게 된다.

전송은 TX FIFO에 데이터가 채워져있을 때만 동작되고, 전송 데이터의 크기에 맞는 수신용 버퍼를 선언하여, RX FIFO로 수신된 데이터를 텍스트 박스에 출력하게 된다. 만약 데이터의 타입을 "A"로 선택했다면 "01234"가 텍스트 박스에 출력될 것이다.

```
  void one_pressed (GtkButton *button, gpointer user_data)
  {
     if(CHK_TXFIFO == 1) //TX FIFO가 채워져 있을 때만 실행이 된다.
     {
         modem_control_handle = lookup_widget(GTK_WIDGET(modem_control_window), "fixed_bg");
         pixmap = create_pixmap(modem_control_window, one_btn_pressed);
         gtk_fixed_put (GTK_FIXED(modem_control_handle), pixmap, ONE_BTN_X, ONE_BTN_Y);
         gtk_widget_show(pixmap);

        ioctl(modem_dev, MODEM_IOSETCTL, 0x01); //CONTROL ADDR에 0x01을 write하여
                                                //TX FIFO에 flushing된 데이터를 전송한다.
        if(CHK_TXFIFO == 1 && MSG_TYPE == A_BTN) //메세지 타입이 A라면,즉 "A"버튼을 클릭
        {                           //했다면 5byte크기의 버퍼에 RX FIFO의 내용을 flushing한다
           if(read(modem_dev, &rbuf_a, (sizeof(rbuf_a))) > 0)
           {  //RX FIFO에 수신된 데이터를 텍스트 박스에 출력한다.

sprintf(buffer,"%i""%i""%i""%i""%i",rbuf_a[0],rbuf_a[1],rbuf_a[2],rbuf_a[3],rbuf_a[4]);
              gtk_entry_set_text(GTK_ENTRY(entry_RXData),buffer);
           }
           else
              printf("Read error!\n");
        }
        if(CHK_TXFIFO == 1 && MSG_TYPE == B_BTN)//메세지 타입이 B라면,즉 "B"버튼을 클릭
        {                          //했다면 10byte크기의 버퍼에 RX FIFO의 내용을 flushing한다
           if(read(modem_dev, &rbuf_b, (sizeof(rbuf_b))) > 0)
           {

sprintf(buffer,"%i""%i""%i""%i""%i""%i""%i""%i""%i""%i",rbuf_b[0],rbuf_b[1],rbuf_b[2],rbuf_b[3],rbuf
_b[4],rbuf_b[5],rbuf_b[6],rbuf_b[7],rbuf_b[8],rbuf_b[9]);
              gtk_entry_set_text(GTK_ENTRY(entry_RXData),buffer);
           }
           else
              printf("Read error!\n");
        }
  ....
```

- 컴파일/업로드 및 실행 (소스 위치 : CD -> RUEM_Embedded -> Apps -> GTK_APP)

소스를 컴파일 하기 위해, CD의 GTK_APP_SOURCE.tgz를 리눅스 호스트 PC에 copy한다. copy가 되었으면, tar xvfz GTK_APP_SOURCE.tgz로 압축을 해제한다.

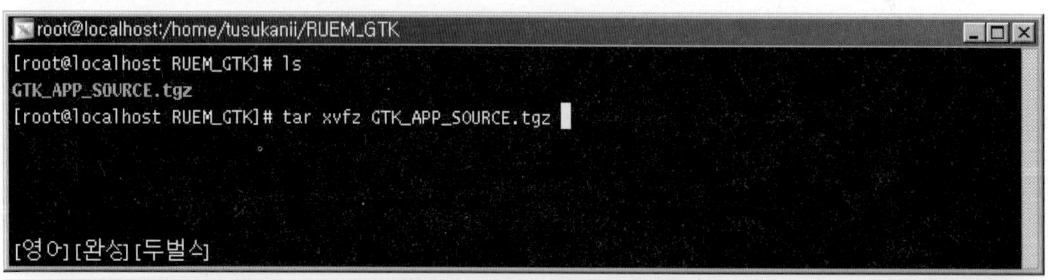

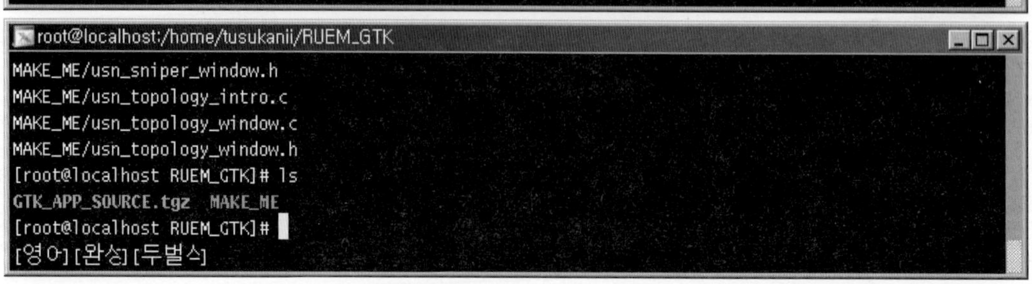

"MAKE_ME" 디렉토리로 이동해서 "make"를 입력하면 컴파일이 된다. (컴파일을 하기 전에 반드시 Toolchain이 설치되어 있어야 한다. 관련 사항은 1장의 "1-4 컨버전스 USN/RFID 호스트 PC S/W환경"의 (2)Toolchain설치를 참고하시길 바란다.)

```
root@localhost:/home/tusukanii/RUEM_GTK/MAKE_ME
mac.h           modem_main_window.c     support.c           usn_sniper_window.h
main.c          modem_main_window.h     support.h           usn_topology_intro.c
main.h          rfid_client_intro.c     tar_bin.sh          usn_topology_window.c
main_window.c   rfid_client_window.c    usn_graph_intro.c   usn_topology_window.h
[root@localhost MAKE_ME]# make
/usr/local/arm-linux-4.1.1/bin/arm-linux-gcc -D_REENTRANT -D_POSIX_PTHREAD_SEMANTICS -DXTHREADS -DXU
SE_MTSAFE_API -I/usr/local/arm-linux-4.1.1/arm-iwmmxt-linux-gnueabi/include/gtk-2.0 -I/usr/local/arm
-linux-4.1.1/arm-iwmmxt-linux-gnueabi/lib/gtk-2.0/include -I/usr/local/arm-linux-4.1.1/arm-iwmmxt-li
nux-gnueabi/include/atk-1.0 -I/usr/local/arm-linux-4.1.1/arm-iwmmxt-linux-gnueabi/include/cairo -I/u
sr/local/arm-linux-4.1.1/arm-iwmmxt-linux-gnueabi/include/pango-1.0 -I/usr/local/arm-linux-4.1.1/arm
-iwmmxt-linux-gnueabi/include -I/usr/local/arm-linux-4.1.1/arm-iwmmxt-linux-gnueabi/include/glib-2.0
 -I/usr/local/arm-linux-4.1.1/arm-iwmmxt-linux-gnueabi/lib/glib-2.0/include -I/usr/local/arm-linux-4
.1.1/arm-iwmmxt-linux-gnueabi//include/freetype2 -I/usr/local/arm-linux-4.1.1/arm-iwmmxt-linux-gnuea
bi//include  -mabi=aapcs-linux -mcpu=iwmmxt -mtune=iwmmxt support.c -c
/usr/local/arm-linux-4.1.1/bin/arm-linux-gcc -D_REENTRANT -D_POSIX_PTHREAD_SEMANTICS -DXTHREADS -DXU
[영어][완성][두벌식]
```

컴파일이 완료되면 ARM용 바이너리 10개가 생성이 된다.

```
root@localhost:/home/tusukanii/RUEM_GTK/MAKE_ME
[root@localhost MAKE_ME]# ls
BIN                   modem_control_window.c  rfid_main_window.h      usn_graph_window.h
Makefile              modem_control_window.h  rfid_pc_window          usn_main_window.c
Makefile_arm          modem_graph_window      rfid_pc_window.c        usn_main_window.h
Makefile_x86          modem_graph_window.c    rfid_server_intro.c     usn_sniper_intro
function.c            modem_graph_window.h    rfid_server_window      usn_sniper_intro.c
intro.h               modem_main_window.c     rfid_server_window.c    usn_sniper_window
mac.h                 modem_main_window.h     support.c               usn_sniper_window.c
main.c                rfid_apps               support.h               usn_sniper_window.h
main.h                rfid_client_intro.c     support.o               usn_topology_intro.c
main_window.c         rfid_client_window      tar_bin.sh              usn_topology_window
main_window.h         rfid_client_window.c    usn_graph_intro.c       usn_topology_window.c
modem.h               rfid_common_window.h    usn_graph_window        usn_topology_window.h
modem_control_window  rfid_main_window.c      usn_graph_window.c
[root@localhost MAKE_ME]#
[영어][완성][두벌식]
```

./tar_bin.sh를 실행하면 소스파일을 제외한 ARM용 바이너리가 BIN디렉토리에 copy 및 tar로 압축이 된다.

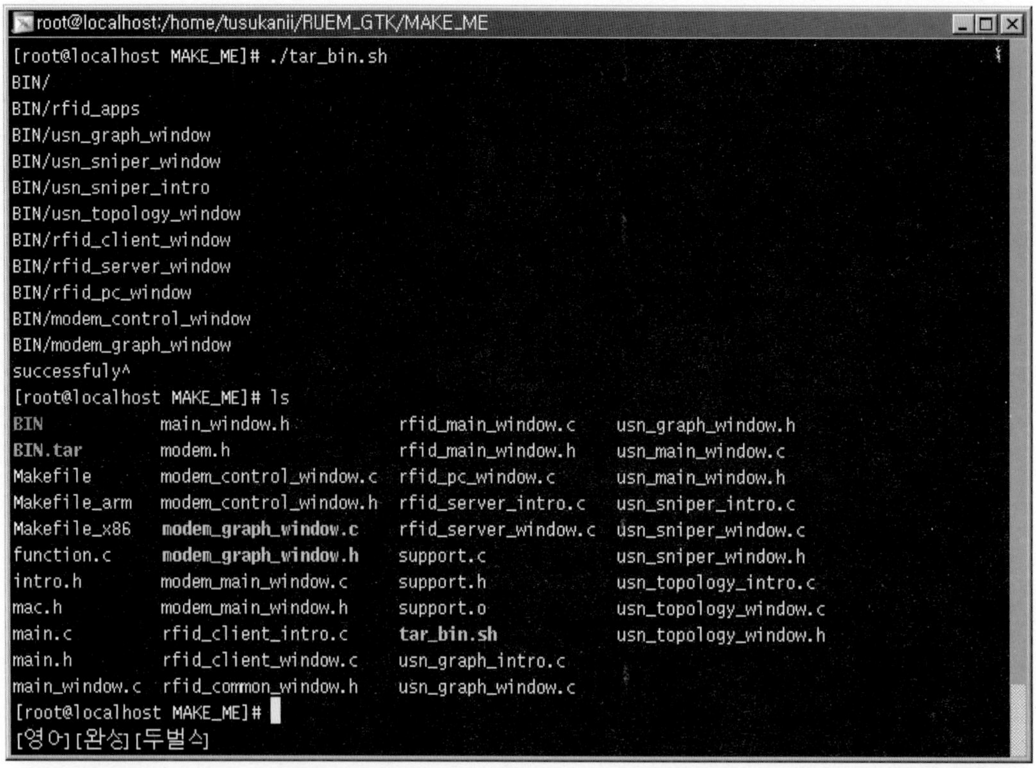

압축 파일인 BIN.tar를 임베디드 보드에 copy(시리얼 또는 이더넷을 이용)한 후, tar xvf BIN.tar로 압축을 해제하면 된다. 다운로드 방법은 3장의 "4) 13.56Mhz RFID 시스템 Command의 이해" 중 "보드에 이미지 다운로드 및 실행"을 참고하길 바란다. (참고 : 임베디드 보드에 이미 모든 ARM용 바이너리(GTK)와 JPG 그림 파일들이 들어가 있습니다.)

이미 설치되어 있는 BIN 디렉토리를 rm -rf BIN을 입력하여 삭제한다.

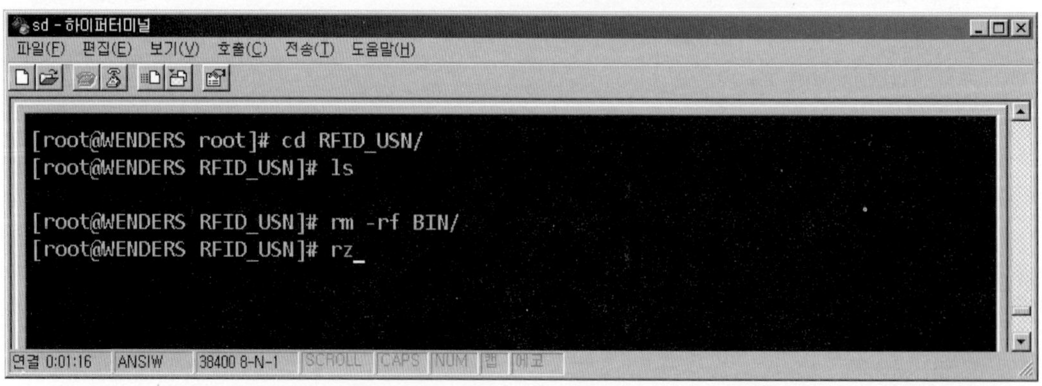

삭제가 되었으면 rz를 이용해 BIN.tar를 다운로드 한다.

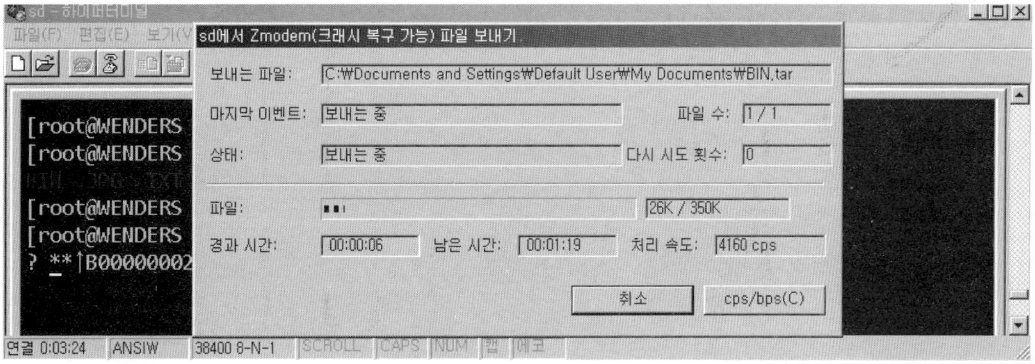

다운로드를 완료하였으면, tar xvf BIN.tar로 압축해제 한 후, BIN디렉토리로 이동하여 chmod 755 *로 실행권한을 부여한다.

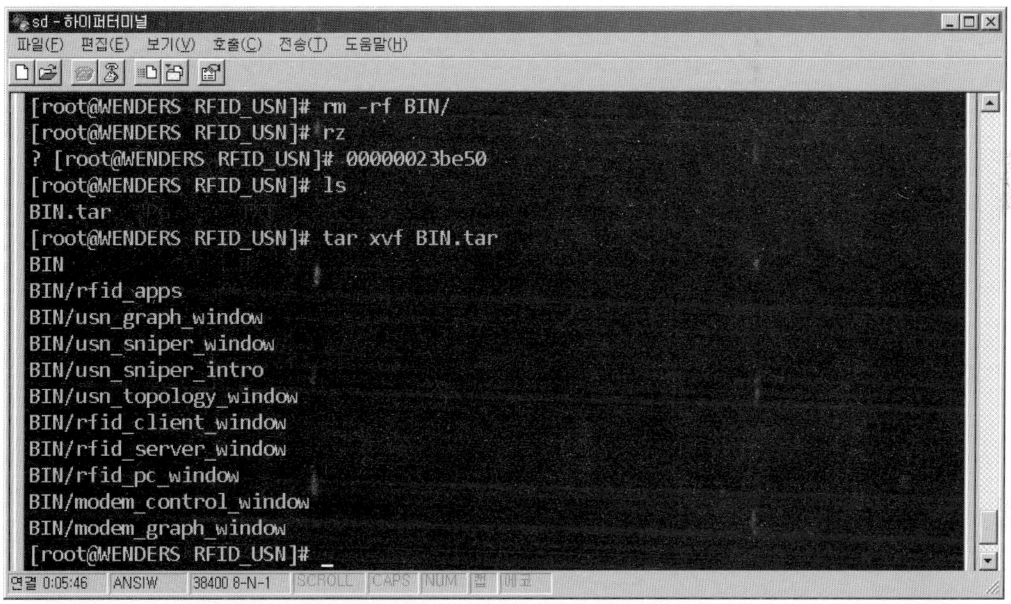

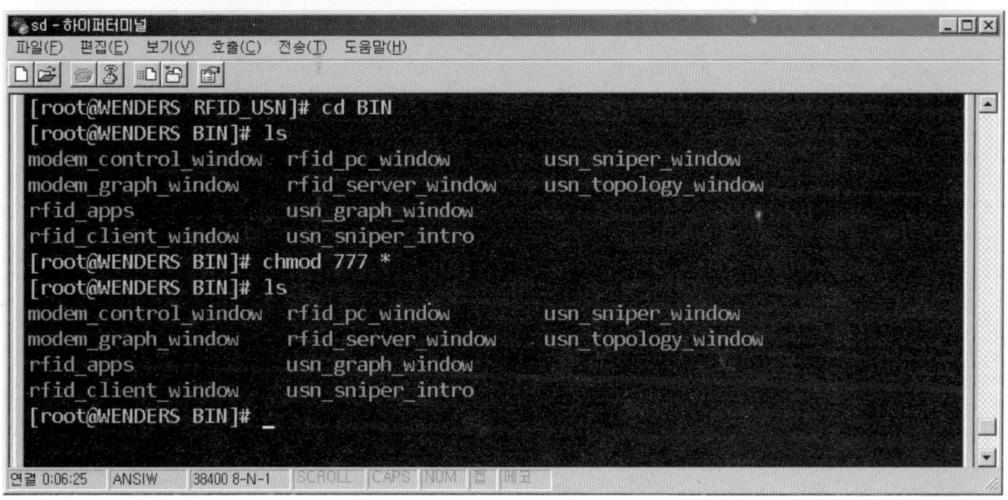

실행을 위해 ./modem_control_window를 실행하면 다음과 같은 화면이 LCD에 출력된다.

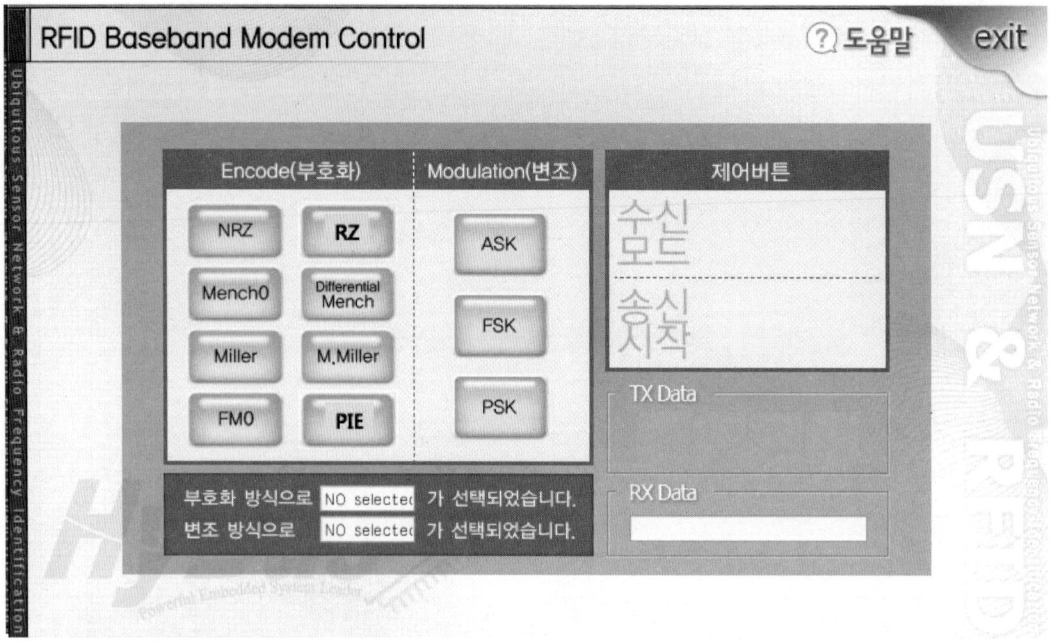

5장 USN 시스템의 구성 및 응용

5-1 유비쿼터스 센서 네트워크(USN)의 개요

1) 유비쿼터스 센서 네트워크의 정의

유비쿼터스 센서 네트워크(Ubiquitous Sensor Network; USN)란 필요한 모든 것(곳)에 전자태그를 부착하고 이를 통하여 사물의 인식정보를 기본으로 주변의 환경정보(온도, 습도, 오염정보, 균열정보 등)까지 탐지하여 이를 실시간으로 네트워크에 연결하여 정보를 관리하는 것 을 말하는 것으로 궁극적으로 모든 사물에 컴퓨팅 및 커뮤니케이션 기능을 부여하여 예외 없이 언제(Anytime), 어디든지(Anywhere), 무엇이든(Anything) 통신이 가능한 환경을 구현하기 위한 것이다.

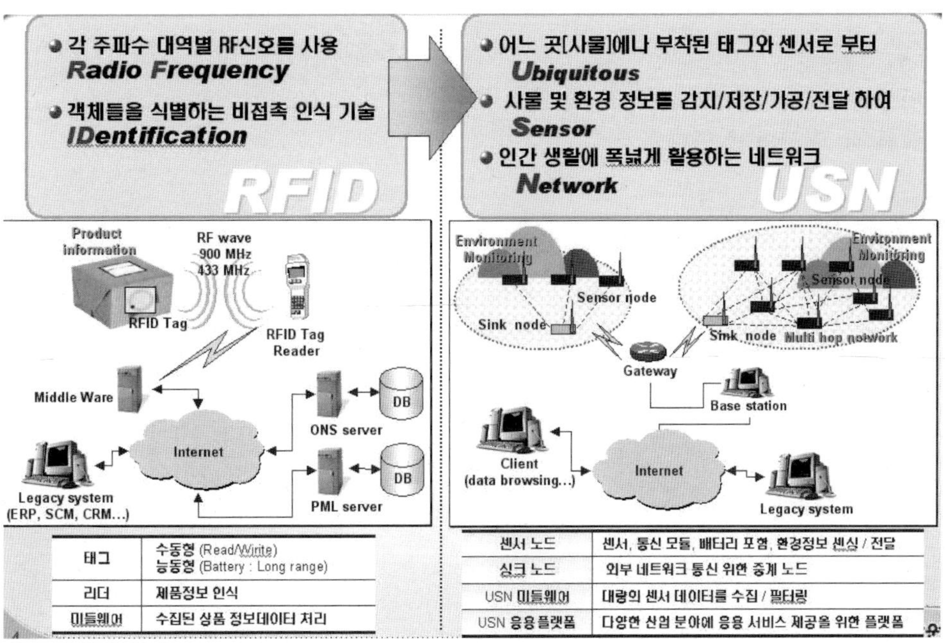

[그림 5-1] RFID/USN의 개념

[그림 5-1]에서 RFID의 개념은 각 주파수 대역별로 RF신호를 사용하여 객체들을 식별하는 비접촉 인식기술이다. RFID의 태그는 수동형과 능동형이고 리더는 제품 정식을 인식하고 미들웨어는 수집된 상품 정보 데이터를 처리한다.

USN의 개념은 어느 곳에서나 부착된 태그와 센서로부터 사물 및 환경정보를 감지/저장/가공/전달하여 인간 생활에 폭넓게 활용하는 네트워크를 말한다. USN은 센서노드, 싱크노드, 미들웨어 및 응용 플렛폼으로 구성되어 있다. 센서노드는 센서, 통신모듈, 배터리를 포함하고 있고 환경정보를 센싱하여 정보를 전달하는 역할을 한다. 싱크노드는 외부 네트워크 통신을 위한 중계노드이다. USN의 미들웨어는 대량의 센싱 데이터를 수집 및 필터링한다. USN 응용 플랫폼은 다양한 산업 분야에 응용 서비스를 제공을 위한 플랫폼이다.

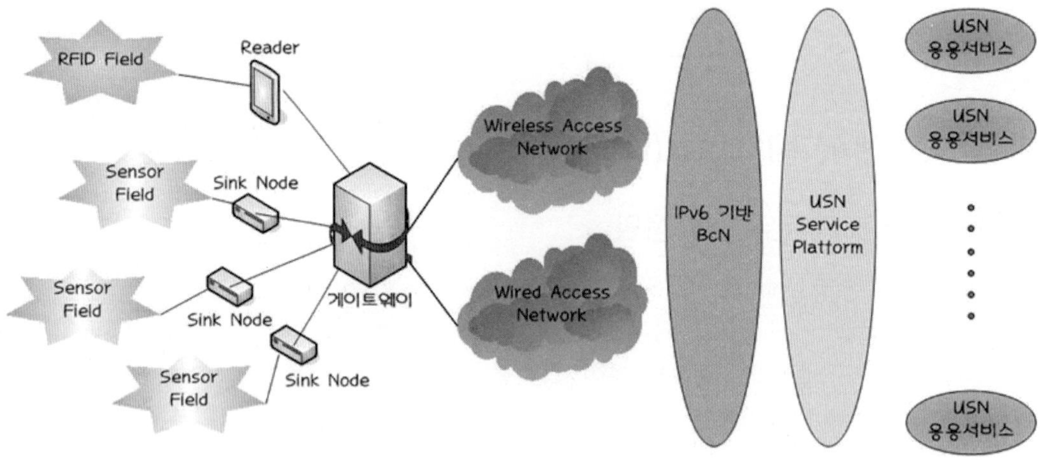

[그림 5-2] USN의 구조

USN 구성요소은 RFID Field (RFID 태그에 저장된 정보들을 의미), 리더기 (RFID 태그의 정보를 읽는 장비), Sensor Field(Sensor에서 발생되는 정보들을 의미), Sink Node (Sensor Field 정보를 모아서 외부 네트워크에 연결)로 구성되어 있다.

2) 유비쿼터스 센서 네트워크의 구성

유비쿼터스 센서 네트워크의 궁극적인 목적은 모든 사물에 컴퓨팅 능력 및 무선통신 능력을 부여하여 '언제, 어디에서나' 사물들끼리 통신할 수 있는 유비쿼터스 환경을 구현하는 것이다. 유비쿼터스 센서 네트워크(USN)의 구성은 [그림 5-3]처럼 센서노드, 서비스 플랫폼, 응용으로 구성되어 있다.

유비쿼터스 센서 네트워크는 유비쿼터스 환경을 구성하는 초소형, 저가격, 초저전력 센서 소자의 무선통신 네트워크 기술을 말한다. 기본적으로 센서 필드 안에 있는 센서 노드는 감지된 정보를 베이스 스테이션(기지국/0)으로 전달하고, 베이스 스테이션은 인터넷과 같은 기존의 네트워크를 통해 사용자에게 해당 정보를 제공한다.

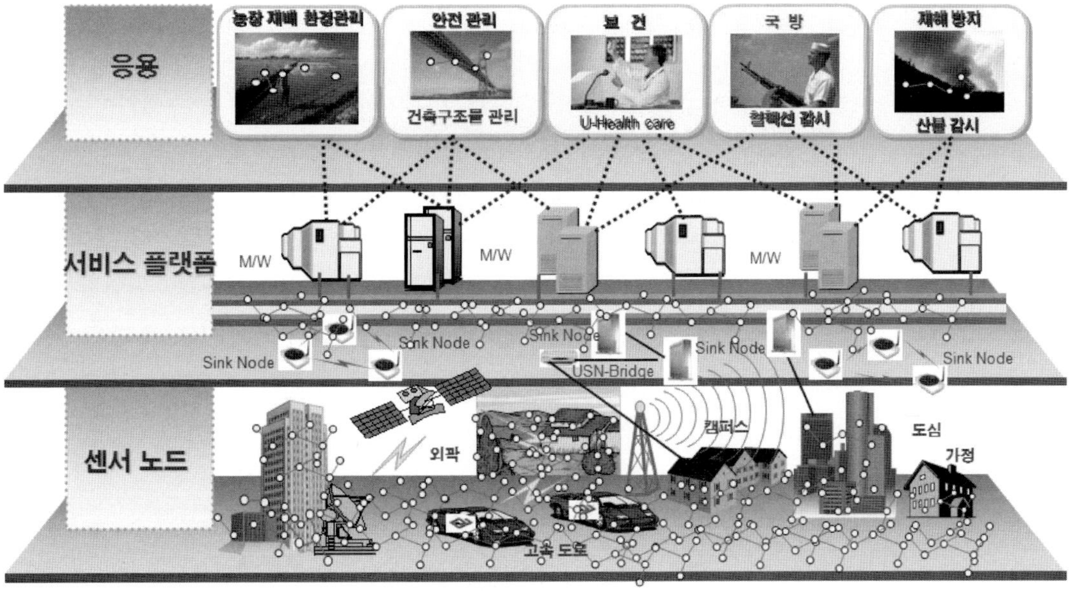

[그림 5-3] 유비쿼터스 센서 네트워크의 구성

3) 유비쿼터스 센서 네트워크의 표준

유비쿼터스 센서 네트워크의 표준은 IEEE 802.15.4 기반의 지그비(ZigBee)로 저전력과 저가격을 목표하는 저속 근거리 개인 무선통신의 국제 표준에 기준을 두고 있다.

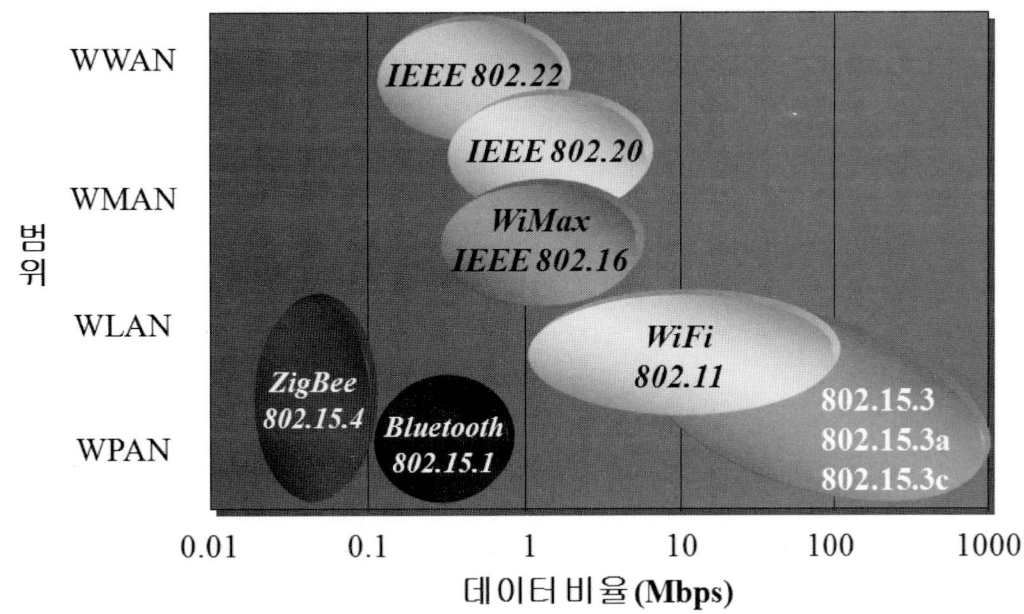

[그림 5-4] IEEE 802 주파수 영역별 응용

(1) ZigBee 정의

ZigBee란 IEEE 802.15.4 기반으로 저전력과 저가격을 목표하는 저속 근거리 개인 무선통신의 국제 표준 규격이다. ZigBee는 전력소모가 적고 칩 가격이 저렴하고 통신의 안정성이 높아 최근 가장 급속한 발전을 하고 있다. ZigBee는 IEEE 802.15.4 표준의 물리(PHY)계층과 매체접근제어(MAC)계층 위에 상위 계층으로 네트워크(NWK)계층, 응용지원(APS)계층과 보안(Security) 및 응용(APL)을 규격화하였다. ZigBee의 물리 계층은 간단한 구조이며 MAC 계층은 전력소비를 최소화 할 수 있도록 고안되었다.

ZigBee는 원격제어, 원격관리, 원격모니터링에 적합하고 가정자동화, 공장자동화, 산업자동화에 활발하게 적용되고 있다.

- PHY: 물리영역(Physical)
- MAC: 매체접근제어 영역(Medium Access Control)
- NWK: 네트워크 계층
- APS: 응용지원 계층(Application Service) 및 보안(Security)
- APL: 응용 계층(Application Layer)

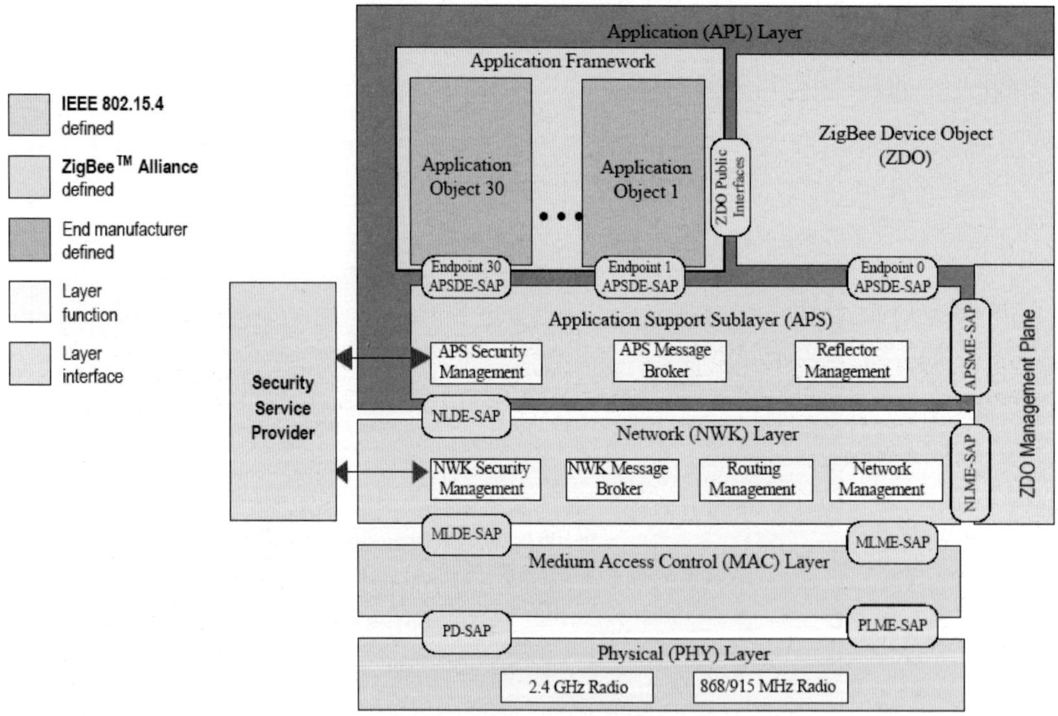

[그림 5-5] 지그비 스택 구조

지그비의 주파수 영역은 [그림 5-6]처럼 2.4Ghz, 868Mhz, 915Mhz의 영역이고 데이터 전송비율은 250kbps, 20kbps, 40kps 이고 채널수는 16, 1, 10채널이다.

	대역폭	범위	데이터비율	# 채널 수
2.4 GHz	ISM	Worldwide	250 kbps	16
868 MHz		Europe	20 kbps	1
915 MHz	ISM	Americas	40 kbps	10

[그림 5-6] 지그비의 주파수 대역 및 전송비율

5-2 USN 시스템의 하드웨어 구성

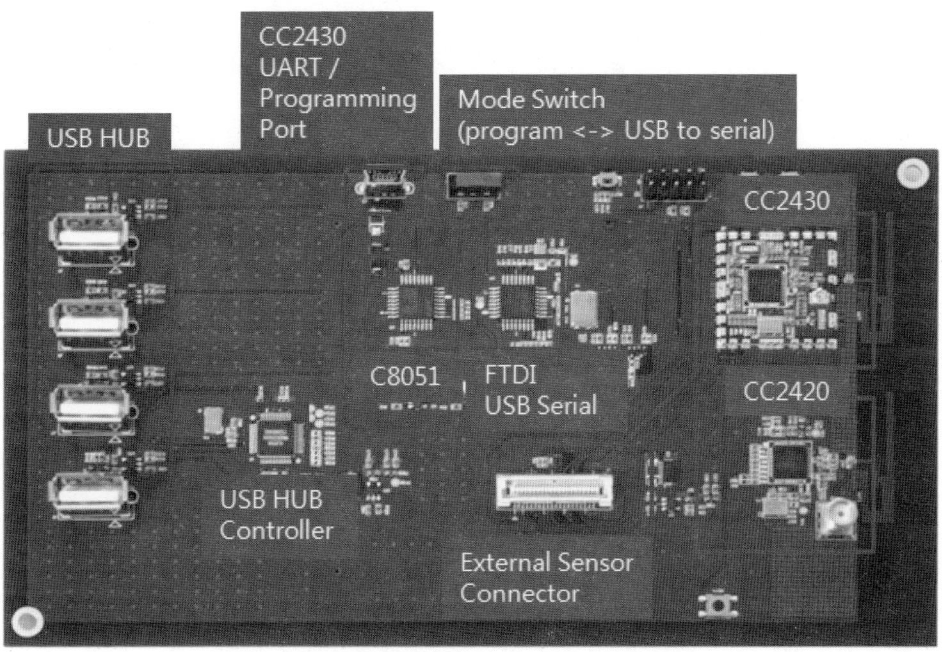

[그림 5-7] USN 시스템 각 구성요소의 명칭

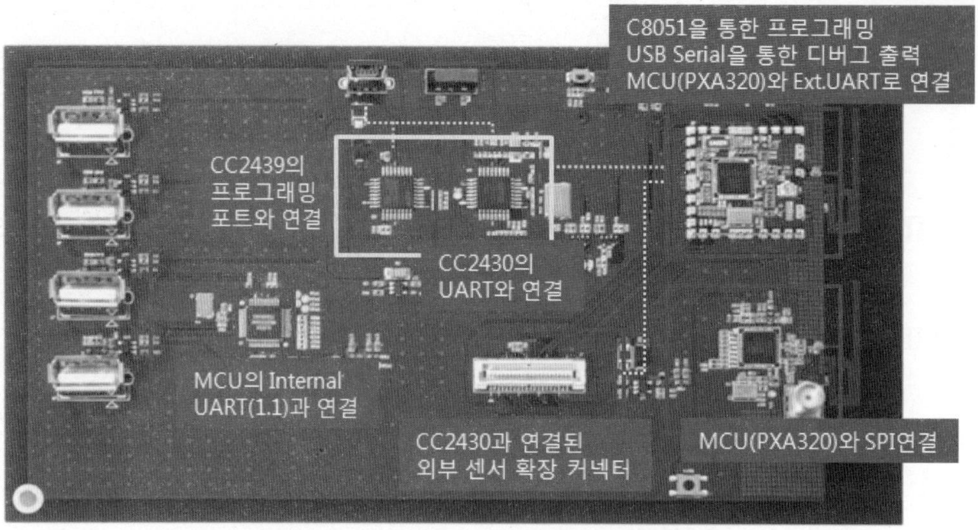

[그림 5-8] USN 시스템 각 구성요소의 기능 설명

USN Part	CC2430	Processor	Hmote2430mini module(TI CC2430 Processor (SoC) (IEEE802.15.4 Processor/Radio Board - 2.4G) - MPU Block (Enhanced 8051 Core) Speed : 32MHz, Ram:8KB, Program space : 128KB - Radio Block (CC2420 Core) Frequency : 2.4GHz ~ 2.483GHz Data Rate : 250Kbps(Max))
		Antenna	내장 PCB Antenna
		OS	TinyOS 2.0
		IP-USN	Nanostack IPv6 (6lowpan)
		Connector	Sensor 확장 Connector(센서 보드 확장 가능)
		Etc	DIP switch (다운로드 & 디버그 모드 설정 가능) UART Port (CC2430의 UART0과 연결)
	CC2420	RF Transceiver Features	CC2420 RF Chip On Board (SPI to PXA320) -DSSS baseband modem with 2 MChips/s and 250 kbps effective data rate. -Very low current consumption (RX: 19.7 mA, TX: 17.4 mA)
		Antenna	내장 PCB Antenna, 외부 안테나
		Driver	TOS-MAC드라이버 (TOS 메시지와 일치)
	USB hub	Hmote2420/2430의 디버그 포트로 사용이 가능	

[그림 5-9] USN 시스템의 specification

5-3 USN 시스템의 CC2420실습

1) USN 보드의 CC2420 디바이스 드라이버 (tosmac.ko)

USN보드의 CC2420(TI에서 제공하는 2.4GHz대역의 RF Transceiver)은 MCU와 SPI통신을 기본으로 동작한다. 기본적인 연결 구조는 다음과 같다.

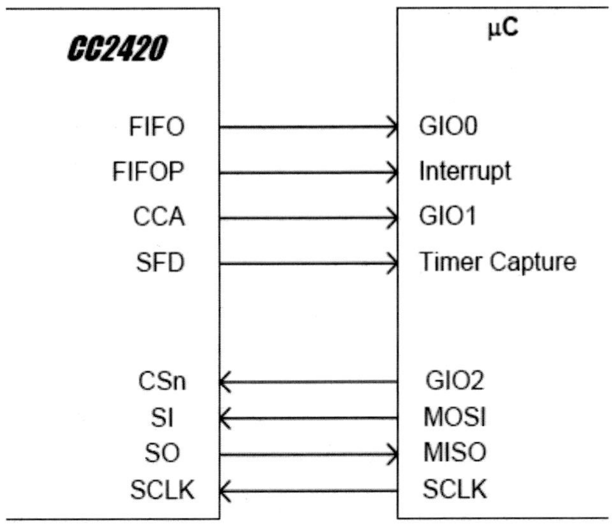

[그림 5-10] CC2420과 컨트롤러간의 연결 구성

밑의 CSn부터 SCLK까지가 기본적인 4-wired SPI 연결의 기본적인 연결 구성이며 이 부분은 MCU(PXA320)과 SPI Port 3에 연결되어 있다.

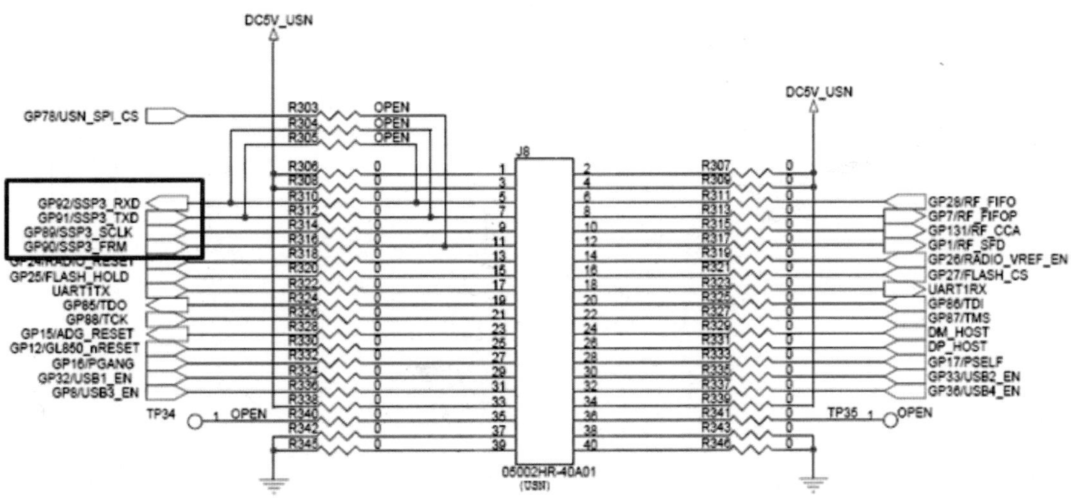

[그림 5-11] 임베디드 보드와 CC2420간의 연결 구성(SSP3)

CC2420 드라이버의 기본 구조(open, read, write등)를 가지고 있는 main함수인 TOSMac.c의 소스는 다음과 같다.

```
...
/* module information */ //디바이스 드라이버 모듈의 정보 (제작자, 라이센스 및 버전)
MODULE_AUTHOR("Gefan Zhang <gefan@soe.ucsc.edu>");
MODULE_LICENSE("Dual BSD/GPL");
MODULE_DESCRIPTION("TOS_MAC Driver based on CC2420");
MODULE_VERSION ("0.2");
...
static struct file_operations tosmac_fops = { //드라이버에서 사용되는 file operation들
   owner   :  THIS_MODULE,
   read    :  tosmac_read,          //패킷 수신시에 실행하는 함수
   write   :  tosmac_write,          //패킷 송신시에 실행하는 함수
   poll    :  tosmac_poll,
   ioctl   :  tosmac_ioctl,           //채널과 아이디등을 설정할 수 있는 함수.
   open    :  tosmac_open,          //응용 프로그램에서 open시 실행되는 함수
   release :  tosmac_release,        //응용 프로그램에서 close시 실행되는 함수
};
...
static int tosmac_open (struct inode *inode, struct file *filp)
{...}
...
static unsigned int tosmac_poll (struct file *filp, struct poll_table_struct *wait)
{...}
static ssize_t tosmac_read (struct file *filp, char __user *buffer, size_t count, loff_t *ppos)
{...}
static ssize_t tosmac_write (struct file *filp, const char __user *buffer, size_t count, loff_t
*ppos)
{...}
static int tosmac_ioctl (struct inode *inode, struct file * file,unsigned int cmd, unsigned long
arg)
{...}
static int tosmac_release (struct inode *inode, struct file *filp)
{...}
static void __exit tosmac_exit(void) //드라의버의 적재를 해제시킬 때, 실행되는 함수
{...}
static int __init tosmac_init(void) //드라이버를 적재시킬 때, 실행되는 함수
{...}
...

module_init(tosmac_init);
module_exit(tosmac_exit);
```

드라이버가 적재될 때, 실행되는 tosmac_init()은 장치등록을 하고 CC2420_init()을 실행시켜 CC2420칩을 초기화한 후 커널에 장치 등록을 한다.

```
//TOSmac.c
static int __init tosmac_init(void) //드라이버가 적재될 때, 실행되는 함수이다.
{
   int ret = 0;
   int devno;
   TOSH_DATA_LENGTH = 28;
   MSG_DATA_SIZE = 10 + TOSH_DATA_LENGTH + sizeof(uint16_t);
   MSG_HEADER_DATA_SIZE = 10 + TOSH_DATA_LENGTH;
```

```
    TOSMSG_SIZE = MSG_HEADER_DATA_SIZE + TOSMSG_FOOTER_SIZE;
    printk(KERN_INFO "TOSMAC driver is loading...\n");

    tosmac_dev = kmalloc(sizeof(struct tosmac_device), GFP_KERNEL);
    if (!tosmac_dev) {
       printk(KERN_INFO "kmalloc error, failed to load driver\n");
       ret = -ENOMEM;
       goto fail;
    }
    memset(tosmac_dev, 0, sizeof(struct tosmac_device));
    init_MUTEX(&tosmac_dev->sem);
    devno = MKDEV(tosmac_major, tosmac_minor);
    devno_result = register_chrdev_region(devno, 1, "tosmac"); //"tosmac"으로 장치등록을 한다.
    if (devno_result < 0) {
       printk(KERN_ERR "Failed to get driver major num:%d\n", tosmac_major);
       goto fail;
    }
    tosmac_dev->devno = devno;
    init_waitqueue_head(&(tosmac_dev->rq));
    /* Turn on radio */
    if(CC2420_init(tosmac_dev) == FAIL)  //CC2420_init함수를 호출한다.
       goto fail;
    cdev_init(&tosmac_dev->cdev, &tosmac_fops);
    tosmac_dev->cdev.owner = THIS_MODULE;
    tosmac_dev->cdev.ops = &tosmac_fops;
    cdev_result = cdev_add(&tosmac_dev->cdev, devno, 1);
    if(cdev_result) {
       printk(KERN_ERR "Failed to register TOS-MAC driver\n");
       goto fail;
    }
    else
       printk(KERN_INFO "TOS-MAC driver installed\n");
    return ret;
...
```

tosmac_init()에 의해 실행되는 CC2420_init()은 CC2420.c에 있으며 SPI설정 초기화, 오실레이터 on, CC2420레지스터 설정 등의 초기화 작업을 완료한 후 인터럽트 등록을 한다. 사용되는 인터럽트는 2가지로 패킷 수신 시 발생하는 FIFOP인터럽트와 OS타이머(시스템 타이머)를 위한 TIMER인터럽트가 그것이다.

```
//CC2420.c
uint8_t CC2420_init(struct tosmac_device *dev) //CC2420을 초기화, MCU와의 연결 초기화를 실행
{                                              //하는 함수이다.
    int ret;
    down(&CC2420_sem);

    CC2420_state = DISABLED_STATE;
    TOS_LOCAL_ADDRESS = local_addr;        //패킷에 들어갈 주소를 설정한다.
    HPLCC2420_init();                       //CC2420과 연결된 핀의 direction, level설정을 한다.
    CC2420_set_parameters();
    CC2420_state = WARMUP_STATE;n
    HPLCC2420_start();                     //SPI포트를 초기화한후, 설정한다.
    if (CC2420_oscillator_on() != SUCCESS)
      goto fail;
    CC2420_set_regs();
    CC2420_set_short_addr(TOS_LOCAL_ADDRESS); //설정한 주소를 CC2420의 ram에 flushing한다.
    CC2420_tune_manual(((g_current_parameters[CP_FSCTRL] <<
```

```
            CC2420_FSCTRL_FREQ) & 0x1FF) + 2048);  //RF 채널을 설정한다.

    CC2420_rx_mode();                        //CC2420을 수신모드로 설정한다.
    CC2420_state = IDLE_STATE;
    non_blocking_mode = FALSE;
    current_DSN = 0;
    is_ack_enable = FALSE;
    is_packet_receiving = FALSE;
    rx_buf_ptr = &rx_buf;
    rx_buf_ptr->length = 0;
    count_retry = 0;
    count_send_restart = 0;

    //enable interrupts
    ret = request_irq(CC2420_FIFOP_IRQ, CC2420_irq_handler, //패킷 수신시에 실행되는 인터럽트
         SA_INTERRUPT, "cc2420_fifop", dev);            //를 등록하고, CC2420_irq_handler
    if(ret) {                                          //인터럽트 핸들러로 설정한다.
//      printk(KERN_INFO "Failed to request FIFOP interrupt.\n");
        goto fail;
    }
    set_irq_type(CC2420_FIFOP_IRQ, IRQT_FALLING); //인터럽트의 타입을 Falling edge로 설정한다.
...
```

CC2420_init()에 의해 실행되는 HPLCC2420_init()과 HPLCC2420_start()는 SG2_CC2420.c에 구현되어 있다.

```
static void SG2_set_pin_directions(void)
{
    //CC2420 reset핀의 direction을 output으로 설정한다.
    mhn_gpio_set_direction(MFP_CC2420_RADIO_RESET, GPIO_DIR_OUT);
    mhn_gpio_set_level(MFP_CC2420_RADIO_RESET, 1); //reset pin에 High신호를 준다.
    mhn_gpio_set_direction(MFP_CC2420_FIFO, GPIO_DIR_IN); //FIFO핀을 input으로 설정한다.
    mhn_gpio_set_direction(MFP_CC2420_CCA, GPIO_DIR_IN); //CCA핀을 input핀으로 설정한다.
    mhn_gpio_set_direction(MFP_CC2420_FIFOP, GPIO_DIR_IN); //FIFOP핀을 input핀으로 설정한다.
    mhn_gpio_set_level(MFP_CC2420_FIFOP, 1); //FIFOP핀에 High신호를 준다.
    mhn_gpio_set_direction(MFP_CC2420_SFD, GPIO_DIR_IN); //SFD핀을 input핀으로 설정한다.
    mhn_gpio_set_direction(MFP_SSP3_FRM, GPIO_DIR_OUT); //FRM(CS)핀을 output으로 설정한다.
}
...
uint8_t HPLCC2420_init(void)
{
    SG2_set_pin_directions(); //CC2420의 핀에 대한 direction과 level설정을 한다.
    return SUCCESS;
}
...
uint8_t HPLCC2420_start()
{
    int result;
    // SSP3 init
    result = ssp_init(&SG2_ssp_dev, 3, 1); //SPI 3번 port를 초기화한다. 포트에 디바이스가 연결이
                                    //되어 있으면 0을 리턴한다.
    if (result)
       printk(KERN_ERR "Unable to register SSP3 handler!\n");
    else {
       ssp_disable(&SG2_ssp_dev);      //SPI 통신을 정지한다.
       // Serial clock rate = 6.5MHz (13M/2)
       // Frame Format = SPI
```

```
        // Data Size = 8-bit   //SPI의 Clock rate와 데이터사이즈를 설정한다.
        ssp_config(&SG2_ssp_dev, (SSCR0_Motorola | (SSCR0_DSS & 0x07)),
          (SSCR1_TRAIL | SSCR1_TxTresh(8) | SSCR1_RxTresh(8)),
          0, SSCR0_SCR & (1 << 8));
        SSPSP_P3 = SSPSP_SCMODE(3);
        SSTO_P((&SG2_ssp_dev)->port) = (96*8);
        ssp_enable(&SG2_ssp_dev);     //SPI 통신을 시작한다.
    }
    mhn_gpio_set_level(MFP_CC2420_RADIO_VREF_EN, 1); //CC2420의 전원을 인가한다.
    udelay(600);

    // Toggle RESETn
    mhn_gpio_set_level(MFP_CC2420_RADIO_RESET, 0);  //CC2420의 reset을 한번 토글한다.
    SG2_wait();                                    //칩을 동작시키기 위한 정해진 작업
    mhn_gpio_set_level(MFP_CC2420_RADIO_RESET, 1); //이다.
    SG2_wait();

   return SUCCESS;
}
```

패킷이 수신되면, CC2420.c에 구현되어 있는 인터럽트 핸들러인 CC2420_irq_handler가 실행된다. tasklet_schedule()을 실행하는 이유는 인터럽트 핸들러가 너무 오래 실행되어 다음 인터럽트가 들어왔을 때 실행되지 않는 것을 막기 위함이다. RX FIFO에 저장된 내용을 버퍼에 flushing한다.

```
/CC2420.c
irqreturn_t CC2420_irq_handler(int irq, void *dev, struct pt_regs *regs)
{  //패킷 수신시 실행되는 인터럽트 핸들러
   int gpio_pin = IRQ_TO_GPIO(irq);

   switch (gpio_pin) {
...
   case CC_FIFOP:
//  printk(KERN_INFO "IRQ type is FIFOP\n");
       if(CC2420_state != IDLE_STATE || non_blocking_mode) {
     // if we're trying to send a message and a FIFOP interrupt occurs
     // and acks are enabled, we need to backoff longer so that we don't
     // interfere with the ACK
     if (is_ack_enable && (CC2420_state == PRE_TX_STATE)) {
       if (timer_is_running()) {
         timer_stop();
         timer_start((Mac_congestion_backoff( ) * CC2420_SYMBOL_UNIT)
             + CC2420_ACK_DELAY);
       }
     }

     /** Check for RXFIFO overflow **/
     if(!TEST_FIFO_PIN()){  //RX FIFO에 저장된 데이터가 overflow되면
       CC2420_flush_RXFIFO();  //RX FIFO의 내용을 버퍼에 flushing한후
       // printk(KERN_INFO "RXFIFO overflow\n");
       CC2420_recv_failed(); // CC2420의 state를 IDLE로 설정한다.
       return SUCCESS;
     }
     //bottom half
     tasklet_schedule(&read_packet_tasklet); //task로 CC2420_read_packet()이 실행된다.
     set_irq_type(CC2420_FIFOP_IRQ, IRQT_NOEDGE); //인터럽트 타입을 NOEDGE로 설정하여
       } else                           //인터럽트 핸들러의 실행을 마칠 때가지 인터럽트를 중지
```

```
    CC2420_flush_RXFIFO();           //한후, RX FIFO의 내용을 버퍼에 flushing
      break;
   default:
    printk(KERN_INFO "Unknown GPIO %d interrupt happened\n", gpio_pin);
    break;
   }
  return IRQ_HANDLED;
 }
```

패킷의 전송을 실행하는, tosmac_write( )의 내용은 다음과 같다. 인자로 받은 버퍼의 내용을 CC2420_send( )를 실행하여 전송을 하게 된다.

```
 static ssize_t tosmac_write (struct file *filp, const char __user *buffer, size_t count, loff_t
*ppos)
 {
    int ret = 0;
    TOS_Msg *packet_buf;
    int buf_length;
    int retval;

    packet_buf = kmalloc(sizeof(TOS_Msg), GFP_KERNEL);
    count = (count > TOSH_DATA_LENGTH) ? TOSH_DATA_LENGTH : count;
    buf_length = MSG_HEADER_SIZE + 1 + count;      //packet_buf에 복사할 데이터의 길이
    if (copy_from_user(packet_buf, buffer, buf_length)) { //인자로 받은 buffer의 내용을 packet_buf
       ret = -EFAULT;                             //에 복사한다.
       goto out;
    }
    // Reset length to count
    packet_buf->length = count;                   //패킷의 길이는 인자로 받은 count
    retval = CC2420_send(packet_buf);             //패킷을 전송한다.

    if(retval && (tx_buf_ptr->length != 255))
       ret = count;
    else
    ret = -EFAULT;

 //  printk(KERN_INFO "Write: done\n");

 out:
    kfree(packet_buf);                            //packet_buf의 내용을 초기화한다.
    return ret;
 }
```

CC2420_send()는 CC2420.c에 구현되어 있다. length등의 정보를 패킷에 실어서 CC2420_set_initial_timer()를 실행한다.

```
 //CC2420.c
 int CC2420_send(TOS_MsgPtr pMsg)
 {
    uint8_t current_state;
    current_state = CC2420_state;
    if (current_state == IDLE ITATE) { //현재 상태가 IDLE이면, 즉 송수신이 이뤄지지 않는 상태
    // put default FCF values in to get address checking to pass

    pMsg->time = 0;
```

```
    // FCS bytes generated by CC2420
    // adjust the data length to now include the full packet, sans length
    pMsg->length = pMsg->length+MSG_HEADER_SIZE+MSG_FOOTER_SIZE;
    if (pMsg->length >= MSG_DATA_SIZE)
      pMsg->length = MSG_DATA_SIZE-1; //패킷의 길이 설정
    pMsg->length--; // I dunno -- one less to match what SHIMMER sends
```

CC2420_set_initial_timer()는 timer인터럽트인 CC2420_timer_irq_handler()를 실행시킨다. CC2420_timer_state를 TIMER_INITIAL로 설정했으므로 타이머 인터럽트 핸들러에서는 패킷 전송을 하는 함수는 CC2420_start_send()와 CC2420_try_to_send()를 실행하게 된다.

```
....
    tx_buf_ptr = pMsg;
    count_retry = MAX_SEND_TRIES;
    count_send_restart = MAX_RESTART_TRIES;
    CC2420_state = PRE_TX_STATE;
    CC2420_set_initial_timer(Mac_initial_backoff() * CC2420_SYMBOL_UNIT); //타이머를 실행한다.
//  printk(KERN_INFO "start_send\n");
        return SUCCESS;
    }
    printk("0System not idle\n");
    return FAIL;
}
...
void CC2420_set_initial_timer(uint16_t jiffy)
{
    CC2420_timer_state = TIMER_INITIAL; //timer_state를 TIMER_INITIAL로 설정한다.
    if (jiffy == 0)
    timer_start(2);              //타이머를 실행한다.
    else
    timer_start(jiffy);
}
...
irqreturn_t CC2420_timer_irq_handler(int irq, void *dev, struct pt_regs *regs)
{
   uint8_t current_state = CC2420_state;

   if(timer_channel_check() == SUCCESS) {
    switch (CC2420_timer_state) {

    case TIMER_INITIAL:
        CC2420_start_send();
        CC2420_try_to_send();
        break;
    case TIMER_BACKOFF:
....
```

CC2420_start_send()는 패킷을 TX FIFO에 Flushing한다.

```
void CC2420_start_send(){
    //write txbuf data to TXFIFO
    // length does not include the length itself, so add that in here
    if(!CC2420_write_TXFIFO(tx_buf_ptr->length+1, (uint8_t*)tx_buf_ptr)){
    CC2420_send_failed();
    return;
    }
}
```

CC2420_try_to_send는 CCA(Channel Clear Assessment : 사용채널이 clear한지 판단 가능한 기능)핀이 1일 때(clear할 때), CC2420_send_packet()으로 패킷을 전송한다. 채널이 clear하지 않다면, 재전송을 시도한다.

```
void CC2420_try_to_send()
{
    uint8_t current_state = CC2420_state;
    if(current_state == PRE_TX_STATE){
        //if FIFO overflow occurs, or if data length is invalid,
        // flush RXFIFO to get back to a normal state
    if(!TEST_FIFO_PIN() && !TEST_FIFOP_PIN()) {
            CC2420_flush_RXFIFO();
    }
    if(TEST_CCA_PIN()) { //Channel이 Clear하다면 패킷을 전송한다.
        CC2420_state = TX_STATE;
        CC2420_send_packet();
    }
        else { //Clear하지 않다면 재전송을 시도한다.
        if(count_retry-- <= 0) {
        CC2420_flush_RXFIFO();
        count_retry = MAX_SEND_TRIES;
        if(count_send_restart-- > 0)
                CC2420_set_restart_timer(Mac_congestion_backoff() * CC2420_SYMBOL_UNIT);
        else
            CC2420_send_failed();
        return;
        }
        CC2420_set_backoff_timer(Mac_congestion_backoff() * CC2420_SYMBOL_UNIT);
    }
    }
    return;
}
```

CC2420_send_packet()은 패킷을 전송한 후에 status값을 구한 뒤 TX_ACTIVE의 비트가 High비트이면 전송시간을 고려한 delay를 실행하고 만약 Low비트이면 재전송을 시도한다.

```
void CC2420_send_packet()
{
   uint8_t status;
   CC2420_cmd_strobe(CC2420_STXONCCA); //패킷을 전송한다.
   status = CC2420_cmd_strobe(CC2420_SNOP); //status값을 받아온다.
   if ((status >> CC2420_TX_ACTIVE) & 0x01) { //TX_ACTIVE비트가 HIGH이면
      CC2420_set_transmit_timer(CC2420_TMIT_DELAY);
   }
   else { //TX_ACTIVE비트가 LOW이면
      // try again to send the packet
      CC2420_state = PRE_TX_STATE;
      CC2420_set_backoff_timer(Mac_congestion_backoff() * CC2420_SYMBOL_UNIT);
   }
}
```

다음은 CC2420의 status 테이블이다. CC2420의 현재 동작 상태가 어떠한지를 리턴받을 수 있는 기능으로 디버그용으로 많이 쓰인다.

Bit#	Name	Description
7	–	Reserved, ignore value
6	XOSC16M_STABLE	Indicates whether the 16MHz oscillator is running or not 0 : The 16 MHz crystal oscillator is not running 1 : The 16 MHz crystal oscillator is running
5	TX_UNDERFLOW	Indicates whether an FIFO underflow has occurred during transmisson. Must be cleared manually with a SFLUSHTX command strobe. 0 : No underflow has occurred 1 : An underflow has occurred
4	ENC_BUSY	Indicated whether the encryption module is byst 0 : Encryption module is idle 1 : Encryption module is busy
3	TX_ACTIVE	Indicated whether RF transmission is active 0 : RF Transmission is idle 1 : RF Transmission is active
2	LOCK	Indicated whether the frequency synthesizer PLL is in lock or not 0 : The PLL is out of lock 1 : The PLL is in lock
1	RSSI_VALID	Indicated whether the RSSI value is valid or not 0 : The RSSI value is not valid 1 : The RSSI value is valid, always true when reception has been enabled at least 8 symbol periods(128us)
0	–	Reserved, ignore value

[그림 5-12] CC2420의 status 테이블

CC2420은 2405MHz ~ 2480Mhz까지의 총 16개 채널을 사용할 수 있는데 이 부분은 CC2420Cons.h의 69라인에서 설정가능하다. 11부터 26까지 사용할 수 있으며 숫자가 높을수록 주파수 대역은 5Mhz씩 증가한다.

```
#ifndef CC2420_DEF_RFPOWER
#define CC2420_DEF_RFPOWER        0x1F
#endif

#ifndef CC2420_DEF_CHANNEL
#define CC2420_DEF_CHANNEL     17 //channel select
#endif
```

RF Power의 설정도 CC2420Const.h에서 가능하다. 65라인을 보면 기본 설정으로 0x1F가 define 되어 있는데 이는 최대 RF Power로 설정한 것이다. RF Power를 높게 설정하면 RSSI값이 증가하고 송/수신 거리가 증가한다. 하지만 소비되는 전력 또한 증가하므로 적절한 설정이 필요하다.

다음은 RF Power설정에 따른 dBm차이와 그에 따른 소비전력을 표로 나타낸 것이다.

PA_LEVEL	TXCTRL rigister	Output Power [dBm]	Currrent Consumption [mA]
31	0×A0FF	0	17.4
27	0×A0FB	–1	16.5
29	0×A0F7	–3	15.2
19	0×A0F3	–5	13.9
15	0×A0EF	–7	12.5
11	0×A0EB	–10	11.2
7	0×A0E7	–15	9.9
3	0×A0E3	–25	8.5

2) USN 보드의 CC2420 테스트 프로그램 실행

- CC2420 packet send program (cc2420_send.c)
  - 소스 위치 : CD -> RUEM_Embedded -> Apps -> USN_test

cc2420_send.c는 전송용 메시지를 초기화한 후 디바이스 드라이버를 open한 후에 write()함수로 패킷을 전송한다.

```
#include <stdio.h>
#include <fcntl.h>
#include <unistd.h>
#include <sys/ioctl.h>
#include <time.h>
#include <string.h>
#include <unistd.h>
#include "tosmac.h"
#define SIZE 10                    //메시지의 길이를 나타냄

void msg_init(TOS_Msg* pMsg) //메세지의 내용을 초기화한다.
{
   pMsg->length = 0;
   pMsg->fcfhi = 0;
   pMsg->fcflo = 0;
   pMsg->dsn = 0;
   pMsg->destpan = 0;
   pMsg->addr = 0;
   pMsg->type = 0;
   pMsg->group = 0;
   memset(pMsg->data, 0, TOSH_DATA_LENGTH);
   pMsg->strength = 0;
   pMsg->lqi = 0;
   pMsg->crc = 0;
   pMsg->ack = 0;
   pMsg->time = 0;
}
//--------------------- main ------------------------------
int main(int argc, char* argv[])

  int tosmac_dev;
  int i;
  TOS_Msg recv_pkt;
  TOS_Msg send_pkt;
```

```
  // open as blocking mode
  tosmac_dev = open(TOSMAC_DEVICE, O_RDWR); //디바이스를 open한다.
  if (tosmac_dev < 0)
  {
    fprintf(stderr, "Open error: %s\n", TOSMAC_DEVICE);
    return 1;
  }
  msg_init(&send_pkt);
  send_okt.length = SIZE;  //메세지의 길이를 설정한다.
  send_pkt.addr = 0x01;   //주소값을 0x01로 설정한다
  send_pkt.group = 0x7d;  //그룹아이디를 0x7D로 설정한다.

  for(i=0;i<SIZE ;i++)  //payload를 1부터 10까지 채운다.
      send_pkt.data[i] = i;

  while(1)  { //무한루프
        usleep(500000);       //0.5초마다 한번 실행된다.
        printf("User write to driver\n");
        write(tosmac_dev, (TOS_Msg*)&send_pkt, SIZE+1); //패킷을 전송한다.
  }
  // close device
  close (tosmac_dev);  //디바이스를 닫는다,
  return 0;
}
```

위의 테스트 프로그램 소스를 TOOLCHAIN을 사용하여 컴파일한 후 보드에서 실행을 한다. 다음은 Makefile의 내용이다.

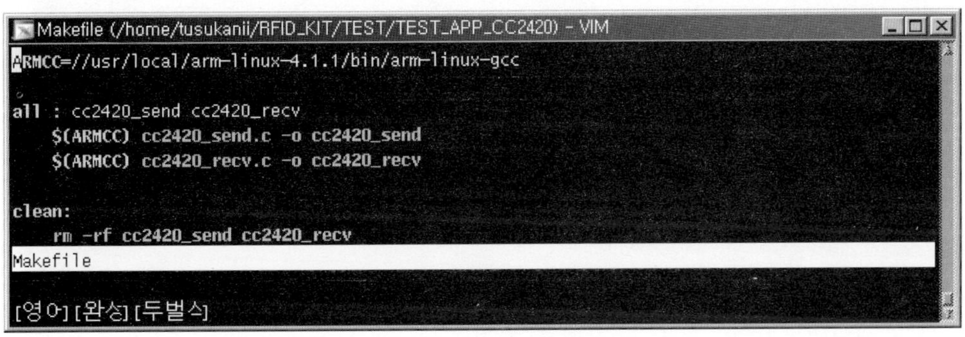

위와 같이 Makefile을 생성하여 만든 후, "make"를 입력하여 ARM용 바이너리인 cc2420_send를 생성한다.

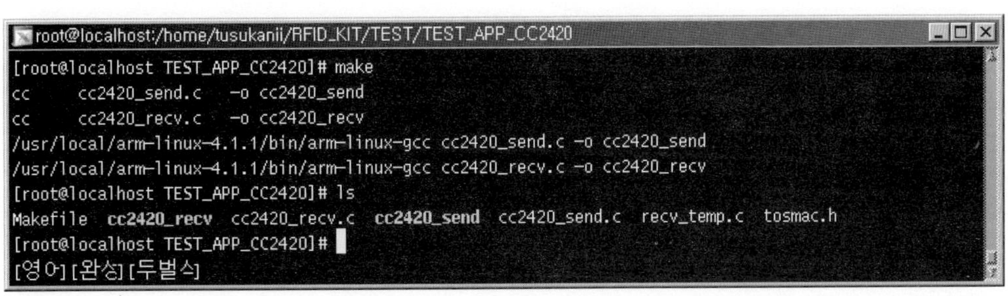

생성된 ARM용 바이너리 중 cc2420_send를 임베디드 보드에 다운로드해야 한다. 다운로드 방법은 3장의 "4) 13.56Mhz RFID 시스템 Command의 이해" 중 "- 보드에 이미지 다운로드 및 실행"을 참고하길 바란다.

생성된 바이너리를 보드에 다운로드 한다.

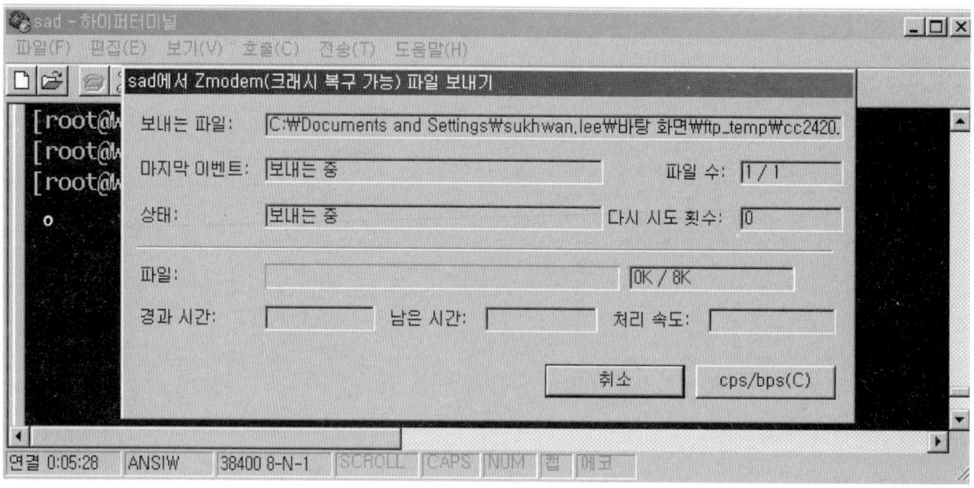

다운로드 받은 바이너리 파일에 실행권한을 부여하기 위해 “chmod 755 cc2420_send”를 입력한다.

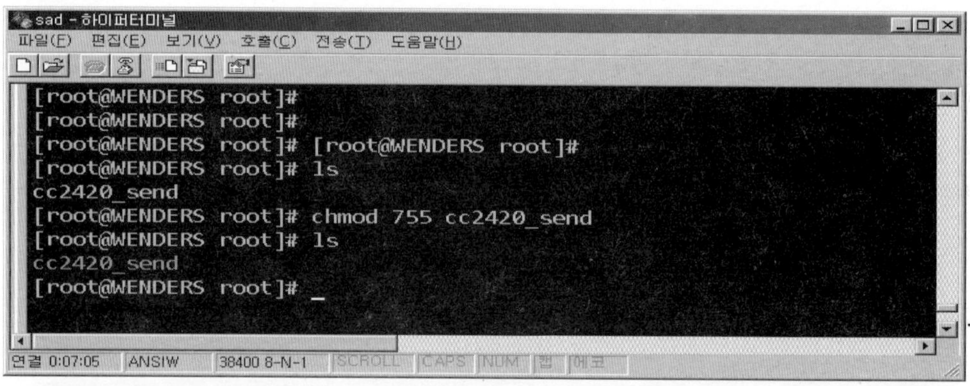

커널에 모듈이 적재되었는지 “lsmod”로 확인을 한다.

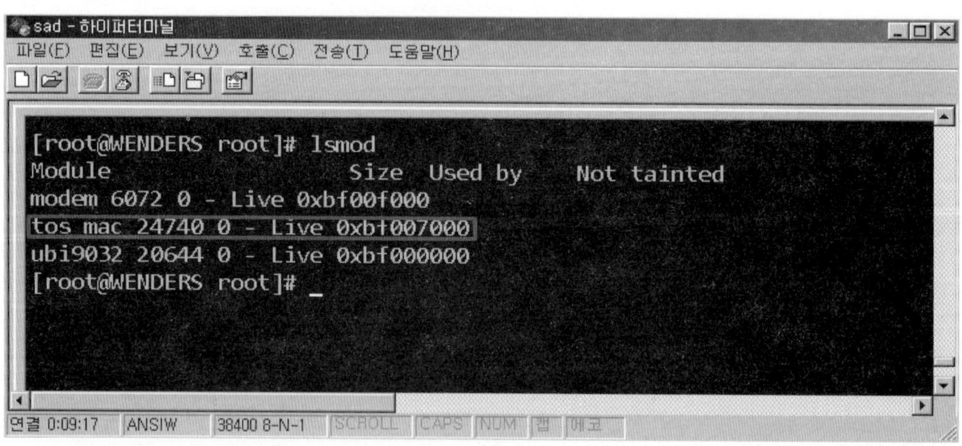

만약 적재되지 않았다면, /usr/lib/modules로 이동하여 "insmod tos_mac.ko"로 적재한다.

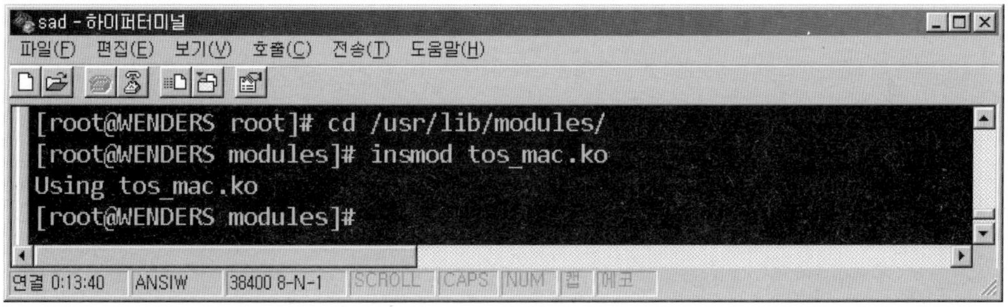

CC2420은 RF transceiver로 송신측과 수신측이 있어야 패킷전송 테스트가 가능하다. 따라서 테스트를 위해 최소 2대의 RUEM900보드가 필요하다. 1대의 RUEM900보드에서는 송신을, 나머지 1대의 RUEM900 보드에서는 수신을 테스트할 것이다.

- CC2420 packet receive program (cc2420_recv.c)
  - 소스 위치 : CD -> RUEM_Embedded -> Apps -> USN_test

cc2420_recv.c는 디바이스를 open 및 read를 하여 패킷이 수신되기를 기다리고 있다가 패킷이 수신되면 패킷의 구송요소별로 출력을 한다. 마지막부분인 rssi와 lqi는 각각신호 세기의 정도와 링크의 qulity를 나타낸다.

```
#include <stdio.h>
#include <fcntl.h>
#include <unistd.h>
#include <sys/ioctl.h>
#include <time.h>
#include <string.h>

#include <unistd.h>

#include "tosmac.h"

//--------------------- main -------------------------------
int main(int argc, char* argv[])
{
  int tosmac_dev;
  double temp_data;
  int i;
  TOS_Msg recv_pkt;
  TOS_Msg send_pkt;

  // open as blocking mode
  tosmac_dev = open(TOSMAC_DEVICE, O_RDWR);  //디바이스를 open한다.
  if (tosmac_dev < 0)
  {
    fprintf(stderr, "Open error: %s\n", TOSMAC_DEVICE);
    return 1;
  }
  while(1) //무한루프를 실행한다.
  {
    if(read(tosmac_dev, &recv_pkt, sizeof(TOS_Msg)) == -1)// != sizeof(TOS_Msg);
```

```
        printf("read : failed\n");  //read함수를 실행하여, 패킷이 수신되기를 기다린다.
      else
      {
        printf("----------------------------------\n");
        printf("LENGTH  =  %d\n", recv_pkt.length);
        printf("FCFHI   =  0x%X\n", recv_pkt.fcfhi);
        printf("fFCFLO  =  0x%X\n", recv_pkt.fcflo);
        printf("DSN     =  %X\n", recv_pkt.dsn);
        printf("DESTPAN =  %X\n", recv_pkt.destpan);
        printf("ADDR    =  0x%X\n", recv_pkt.addr);
        printf("TYPE    =  %X\n", recv_pkt.type);
        printf("GROUP   =  0x%X\n", recv_pkt.group);
        printf("------------------\n");
        printf("RSSI    =  %x\n", recv_pkt.strength);
        printf("LQI     =  %x\n", recv_pkt.lqi);
        printf("------------------\n");
        printf("[PAYLOAD] : ");
        for(i=0; i<recv_pkt.length; i++)
        {
          printf("%x ",recv_pkt.data[i]);
        }
        printf("\n----------------------------------\n");
      }
    }
    // close device
    close (tosmac_dev);
    return 0;
  }
```

위의 테스트 프로그램 소스를 TOOLCHAIN을 사용하여 컴파일한 후 보드에서 실행을 한다. 다음은 Makefile의 내용이다.

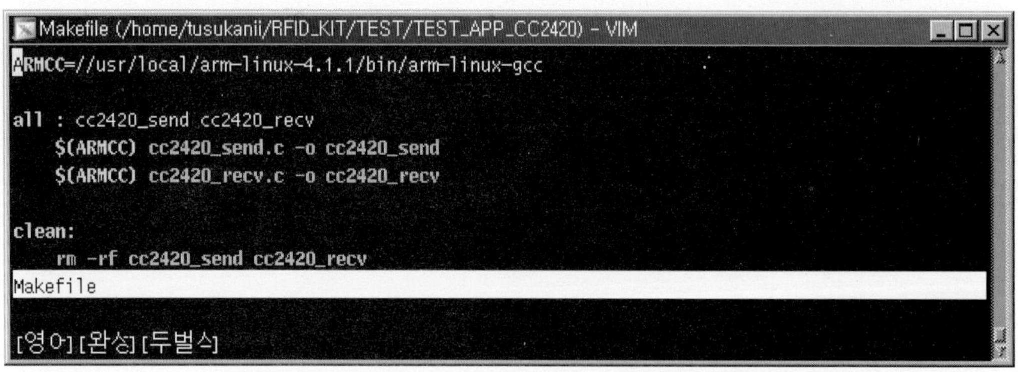
```
Makefile (/home/tusukanii/RFID_KIT/TEST/TEST_APP_CC2420) - VIM
ARMCC=//usr/local/arm-linux-4.1.1/bin/arm-linux-gcc

all : cc2420_send cc2420_recv
    $(ARMCC) cc2420_send.c -o cc2420_send
    $(ARMCC) cc2420_recv.c -o cc2420_recv

clean:
    rm -rf cc2420_send cc2420_recv
Makefile

[영어][완성][두벌식]
```

위와 같이 Makefile을 생성하여 만든 후 "make"를 입력하여 ARM용 바이너리인 cc2420_recv를 생성한다.

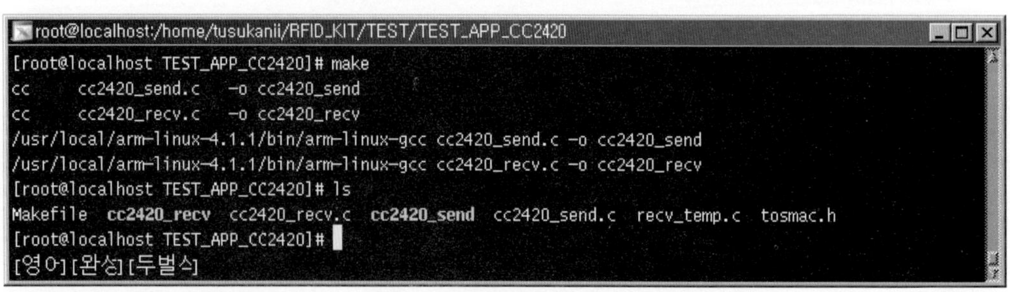
```
root@localhost:/home/tusukanii/RFID_KIT/TEST/TEST_APP_CC2420
[root@localhost TEST_APP_CC2420]# make
cc     cc2420_send.c   -o cc2420_send
cc     cc2420_recv.c   -o cc2420_recv
/usr/local/arm-linux-4.1.1/bin/arm-linux-gcc cc2420_send.c -o cc2420_send
/usr/local/arm-linux-4.1.1/bin/arm-linux-gcc cc2420_recv.c -o cc2420_recv
[root@localhost TEST_APP_CC2420]# ls
Makefile  cc2420_recv  cc2420_recv.c  cc2420_send  cc2420_send.c  recv_temp.c  tosmac.h
[root@localhost TEST_APP_CC2420]#
[영어][완성][두벌식]
```

생성된 ARM용 바이너리 중 cc2420_recv를 임베디드 보드에 다운로드해야 한다. 다운로드 방법은 3장의 “4) 13.56Mhz RFID 시스템 Command의 이해” 중 “- 보드에 이미지 다운로드 및 실행”을 참고하길 바란다.

생성된 바이너리를 보드에 다운로드 한다.

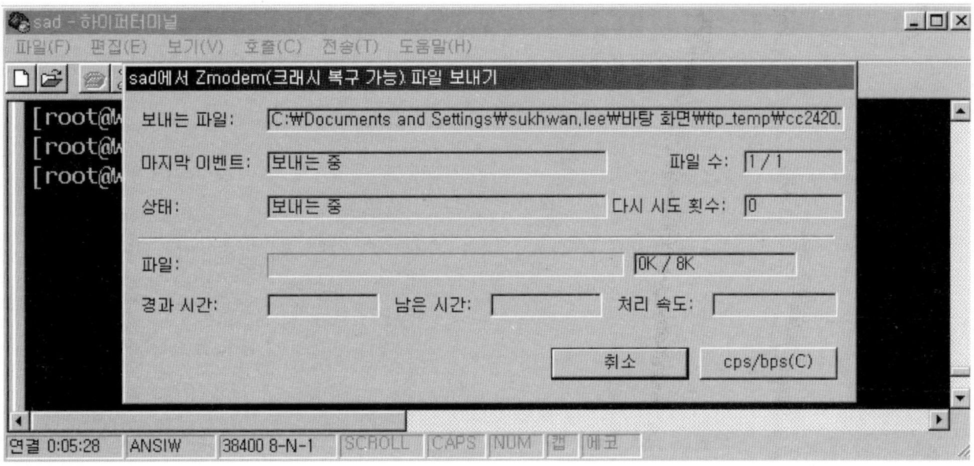

다운로드 받은 바이너리 파일에 실행권한을 부여하기 위해, “chmod 755 cc2420_recv”를 입력 한다

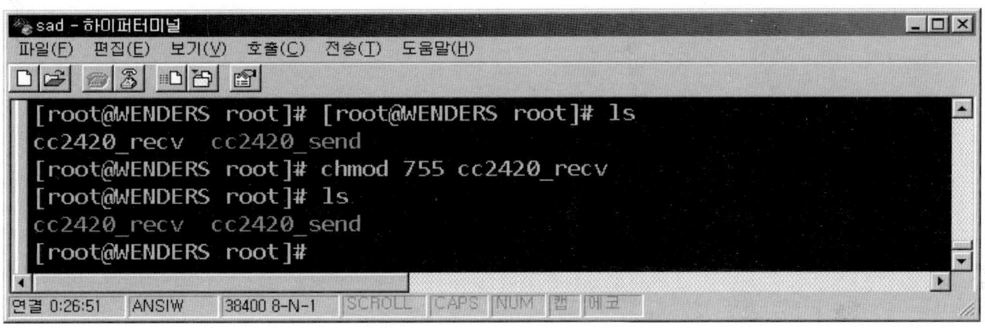

한 개의 RUEM900보드에서는 cc2420_send를 다른 한 개의 RUEM900보드에서는 cc2420_recv를 실행한다.

송신측 (./cc2420_send)

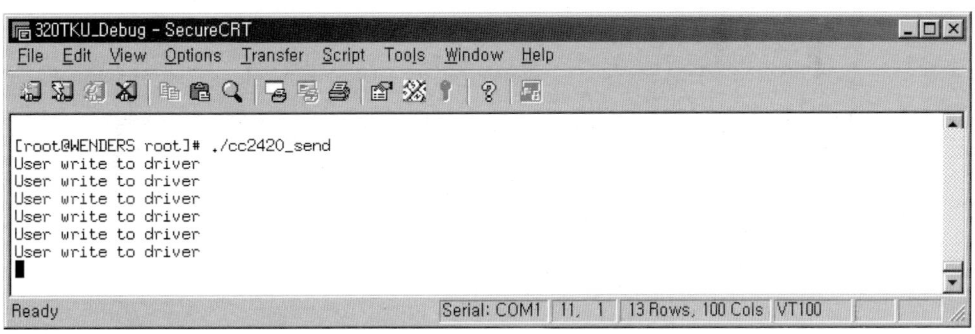

수신측(./cc2420_recv)

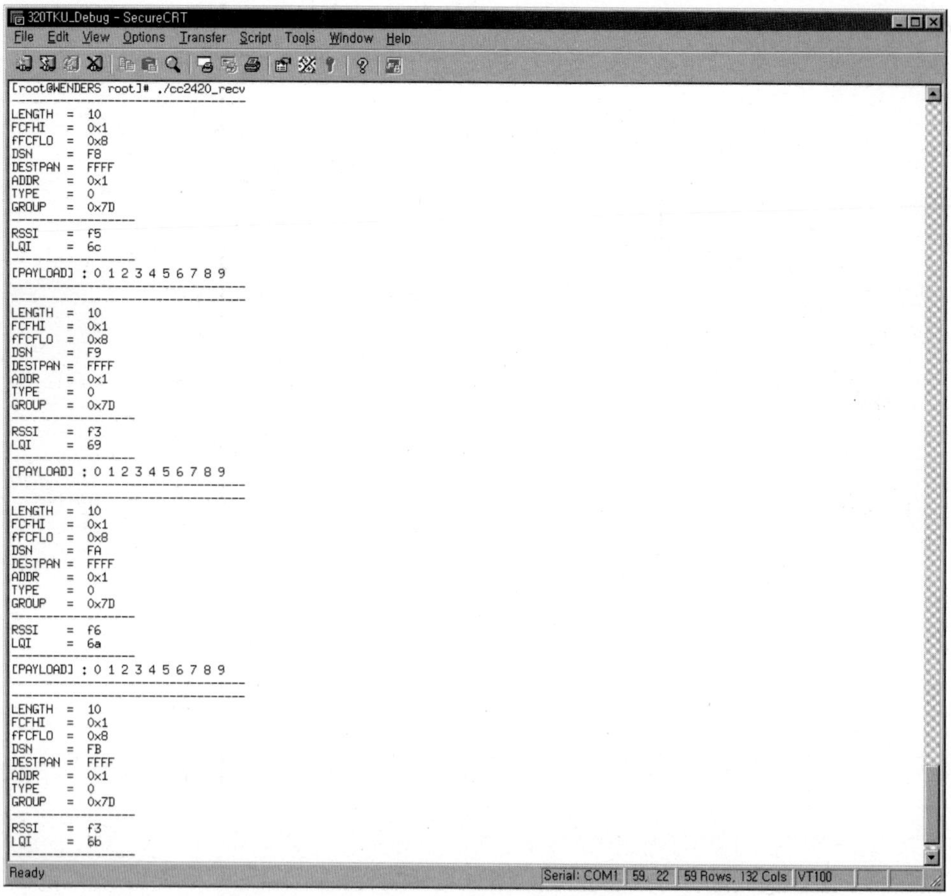

송신측에서 패킷을 0.5초마다 전송할 때마다, 수신측에서는 패킷의 내용을 출력한다.

3) PC용 재고 관리 모니터링 프로그램

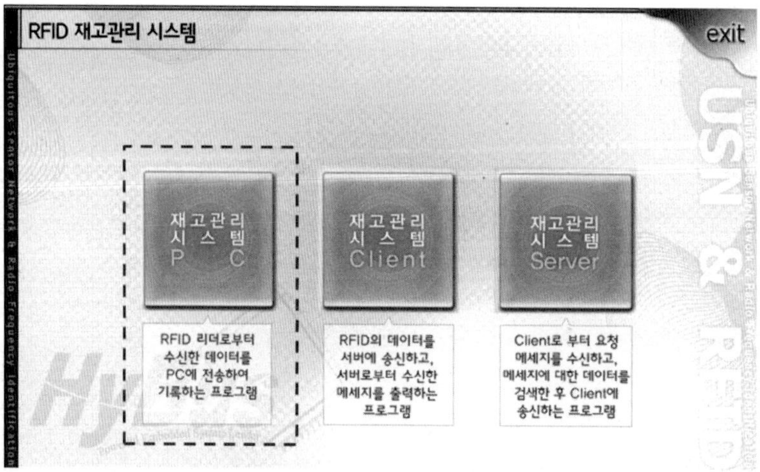

[그림 5-13] 재고 관리 모니터링 LCD 화면

PC용 재고 관리 프로그램은 RFID/USN 임베디드 시스템의 RFID 재고 관리 시스템 중 "재고 관리 시스템 - PC"와 PC용 프로그램이 통신함으로서 재고상태에 대한 데이터를 PC에서 볼 수 있도록 제작되었다. PC용 프로그램은 Visual C++ 6.0기반으로 제작이 되었으며 "재고관리용 프로그램.exe"라는 이름으로 빌드되어 있다. (RUEM_RFID -> RFID_PC_Test)

다음은 PC 프로그램 실행 화면이다.

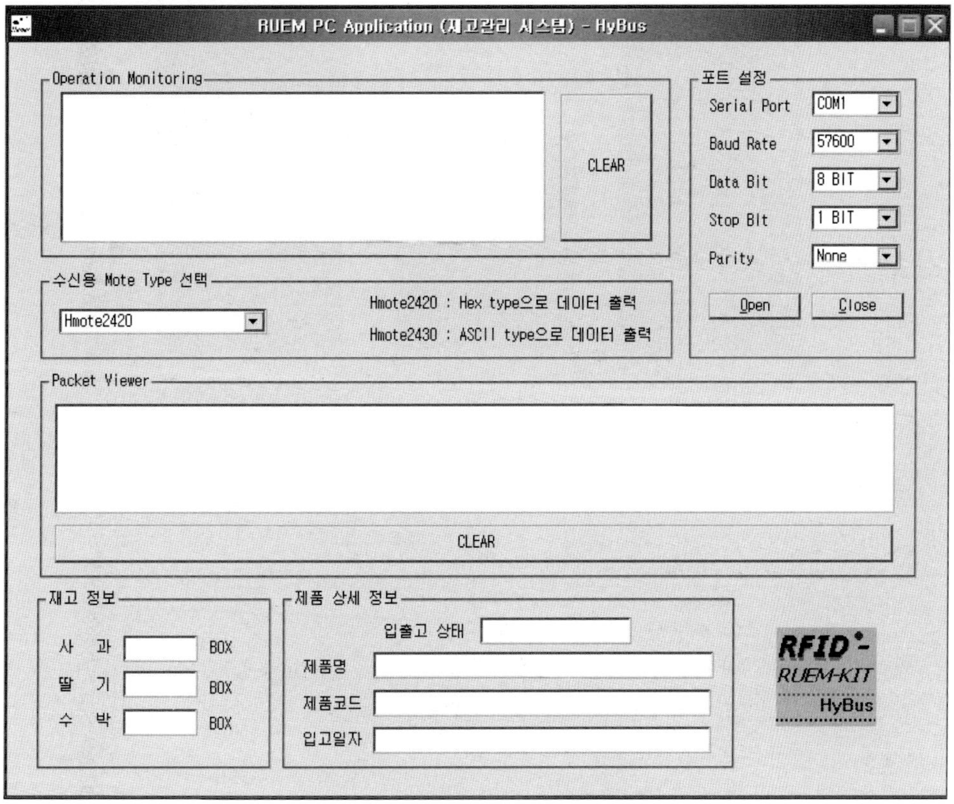

[그림 5-14] 재고관리 프로그램

RFID/USN 임베디드 시스템과 PC가 통신하기 위해서는 2.4GHz기반의 RF 모듈이 PC에 부착되어 있어야 한다. RF 모듈은 Hybus의 Hmote2420과 Hmote2430을 사용한다. Hmote 2420은 TI MSP430, CC2420 기반의 USN 시스템으로 고성능 저전력의 MSP430 MPU를 사용하였으며 RF Chip은 TI CC2420을 사용하여 IEEE 802.15.4 스택을 지원한다.

편리한 USB 인테페이스를 통해 데이터 프로그래밍 및 센싱된 데이터의 수집이 가능하며 확장 슬롯을 통해 다양한 센서보드의 확장이 가능한 USN 표준 실습 장비이다. 또한 임베디드 시스템 및 홈네트워크 시스템 연동이 가능하다.

Hmote2430은 2.4GHz IEEE802.15.4와 ZigBee Application 타깃을 위해 개발된 Chip이고 2.4GHz CC2420과 8051MCU가 통합된 Chip으로 뛰어난 수신 감도를 갖고 있고매우 적은 외부 수동 소자로 구현 가능하다. 이 칩은 저전력 소비(RX : 27mA, TX :27 m A, 32MHz Clock동작), 8KB Internal SRAM, Watchdog timer, IEEE802.15.4 MAC Timer, 2개의 8Bit Timer, 16Bit Timer Hardware debugging 지

원, CSMA/CA 하드웨어 지원하고 Digital RSSI/LQI 지원하고 8-14Bit 8채널 ADC, 21개의 GPIO Pin으로 강력한 DMA 기능 제공하고 AES 보안 알고리즘 코프로세서로써 RoHS compliant 7x7mm QLP48 package이다.

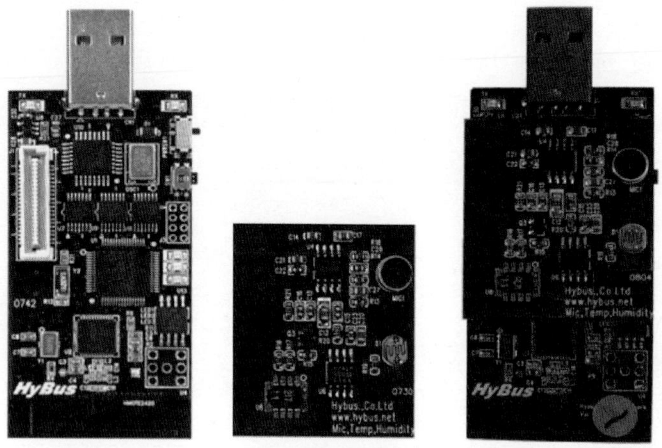

Hmote　　센서보드　　Hmote+센서보드

[그림 5-16] HmoteCC2420 /CC24230 센서보드

Hmote2420에 업로드되는 펌웨어는 tinyos-1.x의 application인 TOSBase를 업로드 하면 된다. (*TinyOS의 설치,패치 및 프로그램 업로드에 관한 내용은 Hmote2420 구매시 제공되는 매뉴얼을 참고하기 바란다.)

TOSBase를 올리기 전 확인하여야 할 것은 Radio Channel과 Group ID이다. RFID/USN 임베디드 시스템의 기본 RF 설정은 RF Channel이 22, Group ID가 0x7D이다.

Tinyos에서 RF 채널 설정은 다음과 같이 진행한다.

1) cygwin 실행 후, tos₩lib₩CC2420Radio 로 이동한다.
   (cd /opt/tinyos-1.x₩tos₩lib₩CC2420Radio.)

2) CC2420Const.h를 vi 편집기로 열고, 밑줄이 있는 라인을 수정한다.
   (vi CC2420Const.h)

```
….
#ifndef CC2420_DEF_RFPOWER
#define CC2420_DEF_RFPOWER          0x1F
#endif

#ifndef CC2420_DEF_CHANNEL
#define CC2420_DEF_CHANNEL          14  //channel select
#endif
……..
```

만약 채널을 22로 바꾼다면 다음과 같이 수정한다.

```
….
#ifndef CC2420_DEF_RFPOWER
#define CC2420_DEF_RFPOWER          0x1F
#endif

#ifndef CC2420_DEF_CHANNEL
#define CC2420_DEF_CHANNEL          22  //channel select
#endif
……..
```

Tinyos에서 Group ID 설정은 다음과 같이 실행한다.

1) cygwin 실행 후, tools₩make 로 이동한다.
   (cd /opt/tinyos-1.x₩tool₩make.)

2) Makedefaults를 vi 편집기로 열고, 아래의 그룹ID 값인 0x11의 라인을 수정한다.
   (vi Makedefaults)

```
#-*-Makefile-*- vim:syntax=make
#$Id: Makedefaults,v 1.5 2005/05/18 02:15:42 cssharp Exp $
DEFAULT_LOCAL_GROUP ?=0x11
NESC_FLAGS ?= -Wnesc-all
GOALS += ident_flags tos_image bnp
….
```

만약 Group ID를 0x7D로 바꾼다면 다음과 같이 수정한다.

```
#-*-Makefile-*- vim:syntax=make
#$Id: Makedefaults,v 1.5 2005/05/18 02:15:42 cssharp Exp $
DEFAULT_LOCAL_GROUP ?=0x7d
NESC_FLAGS ?= -Wnesc-all
GOALS += ident_flags tos_image bnp
….
```

위와 같이 RF채널과 Group ID를 설정했다면, PC에 Hmote2420을 연결하고 (USB 연결) /opt/tinyos-1.x /apps/TOSBase로 이동하여 컴파일 및 업로드를 진행한다.

```
$ make hybus install
```

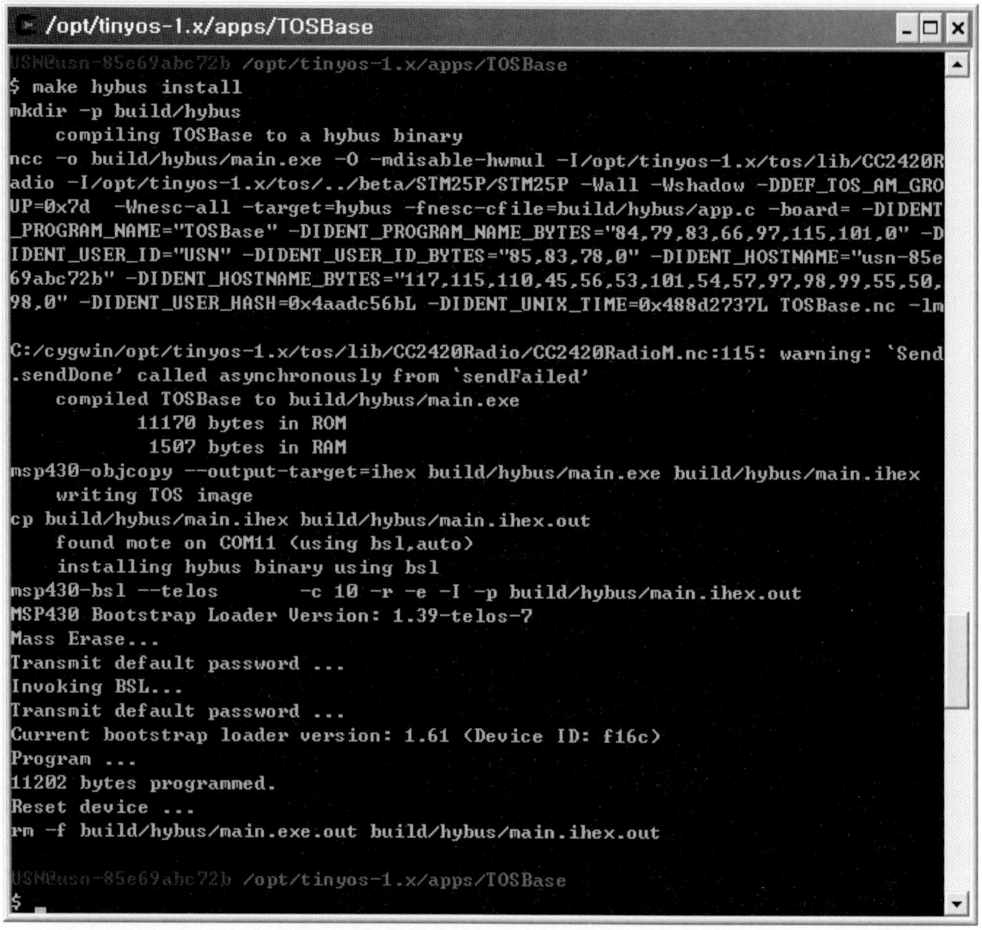

[그림 5-17] 컴파일 및 다운로드과정

모두 완료되었으면 내컴퓨터 -> 속성 -> 하드웨어 -> 장치관리자의 포트에서 가상 시리얼 포트 번호를 알아낸다.

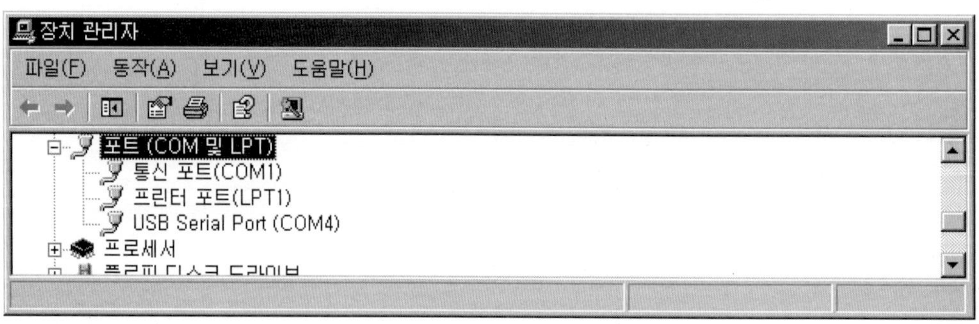

[그림 5-18] 통신포트 설정

위와 같이 USB Serial Port(COM4)로 나온다면 Hmote2420이 PC의 COM4(가상 포트)로 연결되었다는 뜻이다. 이제 RUEM PC application을 실행하여 포트 설정을 하면 모든 설정이 완료된다.

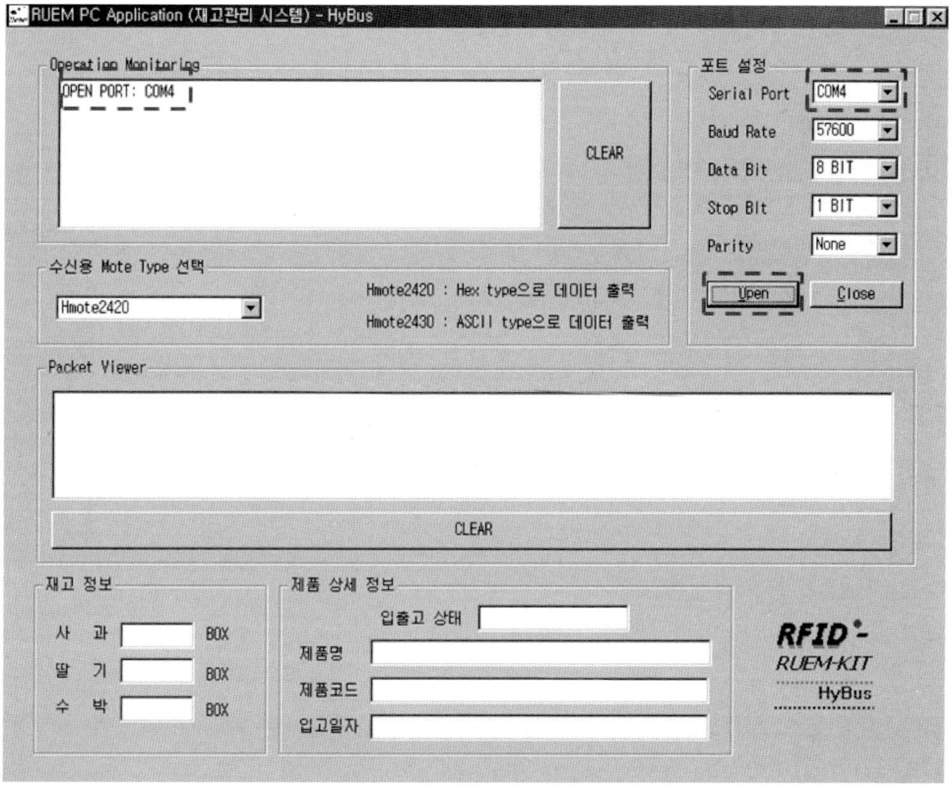

[그림 5-19] 포트설정 완료하면

Application 실행 후, 포트 설정에서 연결된 가상 시리얼 포트로 선택 후 Open버튼을 클릭하면 왼쪽 상단의 Operation Monitoring창에서 "OPEN PORT : COM4"라고 출력된다.

- 기본 설정
  - 포트 설정 :
    - · Baud Rate = 57600
    - · Data Bit = 8 Bit
    - · Stop Bit = 1 Bit
    - · Parity = None

    - · 수신용 Mote Type 선택 = Hmote2420
      (*** Hmote2430은 추후에 홈페이지를 통해서 업데이트할 예정이다.)

RUEM 보드에서 13.56MHz 또는 900MHz reader에 RFID tag를 대면 LCD창과 PC application의 화면이 다음과 같이 나온다.

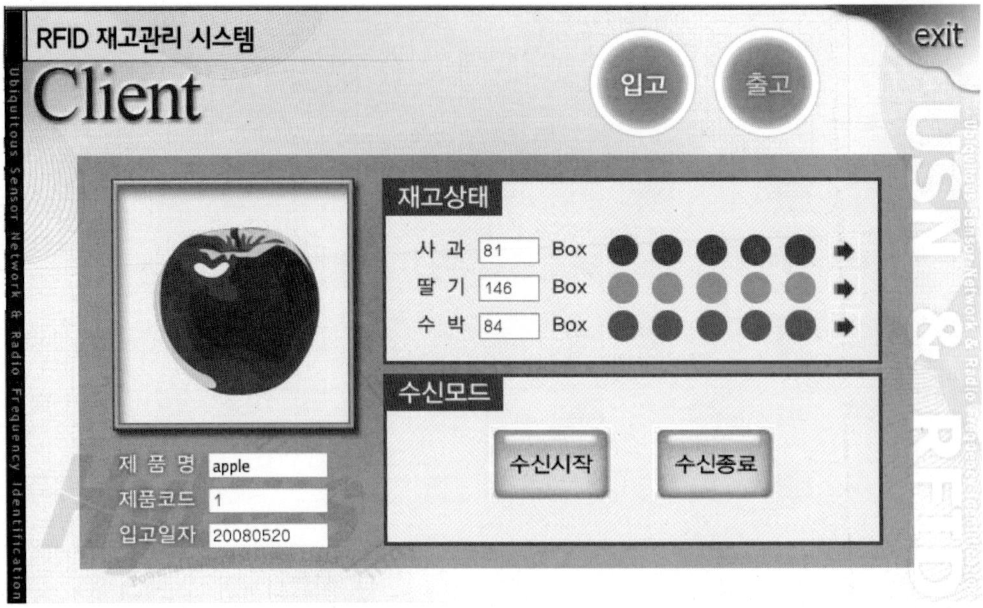

[그림 5-20] RFID/USN 임베디드 보드의 LCD화면

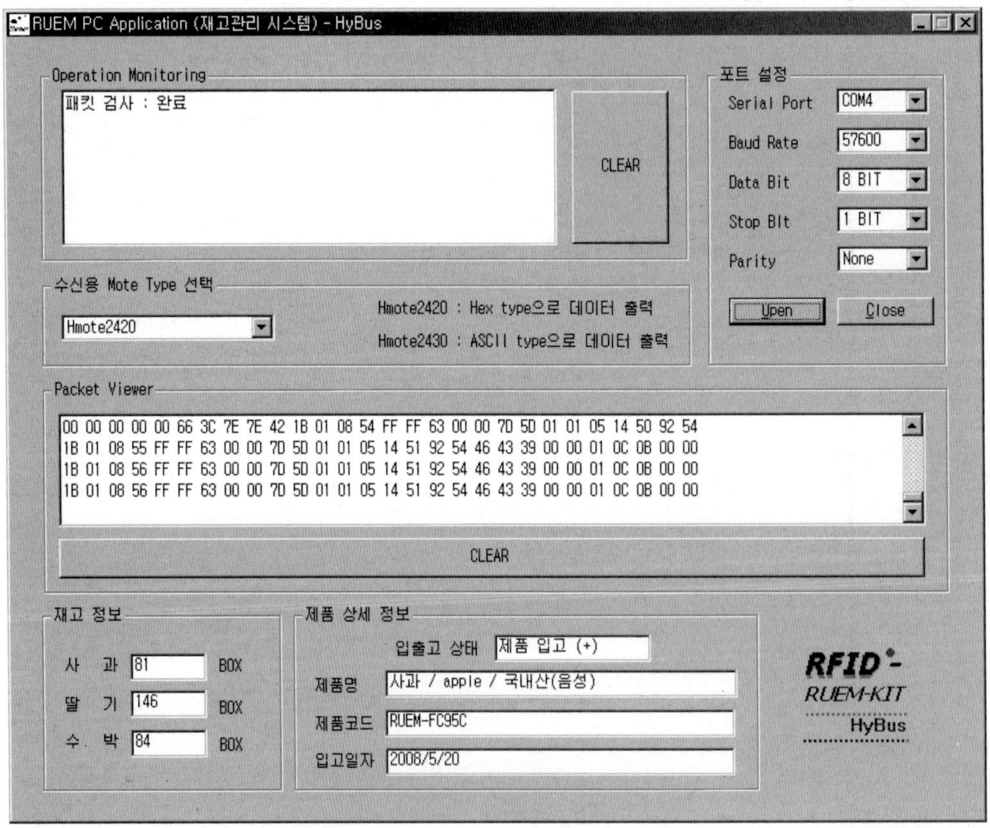

[그림 5-21] PC용 재고관리 프로그램 화면

패킷이 정상적으로 송수신되었다면 다음과 같이 재고 정보가 일치하게 나온다.

RUEM 보드 PC

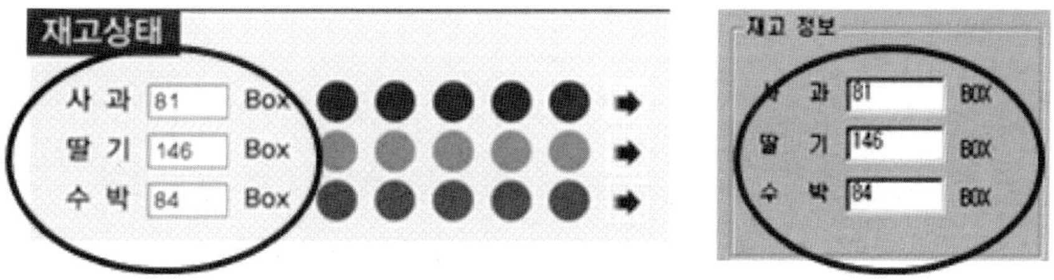

[그림 5-22] 각 물품의 재고량 확인

제품의 입출고 상태와 상세한 정보 또한 다음과 같이 일치하게 나온다.

RUEM 보드 PC

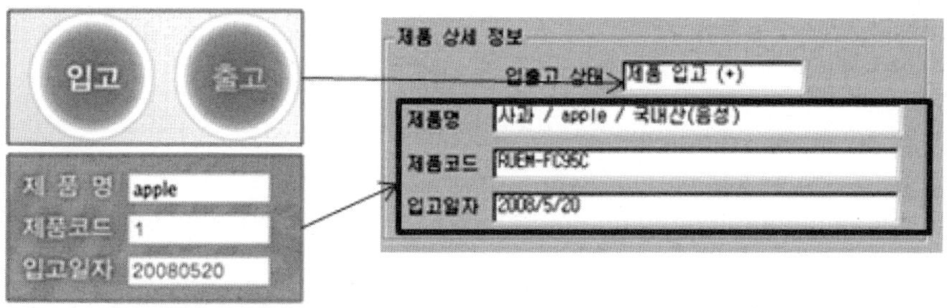

[그림 5-23] 입 · 출고된 물품의 제품 정보 확인

PC application의 Operation Monitoring은 port설정 정보, 패킷 정보 등을 출력한다.

[그림 5-24] PC용 재고관리 프로그램의 모니터링용 텍스트 박스

Packet Viewer는 수신한 패킷을 바이트단위로 출력한다.

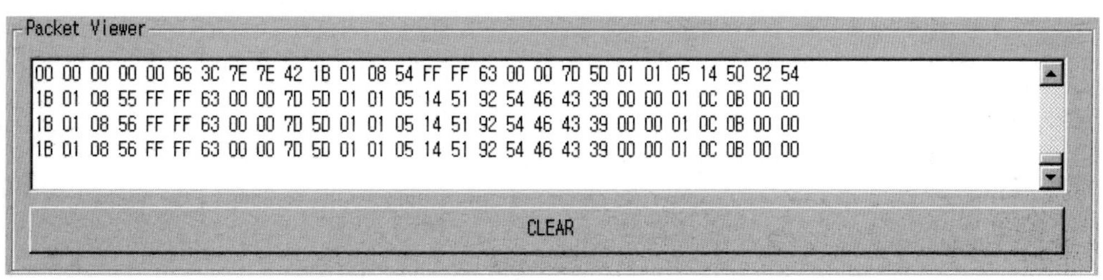

[그림 5-25] PC용 재고관리 프로그램의 raw data 뷰어용 텍스트 박스

5-4 무선센서네트워크(Wireless Sensor Network)의 개요

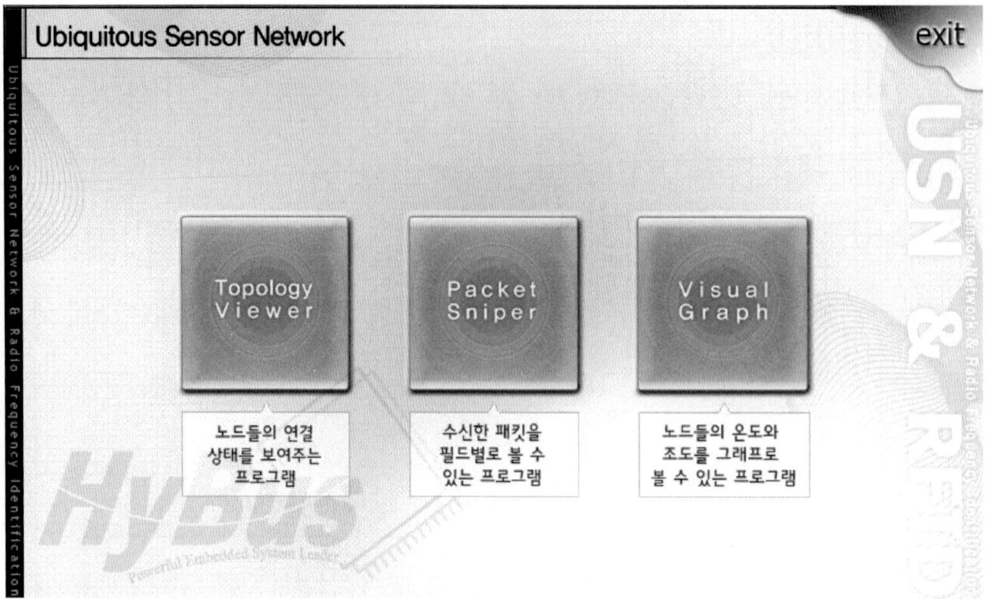

[그림 5-26] 유비쿼터스 센서 네트워크 응용

Wireless Sensor Network Application은 Topology Viewer, Packet Sniper, Visual Graph 의 3가지 프로그램으로 이뤄져 있다.

- Topology Viewer는 노드들의 홉핑(Hopping) 및 연결 상태와 각 노드들의 온도 정보 그리고 노드들의 수신 강도를 나타내주는 프로그램이다.
- Packet Sniper는 수신한 패킷을 필드 별로 파싱(parsing)하여 패킷의 구성 요소들을 화면에 보여준다.
- Visual Graph는 노드들의 온도와 조도 정보를 실시간적인 그래프를 통하여 화면에 보여준다.

Wireless Sensor Network Application은 Hybus사의 무선 플랫폼인 Hmote2420과 상호 연동하여 동작한다. Hmote2420이 무선 노드가 되고 RFID/USN 임베디드 시스템은 이 노드들의 정보를 보여주는 Viewer역할을 하게 된다.

5-5 토폴로지(Topology) Viewer

Topology Viewer는 무선 노드(Hmote2420)들이 전송하는 패킷을 수신하여 노드들의 온도, 수신 강도 및 노드 간 연결 상태를 보여주는 Viewer프로그램이다.

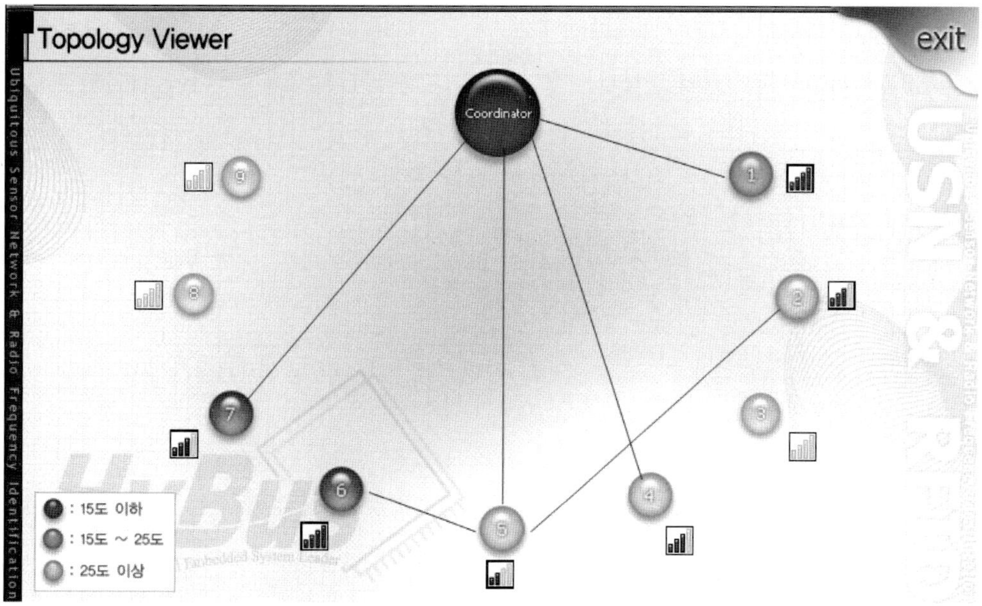

[그림 5-27] Topology Viewer 프로그램

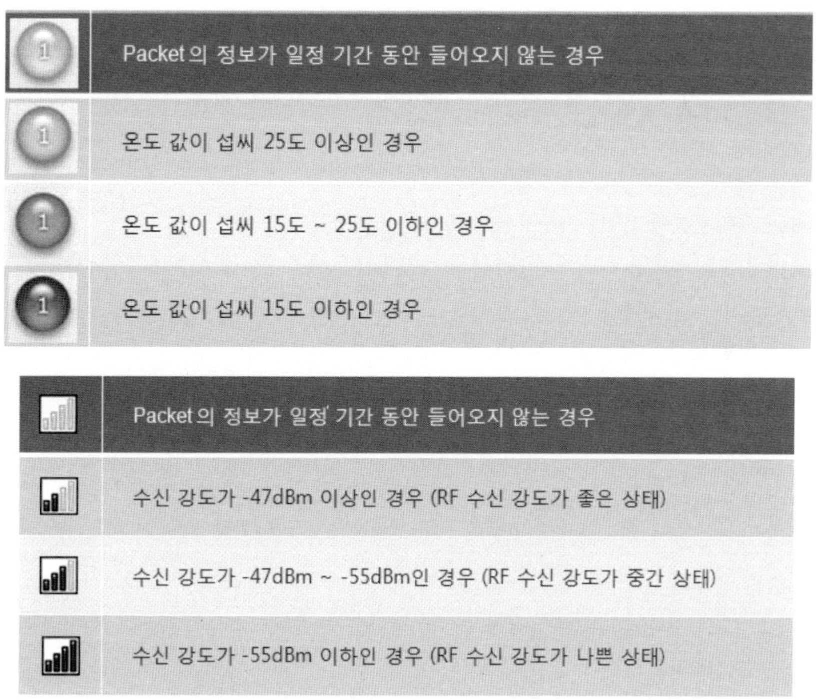

[그림 5-28] 아이콘 구성 및 수신 강도

노드끼리 선이 그려지는 것은 노드끼리의 연결 상태를 나타내준다. 위의 그림을 예로 들면 다음과 같다.

노드	연결 상태
1	베이스 노드와 직접 연결됩니다. 베이스 노드로 패킷을 전송합니다.
2	(5) 번 노드를 부모 노드로 정하고, (5)번 노드에게 패킷을 전송합니다.
3	연결되어 있지 않습니다.
4	베이스 노드와 직접 연결됩니다. 베이스 노드로 패킷을 전송합니다.
5	(2) 번과 (6) 번 자신을 부모 노드로 정하고, 자신에게 패킷을 전송하고 있습니다. (5) 번 노드 자신은 베이스 노드에게 패킷을 전송합니다.
6	(5) 번 노드를 부모 노드로 정하고, (5)번 노드에게 패킷을 전송합니다.
7	베이스 노드와 직접 연결됩니다. 베이스 노드로 패킷을 전송합니다.
8	연결되어 있지 않습니다.
9	연결되어 있지 않습니다.

[그림 5-29] 노드 연결 상태 표기

이 때 본 프로그램과 연동하여 동작되는 Hmote2420에는 “RFID_APP”란 TinyOS Application이 업로드 되어야 한다.

- Topology Viewer 프로그램 분석 (usn_topology_window.c)

프로그램이 시작되면 hybus_usn_topology()를 실행하여 노드 및 수신강도 아이템의 좌표를 설정하고 수신용 버퍼를 초기화한 후에 배경 이미지 출력, 종료버튼 생성 및 CC2420의 read프로그램을 스레드로 실행한다. 프로그램은 이 스레드와 타이머 이벤트에 의해 모든 동작이 일어나게 된다.

```
void hybus_usn_topology(){ //main()에 의해 실행
    int i;
    pixbuf_init(); //이미지 파일(*.jpg)을 할당
    node_x[0] = NODE0_X; //노드 0 ~ 9까지 그림의 위치데이터(x,y)를 할당
    ....
    node_y[9] = NODE9_Y;
    strength_x[1] = STRENGTH1_X; //RSSI 안테나 그림의 x좌표 할당
    ....
    strength_x[9] = STRENGTH9_X;
    strength_y[1] = STRENGTH1_Y; //RSSI 안테나 그림의 y좌표 할당
    ....
    strength_y[9] = STRENGTH9_Y;
```

```
    for (i = 0; i < NODE_MAX_NUM; i++){ //메세지 초기화
        node[i].sourceaddr = 0;
        ....
        node[i].temp_value = 0;
        node[i].parentaddr = NON_PARENT;
        node[i].lastparentaddr = NON_PARENT;
        node[i].lasttime = 0;
        node[i].rssi = HUM_MAX_VALUE + 1;
        node[i].temperature = TEMP_MAX_VALUE + 1;
    }
  ...
    background = gtk_drawing_area_new();  //배경 이미지 뿌림
    gtk_widget_set_usize(GTK_WIDGET(background), BACKGROUND_W, BACKGROUND_H);
    gtk_fixed_put(GTK_FIXED(fixed), background, 0, 0);
    gtk_signal_connect(GTK_OBJECT(background), "expose_event", GTK_SIGNAL_FUNC(background_expose),
NULL);

    quit = gtk_button_new(); //종료 버튼 이벤트 생성
    gtk_widget_set_usize(GTK_WIDGET(quit), QUIT_W, QUIT_H);
    gtk_fixed_put(GTK_FIXED(fixed), quit, QUIT_X, QUIT_Y);
    gtk_signal_connect(GTK_OBJECT(quit), "expose_event", GTK_SIGNAL_FUNC(quit_exposea), NULL);
    gtk_signal_connect(GTK_OBJECT(quit), "released", GTK_SIGNAL_FUNC(quit_exposea), NULL);
    gtk_signal_connect(GTK_OBJECT(quit), "enter", GTK_SIGNAL_FUNC(quit_exposea), NULL);
    gtk_signal_connect(GTK_OBJECT(quit), "leave", GTK_SIGNAL_FUNC(quit_exposea), NULL);
    gtk_signal_connect(GTK_OBJECT(quit), "pressed", GTK_SIGNAL_FUNC(quit_presseda), NULL);
    gtk_signal_connect(GTK_OBJECT(quit), "clicked", GTK_SIGNAL_FUNC(quit_clickeda), NULL);
    gtk_widget_show_all(window); //윈도위의 모든 component를 LCD에 출력한다.
    pthread_create(&threadid, NULL, serial_thread, (void *)NULL); //CC2420수신 프로그램을
    usleep(1000);                                                //스레드로 실행한다.
    gtk_timeout_add(500, node_timeout, NULL);                       //500ms주기의 타이머를 실행
```

CC2420용 read프로그램인 serial_thread()는 CC2420디바이스 드라이버를 open하고 무한루프에 read 함수를 실행하여 CC2420이 항상 수신 대기하도록 만든다. 패킷이 수신되면 payload를 잘라서 해당하는 변수에 assign한다. assign이 완료되면 get_value()를 실행하며 실제 값으로 변환시킨다.

```
  void *serial_thread(void *arg)
  {
  ....
    if ((serial_fd = open("/dev/tosmac", O_RDWR | O_NOCTTY)) < 0) { //디바이스를 open한다.
        return NULL;
    }
    while (1) { //무한루프
        if(read(serial_fd, &recv_pkt, sizeof(TOS_Msg)) == -1)// != sizeof(TOS_Msg);
        { //패킷이 수신되기를 기다리고, read fail시 디바이스를 다시 open한다.
            close(serial_fd);
            serial_fd = open(TOSMAC_DEVICE, O_RDWR | O_NOCTTY);
        }
        else
        {   //수신된 패킷을 잘라서 해당하는 변수에 할당한다,
            sourceaddr = ((unsigned char)recv_pkt.data[1] << 8) + (unsigned char)recv_pkt.data[0];
            originaddr = ((unsigned char)recv_pkt.data[3] << 8) + (unsigned char)recv_pkt.data[2];
            hopcount = ((unsigned char)recv_pkt.data[9] << 8) + (unsigned char)recv_pkt.data[8];
            rssi_value = (unsigned char)recv_pkt.strength;
            temp_value = ((unsigned char)recv_pkt.data[17] << 8) + (unsigned char)recv_pkt.data[16];
            parentaddr = ((unsigned char)recv_pkt.data[19] << 8) + (unsigned char)recv_pkt.data[18];
            if (originaddr <= NODE_MAX_NUM)
```

```
        {
            if((unsigned char)recv_pkt.data[10] == 0x05)
            {  //해당하는 originaddr(노드 아이디)에 위의 데이터를 할당한다.
                node[originaddr].sourceaddr = sourceaddr;
                node[originaddr].originaddr = originaddr;
                node[originaddr].hopcount = hopcount;
                node[originaddr].rssi_value = rssi_value;
                node[originaddr].temp_value = temp_value;
                node[originaddr].lastparentaddr = node[originaddr].parentaddr;
                node[originaddr].parentaddr = parentaddr;
                node[originaddr].lasttime = lasttime;
                get_value(&node[originaddr],originaddr); //헥사데이터를 실제 값으로 변환한다.
            }
        }
        gdk_threads_leave();
```

get_value함수는 패킷으로 들어온 온도 데이터(헥사)를 실제 온도 데이터로 변환하고 RSSI 데이터 또한 유효한 데이터로 변환한다.

```
unsigned int ConvertRSSI(unsigned char rssi_val)
{ //수신된 패킷의 RSSI데이터를 유효한 데이터로 변환한다.
  unsigned int temp;
  temp = 0xFF - rssi_val + 0x01; //2's complement
  temp = temp+0x26; ////RSSI_OFFSET is approximately 45
  return temp;
}

void get_value(sensor_node *n ,u_int16_t addr)
{
    double t_c;
    int raw_temperature = n->temp_value; //패킷의 온도 데이터
    int raw_rssi = n->rssi_value; //패킷의 RSSI 데이터

    t_c = (double)raw_temperature * 0.01 - 40; //온도 변환식

    if (t_c > 50) t_c = 50; //50이 넘으면 50으로 처리
    if (t_c < 0) t_c = 0; //0보다 낮으면 0으로 처리

    n->temperature = (float)t_c;
    n->rssi = ConvertRSSI(raw_rssi);

    //DEBUG
    //printf("node id is %i, temp:%d ,rssi:%d\n", addr, n->temperature,  n->rssi);
}
```

위에서 산출된 데이터를 LCD에 표현하기 위해 timeout이라는 timer 이벤트 함수에서 노드의 온도 및 링크 표시와 수신 RF강도를 출력한다.

```
gint node_timeout(gpointer data) //timer이벤트 함수
{
...
    for (i = 1; i < NODE_MAX_NUM; i++)
    {   //각 노드의 노드 아이디와 부모노드의 주소를 이용하여 선을 잇는다.
        if (((curtime - node[i].lasttime) >= DOA_TIME) && (node[i].parentaddr <= NODE_MAX_NUM))
```

```
        {
            if (node[i].lasttime > 0)
            {
                gdk_draw_line(background->window, get_gc(background, 0xdc00, 0xdb00, 0xdb00),
node_x[i] + 20, node_y[i] + 20, node_x[node[i].parentaddr] + 20, node_y[node[i].parentaddr] + 20);
        }
    }
    ...
```

각 노드의 온도값을 3단계로 분류하여 온도 값이 낮을 때는 노란색 노드, 온도 값이 높을 때는 빨간색 노드로 이미지를 뿌린다. RSSI 값 또한 3단계로 분류하여 낮은 값일 때는 안테나 개수가 1개, 높은 값일 때는 안테나 개수가 3개인 이미지를 뿌린다. 만약 지정된 시간 안에 노드 아이디에 해당하는 패킷이 들어오지 않을 경우 링크 선을 끊고 노드의 색을 회색으로 표현하며 RSSI 안테나의 개수도 표시되지 않는다.

```
    for (i = 0; i < NODE_MAX_NUM; i++)
    {
        if ((curtime - node[i].lasttime) < DOA_TIME) //지정된 시간안에 패킷이 들어왔을 때
        {   //온도가 15도 이하이면 파란색 노드로 표시
            if (node[i].temperature < 15 || node[i].temperature == 15) {
                nodep = nodeonp_l[i];
            }
            else if (node[i].temperature > 15 && node[i].temperature < 25 || node[i].temperature ==
25) { //온도가 15도 ~ 25도이면 초록색 노드로 표시
                nodep = nodeonp[i];
            }
            else if (node[i].temperature > 25 && node[i].temperature < 35 || node[i].temperature ==
35) { //온도가 25도 이상이면 빨간색 노드로 표시
                nodep = nodeonp_s[i];
            }
            //rssi값이 47이하이면 안테나 개수를 1개로 표시
            if (node[i].rssi < 47 || node[i].rssi > 200 || node[i].rssi == 47) {
                nodep2 = strength_l[i];
            } //rssi값이 47 ~ 55이면 안테나 개수를 2개로 표시
            else if (node[i].rssi > 47 && node[i].rssi < 55 || node[i].rssi == 55) {
                nodep2 = strength_m[i];
            } //rssi값이 55이상이면 안테나 개수를 3개로 표시
            else if (node[i].rssi > 55  || node[i].rssi < 200 || node[i].rssi == 55) {
                nodep2 = strength_s[i];
            }
            gdk_draw_rgb_image(background->window, background->style->black_gc, strength_x[i],
strength_y[i], STRENGTH_W, STRENGTH_H, GDK_RGB_DITHER_NORMAL, gdk_pixbuf_get_pixels(nodep2),
gdk_pixbuf_get_rowstride(nodep2)); //이미지를 뿌린다.
        }
        else //만약 지정된 시간안에 패킷이 들어오지 않았을 때
        {
            nodep = nodeoffp[i];  //노드를 회색으로 표시
            nodep2 = strength_off[i];  //RSSI 안테나의 개수를 없앰
            node[i].parentaddr = NON_PARENT;
            node[i].rssi = HUM_MAX_VALUE + 1;
            node[i].temperature = TEMP_MAX_VALUE + 1;
            gdk_draw_rgb_image(background->window, background->style->black_gc, strength_x[i],
strength_y[i], STRENGTH_W, STRENGTH_H, GDK_RGB_DITHER_NORMAL, gdk_pixbuf_get_pixels(nodep2),
gdk_pixbuf_get_rowstride(nodep2)); //이미지를 뿌린다.
        }
```

5-6 패킷(Packet) Sniper

Packet Sniper는 수신된 패킷을 필드 별로 파싱(parsing)하여 패킷을 분석해 볼 수 있는 viewer이다.

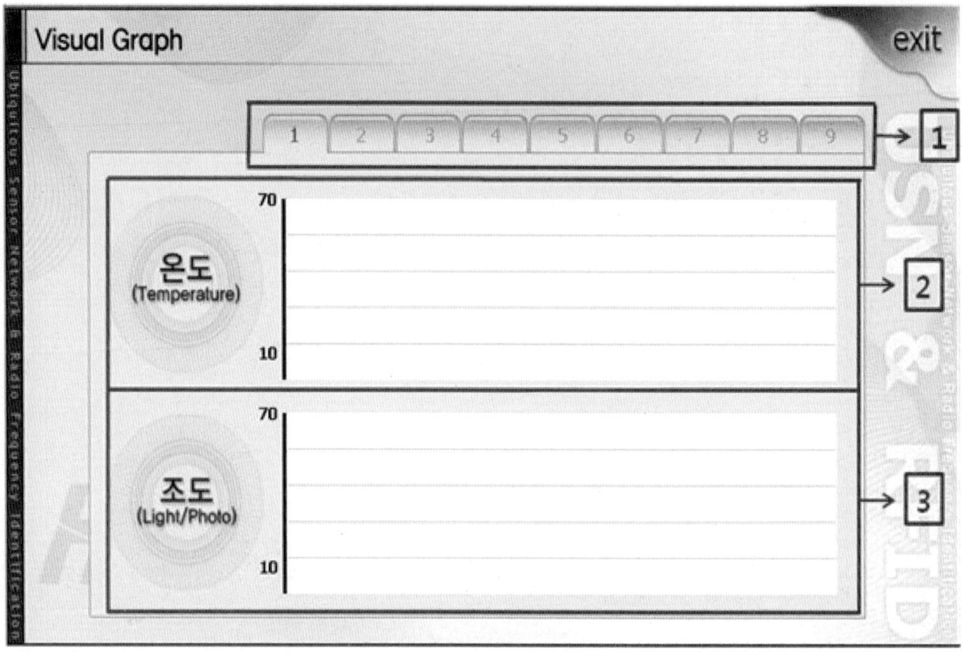

[그림 5-30] 패킷(Packet) Sniper

- 필드 별 entry 구성

1	LENGTH	packet의 payload 길이
2	DSN	sequence number 로, 송신 측에서 일정하게 증가해서 송신함
3	DESTPAN (2)	802.15.4에서의 PAN의 개념.
4	ADDR (2)	보내고자 하는 목적지 노드의 주소
5	TYPE	packet의 구분자, 타입
6	GROUP	그룹 아이디
7	SRCADDR	자신의 아이디, 노드 번호
8	HOP COUNT	hopping(노드를 거쳐가는)이 되는 횟수.
9	PARENT	부모 노드의 주소
10	PAYLOAD	데이터가 포함된 영역

[그림 5-31] 필드 별 entry 구성

위 그림 중 가장 처음에 수신된 두 개의 패킷을 살펴보면 다음과 같다.

(1) 첫 번째 패킷

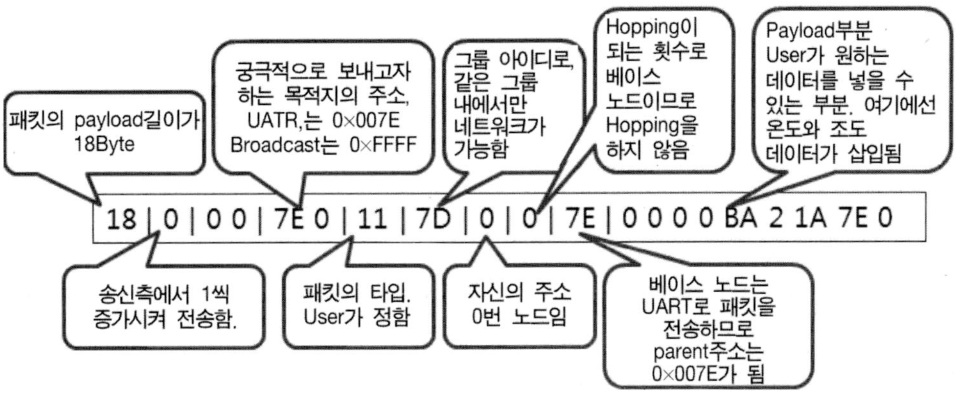

[그림 5-32] 첫 번째 패킷

(2) 두 번째 패킷

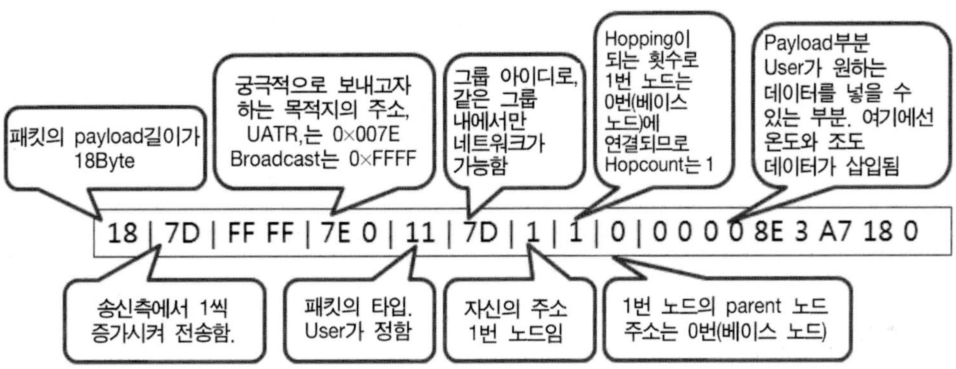

[그림 5-33] 두 번째 패킷

이 때 본 프로그램과 연동하여 동작되는 Hmote2420에는 "RFID_APP"란 TinyOS Application이 업로드 되어야 한다.

- Packet Sniper 프로그램 분석(usn_sniper_window.c)

프로그램이 실행되면 hybus_usn_sniper( )를 실행하여 배경이미지 출력, 종료버튼 생성, 텍스트 박스 생성 및 CC2420의 read프로그램을 스레드로 실행한다.

```
void hybus_usn_sniper()
{
    pixbuf_init(); //이미지 파일(*.jpg)을 할당
...
    background = gtk_drawing_area_new();  //배경이미지 출력
    gtk_widget_set_usize(GTK_WIDGET(background), BACKGROUND_W, BACKGROUND_H);
```

```
	gtk_fixed_put(GTK_FIXED(fixed), background, 0, 0);
	gtk_signal_connect(GTK_OBJECT(background), "expose_event", GTK_SIGNAL_FUNC(background_expose),
NULL);

	quit = gtk_button_new(); //버튼 생성
	gtk_widget_set_usize(GTK_WIDGET(quit), QUIT_W, QUIT_H);
	gtk_fixed_put(GTK_FIXED(fixed), quit, QUIT_X, QUIT_Y);
	gtk_signal_connect(GTK_OBJECT(quit), "expose_event", GTK_SIGNAL_FUNC(quit_exposea), NULL);
	gtk_signal_connect(GTK_OBJECT(quit), "released", GTK_SIGNAL_FUNC(quit_exposea), NULL);
	gtk_signal_connect(GTK_OBJECT(quit), "enter", GTK_SIGNAL_FUNC(quit_exposea), NULL);
	gtk_signal_connect(GTK_OBJECT(quit), "leave", GTK_SIGNAL_FUNC(quit_exposea), NULL);
	gtk_signal_connect(GTK_OBJECT(quit), "pressed", GTK_SIGNAL_FUNC(quit_presseda), NULL);
	gtk_signal_connect(GTK_OBJECT(quit), "clicked", GTK_SIGNAL_FUNC(quit_clickeda), NULL);

	/********************** entry 1 ****************************************/
	entry1_1 = gtk_entry_new (); //텍스트 박스 생성
	gtk_widget_ref (entry1_1);
	gtk_object_set_data_full (GTK_OBJECT (usn_sniper_window), "entry1_1",
entry1_1,(GtkDestroyNotify) gtk_widget_unref);
	//gtk_widget_show (entry1_1);
	gtk_fixed_put (GTK_FIXED (fixed), entry1_1, SNIPER_LENGTH_X, SNIPER_RAW_1);
	gtk_widget_set_uposition (entry1_1, SNIPER_LENGTH_X, SNIPER_RAW_1);
	gtk_widget_set_usize (entry1_1, SNIPER_1BYTE_W, SNIPER_1BYTE_H);
  ...
  ...
	entry15_10 = gtk_entry_new (); //총 15*10의 텍스트 박스 생성
	gtk_widget_ref (entry15_10);
	gtk_object_set_data_full (GTK_OBJECT (usn_sniper_window), "entry15_10", entry15_10,
                                                          (GtkDestroyNotify)
gtk_widget_unref);
	//gtk_widget_show (entry15_10);
	gtk_fixed_put (GTK_FIXED (fixed), entry15_10, SNIPER_PAYLOAD_X, SNIPER_RAW_15);
	gtk_widget_set_uposition (entry15_10, SNIPER_PAYLOAD_X, SNIPER_RAW_15);
	gtk_widget_set_usize (entry15_10, SNIPER_PAYLOAD_W, SNIPER_PAYLOAD_H);
  ..
	gtk_widget_show_all(usn_sniper_window);
    pthread_create(&threadid, NULL, serial_thread2, (void *)NULL); //CC2420수신 프로그램을
    usleep(1000);                                                  //스레드로 실행한다.
    gtk_timeout_add(500, test, NULL);                               //500ms 주기의 타이머를 실행
```

serial_thread()의 주내용은 Topology viewer와 별반 다를 것이 없다. 디바이스를 open하고, 무한루프에 read함수를 실행하여 CC2420이 항상 수신 대기하도록 만든다. 패킷이 수신되면 payload를 잘라서 해당하는 변수에 assign한다.

```
  void *serial_thread2(void *arg)
  {
  ...
	if ((fd_cc2420 = open(TOSMAC_DEVICE, O_RDWR | O_NOCTTY)) < 0) //디바이스 open
	{
		fprintf(stderr, "Open error: %s\n", TOSMAC_DEVICE);
		return NULL;
	}

	while(1) //무한루프
	{  //패킷이 수신되면
	  if(read(fd_cc2420, &recv_pkt, sizeof(TOS_Msg)) == -1)// != sizeof(TOS_Msg);
	  {
```

```
        close(fd_cc2420); //read fail시에는 디바이스를 다시 open한다.
        fd_cc2420 = open(TOSMAC_DEVICE, O_RDWR | O_NOCTTY);
    }
    else
    { //수신된 패킷을 잘라서 해당하는 변수에 할당한다,
..
      sourceaddr = ((unsigned char)recv_pkt.data[1] << 8) + (unsigned char)recv_pkt.data[0];
      originaddr = ((unsigned char)recv_pkt.data[3] << 8) + (unsigned char)recv_pkt.data[2];
      hopcount = ((unsigned char)recv_pkt.data[9] << 8) + (unsigned char)recv_pkt.data[8];
      rssi_value = (unsigned char)recv_pkt.strength;
      temp_value = ((unsigned char)recv_pkt.data[17] << 8) + (unsigned char)recv_pkt.data[16];
      parentaddr = ((unsigned char)recv_pkt.data[19] << 8) + (unsigned char)recv_pkt.data[18];

      time(&lasttime);
      if (originaddr < NODE_MAX_NUM)
      {  //해당하는 originaddr(노드 아이디)에 위의 데이터를 할당한다.
         if((unsigned char)recv_pkt.data[10] == 0x05)
         {
            node[originaddr].sourceaddr = sourceaddr;
            node[originaddr].originaddr = originaddr;
            node[originaddr].hopcount = hopcount;
            node[originaddr].rssi_value = rssi_value;
            node[originaddr].temp_value = temp_value;
            node[originaddr].lastparentaddr = node[originaddr].parentaddr;
            node[originaddr].parentaddr = parentaddr;
            node[originaddr].lasttime = lasttime;
         }
      }
```

패킷을 수신할 때마다 line by line으로 패킷이 출력되게 하기 위해서 token을 1씩 증가시킨다. token을 15로 나누었을 때의 나머지를 비교하여 1부터 15까지의 숫자가 반복되도록 만든 후에 token에 해당하는 텍스트 박스에 패킷의 각 필드를 출력하도록 한다.

```
if(token % 15 == 0)
{  //첫번째 라인에 패킷을 출력한다.
   en_length = (unsigned char)recv_pkt.length;
   sprintf(buffer,"%X",en_length);
   gtk_entry_set_text(GTK_ENTRY(entry1_1),buffer); // 패킷의 길이를 출력

   en_dsn = (unsigned char)recv_pkt.dsn;  //DSN을 출력
   sprintf(buffer,"%X",en_dsn);
   gtk_entry_set_text(GTK_ENTRY(entry1_2),buffer);

   sprintf(buffer,"%X",recv_pkt.destpan);
   gtk_entry_set_text(GTK_ENTRY(entry1_3),buffer);

   sprintf(buffer,"%X",recv_pkt.addr);
   gtk_entry_set_text(GTK_ENTRY(entry1_4),buffer);

   en_type = (unsigned char)recv_pkt.type; //패킷의 타입을 출력
   sprintf(buffer,"%X",en_type);
   gtk_entry_set_text(GTK_ENTRY(entry1_5),buffer);

   en_group = (unsigned char)recv_pkt.group; //그룹아이디 출력
   sprintf(buffer,"%X",en_group);
   gtk_entry_set_text(GTK_ENTRY(entry1_6),buffer);
```

```
                en_sourceaddr = (unsigned char)recv_pkt.data[F_SOURCEADDR];
                sprintf(buffer,"%X",en_sourceaddr);
                gtk_entry_set_text(GTK_ENTRY(entry1_7),buffer);

                en_hopcount = (unsigned char)recv_pkt.data[F_HOPCOUNT]; //홉 카운트
                sprintf(buffer,"%X",en_hopcount);
                gtk_entry_set_text(GTK_ENTRY(entry1_8),buffer);

                en_parent = (unsigned char)recv_pkt.data[F_PARENT]; //부모 아이디
                sprintf(buffer,"%X",en_parent);
                gtk_entry_set_text(GTK_ENTRY(entry1_9),buffer);
                //텍스트 박스에 출력
                sprintf(buffer,"%X"" %X"" %X"" %X"" %X"" %X"" %X"" %X"" %X"" %X",
                (unsigned char)recv_pkt.data[10],(unsigned char)recv_pkt.data[11],(unsigned
char)recv_pkt.data[12],(unsigned char)recv_pkt.data[13],(unsigned char)recv_pkt.data[14],(unsigned
char)recv_pkt.data[15],(unsigned char)recv_pkt.data[16],(unsigned char)recv_pkt.data[17],(unsigned
char)recv_pkt.data[18],(unsigned char)recv_pkt.data[19]);
                gtk_entry_set_text(GTK_ENTRY(entry1_10),buffer);
```

5-7 비쥬얼 그래픽(Visual Graph)

Visual Graph는 무선 노드별 온도와 조도 데이터를 그래프로 볼 수 있는 viewer이다.

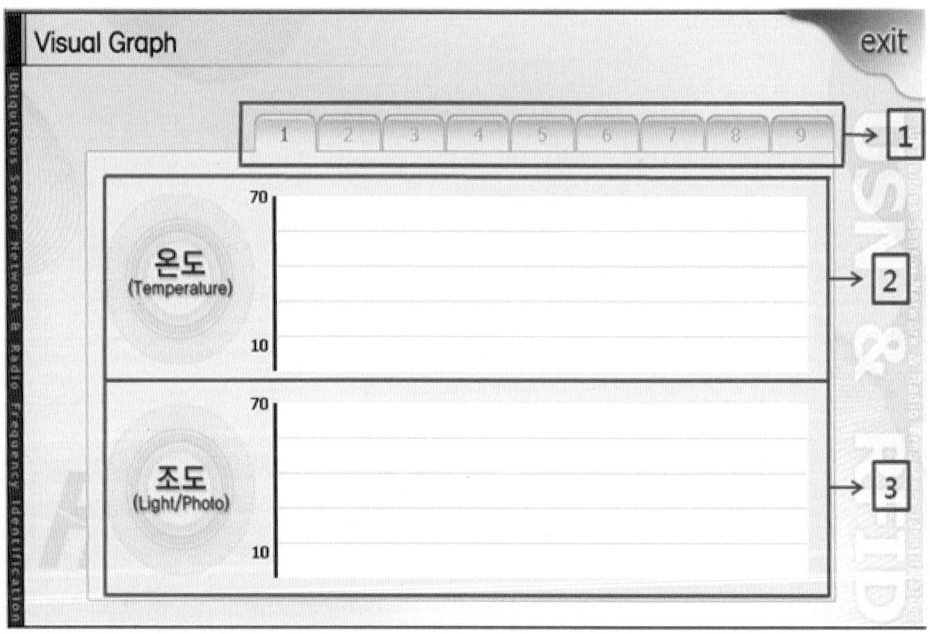

[그림 5-34] 비쥬얼 그래픽(Visual Graph)

1) 1번 ~ 9번의 무선 노드를 나타내는 버튼. 버튼을 클릭하면 활성화되고 해당되는 노드의 온도와 조도의 그래프가 출력된다.
2) 온도 값을 그래프로 출력한다.
3) 조도 값을 그래프로 출력한다.

Topology Viewer를 실행하여 연결된 노드를 확인한 후에 연결된 노드의 버튼을 클릭하면 온도와 조도 값이 그래프로 출력된다. 만약 연결되어 있지 않은 노드 아이디의 버튼을 클릭하면 아무런 값도 출력되지 않는다.

이때 본 프로그램과 연동하여 동작되는 Hmote2420에는 "RFID_APP"란 TinyOS Application이 업로드 되어야 한다.

- Visual Graph 프로그램 분석 (usn_graph_window.c)

프로그램이 실행되면 hybus_usn_graph()를 실행하여 배경이미지 출력, 종료버튼 생성, 노드 선택 버튼 생성을 하고 CC2420의 read프로그램과 온도와 조도그래프 프로그램을 스레드로 실행한다.

```
void hybus_usn_graph()
{
...
    /* Background */
    usn_main_window = create_usn_main_window (); //윈도우 생성
    GtkWidget *usn_handle;
    GtkWidget *image = NULL;

    usn_handle = lookup_widget(GTK_WIDGET(usn_main_window), "fixed_bg");
    image = create_pixmap(usn_main_window, "USN_graph_BG.jpg");
    gtk_fixed_put (GTK_FIXED(usn_handle), image, 0, 0);
    gtk_widget_show(image); //배경 이미지를 LCD에 뿌림
....
    /* BTN1 */ //버튼 "1", 노드 아이디 1을 선택한다.
    nodesel_btn_1_n = create_pixmap (usn_main_window, nodesel_1_normal);
    nodesel_btn_1_c = create_pixmap (usn_main_window, nodesel_1_pressed);
    make_button(nodesel_btn_1, nodesel_btn_1_c, usn_handle, NODESEL_X ,NODESEL_Y, NODESEL_W,
NODESEL_H, node1_pressed);
    ...
    hum_graph = gtk_drawing_area_new(); //조도 그래프 영역 생성
    gtk_widget_set_usize(GTK_WIDGET(hum_graph), HUM_W, HUM_H);
    gtk_fixed_put(GTK_FIXED(usn_handle), hum_graph, HUM_X, HUM_Y);
    gtk_signal_connect(GTK_OBJECT(hum_graph), "expose_event", GTK_SIGNAL_FUNC(hum_graph_expose),
NULL);
    gtk_signal_connect(GTK_OBJECT(hum_graph), "configure_event",
GTK_SIGNAL_FUNC(hum_graph_configure), NULL);

    temp_graph = gtk_drawing_area_new(); //온도 그래프 영역 생성
    gtk_widget_set_usize(GTK_WIDGET(temp_graph), TEMP_W, TEMP_H);
    gtk_fixed_put(GTK_FIXED(usn_handle), temp_graph, TEMP_X, TEMP_Y);
    gtk_signal_connect(GTK_OBJECT(temp_graph), "expose_event", GTK_SIGNAL_FUNC(temp_graph_expose),
NULL);
    gtk_signal_connect(GTK_OBJECT(temp_graph), "configure_event",
GTK_SIGNAL_FUNC(temp_graph_configure), NULL);

    gtk_widget_show_all(usn_main_window); //윈도우의 모든 component를 출력
    pthread_create(&threadid, NULL, serial_thread, (void *)NULL); //CC2420수신 프로그램을
    usleep(1000);                                             //스레드로 실행
    pthread_create(&hum_graph_threadid, NULL, hum_graph_thread, (void *)NULL);
    usleep(1000); //조도 그래프 프로그램을 스레드로 실행
    pthread_create(&temp_graph_threadid, NULL, temp_graph_thread, (void *)NULL);
    usleep(1000); //온도 그래프 프로그램을 스레드로 실행
}
```

온도 그래프 프로그램은 해당 노드의 온도 값을 point로 찍고 line을 사용하여 point끼리 이어준다.

```
void *temp_graph_thread(void *arg) //온도 그래프 프로그램
{
    int i;
    int x, y, x2, y2;

    pthread_detach(pthread_self());
    while (1) //무한 루프
    {
    gdk_threads_enter();
    gdk_draw_rectangle(temp_graph->window, temp_graph->style->white_gc, TRUE, 0, 0, TEMP_W,
TEMP_H); //테두리의 선을 그린다.
    for (i = 1; i <= 4; i++)
    {   //그래프 화면에 4개의 선을 그린다. degree 표현
        gdk_draw_line(temp_graph->window, get_gc2(temp_graph, 0xd500, 0xd500, 0xd500), 1, TEMP_H * i
/ 5, TEMP_W - 2, TEMP_H * i / 5);
    }
        temp_point[j].value[temp_point[j].position] = node[j].temperature; //노드의 온도값을
                                                                     //temp_point에 할당
        x = TEMP_W - 1;
        x2 = TEMP_W - GRAPH_INTERVAL - 1;
        for (i = temp_point[j].position; i >= 1; i--)
        { //현재 X와 Y, 다음 X와 Y 좌표를 구해서 선을 잇는다.
            y = TEMP_H - ((temp_point[j].value[i] - TEMP_MIN_VALUE) / (double)(TEMP_MAX_VALUE -
TEMP_MIN_VALUE) * TEMP_H);
            y2 = TEMP_H - ((temp_point[j].value[i - 1] - TEMP_MIN_VALUE) / (double)(TEMP_MAX_VALUE -
TEMP_MIN_VALUE) * TEMP_H);
            if ((temp_point[j].value[i] <= TEMP_MAX_VALUE) && (temp_point[j].value[i - 1] <=
TEMP_MAX_VALUE))
            {
                graph_draw_line(temp_graph, j, x, y, x2, y2);
            }
            x -= GRAPH_INTERVAL;
            x2 -= GRAPH_INTERVAL;
        }
        if (temp_point[j].position < GRAPH_MAX_NUM - 1)
        {
            y = TEMP_H - ((temp_point[j].value[0] - TEMP_MIN_VALUE) / (double)(TEMP_MAX_VALUE -
TEMP_MIN_VALUE) * TEMP_H);
            y2 = TEMP_H - ((temp_point[j].value[GRAPH_MAX_NUM - 1] - TEMP_MIN_VALUE) /
(double)(TEMP_MAX_VALUE - TEMP_MIN_VALUE) * TEMP_H);
            if ((temp_point[j].value[0] <= TEMP_MAX_VALUE) && (temp_point[j].value[GRAPH_MAX_NUM - 1]
<= TEMP_MAX_VALUE))
            {
                graph_draw_line(temp_graph, j, x, y, x2, y2);
            }
            x -= GRAPH_INTERVAL;
            x2 -= GRAPH_INTERVAL;
        }
```

- 컴파일/업로드 및 실행
  - 소스 위치 : CD -> RUEM_Embedded -> Apps -> GTK_APP

소스를 컴파일 하기 위해 CD의 GTK_APP_SOURCE.tgz를 리눅스 호스트 PC에 copy한다. copy가 되었

으면, tar xvfz GTK_APP_SOURCE.tgz로 압축을 해제한다.

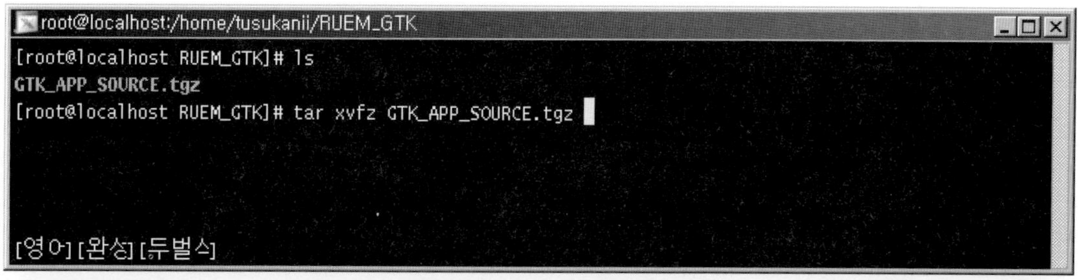

"MAKE_ME" 디렉토리로 이동해서 "make"를 입력하면 컴파일이 된다. (컴파일을 하기 전에 반드시 Toolchain이 설치되어 있어야 한다. 관련 사항은 1장의 "1-4 컨버전스 USN/RFID 호스트 PC S/W환경"의 (2)Toolchain설치를 참고하시길 바란다.)

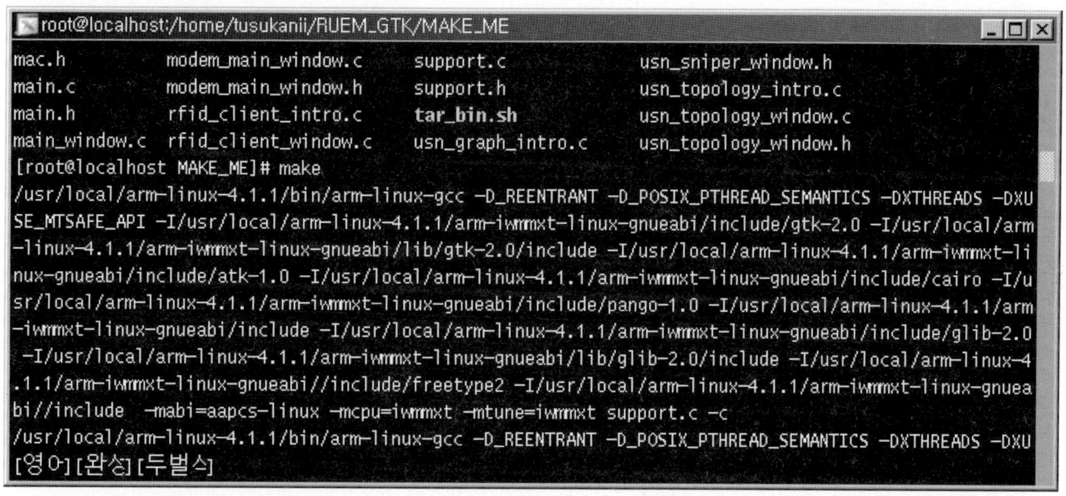

컴파일이 완료되면 ARM용 바이너리 10개가 생성이 된다.

```
root@localhost:/home/tusukanii/RUEM_GTK/MAKE_ME
[root@localhost MAKE_ME]# ls
BIN                  modem_control_window.c  rfid_main_window.h    usn_graph_window.h
Makefile             modem_control_window.h  rfid_pc_window        usn_main_window.c
Makefile_arm         modem_graph_window      rfid_pc_window.c      usn_main_window.h
Makefile_x86         modem_graph_window.c    rfid_server_intro.c   usn_sniper_intro
function.c           modem_graph_window.h    rfid_server_window    usn_sniper_intro.c
intro.h              modem_main_window.c     rfid_server_window.c  usn_sniper_window
mac.h                modem_main_window.h     support.c             usn_sniper_window.c
main.c               rfid_apps               support.h             usn_sniper_window.h
main.h               rfid_client_intro.c     support.o             usn_topology_intro.c
main_window.c        rfid_client_window      tar_bin.sh            usn_topology_window
main_window.h        rfid_client_window.c    usn_graph_intro.c     usn_topology_window.c
modem.h              rfid_common_window.h    usn_graph_window      usn_topology_window.h
modem_control_window rfid_main_window.c      usn_graph_window.c
[root@localhost MAKE_ME]# 
[영어][완성][두벌식]
```

./tar_bin.sh를 실행하면 소스파일을 제외한 ARM용 바이너리가 BIN디렉토리에 copy 및 tar로 압축이 된다.

```
root@localhost:/home/tusukanii/RUEM_GTK/MAKE_ME
[root@localhost MAKE_ME]# ./tar_bin.sh
BIN/
BIN/rfid_apps
BIN/usn_graph_window
BIN/usn_sniper_window
BIN/usn_sniper_intro
BIN/usn_topology_window
BIN/rfid_client_window
BIN/rfid_server_window
BIN/rfid_pc_window
BIN/modem_control_window
BIN/modem_graph_window
successfuly^
[root@localhost MAKE_ME]# ls
BIN           main_window.h           rfid_main_window.c    usn_graph_window.h
BIN.tar       modem.h                 rfid_main_window.h    usn_main_window.c
Makefile      modem_control_window.c  rfid_pc_window.c      usn_main_window.h
Makefile_arm  modem_control_window.h  rfid_server_intro.c   usn_sniper_intro.c
Makefile_x86  modem_graph_window.c    rfid_server_window.c  usn_sniper_window.c
function.c    modem_graph_window.h    support.c             usn_sniper_window.h
intro.h       modem_main_window.c     support.h             usn_topology_intro.c
mac.h         modem_main_window.h     support.o             usn_topology_window.c
main.c        rfid_client_intro.c     tar_bin.sh            usn_topology_window.h
main.h        rfid_client_window.c    usn_graph_intro.c
main_window.c rfid_common_window.h    usn_graph_window.c
[root@localhost MAKE_ME]# 
[영어][완성][두벌식]
```

압축 파일인 BIN.tar를 임베디드 보드에 copy(시리얼 또는 이더넷을 이용)한 후, tar xvf BIN.tar로 압축을 해제하면 된다. 다운로드 방법은 3장의 "4) 13.56Mhz RFID 시스템 Command의 이해" 중 "- 보드에 이미지 다운로드 및 실행"을 참고하길 바란다. (참고 : 임베디드 보드에 이미 모든 ARM용 바이너리

(GTK)와 JPG 그림 파일들이 들어 있습니다.)

이미 설치되어 있는 BIN 디렉토리를 rm -rf BIN을 입력하여 삭제한다.

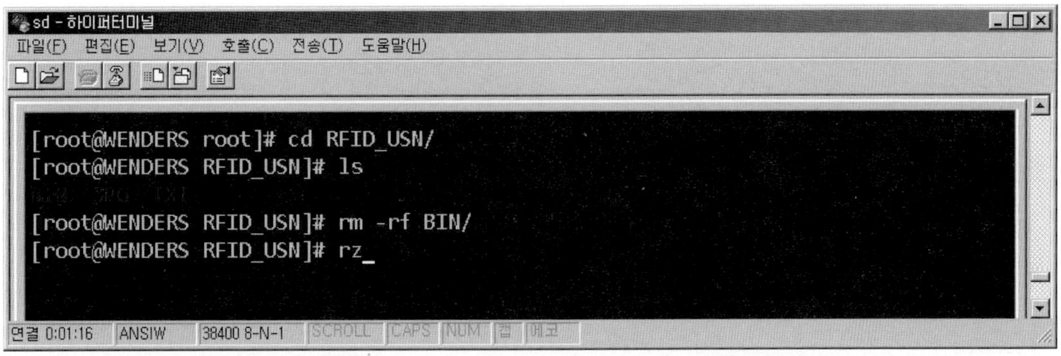

삭제되었으면 rz를 이용해 BIN.tar를 다운로드 한다.

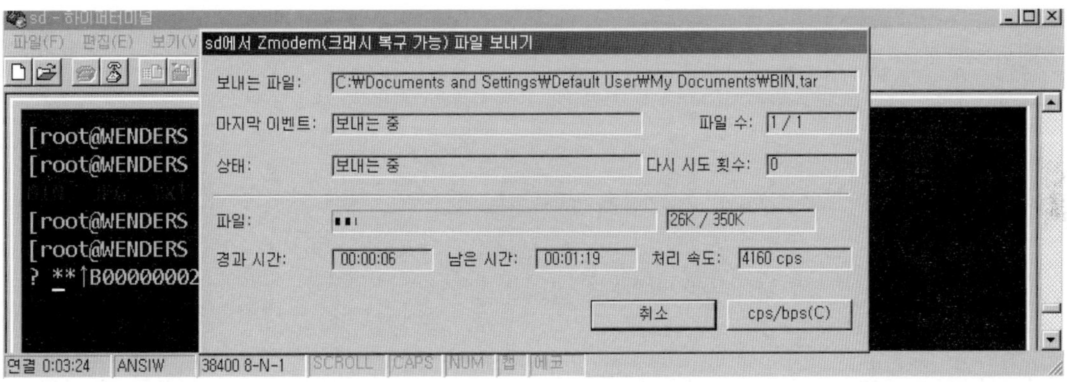

다운로드를 완료하였으면, tar xvf BIN.tar로 압축해제 한 후, BIN디렉토리로 이동하여 chmod 755 *로 실행권한을 부여한다.

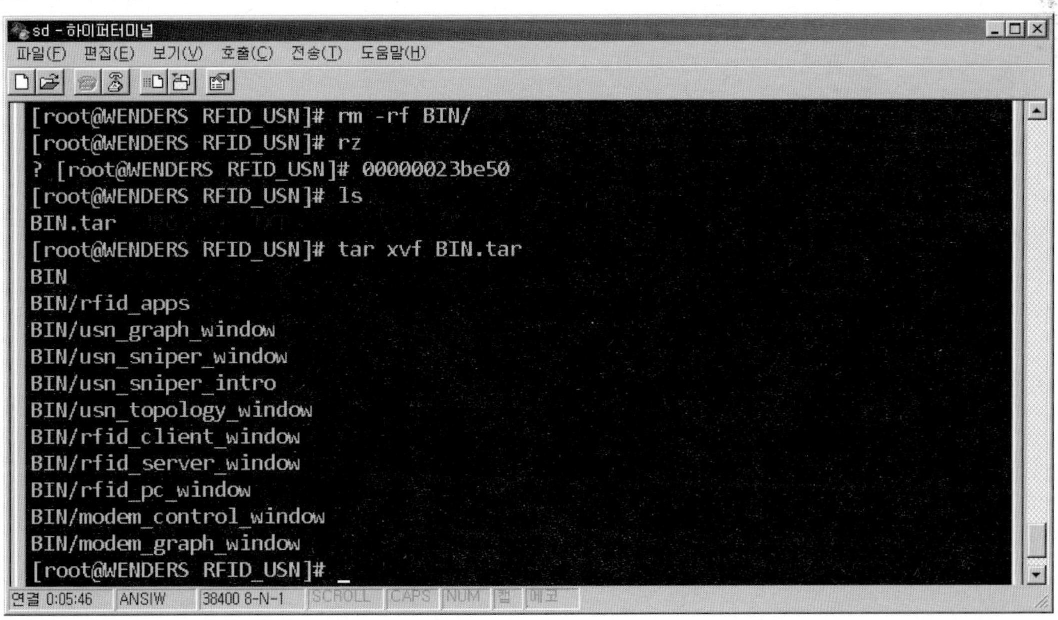

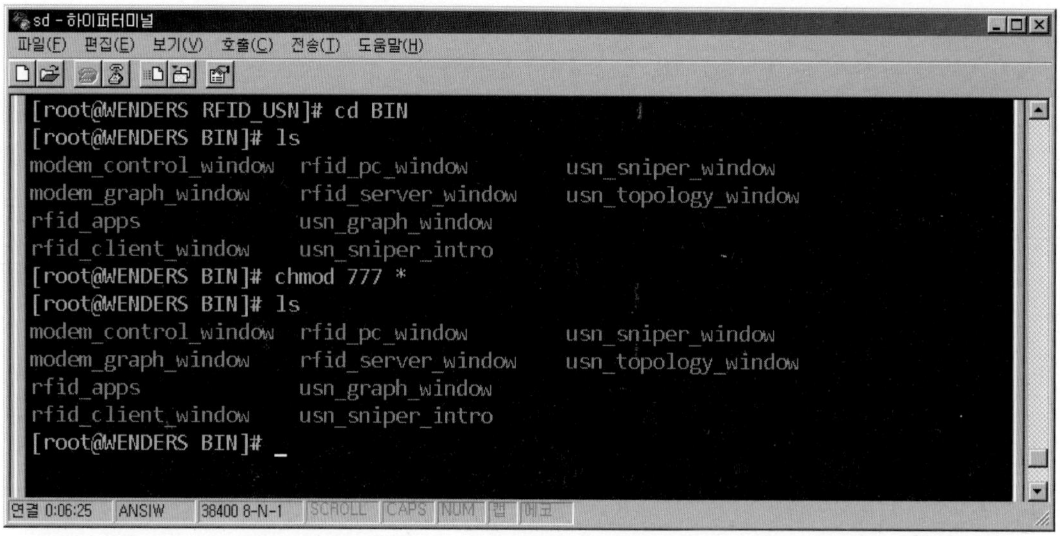

실행을 위해 ./usn_topology_window를 실행하면 다음과 같은 화면이 LCD에 출력된다.

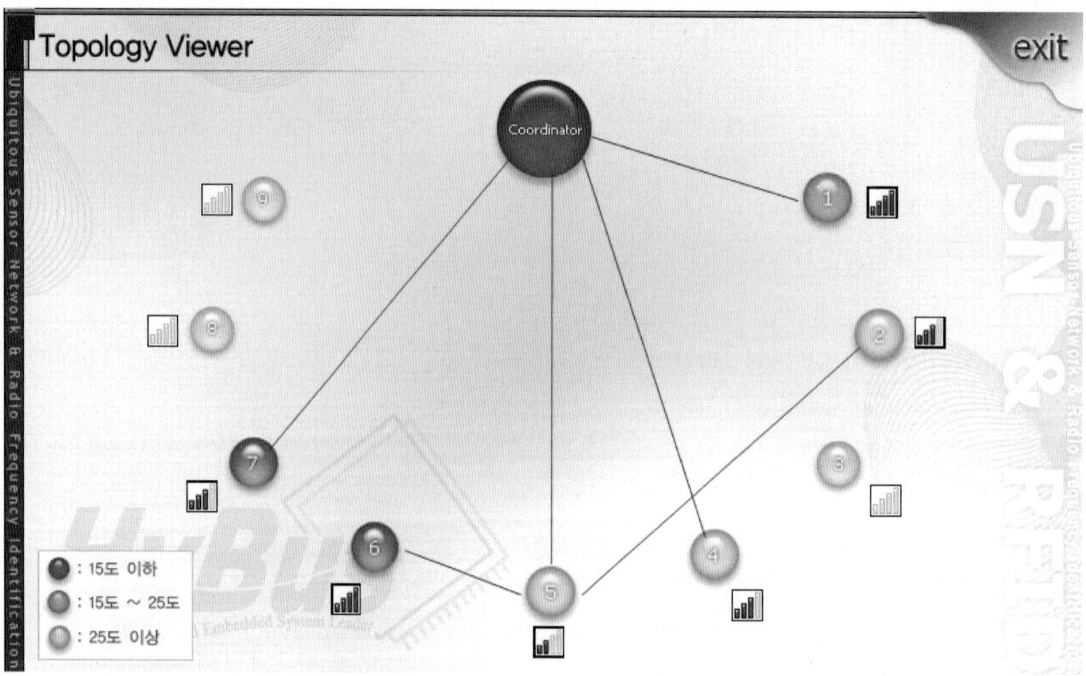

5-8 USN 시스템의 CC2430실습

CC2430은 USN보드의 우측 상단에 위치한다.

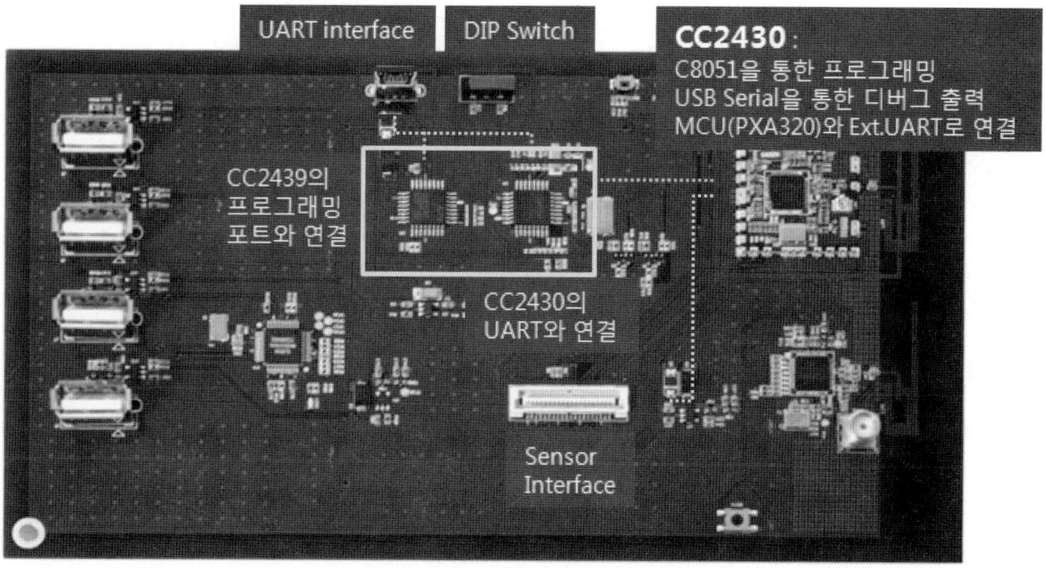

[그림 5-35] USN보드의 CC2430

TI CC2430의 특징을 살펴보면 다음과 같다.

- High performance and low power 8051 microcontroller core.
- 2.4 GHz IEEE 802.15.4 compliant RF transceiver (industry leading CC2420 radio core).
- Excellent receiver sensitivity and robustness to interferers
- 32, 64 or 128 KB in-system programmable flash
- 8 KB SRAM, 4 KB with data retention in all power modes
- Powerful DMA functionality
- Very few external components
- Only a single crystal needed for mesh network systems
- Low current consumption (RX: 27mA, TX: 25mA, microcontroller running at 32 MHz)
- Only 0.9 μA current consumption in power-down mode, where external interrupts or the RTC can wake up the system
- Less than 0.6 μA current consumption in standby mode, where external interrupts can wake up the system
- Very fast transition times from low-power modes to active mode enables ultra low average power consumption in low duty-cycle systems
- CSMA/CA hardware support.
- Wide supply voltage range (2.0V -3.6V)
- Digital RSSI / LQI support

- Battery monitor and temperature sensor.
- 8-14 bits ADC with up to eight inputs
- AES security coprocessor
- Two powerful USARTs with support for several serial protocols.
- Watchdog timer
- One IEEE 802.15.4 MAC Timer, one general 16-bit timer and two 8-bit timers
- Hardware debug support
- 21 general I/O pins, two with 20mA sink/source capability
- Powerful and flexible development tools available
- RoHS compliant 7x7mm QLP48 package

1) 프로그램 및 드라이버 설치

CC2430에 프로그램을 업로드하기 위해서는 "SmartRF04 FlashProgrammer"란 프로그램을 PC에 설치해야 한다. 설치 파일의 위치는 RUEM_USN -> Tools -> ChipconFlashProgrammer의 "Setup_SmartRF04Progr_1.3.0.exe"이다.

설치를 완료한 후 실행하면 다음과 같은 화면이 나올 것이다.

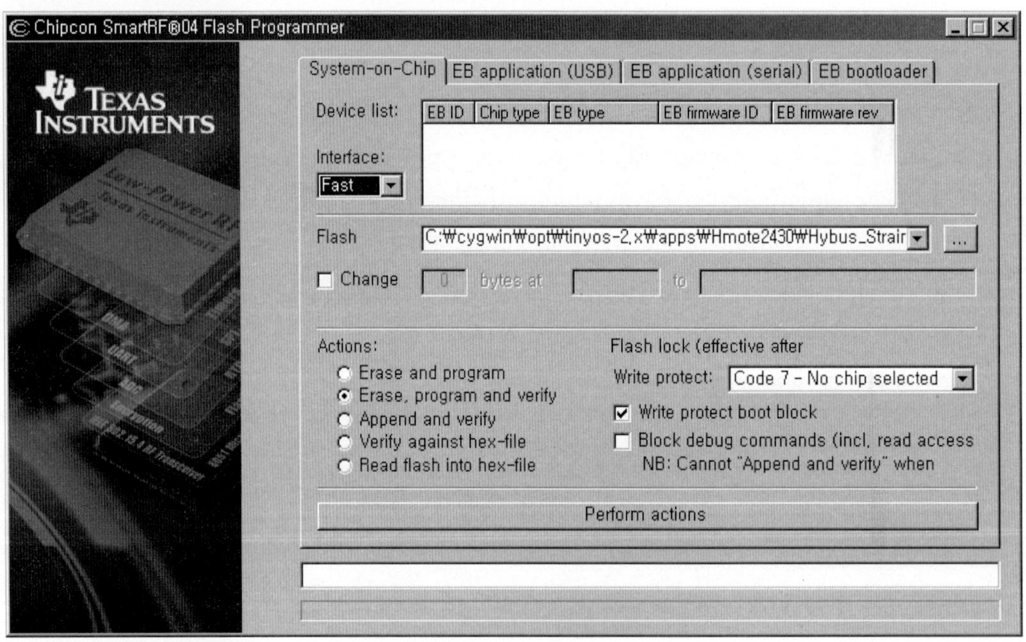

[그림 5-36] Flash Program 설치

SmartRF FlashProgrammer는 CC2430용 바이너리 파일을 CC2430의 ROM에 write할 수 있는 기능을 제공한다. CC2430용 펌웨어 파일은 TinyOS-2.x를 통해 빌드할 수 있으며 관련 소스는 하이버스의 홈페이지 -> 자료실이나 하이버스사 직접 문의 시에 제공 받을 수 있다.

PC와 연결된 USB Cable을 USN board의 USB interface에 꽂으면 PC에서 드라이버 설치 화면으로 넘어가는데, 드라이버 경로를 RUEM_USN -> Tools -> ChipconFlashProgrammer -> Cebal_Drivers로 설정하면 드라이버가 설치된다.

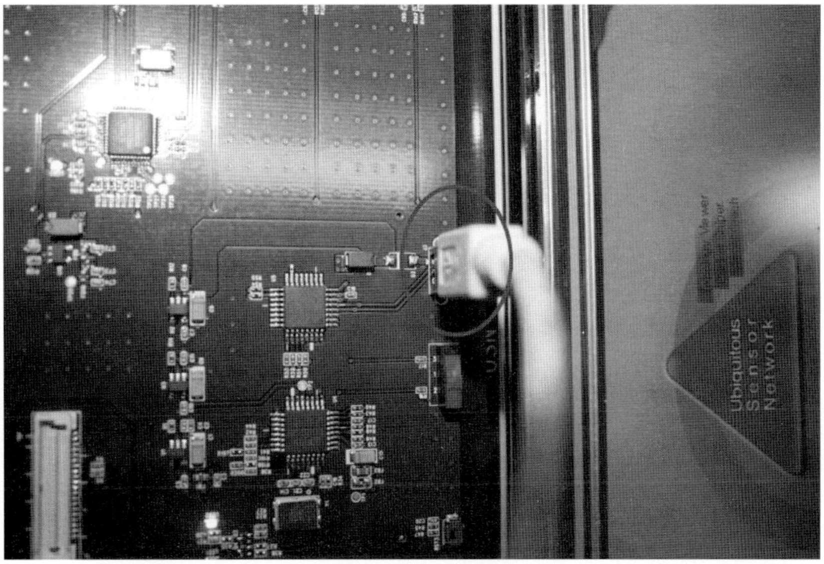

[그림 5-37] USN 보드의 CC2430 USB 케이블 연결

위 드라이버를 설치하기 위해선 다음 그림과 같이 DIP switch가 1, 2번으로 설정되어야 한다.

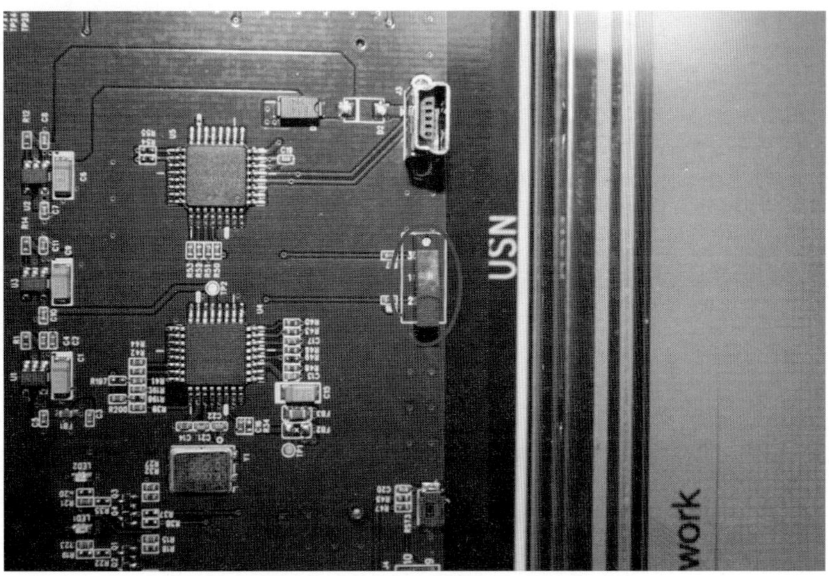

[그림 5-38] USN 보드의 DIP Switch

스위치를 1, 3번으로 설정을 하면 USB Serial Driver를 설치하라고 나온다. 드라이버 경로를 RUEM_USN₩Tools₩ChipconFlashProgrammer₩USB Serial Driver로 설정하면 드라이버가 설치된다.

이와 같이 DIP Switch는 CC2430을 사용할 용도에 맞게 변경하면 된다.

1. CC2430에 바이너리 이미지 다운로드 시

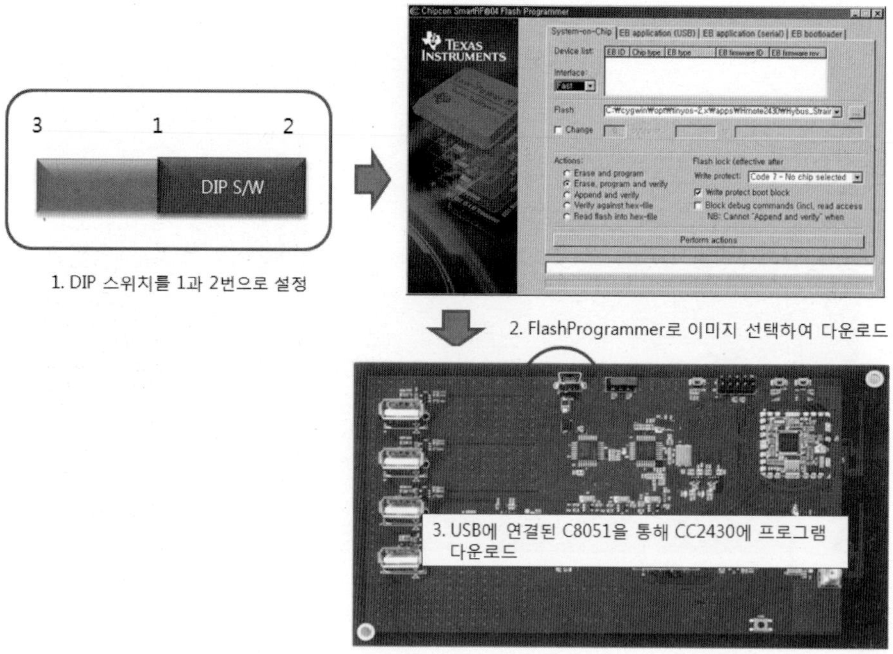

2. CC2430이 시리얼을 통해 출력하는 메시지를 보려고 할 때

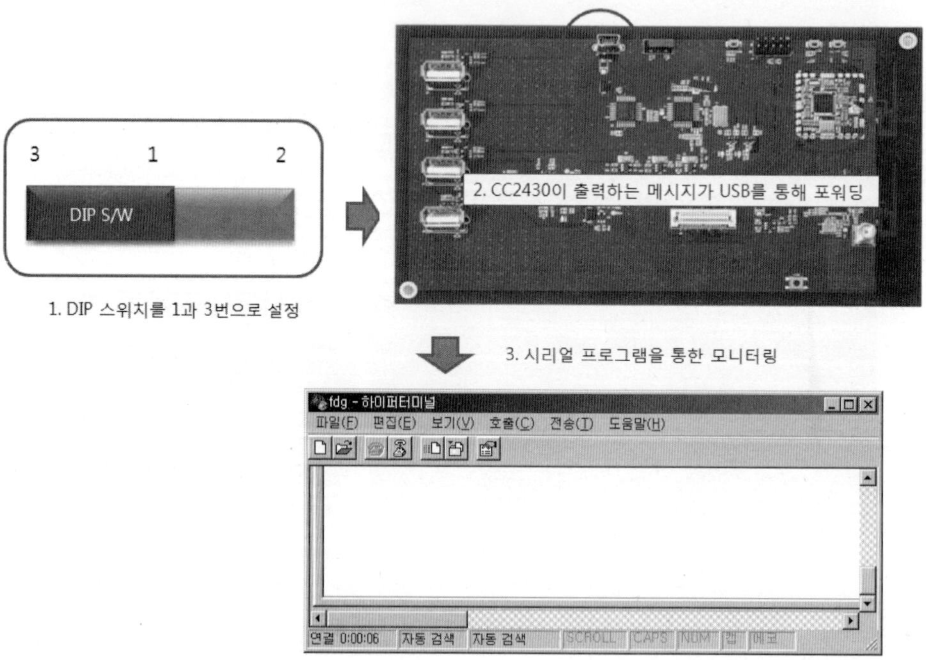

2) CC2430용 펌웨어 다운로드 및 모니터링 실행

펌웨어는 C로 직접 설계해도 되지만 tinyos-2.x를 이용하여 보다 편리하게 설계 및 컴파일이 가능하다. tinyos-2.x를 이용한 설계 및 컴파일에 대한 과정은 "Hmote2430 User Manual"에 나와 있으니 참고 바란다.

DIP Switch를 1과 2번으로 설정하고, SmartRF04 Flash Programmer를 실행하면 다음과 같은 화면이 나온다.

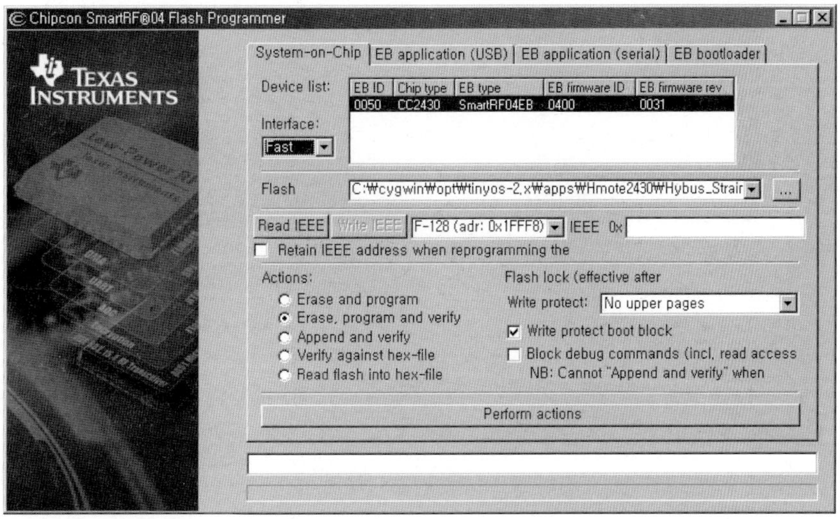

USN보드의 UART포트와 PC가 연결되었다면, 상단 tab중 EB application의 Device list에 표시된다. Device list의 밑에 Flash 에서는 USN보드의 CC2430에 업로드할 이미지를 선택한다. (테스트 이미지는 RUEM_USN₩CC2430_Firmware의 blink를 선택한다.)

Actions 에서는 "Erase and program"으로 체크한다. 모두 설정 되었다면 "Perform actions"를 클릭하여 이미지를 업로드한다.

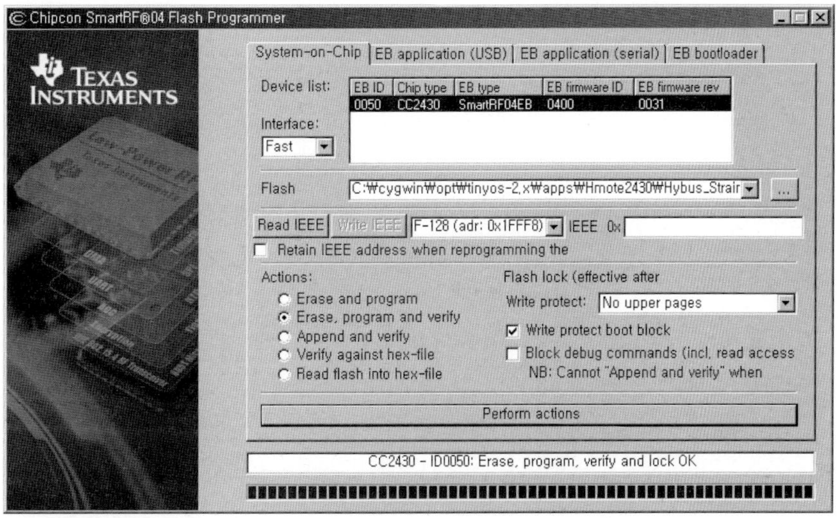

[그림 5-39] 펌웨어 다운로드 성공 화면

업로드가 정상적으로 완료되었다면, 다음과 같이 LED가 timer에 맞게 toggle된다.

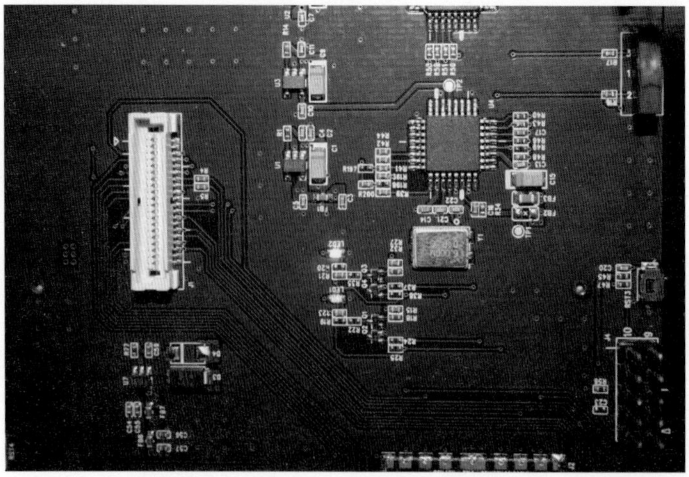

[그림 5-40] LED가 토글되고 있는 화면

• 송수신 테스트

송수신 테스트를 위해 2개 이상의 RUEM보드가 필요하다. 하나의 보드에는 sender.hex를 다른 하나의 보드에는 receiver.hex를 올린다. sender를 올린 보드의 LED가 toggle되는 타이밍이 receiver를 올린 보드의 LED가 toggle되는 타이밍과 같다면 통신이 잘되고 있는 것이다. 메시지를 확인하기 위해 receiver를 올린 보드의 DIP switch를 1과 3으로 설정하고 USB 케이블을 PC와 연결한다. 가상 시리얼 포트가 잡히고 포트 번호가 할당되면 시리얼 프로그램을 통해 연결한다.

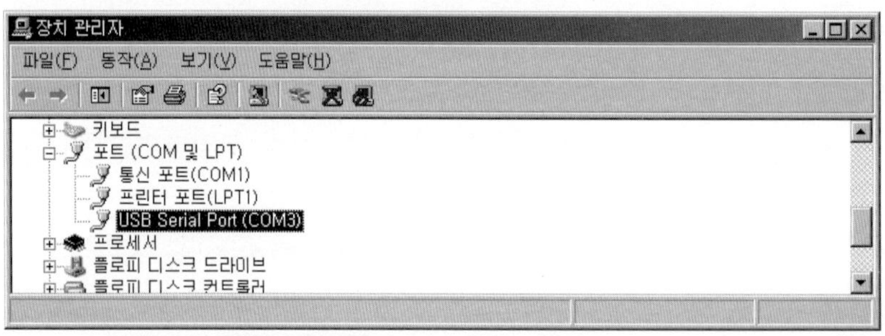

[그림 5-41] 장치관리자를 통해 가상 시리얼 포트의 번호를 알아냄

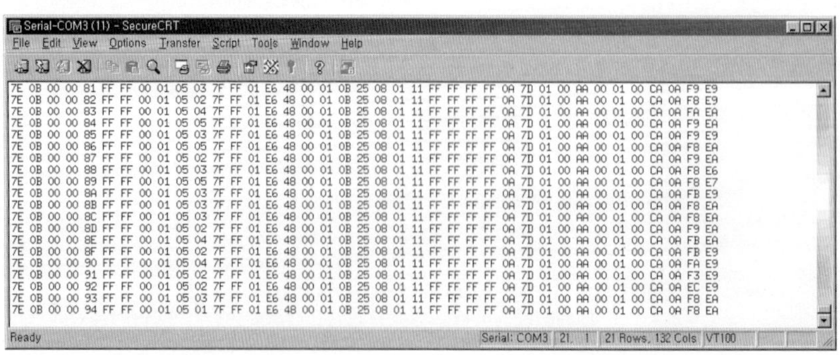

[그림 5-42] 시리얼(터미널)프로그램 실행 시 화면

6장

임베디드 시스템의 구성 및 응용

6-1 임베디드 시스템의 개요

1) 임베디드 시스템(embedded system)의 정의

어떤 시스템에 내장되어 특정한 목적만을 수행하는 컴퓨터의 하드웨어와 소프트웨어가 결합된 고기능의 전자 제어 시스템을 말한다. 임베디드 시스템의 일반적인 의미는 마이크로프로세서/마이크로컨트롤러를 내장(embedded)하여 원래 제작자가 의도한 특정한 기능만을 수행하는 장치이다.

2) 임베디드 시스템의 구성

임베디드 하드웨어는 임베디드 프로세서/임베디드 컨트롤러, 메모리, I/O 장치, 네트워크 장치, 센서, 구동기 등으로 구성되어 있고 임베디드 소프트웨어는 운영체제, 시스템 소프트웨어 및 응용 소프트웨어로 구성되어 있다.

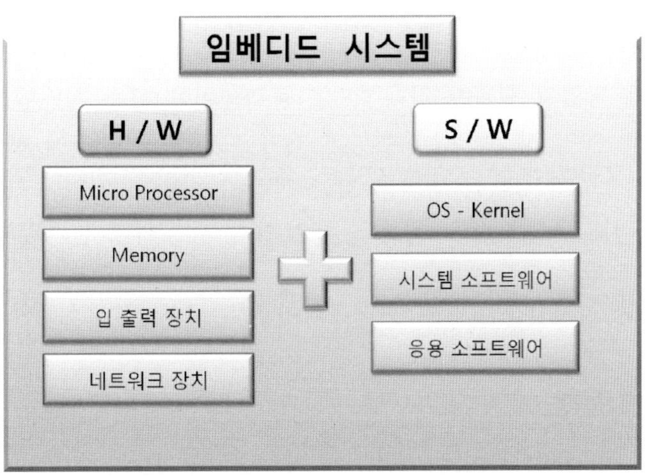

[그림 6-1] 임베디드 시스템의 구성

3) 임베디드 시스템의 특징

특정한 기능에 부합하는 최적화(application- specific functionality), 소형, 경량화, 저전력화, 고신뢰성이면서 네트워크를 지원하고 멀티미디어를 지원하는 시스템으로 실시간 운영이 되는 열악한 환경 하에서도 데드라인(deadline) 이내, 즉 반응에 요구되는 시간의 한계 값에 논리적으로도 결과 산출에 걸리는 시간에서도 적시성(timeliness)을 가지며 외부 자극에도 예측 가능한(predictable) 방식으로 반응하는 시스템으로서 가격에 민감하고 안전하게 동작할 수 있는 시스템의 특징을 가지고 있다.

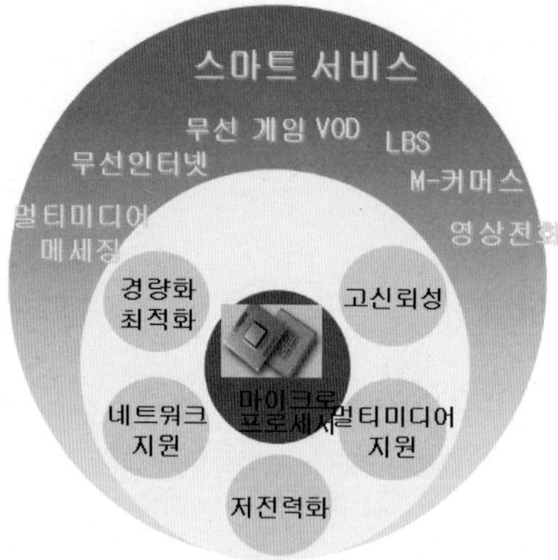

[그림 6-2] 임베디드 시스템의 특징

(1) 실시간 시스템(real time system)의 정의

정해진 시간 내에 시스템이 결과를 출력하는 시스템을 말한다. 이는 주어진 작업을 빨리 처리하는 것이 아니고 정해진 시간을 넘어서는 안 된다는 뜻이다.

실시간 시스템의 분류는 하드웨어 실시간 시스템(hardware real-time system)과 소프트웨어 실시간 시스템(software real-time system)으로 분류된다.

① 하드웨어 실시간 시스템은 정해진 시간(deadline) 내에 즉, 시간 내에 처리하지 않으면 치명적인 결과를 초래하는 경우에 작업의 결과가 절대적으로 출력되어야 하는 시스템으로 주로 전투기의 비행제어 시스템, 핵발전소의 제어 시스템, 인공위성의 제어 시스템 등이 이에 해당된다.

② 소프트웨어 실시간 시스템은 정해진 범위를 넘는 시간(deadline) 지연이 발생하더라도 그것이 시스템의 에러가 되지 않는 시스템으로 주로 컴퓨터, 정보기기, 네트워크 관련기기 등이 이에 해당된다.

임베디드 시스템은 대부분 실시간적인 요소가 내포되어 있고 실시간 시스템이 포함되어 있어야 한다.

4) 임베디드 시스템의 응용

임베디드 시스템은 특정 하드웨어 장치에 내장(embedded)되어 그 장치가 제공하는 한정된 기능의 실행을 돕는 장치로 특화된 시스템이라고 할 수 있다.

임베디드 시스템의 적용 분야는 다음과 같다.

(1) 정보 가전제품

최근 출시되는 전자제품 중에는 마이크로프로세서를 넣지 않았거나 프로그램을 심지 않은 제품이 거의 없는데 물론 간단한 장치들은 그런 것이 없이도 집적회로 설계로서 해결할 수도 있지만 좀 덩치가 큰 장비들은 거의 임베디드 시스템을 도입하고 있는 추세이다. 텔레비전의 경우 주변의 밝기에 따라 자동으로 화질이 변하는 기능을 탑재하거나 적당한 시간에 텔레비전이 자동으로 켜지고 꺼지는 기능 등이 있다.

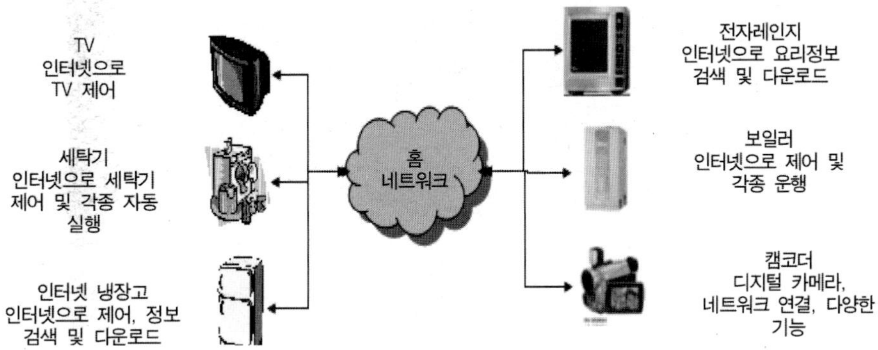

[그림 6-3] 정보 가전 사례

(2) 사무기기

고속전송과 다양한 통신서비스의 사용으로 사무정보 기기의 대량보급에 의한 다양하고 복합적 기능을 가진 사무정보 기기 발전을 가져왔다. 즉 사무자동화 기기는 사무자동화를 위한 컴퓨터, 통신장비, 워드프로세서, 팩시밀리, 전화, 복사기 등의 각종 기기들로 이들 중 임베디드 시스템이 포함되어 있는 대표적인 것으로 다기능 레이저 프린터와 디지털 복사기를 들 수 있다.

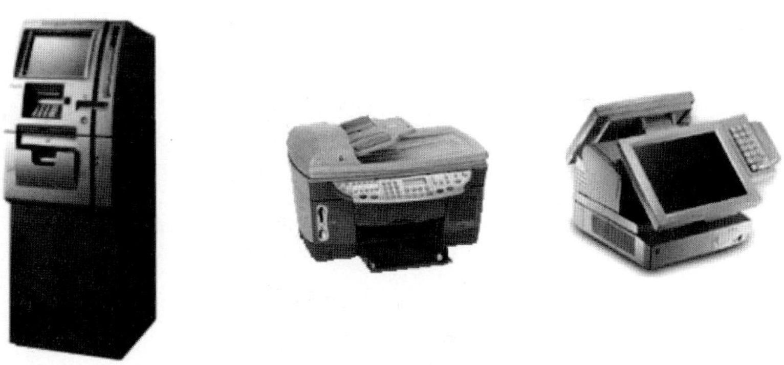

[그림 6-4] 사무기기 사용사례

(3) 핸드폰 및 PDA 단말기

PDA 단말기는 개인정보 관리기능을 중심으로 각종 응용프로그램을 탑재함으로써 개인 또는 단체가 정보를 이용할 수 있는 장치를 말한다. 이러한 PDA 단말기에 대한 요구는 앞으로 계속 증가하고 있어 이에 맞는 기술들이 등장하고 있는 실정이다.

이러한 PDA가 나오기 전에 이미 핸드폰에 임베디드 시스템이 도입되어 있다. 기본적으로 각종 전파를 분류하고 음성을 최대한 잘 들리게 하고 잡음을 줄이는 등의 기능을 제공하고 있을 뿐만 아니라 전화번호 메모 기능이나 각종 벨소리 기능 등을 제공하고 간단한 디스플레이 기능을 가진 임베디드 시스템이 가장 잘 활용된 사례라고 할 수 있다.

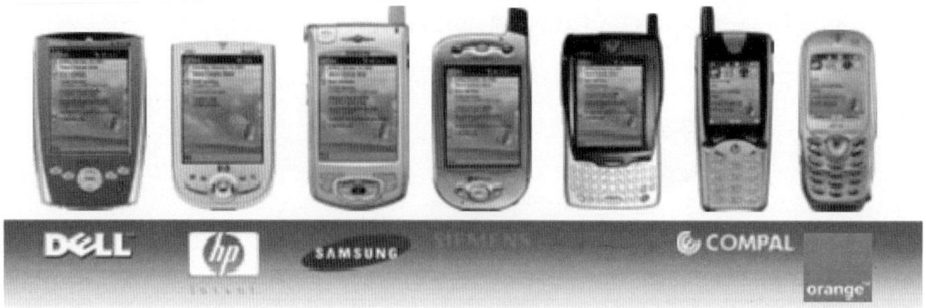

[그림 6-5] 핸드폰 및 단말기 사용사례

(4) 공장자동화 및 자동제어

공장자동화(FA)는 일반적이면서도 가장 쉽게 생각해 볼 수 있는 분야이다. 이미 제품을 생산해내는 공장에는 최신 설비를 이용하여 생산 효율을 증대시키고 있다. 여기에 적용되는 시스템이 바로 자동제어이다. 자동제어를 하드웨어만으로 구성할 수도 있겠지만 실제로 하드웨어만으로 구성하는 것은 확장성, 유연성, 안정성의 면에서 어려움이 있을 수 있다.

이러한 자동화 장비를 위해서도 임베디드 시스템이 요구된다. 물론 제어를 위해 필요에 따라서는 도스, 유닉스, 윈도우 장비들이 사용되는 경우도 있으나 RTOS를 적당한 하드웨어에 탑재함으로써 OS의 특징이 적용된 시스템을 구현할 수 있다.

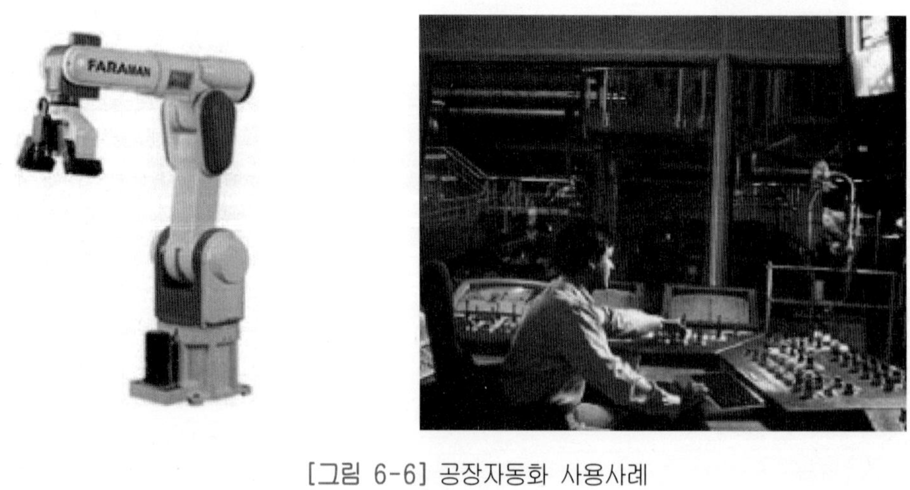

[그림 6-6] 공장자동화 사용사례

(5) 자동차 및 첨단 특수 분야

임베디드 시스템의 기능에 실시간 처리능력이 포함된 시스템이라면 적용되는 분야는 넓어질 것이다. 최근에 자동차 산업에서의 임베디드 시스템 적용 기술은 그 응용 분야가 갈수록 늘어나고 있는 추세이다.

중앙 자가진단 모듈과 자동차 변속 ABS 브레이크, 카네비게이터, 카-TV와 오디오 등을 종합한 엔터테인먼트 분야이다. 항공, 우주, 국방, 의료, 멀티미디어 통신, 에너지 개발 등 첨단 분야에는 예전부터 임베디드 시스템이 도입 추진되고 있다. 이러한 첨단 분야의 장비들은 아주 정확한 반응 및 처리능력이 요구되는 시스템이 대부분이기 때문에 자체 운영능력을 가진 RTOS(Real Time Operating Systems)를 탑재하여 활용하고 있다.

실시간 통신 네트워크의 성능 향상을 위한 인터넷 프로토콜이 적용된 멀티미디어 통신, 서버 항공사의 가상 항공비행 시뮬레이터 장비 시스템의 지속적이고 안정적 기능을 포함한 Hot-Swap의 능력을 수행하는 서버 또는 개발 장비 등에 적용된다.

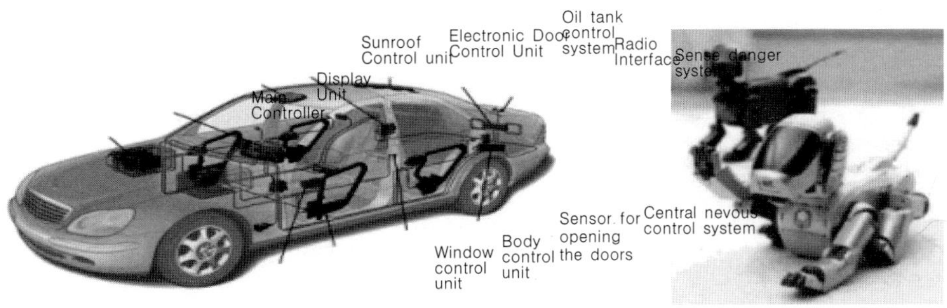

[그림 6-7] 자동차 및 로봇 사용사례

6-2 임베디드 프로세서

임베디드 프로세서는 8비트에서 64비트까지 다양한 종류와 특징을 가지고 있다. 특히 [표 6-1]에서 보는바와 같이 프로세서의 제조사별, [표 6-2]의 CISC와 RISC별, 다양한 종류가 생산되고 있다.

[표 6-1] 임베디드 프로세서의 종류

프로세서	제 조 사	종 류
8051계열	Atmel, Cirrus, intel, TI 등	8051
PowerPC계열	모토로라(현재 ; Freescale)	MPC860,850,8260
ARM계열	ARM	ARM7, ARM9, ARM10, ARM11
INTEL계열	Intel	strongARM, Xscale(PXA255), PXA270, PXA320 등
삼성계열	삼성Korea	S3C2410, S3C2440 등
MIPS계열	MIPS	MIPS32,MIPS63 등
X86계열	AMD, Intel 등	I386,I686 등

임베디드 시스템의 경우에 있어서 CISC와 RISC 프로세서는 [표 6-2]과 같은 각각의 장단점이 있으나, 점차 가격이 싸고 전력 소모가 작은 RISC 계열을 많이 사용하는 추세에 있다. 특히 ARM 계열 프로세서는 정보가전 분야의 임베디드 시스템에서 가장 많이 사용되는 프로세서로 등장하게 되었다.

그 외 CISC와 RISC의 단점을 제거하고 장점만을 취하여 EISC(Extended Instruction Set Computer) 프로세서도 등장하였다. EISC는 명령어가 OP코드와 오퍼랜드 부분을 각각 독립적으로 구성되어 있다. 그래서 OP 코드는 필요한 영역의 길이만큼 확장 레지스터(ER; Extension Register)와 확장 플래그(EF; Extension Flag)를 이용하여 오퍼랜드를 증감할 수 있도록 명령어 체계를 구축되어 있다. 즉 EISC의 명령어는 16비트 명령어를 사용하여 32비트 처리가 가능하고 코드 밀도가 높아 임베디드 시스템에 유리하고 프로그램 측면에서는 RISC보다 더 많은 파이프라인 스테이지가 필요하다.

[표 6-2] CPU 구조 비교

아키텍처 분류	CISC	RISC
명령어 세트	다양, 복잡 길이 다양	길이 동일, 명령어 종류 적음
어드레싱 모드	다양, 메모리 변수 사용	메모리 변수는 Load 및 Store로 국한
프로그램 바이너리 크기	고급 명령어 세트로 프로그램 크기 축소	파이프라인은 활성화되나 크기 증가 16비트 명령어 옵션으로 크기 축소 가능
파이프라이닝	다양한 명령어 실행으로 효율 낮음	파이프라이닝 극대화 Delayed branch 등
CPU 제어 유닛	복잡, (Micro programmed) Control Unit	간단, Hard-wired Control Unit
레지스터 수	적음	많은 것이 보통
전력 소모	많음	저전력 구조
대표적 제품	인텔의 X86, 펜티엄 계열 인텔 마이크로컨트롤러 8051	ARM7/9/11 계열 Strong_ARM(SA1110/1111) Xscale, 벌버디, 모나한 MIPS 계열 프리스케일의 Power-PC 계열

(1) Marvell PXA320 32비트 고성능 프로세서

본 임베디드 시스템에 사용된 프로세서는 Marvell PXA320 32비트 고성능 프로세서로 제작되었다. PXA320은 기존의 PXA270에 비해 성능 개선, 연장된 배터리 수명을 제공하기 때문에 비디오와 오디오 능력의 개선을 실현할 수 있게 한다.

MusicMax 기술을 채택한 Wireless Intel SpeedStep(R) 은 지능형 전력관리 기능을 제공해 가변적인 전력상태를 가능케 하기 때문에 사용자들은 배터리 수명에 손상을 주지 않으면서도 핸드셋에서 최고 30시간까지 MP3를 재생할 수 있다. PXA3x0 애플리케이션 프로세서 제품군에 탑재된 Intel VideoMax 기술은 고성능 비디오 능력을 지원하며, PXA3x0 프로세서 제품군의 미래 버전에도 개선된 해상도를 계속 제공할 것이다.

전력 효율적인 비디오 플레이백과 캡처능력은 고해상도 콘텐츠를 가능케 해주며 30fps에서 최고 D1 해상도까지의 풍부한 비디오 품질을 위해 H.264 같은 첨단 코덱을 지원한다. PXA3x0 제품군은 또한 디지털 카메라, 떨림방지 같은 첨단 카메라 효과, 최고 5 메가픽셀까지의 카메라 센서를 지원한다.

Intel XScale 프로세서 기술에서 기대되는 바와 같이, Marvell PXA3x0 프로세서 제품군은 주파수 확장과 범용 컴퓨팅 능력부문에서 시장을 계속 리드해 나가고 있다. 사용자들은 Marvell PXA3x0 프로세서 기반의 휴대전화와 소비자용 핸드헬드(hand-held) 기기들을 체험한 후에는 “624 또는 806Mhz로의 확장성”이라는 것이 즉각적인 반응 (기다리지 않음)뿐만 아니라 배터리 수명의 연장도 의미한다는 사실을 바로 이해하게 될 것이다.

마벨의 독자적인 구조개선은 운영환경과 범용 애플리케이션이 높은 주파수로 임무를 신속하게 처리한 후 저전력 소비상태로 효과적으로 축소될 수 있게 한다. 이러한 기능은 Marvell PXA 3x0 프로세서들이 작동이 느린 경쟁제품들에 비해 전체적으로 더욱 훌륭한 전력효율성을 제공한다. 소비자 관점에서 볼 때, 배터리 수명에 손상을 주지 않으면서 성능이 크게 개선되는 것을 발견한다는 것은 “624 또는 806Mhz로의 확장성”이 핸드헬드 기기의 큰 특징으로 만들어 줄 것이다.

PXA3x0 제품군은 사용자들에게 성능이나 배터리 수명에 손상을 주지 않고 옵션형의 안전한 프레임워크 내에서 이동 중에도 웹 브라우징과 고급 뮤직감상 및 최신 비디오 시청을 가능케 해준다. 무선통신 고객들은 이메일을 검색하거나, WIFI를 통해 액티브 콘텐츠를 열어 보거나, 개인화된 MIDI 통화연결음과 콜러 ID를 사용해 휴대전화 통화를 하면서 스테레오 블루투스* 헤드셋을 통해 음악을 들을 수 있다.

마이크로소프트*, 리눅스, 팜* 그리고 RTOS 스펙트럼 오퍼링 이용이 가능한 솔루션을 가능케 해주는 플랫폼을 통해서 기기 개발자들은 고객들의 요구를 충족시키는 체험, 애플리케이션 및 서비스를 선택할 수 있다. 다양한 운영환경을 개발하는 것은 다양한 무선통신 사업자들의 요구에 대응하는 제조업체들에게 개발 작업을 보존하고 제품의 시장화 시간을 단축시키며, 위험을 줄여준다. ARM* 아키텍처에 따를 경우, 기존의 ARM 기반 애플리케이션은 PXA3x0 제품군에 신속하게 이식될 수 있다.

마벨은 또한 현재 셀룰러 베이스밴드 프로세서인 PXA 800 (사내 코드명칭: 하몬 (Hermon)) 시리즈를 대량 출하하고 있다. 마벨 애플리케이션과 셀룰러 베이스밴드 프로세서를 업계를 리드하는 마벨의 스토리지, WLAN, 전력관리, VoIP 및 블루투스 솔루션들과 결합할 경우, 개발자들에게 다양한 시장부문들의 요구와 가격 포인트를 충족시키는 광범위한 종류의 무선 핸드헬드 기기들을 개발할 수 있는 종합적인 플랫폼을 제공할 것이다.

(2) PXA320 프로세서의 구조 및 특징

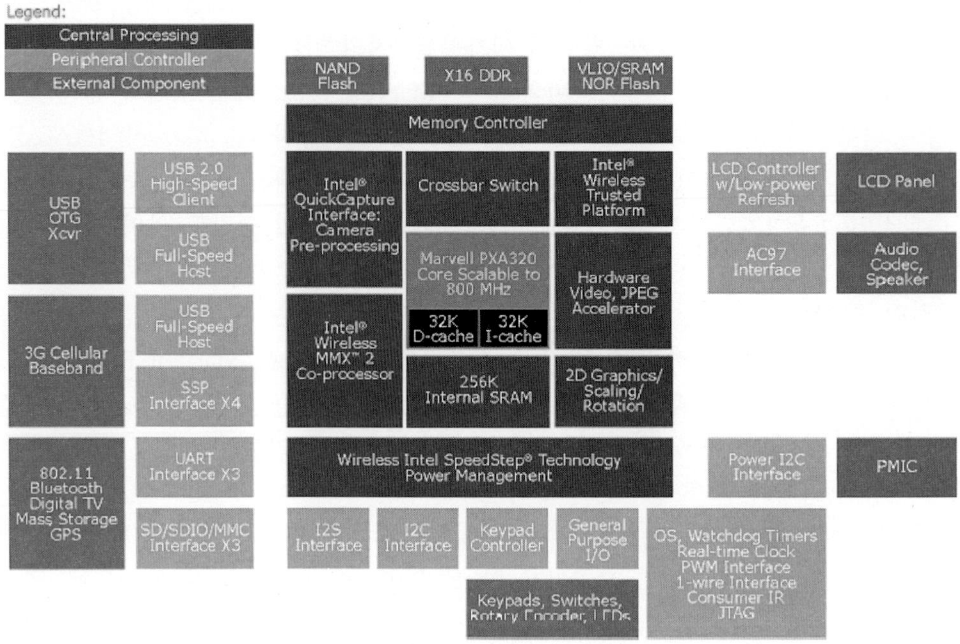

[그림 6-8] PXA320 Processor Block Diagram

[표 6-3] PXA320과 PXA270 비교

	Monahan PXA3x0	Bulverde PXA27x
CPU 클록	최대클록주파수;806MHz ARM구조 v.5TE compliant PXA270보다 30% 더 빠른 코어 스피드 시스템 버스의 분리로 병목 현상 제거 LCD 및 mini lcd controller로 2개의 LCD를 필요로 하는 smart phone에 적용 장점	624MHz ARM구조 v.5TE compliant
CPU core	ARM11	ARM9
Internal SRAM	6(banks) x 128(KB)=768KB 메모리 버스의 병목현상 제거	4(banks) x 64(KB) = 256KB
Application SRAM	768KB VGA 또는 그보다 작은 해상도의 저전력 refresh를 위한 Frame buffer	256KB
Touch screen controller	touch screen controller 내장	없음
External memory	separate x32 external memory interfaces for DDR and for Flash (Intel Flash or Nand) 고성능의 우수한 장치를 위해 조정된 속도와 대역폭 및 Nor, Nand 지원	Single shared external memory interface
Power consumption	Enhanced wireless intel speedStep technology 동일 주파수에서 PXA270보다 50%까지 전력 소비 감소	Wireless intel SpeedStep technology
Camera interface	Enhanced intel quick capture technology 5Mega pixel (2560 x 2048)까지 지원 향상된 카메라 인터페이스	Intel quick capture technology

6-3 임베디드 소프트웨어

임베디드 소프트웨어란 임베디드 시스템에 탑재되는 소프트웨어를 말한다. 임베디드 시스템의 응용 분야가 다양해지면서 예전에는 단순했던 임베디드 소프트웨어가 점점 더 복잡하고 다양한 기능을 처리하게 되었다.

임베디드 OS를 사용하는 이유는 인공위성이나 미사일 제어 등과 같이 오류에 견고한 시스템이나 실시간 시스템을 위해 최적화된 운영체제가 필요할 경우이다. 이러한 경우에는 다양한 목적의 범용적인 운영체제보다는 RTOS(Real Time Operating System)와 같은 임베디드 OS를 사용한다. RTOS는 표준 하드웨어 환경이 정해져 있지 않다는 점이 윈도우나 유닉스 등 범용 운영체제와 커다란 차이이며 이는 곧 응용 프로그램뿐 아니라 운영체제 자체에 대해서도 사용자가 환경을 설정해야 하고 때에 따라서는 포팅 노력이 요구된다는 뜻이다. 그리고 시스템의 하드웨어 자원, 특히 메모리 사용에 대해서 많은 제약이 따른다. 예를 들어 일반 OS에서 작동하는 응용 프로그램이 몇 백 킬로 바이트 메모리를 더 사용한다고 해서 무슨 큰 문제가 되는 것은 아니다. 그러나 임베디드 시스템에서는 메모리를 더 사용하면 그만큼 제품 단가가 올라가고 특히 이동 환경에서는 제품의 크기와 전지의 사용 시간에도 직접적인 영향을 주게 된다.

RTOS는 실시간 처리에 대한 강력한 지원과 통합 개발 및 디버깅 환경을 지원한다. RTOS는 그 종류는 대단히 많이 있다. 대표적으로 화성 착륙선인 패스파인더(PathFinder)와 혼다에서 만든 로봇인 아시모(ASIMO)의 운영체제로 쓰인 윈드리버(WindRiver)의 VxWorks, ISI에서 개발해서 지금은 윈드리버에 통합된 pSOS, Mentor Graphics의 VRTX, 윈도우 CE 닷넷, 윈도우 XP 임베디드, 임베디드 리눅스 등이 있으며 교육용으로 만들어진 uC/OS-II가 있다.

이러한 임베디드 운영체제와 미들웨어 상위 계층에는 여러 응용을 위한 응용소프트웨어(application software)들이 동작하게 된다. 또한 이러한 응용을 호스트 컴퓨터와 타깃(target) 보드를 함께 활용하여 컴파일하고 디버깅할 수 있는 임베디드 시스템 개발 환경용 소프트웨어들도 반드시 제공되어야 하는 부분이다.

[표 6-4] 임베디드 S/W의 주요 기술분야

기술구분	활용 예
임베디드 기본 응용	멀티미디어 재생기, MAP Viewer, 브라우저, PIMS, 게임, 모바일샵, CNS(GPS, GIS)
임베디드 미들웨어	CORBA, COM XML, TMO 등의 분산 미들웨어, JVM, J2ME 등 자바 미들웨어, Jiri, LPnP, Havi 등 제어 미들웨어, 스트리밍 및 Codec 등 멀티미디어 미들웨어, WLAN, WPAN 관련 통신 미들웨어
임베디드 시스템 S/W	임베디드 OS, 디바이스 드라이버, 유무선 통신 프로토콜 및 멀티미디어 프로토콜 지원 라이브러리, 임베디드 DBMS
임베디드 시스템 개발도구	설계도구, 시험검증도구, IDE, 타깃시스템 재설정 도구, 각종 시뮬레이터, 크로스 컴파일러, 실시간 원격모니터, 원격모니터, 디바이스 드라이버, 툴킷
임베디드 S/W 플랫폼	MS 닷넷 컴팩트 프레임워크, Sun ONE, Brew, WIPI

1) 임베디드 시스템의 운영체제(OS)

임베디드 시스템(embedded system)이라는 것은 통상적으로 일반적인 시스템과는 달리 특정한 작업만을 수행하도록 설계되며 초기의 임베디드 시스템은 비교적 아주 단순해서 특별한 운영체제가 필요 없이 사람이 순차적인 프로그램을 작성해서 실행하도록 되어있고, 중간에 인터럽터가 발생되는 경우에만 그 순차적인 프로그램에서 잠시 벗어나는 정도였다. 이전의 임베디드 시스템들은 주로 간단하고 단순한 순차적인 작업에 관련되었기 때문에 굳이 운영체제(OS : Operation System)를 사용한다는 것은 낭비가 되었고 그럴 필요조차 없었다.

최근의 임베디드 시스템 분야에서는 그 시스템 자체가 상당히 커지게 되고 네트워크나 멀티미디어가 시스템에 기본으로 포함되면서 임베디드 시스템이 해야 할 일들도 많아지고 복잡해졌기 때문에 순차적인 프로그램을 작성하기가 매우 어렵게 되었다. 따라서 임베디드 시스템에서는 운영체제의 개념이 필요하게 되었고 임베디드 시스템의 특성상 실시간(real time)이라는 요소를 만족해야 하였으므로 실시간 운영체제가 임베디드 시스템에 도입되게 되었다.

지금도 실시간 RTOS를 채택하여 개발 되는 제품들이 점점 늘어나고 있는 추세이며 이제는 수많은 임베디드(embedded)시스템에서 그 목적에 맞게 실시간 운영체제와 함께 적절하게 사용되고 있는 실정이다. 그리고 임베디드 운영체제(embedded operation software)는 크게 아래와 같이 RTOS(Real Time OS)와 GPOS(General Purpose OS)로 분류할 수 있다.

[표 6-5] 상용 실시간 운영체제들의 특징

운영체제	제조회사	로열티 정책	구조
VxWorks	WindRiver	○	멀티 스레드
OSE	Enea OSE Systems	△	멀티 스레드
VRTX	Mentor Graphic	○	멀티 스레드
PSoS	WindRiver	○	멀티 스레드
Nucleus Plus	Accelerated Technology	×	멀티 스레드
Super Task	US Software	×	멀티 스레드
uC/OS II	Micrium	×	멀티 스레드
QNX	QNX Software System	○	멀티 프로세스
OS-9	Microware	○	멀티 프로세스
LyroxOS	LinuxWorks	△	멀티 프로세스
RTLinux	Finite State Machine Labs	△	멀티 프로세스
Windows CE	MicroSoft	○	멀티 프로세스

2) 윈도우 CE

윈도우 CE는 마이크로소프트사에서 개발한 임베디드 시스템용 운영체제이다.

마이크로소프트(이하 MS)는 임베디드 시장에 대한 공략을 위해 1996년 윈도우 CE를 발표했다. MS에서 제작된 기존의 윈도우 인터페이스에 모바일 네트워크 기능을 강화해 가전제품, PDA, 셋톱박스 등에 주로 사용되고 있다. 적외선 통신, 웹 브라우징 기능 이외에도 편리한 개발환경을 가지고 있으며 UI가 기존의 윈도우와 매우 유사하게 제작돼 있어 대부분의 사용자들은 별도의 학습 없이도 바로 사용이 가능하다. 또한 윈도우 CE 계열의 PDA는 흑백 및 컬러 디스플레이가 가능하며 동영상, WAV, MP3 등 멀티미디어 파일의 재생이 가능하여 PDA의 엔터테인먼트 기기화를 가져왔다.

또한 PC용의 윈도우 OS나 각종 오피스 프로그램들과 완벽한 호환이 가능해 기존의 데스크톱이나 노트북에서 가능하던 각종 애플리케이션들을 PDA에서도 그대로 사용할 수 있다는 이점이 있다. 그러나 제한적인 하드웨어를 가진 임베디드 시스템에 너무 많은 기능을 구현하려 했기 때문에 느린 실행 속도와 불편한 UI를 초래했다.

이를 개선해 MS는 2000년 4월 윈도우 CE 3.0을 개발하고 기존의 윈도우 CE와는 전혀 다른 것이라는 것을 강조하기 위해 그것을 포켓PC(PocketPC)라고 명명했다. 포켓PC의 등장으로 기존 윈도우 CE에서 보여주었던 수행속도의 저하와 비효율적인 하드웨어의 활용 등의 문제점들이 보완됐다. 윈도우 PC는 사운드와 동영상 재생 및 컬러 디스플레이 구현 등 다양한 멀티미디어 기능을 기본적으로 제공하며 PC와의 호환성이 뛰어나다. 또한 포켓 인터넷 익스플로러를 기본으로 내장해 모바일 인터넷을 실현했다. 게다가 데스크톱과 거의 흡사한 UI를 갖춤으로써 윈도우에 익숙한 사용자들을 쉽게 끌어들이고 있다. 그럼에도 불구하고 PDA 업계에서 윈도우 CE의 시장점유율은 팜 OS에 미치지 못했다. 하지만 유명 PDA 업체들이 윈도우 CE 채용 제품들을 대거 출시함에 따라 점유율은 계속 증가 추세에 있다.

윈도우 CE는 성능이 상당히 우수하며 특히 GUI환경과 많은 어플리케이션을 가지고 있어서 현재 널리 사용되고 있다. 멀티태스킹 오퍼레이팅 시스템인 윈도우 CE는 32개에 달하는 동시 프로세스를 지원하고 각각의 프로세스는 어플리케이션의 단일 개체이다. 또한 멀티 스레딩 지원은 각각의 프로세스가 다중 실행 스레드를 생성할 수 있게 한다. 스레드(thread)는 다른 부분들과 병행하여 실행되는 프로세스의 한 부분이며 스레드(thread)들은 독립적으로 실행한다. 그러나 각각의 스레드는 특별한 프로세스에 속하고 같은 메모리 공간을 공유한다. 스레드들의 총 수는 단지 사용 가능한 물리적인 메모리에 의해 제한된다. 윈도우 CE는 최소의 프로세서 자원에서 스레드 동기화를 실현한다. 그리고 다른 많은 오퍼레이팅 시스템과는 다르게 Windows CE 는 스레드와 관련된 작업, 즉 스케줄링, 동기화, 자원관리 등을 다루는 것은 커널을 이용한다.

따라서 어플리케이션은 다른 스레드 함수들로 프로세스나 스레드의 수행과 완료를 위한 폴(poll)이 필요하지 않다. 윈도우 CE는 선점형이기 때문에 우선순위가 더 높은 프로세스나 스레드가 선점적인 실행을 해야 한다. 그것은 스레드 스케줄링을 위해 여섯 개 등급인 스레드 우선순위를 기초로 한 시분할 알고리즘을 사용한다. 윈도우 CE는 선택한 수의 네트워크 스택을 제공한다. 네트워크 통신들은 적외선 통신, 이더넷, 무선 통신을 포함한 여러 가지 하드웨어를 지원한다. 비록 네트워크 스택이 윈속 인터페이스를 통해 유일하게 접근할 수 있어도 Windows CE 는 또한 내부적으로 윈속에 사용하고 윈속 연결을 설정하고 관리하는 섬세한 부분을 다루는 여러 가지 상위 레벨의 API들을 제공한다.

WinInet API는 FTP와 HTTP 1.0을 포함한 인터넷 브로우징 프로토콜들을 지원한다. 또한 Secure Sockets Layer(SSL) 2.0, Secure Sockets Layer(SSL) 3.0 그리고 Private Communication Technology (PCT) 1.0을 포함한 세 가지 보안 프로토콜의 접근을 제공한다. WinInet API는 Common Internet File System(CIFS) 리디렉터를 통한 원격 파일 시스템의 접근을 제공한다. 적외선 통신을 위해 Windows CE 는 산업 표준 IrDA 프로토콜들을 사용하는 소켓 기반 적외선 통신이 가능한 윈속에서 확장된 IrSock을 지

원한다. 윈도우 CE는 윈속으로써 네트워크 스택과 같은 레벨인 RAS 클라이언트를 제공한다. 인터넷을 위해 개발된 TCP/IP 프로토콜 그룹은 가장 복잡하고 넓게 알려진 네트워크 프로토콜이다. 그것은 광범위한 시스템에 의해 지원되고 윈도우 CE 네트워크 스택의 핵심을 형성한다.

많은 윈도우 기반 이동 장치들은 무선 통신을 사용할 수 있다. 전통적인 TCP/IP 스택은 유선 네트워크에서 효과적인 함수에 의해서 만들어지기 때문에 무선 기술에서는 불충분하게 동작 할 수 있다. 그러나 윈도우 CE TCP/IP 스택은 무선 네트워킹을 위해 설정되게 디자인 되었다. 네트워크 스택의 기반에 있어서 윈도우 CE 는 시리얼 연결 네트워크와 LAN을 위해 데이터 연결 계층을 지원한다. 많은 윈도우 CE 기반 장치들은 모뎀과 같은 시리얼 통신 연결을 사용하여 네트워크에 연결한다. 시리얼 연결 네트워크를 지원하기 위해 윈도우 CE는 많이 사용되는 Serial Line Internet Protocol(SLIP)와 Point-to-Point Protocol(PPP)를 구현하였다.

Password Authentication Protocol(PAP), Challenge Handshake Authentication Protocol(CHAP)와 Microsoft CHAP의 세 가지 프로토콜들은 시리얼 연결 통신에 사용하고 있다. LAN 연결에 대한 지원은 윈도우 CE에서는 NDIS((2) NDIS, Network Driver Interface Specification2) 4.0으로 구현하였다. 그러나, 단지 이더넷 미니 포트 드라이버들만 지원한다. 그리고 윈도우 CE를 여러 가지 다른 플랫폼의 사용자 입력 요구를 받아들일 수 있게 지정할 수 있다. 현재로, 키보드, 입력 패널, 음성 그리고 스타일러스는 윈도우 CE를 기반으로 한 장치들의 사용자 입력 방법이다.

MS는 윈도우 CE 3.0의 소스 코드를 공개한 후 2002년 초 코드명 탈리스커(Talisker)로 알려졌던 윈도우 CE 닷넷과 윈도우 XP 임베디드를 공식 발표했다. MS는 윈도우 CE 닷넷을 Non-X86 프로세서 계열이거나 실시간이 요구되는 시스템에 대해서 권고를 하고 있으며 PC 운영체제인 윈도우 XP 프로페셔널의 컴포넌트 버전인 윈도우 XP 임베디드는 네트워킹과 서버 기능을 수행하는 시스템 개발에 권고를 하고 있다.

2) 임베디드 리눅스 시스템(Embedded Linux System)

(1) 리눅스란

리눅스는 운영체제이다. 운영체제란 하드웨어와 응용프로그램, 혹은 사용자 사이에서 시스템을 제어하고 운영하는 프로그램이다. 엄밀한 의미로 말하면, 리눅스는 프로세스 스케줄링, 가상 메모리, 파일 관리, 장치 입/출력이라는 기본적인 서비스를 제공하는 운영체제의 커널일 뿐이다.

초기의 리눅스는 핀란드 헬싱키 대학의 교수에 의해 개발된 유닉스 기반의 마이크로 커널 구조를 가지는 인텔 프로세스에서 동작하는 운영체제인 미닉스(Minix)를 이 대학 학생인 리누즈 토발즈(Linus Torvalds)가 수정하여 인터넷에 공개한데서부터 출발한다. 그 이후 리눅스는 전 세계의 해커들에 의해서 지속적으로 수정 보완 되면서 급속히 발전하여 왔다.

또한 리처드 스톨만(Richard Stallman)에 의해 창시된 자유 소프트웨어 재단(FSF : Free Software Foundation)과 노선을 함께하여 GNU GPL(General Public License)하에 커널 소스를 공개하여 오늘에 이르고 있다. 이러한 소스 코드 공개에 기초한 자유 소프트웨어 정신에 입각하여 리눅스는 해커들에 의해 급속한 진전을 이루었으며, 비로소 1994년 5월에 커널 버전(리눅스 커널 버전이 홀수(odd)이면개발 버전, 짝수(even)이면 안정 버전임을 의미한다.) 1.0.0이 발표되었고 1996년 6월에는 커널 버전 2.0.0이 발표되었다. 그리고 2001년 1월에는 커널 버전 2.4.0이 발표되었다. 이제 리눅스는 저렴한 중소형 컴퓨터뿐만 아니라 서버급 컴퓨터에 널리 사용되고 있는 실정이다. 또한, 최근에는 크기를 현격히 줄여 임베디드 시스템에 리눅스가 포팅되어 임베디드 운영체제로 각광받고 있다.

리눅스는 유닉스 시스템의 표준 인터페이스로 자리잡고 있는 POSIX 표준을 따르고 있으나, 진정한 자유 소프트웨어를 구현하기 위해 유닉스 소스 코드 사용을 배제하고, 모든 소스를 새로 작성하였다. 초기의 리눅스는 i386이상의 x86 CPU를 탑재한 PC에서 운영되는 것을 목표로 하였으나, 현재에는 Macintosh, SPARC, MIPS, Alpha f 머신 등에서 동작하는 최고의 이식성을 자랑하는 운영체제가 되었다.

리눅스는 진정한 개념의 멀티태스킹이 가능하며 가상 메모리를 구현하며 공유 라이브러리, 메모리 관리, TCP/IP 네트워킹과 유닉스 계열 시스템들이 가지는 특징들을 포함하는 공개 운영체제인 것이다. 리눅스는 상용 임베디드 OS보다는 실시간적 요소를 충족하지 못하고 윈도우 CE보다는 개발환경이 좋지는 않지만, 오픈소스에 라이선스 비용이 없기 때문에 커널 크기를 줄여 다양한 임베디드 시스템의 개발에 유리하다.

리눅스는 소스를 공개하는 오픈소스 정책을 따르는 관계로 관련 개발자가 세계 곳곳에 있어 현지의 응용 프로그램을 개발할 수 있는 개발자 층이 넓다는 것이 다른 OS들과 구별되는 큰 장점이다. 이에 따라 리눅스를 채용한 임베디드 시스템은 다른 제품에 비해 가격 경쟁력이 우수하고 다양한 응용 프로그램의 개발이 가능할 것으로 기대된다. 임베디드 리눅스는 소스 공개와 아울러 안정성, 신뢰성 및 성능의 확보에 따라 활용도가 급격히 증대되고 있으며, 레드햇, 몬타비스타, 리니오 등이 임베디드 리눅스 개발 및 기술 지원 사업에 주력하고 있다. 임베디드 리눅스 운영체제는 특정 어플리케이션에 맞도록 리눅스 커널을 최적화 한 것이다. 이는 라이센스비가 무료이며, 커널 소스 또한 공개되며 현재 전 세계의 수 많은 개발자들에 의해 지속적으로 업데이트 되고 있다.

그러나 임베디드 리눅스는 열악한 개발환경에 따른 개발기간에 대한 부담과 라운드로빈 방식의 스케줄링을 하므로 실시간 시스템에는 적합하지 않다는 문제점을 가지고 있다. New Mexico Tech에서 기존 리눅스 커널에 실시간 기능을 추가한 RT-Linux를 개발했으며 또한 오픈소스 진영에서는 임베디드 리눅스를 기반으로 한 표준화를 통해 시장 확대를 도모중인데 2000년에 애질런트, 알카텔, HP, IBM, 윈드리버, ARM, 모토롤라 등이 참여하는 세계 최대 규모의 임베디드 리눅스 컨소시엄(ELC : Embedded Linux Consortium)이 결성되어 임베디드 리눅스 및 실시간 운영체제 API 표준인 EL/IX(Em bedded Linux based on POSIX)를 기반으로 플랫폼 표준화를 추진하고 있다.

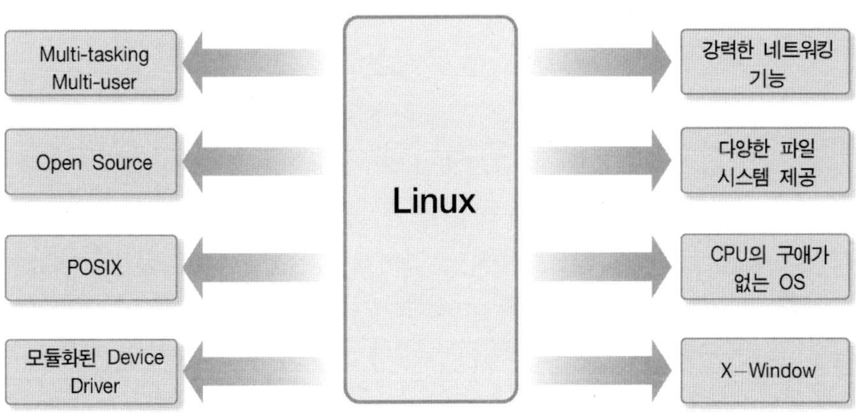

Multi-tasking
Multi-user
Open Source
POSIX
모듈화된 Device Driver
Linux
강력한 네트워킹 기능
다양한 파일 시스템 제공
CPU의 구애가 없는 OS
X-Window

[그림 6-9] 리눅스의 특징

임베디드 운영체제 시장은 전통적인 RTOS 중심에서 다기능 임베디드 OS 중심으로 발전하는 추세에 따라 VxWorks, pSOS 등의 RTOS의 시장 성장률이 둔화되고 있으며, 전용 실시간 임베디드 시스템에서 높은 시장 점유율을 보였던 VxWorks, pSOS, VRTX와 같은 전통적인 RTOS는 2001년을 기점으로 시장 점유율이 하락하고 있다. 2003년에는 임베디드 리눅스, 임베디드 윈도우 CE 및 팜 OS 등의 임베디드 OS 시장이 기존의 RTOS 시장을 능가할 것으로 예측된다. 전통적인 RTOS의 시장 점유 하락으로 임베디드 OS 시장에서는 MS와 임베디드 리눅스가 시장 선점을 위해 치열한 각축을 벌일 것으로 예상된다.

(2) 임베디드 리눅스의 장점

- 산학계에 걸친 수많은 사용자들로부터 지난 수년간 직접 사용되면서 검증된 들로 효율적이고 안정적이며 성숙된 내용을 가진다.
- 오픈 소스이기 때문에 소스 코드 자체가 공개되어 있고 이의 공급에 따른 로열티 자체가 없기 때문에 부담 없이 쉽게 자체 개발 아키텍처에 공급할 수 있다.
- 리눅스 커널 자체가 태생적으로 모듈 형식의 코드로 이루어져 있어 쉽게 최소, 최적화 가능하다.
- 네트워킹 어플리케이션에 필수적인 TCP/IP, PPP, X.25, HDLC, FDDI 등의 네트워크 코드를 가지며 그 종류에 있어서도 다양하고 무료로 사용할 수 있어 개발에 용이하다.
- 네트워킹 디바이스에서 현존하는 거의 대부분의 프로세스에 포팅되어 있고 대부분의 컨트롤러를 위한 디바이스 드라이버가 제공되기 때문에 그 공급 영역 또한 방대하다
- 사용자뿐만 아니라 개발자 그룹의 크기도 오픈 소스이면서도 개발을 위한 자체 툴과 라이브러리를 가지고 있는 현대적인 운영체제라는 특성에 맞물려 전세계적으로 거대한 수의 개발자들이 존재한다. 따라서 어플리케이션은 물론 자체 문서도 거의 모든 영역에 대해 상용 운영체제 못지않게 잘 이루어져 있다.
- 이미 PC상에 리눅스 어플리케이션과 커널의 개발에 익숙한 사람들에게 있어 임베디드 리눅스는 자신에게 익숙한 환경을 제공하기 때문에 쉽게 임베디드 어플리케이션을 개발할 수 있게 해준다. 또한, 개발 툴은 어떤 운영체제나 아키텍처 상에도 포팅이 되어 있으므로 한번 개발 툴에 익숙해지면 개발 환경에 제약이 없어진다는 장점이 있다.
- 실시간(real time)을 지원하여 지금까지 상용 OS에 열세였던 Real Time성을 크게 확보하고 보다 다양한 분야에 공급을 할 수 있다.

(3) 임베디드 리눅스의 단점

- 임베디드 리눅스(embedded Linux)위에서 실행될 수 있는 어플리케이션이 상당히 부족한 실정이다. 따라서 임베디드 리눅스를 OS로 채택하고 이를 확산 시키는 데 걸림돌이 되고 있는 실정이다.
- 임베디드 리눅스(embedded Linux)를 이용하여 장비개발 시 개발환경에 접근하는 데 상당히 어렵다. 커널을 비롯하여 마이크로 프로세스(micro process), 네트워크, 각종 툴(tool) 등을 다루어야 하는 내용이 방대하므로 단시일 내에 전문적인 개발자 양성에 문제가 있다.

6-4 임베디드 시스템 개발 환경

1) 임베디드 시스템 개발 환경의 개요

임베디드 시스템 개발 시 전체 시스템의 가격이나 소비되는 전력을 낮추기 위해 하드웨어 및 소프트웨어의 많은 제한을 가하게 된다. 따라서 임베디드 시스템에 사용하는 OS는 일반적인 일반 OS보다는 시스템에 특화된 운영체제를 사용한다.

임베디드 시스템을 개발하기 위해선 기본적으로 다음과 같은 요소들이 갖춰져 있어야 한다. 호스트PC는 임베디드 시스템 개발을 위한 컴퓨터를 말하며 타깃PC(Target PC)는 실제 임베디드 시스템이 설치된 개발하고자 하는 하드웨어를 말한다. 호스트에는 개발을 위한 개발 툴, 개발된 응용 프로그램을 임시로 수행해 볼 수 있는 타깃 시뮬레이터, 타깃과 연결되어 타깃에 개발된 이미지를 업로드하거나 타깃에 반응하는 디버그 에이전트를 통해 원격 디버깅을 할 수 있게 하는 타깃 서버가 설치돼 있다. 또한 타깃에는 호스트에서 만들어져서 설치된 여러 컴포넌트가 존재하는데 타깃을 부팅하기 위한 부트 로더와 커널, 그리고 임베디드 응용 프로그램이 존재하게 된다.

호스트에 설치된 개발 툴에는 타깃에서 수행될 수 있는 바이너리를 생성하는 크로스 컴파일러가 존재하며 그 밖에 오류를 검색해 주는 디버거 등으로 이루어져 있다. 임베디드 타깃 시스템에서 임베디드 프로세서부에는 저전력, 고성능 그리고 멀티미디어 기능을 보유한 최신 CPU인 PXA320가 장착되어 있으며, 지원 가능한 주변장치(LAN, IrDA, Uart, MMC/SD, RTC, USB OTG, USB Host, USB Client, LCD, AC97, TOUCH Screen, CMOS CAM Interface 등)를 장착하여 다양한 실습 및 개발이 가능하다.

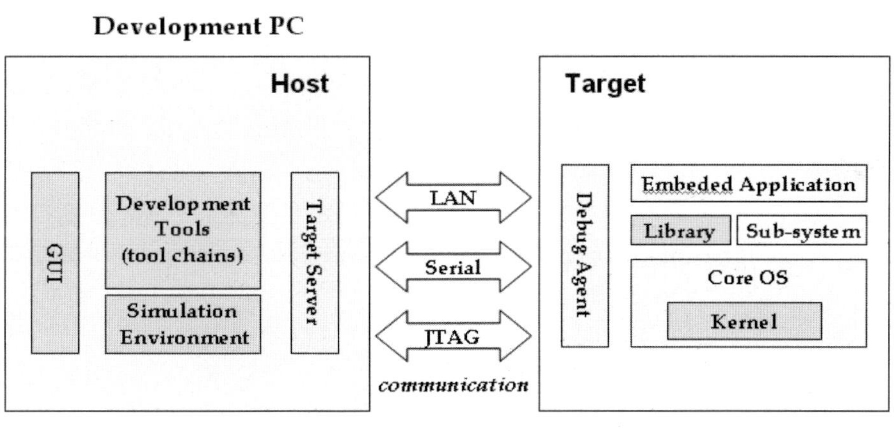

[그림 6-10] 임베디드 시스템의 타깃구성

(1) 타깃 보드

개발 대상인 보드나 H/W로 독립된 동작이 되지 않는 머신으로 독립된 동작을 위해서는 커널, 디바이스 드라이버, 응용프로그램 등이 호스트 PC를 통해서 개발된 뒤에 다운로드나 이식이 되어야 한다.

(2) 호스트 PC

H/W 시스템을 제작한 후 해당 시스템에서 동작할 S/W를 개발하는 시스템으로 개발된 H/W 시스템에

맞는 최적화된 시스템을 설치해야 한다. 교차 컴파일러(cross compiler)는 호스트 PC에서 동작하나 타깃 보드에서 툴 체인(tool chain)을 통하여 PXA320 CPU 의존적인 코드를 생성한다. 교차 디버거(cross debugger)는 타깃 보드에서 수행 중인 프로그램을 호스트 PC에서 관찰, 디버깅이 가능하게 해준다.

(3) 시리얼 케이블(Serial Cable)

호스트 PC와 타깃 보드의 정보교환 및 상태 파악을 위한 연결에 이용하고 타깃 보드에 없는 콘솔을 호스트 PC를 통해 사용할 수 있게 하였고 호스트 PC를 이용하여 타깃 보드에 명령을 내려 보낼 수 있고 타깃 보드의 상태와 명령 수행 결과를 호스트 PC를 통해 볼 수 있게 한다.

(4) 이더넷 케이블(Ethernet Cable)

호스트 PC와 타깃 보드의 정보 교환 및 상태 파악을 위한 연결에 이용되고 TFTP 등과 같은 프로토콜을 이용하여 고속의 데이터 통신이 가능하게 하고 커널이나 파일 시스템 이미지 등 대량의 데이터를 내려 보내는 데 사용하고 telnet 등과 같은 응용프로그램을 이용하여 원격에서 타깃 보드를 부팅하거나 이용할 때 사용한다.

(5) JTAG 케이블(JTAG Cable)

패러렐 포트(parallel port)에 Jtag을 통해 플래시(flash) 메모리에 JFlash를 이용하여 퓨징(fusing)할 수 있는 통신 채널을 제공한다.

(6) 터미널(Terminal)

타깃 보드에 부트로더의 출력을 표시하고 쉘이나 동작 상태를 보여 주고 호스트 PC를 통해 사용자가 입력한 사항을 보여 준다. 리눅스 부팅시에서는 타깃의 콘솔로 미니컴(minicom), Windows에서는 하이퍼 터미널(hyper terminal)을 사용한다.

2) 임베디드 시스템 개발 과정

임베디드 시스템 개발 과정은 대략적으로 부트 로더 개발, 커널 및 파일 시스템 개발, 응용 프로그램 개발의 세 단계로 볼 수 있다.

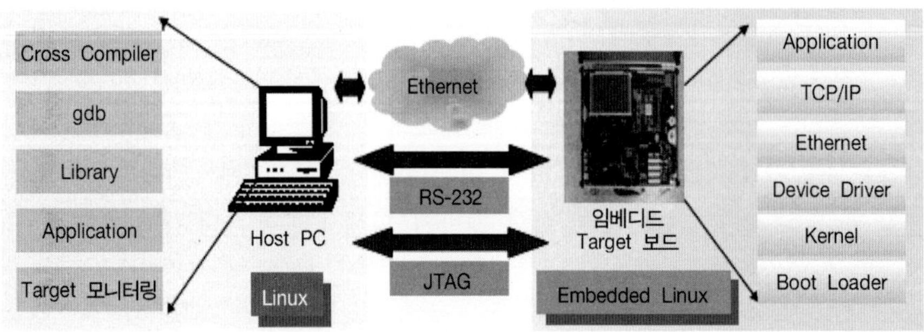

[그림 6-11] 임베디드 시스템 개발환경

(1) 부트 로더 개발

부트 로더는 타깃 보드에 전원이 인가되면 부트 롬으로부터 가장 먼저 수행되는 프로그램이다. 보통 부트 로더는 OS의 커널을 로드하는 순수 로더로서의 기능뿐만이 아니라 현재 레지스터나 메모리 값, 버스 상태 등을 살펴볼 수 있는 모니터 기능, 기초적인 네트워크 모듈을 내장해 네트워크를 통한 커널을 다운받아서 커널 로드를 할 수 있는 기능을 포괄하고 있다. 부트 로더는 보통 부트 롬에 내장되어 있으며 부트 로더를 새로 작성하여 타깃에 설치하려면 호스트와 JTAG 인터페이스 혹은 기타 인터페이스를 통하여 설치할 수 있으며 이외의 방법에는 롬 라이터를 이용하여 롬에 구워서 설치할 수 있다.

대부분 상용 임베디드 OS에서는 부트 롬 부분을 앞서 잠깐 언급한 BSP라 불리는 패키지의 일부분으로 규정하고 있다. 반면 임베디드 리눅스의 경우는 규격화된 BSP가 존재하지 않으므로 하드웨어 벤더가 리눅스용 BSP를 제공하지 않을 경우 부트 롬 부분을 각 하드웨어 플랫폼에 맞게 작성해야 한다.

(2) 커널 및 디바이스 드라이버 및 파일 시스템 개발

커널 및 디바이스 드라이버의 개발은 호스트의 임베디드 시스템 개발 툴에서 이뤄진다. 개발을 위해서는 개발자가 먼저 시스템에 대한 하드웨어 사양을 숙지해야 하며 이를 바탕으로 커널 및 디바이스 드라이버를 설정하게 된다. 이렇게 생성된 커널 및 디바이스 드라이버들은 부트 롬과 같이 하나의 이미지 파일 형태로 되어 부트 롬에 저장되거나 별도의 저장 장치에 파일 시스템을 통한 파일 형태로 구현된다. 만일 부트 롬의 용량이 작거나 기타 저장장치가 없는 경우 부트 로더에서 네트워크 모듈을 통해 별도의 서버로부터 커널을 다운받아 부팅이 진행될 수도 있다. 특히 부트 롬이나 저장장치의 용량이 제한적일 경우는 커널 이미지 자체를 압축해 저장되는 것이 일반적이다.

(3) 임베디드 응용 프로그램

임베디드 응용 프로그램은 앞에서 구현된 커널과 파일 시스템을 바탕으로 수행된다. 응용 프로그램의 개발은 커널과 마찬가지 방법으로 호스트에서 생성이 가능하며 호스트에 설치된 개발 툴의 크로스 컴파일러에 의해 타깃 보드에 맞는 바이너리가 생성되게 된다. 생성된 응용 프로그램의 실행은 임베디드 OS 개발 툴 내의 타깃 에뮬레이터나 실제로 타깃 보드에 옮겨서 실행이 가능하다. 또한 응용 프로그램은 네트워크를 이용한 원거리 디버깅을 이용하거나, JTAG 인터페이스를 이용한 디버깅을 통하여 에러를 확인해 볼 수 있다.

6-5 임베디드 시스템 모듈의 구성

1) 임베디드 시스템 모듈의 H/W 구성

임베디드 시스템 모듈은 320TKU CPU 모듈과 임베디드 시스템의 메인 모듈로 구성되어 있다. 임베디드 시스템 모듈의 디버그 포트(UART)는 일반 핸드폰의 커넥터 형태인 24pin 커넥터를 사용하였다. 이 커넥터에 디버그 보드를 연결하여 디버깅이 가능할 뿐 아니라 커널을 비롯한 S/W 이미지를 보드에 올리는 것이 가능하다. USB와 SD slot을 통해 저장(storage) 및 각종 장치들을 연결해서 사용할 수 있으며, 2개의 이더넷 포트를 사용하여 효율적이고, 확장성 있는 네트워크를 구성할 수도 있다.

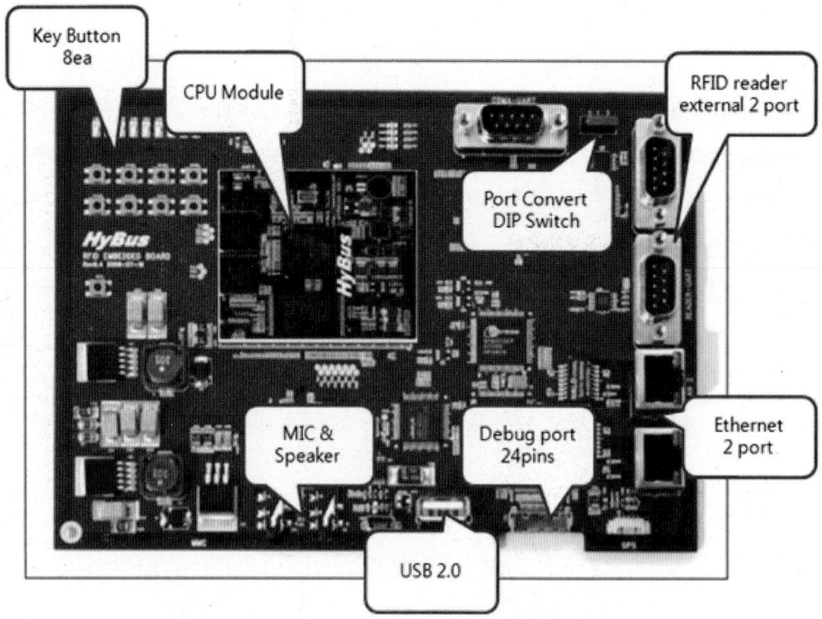

[그림 6-12] 임베디드 시스템 모듈

(1) 임베디드 시스템의 주요 특징

- 본 임베디드 시스템의 모듈은 CPU보드 + 메인보드로 모듈별 구성되어 있어 추가 기능을 위한 확장 및 CPU 업그레이드, FPGA 독립 실험 등의 가능한 특징이 있다.
- CPU 모듈의 PXA320은 PXA270보다 더 빠른 Core Speed (806MHz)를 제공하고266MHz DDR SDRAM의 사용으로 SDRAM보다 성능이 뛰어나서 빠른 프로그램 실행 속도를 가지고 있다. (266MHz DDR SDRAM 128Mbyte)
- PXA320은 내부 SRAM용량이 768K Byte(PXA270 은 256K)이어서 800 x 480 LCD를 사용했을 경우 Refresh를 위한 Frame Buffer를 내부 SRAM으로도 가능하다. 이러한 이점은 저 전력으로 LCD를 구동할 수 있고 인터페이스 또한 빠르게 동작한다.
- NAND Flash의 장점은 NOR Flash보다 가격이 저렴하며 보드 수정 없이도 용량이 더 큰 NAND Flash로 교체가 가능하다는 것이다.
- LCD 및 Mini LCD Controller를 가지고 있어 2개의 LCD를 필요로 하는 Smart Phone에 적용에 가능하고 Touch Controller가 기본 내장되어 별도의 외장 Touch controller가 필요 없다.

(2) CPU 모듈

임베디드 시스템은 320TKU CPU 보드가 별도로 제작되어 있다. 모듈형태로 제작되어 PXA320, PXA300 등 다른 CPU로 업그레이드 및 변경이 가능하게 설계되어있다. 본 CPU 모듈을 사용하여 사용자가 별도 임베디드 장비 제작도 가능하다. CPU보드 하드웨어 사양은 [표 6-6]과 같다. [그림 6-13]은 임베디드 메인 모듈의 연결 구성을 보여준다.

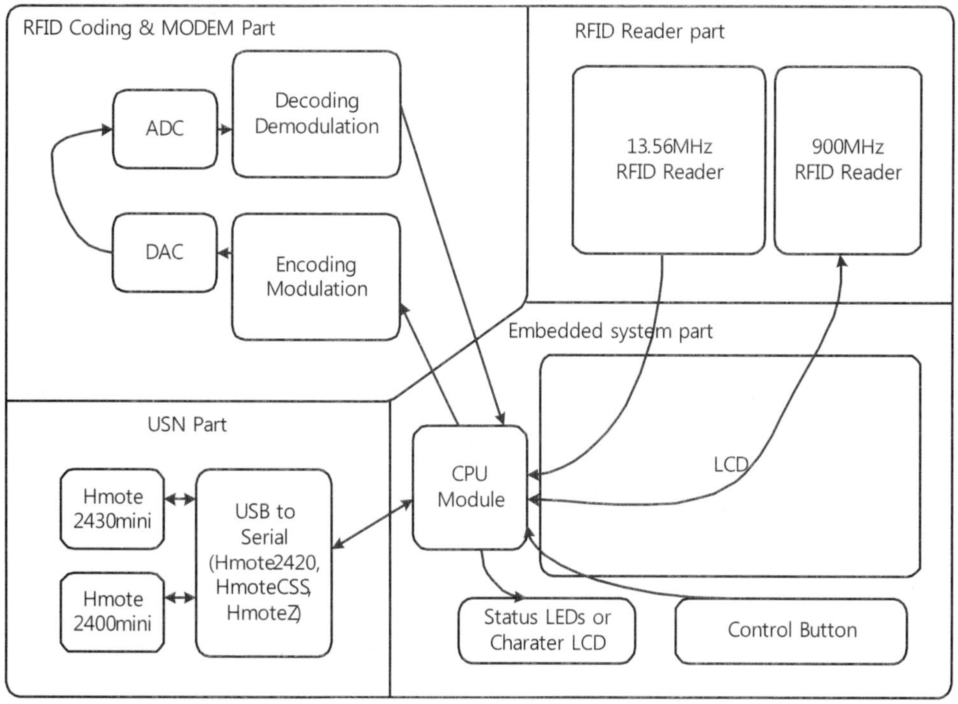

[그림 6-13] RFID/임베디드 시스템의 구성

[표 6-6] CPU 모듈 사양

분 류	항 목	내 용
CPU	PXA320(806MHz)	Monahan-P
메모리	NAND Flash memory 128MByte	
	266MHz DDR SDRAM 128MByte	
PMIC	PMIC	MAX8660

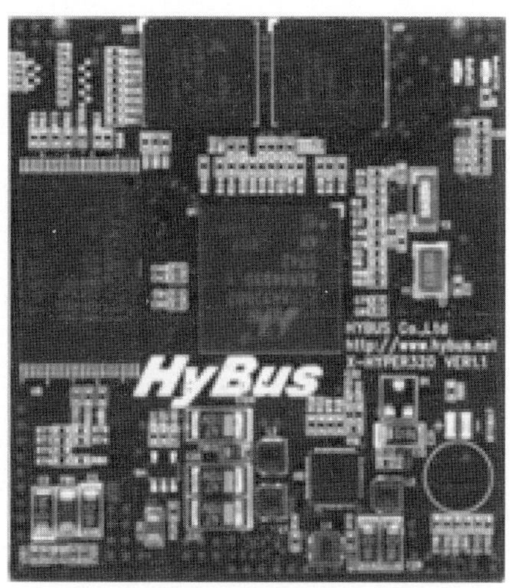

[그림 6-14] 320TKU 임베디드 CPU 모듈

(3) 임베디드 메인 모듈

임베디드 시스템의 메인모듈은 DMB, TFT 7" LCD, Wireless LAN, Ethernet, USB 등 고급 디바이스들이 장착되어 첨단 장비 개발이 가능하다. 하드웨어 사양은 [표 6-7]과 같다. [그림 6-15]는 임베디드 시스템의 구성을 보여준다.

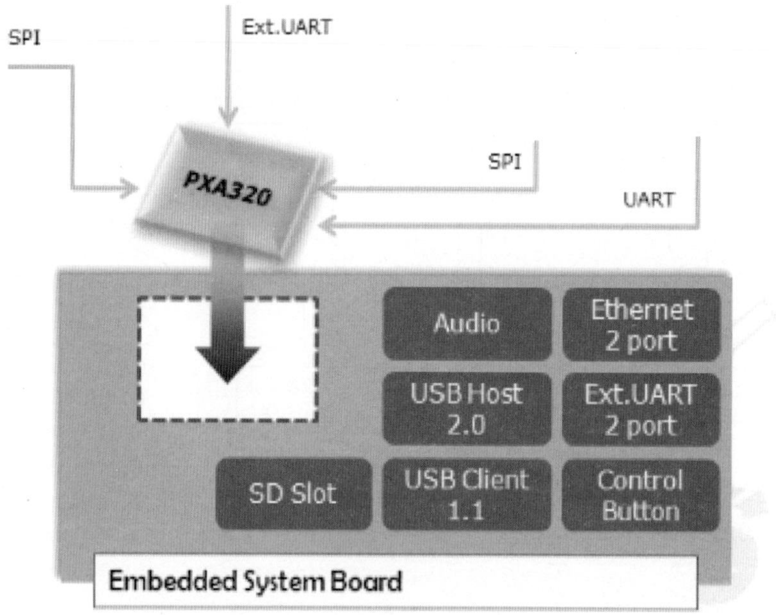

[그림 6-15] 임베디드 시스템의 구성

[표 6-7] 메인모듈 사양

임베디드 시스템	CPLD	CPLD Xilinx CoolRunner-II
	Touch Screen	Touch Screen Controller
	Ethernet	10/100 Mbps Ethernet – 2 Port
	Audio	Audio-AC'97(WM9712)
	SD Slot	SD memory slot
	USB	USB Host 2.0, USB Client 1.1

2) 임베디드 시스템 모듈의 S/W 구성

(1) 소프트웨어 사양

분 류	항 목	내 용
O/S	Linux	Linux 2.6.11
Compiler	GNU Tool for ARM	
JTAG	XDB	OPTION
파일시스템	JFFS2(Rootfile system) Ext2, ext3, YAFFS, RAMFS, NFS	
Bootloader	hybus-boot320	
GUI	GTK QT/Embedded	
디바이스 드라이버	Ethernet	10/100Base-T
	Wireless LAN	
	TFT LCD	7 inches TFT LCD Interface
	Touch Screen	Toch Screen Controller
	AC'97 Codec	Audio
	PMIC	
	MMC/SD	
	USB 1.1 Host/Client	
	USB 2.0 Host/Client	
	CMOS Camera	
	PCMCIA/CF	
	VGA	
	IDE	mini-IDE
응 용	Tiny X-Server	
	MatchBox	Windows manager
	MP3 Player	
	동영상 Player	MPEG1,2,4, WMV1/2/3, DivX 5
	Web Brower	
	USB Cam	OV511 CAM 지원
	Access Pointer	802.a, 802.b

6-6 임베디드 시스템의 응용 프로그램

1) Berkeley DB 응용 프로그램 실행

(1) Berkeley DB란?

Berkeley DB는 어플리케이션에 고성능, 트랜잭션 데이터 관리 서비스를 제공하는 임베디드 데이터베이스 라이브러리(embedded database library)이다. Berkeley DB는 Sleepycat Software가 개발했다. Berkeley DB는 오픈소스이므로 Open Source Definition에 명시된 라이센스에 따라 배포된다.

Berkeley DB는 어플리케이션에 직접적으로 연결되기 때문에 임베디드이다. Berkeley DB는 어플리케이션과 같은 주소공간에서 운영된다. 그 결과 프로세스 간 통신(inter-process communication), 네트워크 등이 필요하지 않다. Berkeley DB는 C, C++, Java, Perl, Tcl, Python, 그리고 PHP 등의 프로그래밍 언어를 위한 간단한 function-call API만을 제공할 뿐이다. 모든 데이터베이스 작업은 라이브러리 안에서 이뤄진다. 멀티프로세스, 멀티쓰레드 모두 Berkeley DB 라이브러리를 통해 동시에 데이터베이스를 사용할 수 있다. 락, 트랜잭션 로깅, 메모리 관리 등 낮은 수준의 작업은 라이브러리에 의해 투명하게 운영된다.

Berkeley DB 라이브러리는 매우 이식성이 좋다. 모든 Unix 및 Linux 변종, 윈도우즈, 그리고 수많은 실시간 임베디드 운영체제에서 작동한다. 32비트 및 64비트 시스템에서 작동한다.

Berkeley DB는 SQL 같은 쿼리 언어는 지원하지 않는다. Berkeley DB는 테이블 스키마 등의 개념도 지원하지 않는다. 데이터가 어떻게 저장되고, 이를 어떻게 추출할 것인지는 전적으로 개발자에게 달렸다.

- Data Access Services
  - Berkeley DB 어플리케이션은 자신에게 가장 적합한 storage structure를 선택할 수 있다.
  - Berkeley DB는 hashtables, Btrees, simple record-number-based storage, 그리고 persistent queues를 지원한다.
- Data Management Services
  - Berkeley DB는 동시성, 트랜잭션, 그리고 복구를 포함하는 중요한 데이터 관리 서비스를 제공한다. 이 모든 서비스가 모든 storage structures (hash tables, Btrees, simple record-number-based storage, 그리고 persistent queues) 에서 작동한다.

(2) Berkeley DB Application 실행

- 소스 위치 : RUEM_Embedded₩Apps₩ORACLEDB_test
  - 버클리 DB 응용 프로그램을 실행하거나 컴파일하기 위해선, 버클리 DB의 라이브러리에서 제공해주는 API를 사용해야 하기 때문에 관련된 라이브러리를 참조하도록 해야 한다.
  - TEST_ORACLEDB_APP.tgz를 압축해제하면 다음과 같은 파일이 나온다.

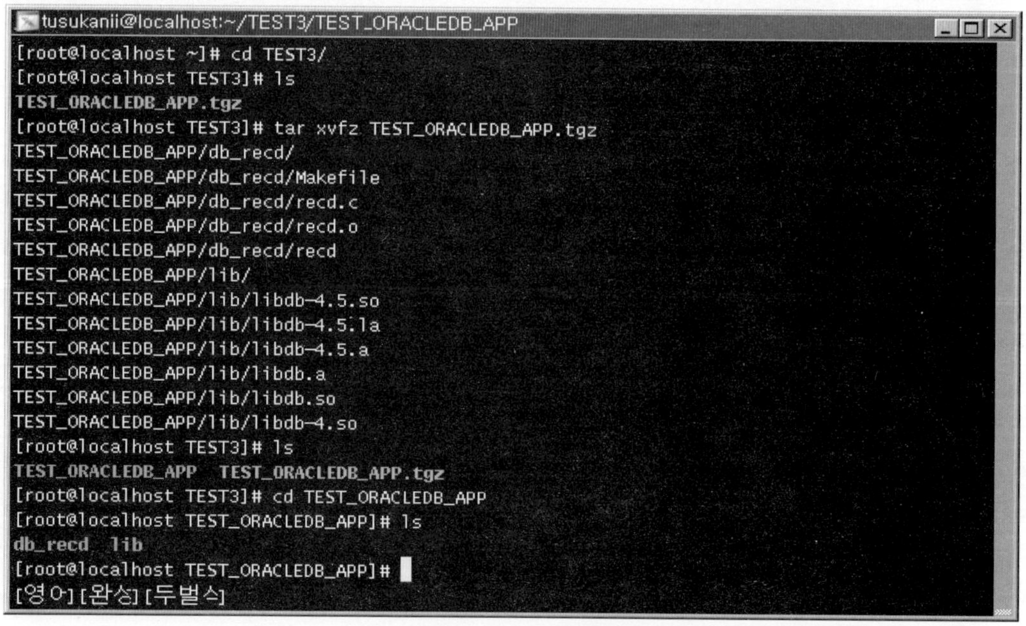

- "db_recd"는 응용 프로그램 소스가 있는 디렉토리로 컴파일 시 ARM용 바이너리를 생성하게 된다. "lib"은 버클리 DB관련한 라이브러리 디렉토리로 컴파일이나 실행시에 반드시 필요한 라이브러리들을 모아둔 것이다. 일단 개발환경 구축을 위해, 라이브러리 디렉토리를 툴체인의 라이브러리 디렉토리에 추가한다. "lib" 디렉토리에 있는 모든 파일을 "/usr/local/arm-linux-4.1.1/arm-iwmmxt-linux-gnueabi/lib/"에 카피한다.

```
tusukanii@localhost:~/TEST3/TEST_ORACLEDB_APP
[root@localhost TEST_ORACLEDB_APP]# ls
db_recd  lib
[root@localhost TEST_ORACLEDB_APP]# cp -af lib/* /usr/local/arm-linux-4.1.1
arm-linux-4.1.1/      arm-linux-4.1.1.tgz
[root@localhost TEST_ORACLEDB_APP]# cp -af lib/* /usr/local/arm-linux-4.1.1/arm-iwmmxt-linux-gnueabi/lib
cp: overwrite '/usr/local/arm-linux-4.1.1/arm-iwmmxt-linux-gnueabi/lib/libdb-4.5.a'? y
cp: overwrite '/usr/local/arm-linux-4.1.1/arm-iwmmxt-linux-gnueabi/lib/libdb-4.5.la'? y
cp: overwrite '/usr/local/arm-linux-4.1.1/arm-iwmmxt-linux-gnueabi/lib/libdb-4.5.so'? y
cp: overwrite '/usr/local/arm-linux-4.1.1/arm-iwmmxt-linux-gnueabi/lib/libdb-4.so'? y
cp: overwrite '/usr/local/arm-linux-4.1.1/arm-iwmmxt-linux-gnueabi/lib/libdb.a'? y
cp: overwrite '/usr/local/arm-linux-4.1.1/arm-iwmmxt-linux-gnueabi/lib/libdb.so'? y
[root@localhost TEST_ORACLEDB_APP]#
[영어][완성][두벌식]
```

- 확인을 위해 /usr/local/arm-linux-4.1.1/arm-iwmmxt-linux-gnueabi/lib/로 이동하여 "libdb*"로 시작하는 라이브러리 파일이 다음과 같이 있는지 체크한다.

```
tusukanii@localhost:/usr/local/arm-linux-4.1.1/arm-iwmmxt-linux-gnueabi/lib
cp: overwrite '/usr/local/arm-linux-4.1.1/arm-iwmmxt-linux-gnueabi/lib/libdb-4.so'? y
cp: overwrite '/usr/local/arm-linux-4.1.1/arm-iwmmxt-linux-gnueabi/lib/libdb.a'? y
cp: overwrite '/usr/local/arm-linux-4.1.1/arm-iwmmxt-linux-gnueabi/lib/libdb.so'? y
[root@localhost TEST_ORACLEDB_APP]#
[root@localhost TEST_ORACLEDB_APP]# cd /usr/local/arm-linux-4.1.1/arm-iwmmxt-linux-gnueabi/lib
[root@localhost lib]# ls -l libdb
libdb-4.5.a   libdb-4.5.la  libdb-4.5.so  libdb-4.so    libdb.a       libdb.so
[root@localhost lib]# ls -l libdb*
-rw-r--r--  1 root root 1444182  9월 30 06:15 libdb-4.5.a
-rw-r--r--  1 root root     847  9월 30 06:00 libdb-4.5.la
-rwxr-xr-x  1 root root 1103115  9월 30 06:00 libdb-4.5.so
lrwxrwxrwx  1 root root      12  9월 30 08:47 libdb-4.so -> libdb-4.5.so
-rw-r--r--  1 root root 1444182  9월 30 06:15 libdb.a
lrwxrwxrwx  1 root root      12  9월 30 08:47 libdb.so -> libdb-4.5.so
[root@localhost lib]#
[영어][완성][두벌식]
```

- 모두 완료되었다면, 다시 응용프로그램의 위치로 돌아와서 컴파일을 진행한다. db_recd란 디렉토리로 이동하여 "make"로 컴파일을 하면 ARM용 바이너리인 "recd"가 생성이 된다.

```
tusukanii@localhost:~/TEST3/TEST_ORACLEDB_APP/db_recd
[root@localhost ~]# cd -
/root/TEST3/TEST_ORACLEDB_APP
[root@localhost TEST_ORACLEDB_APP]# ls
db_recd  lib
[root@localhost TEST_ORACLEDB_APP]# cd db_recd/
[root@localhost db_recd]# ls
Makefile  recd.c
[root@localhost db_recd]# make
/usr/local/arm-linux-4.1.1/bin/arm-linux-gcc -c -g -O2 -Wall -I/usr/local/arm-linux-4.1.1/arm-iwmmxt-linux-gnuea
bi/include -o recd.o recd.c
/usr/local/arm-linux-4.1.1/bin/arm-linux-gcc -o recd recd.o /usr/local/arm-linux-4.1.1/arm-iwmmxt-linux-gnueabi/
lib/libdb-4.so
[root@localhost db_recd]# ls
Makefile  recd  recd.c  recd.o
[root@localhost db_recd]# file recd
recd: ELF 32-bit LSB executable, ARM, version 1 (SYSV), for GNU/Linux 2.6.14, dynamically linked (uses shared li
bs), not stripped
[root@localhost db_recd]#
[영어][완성][두벌식]
```

- ARM용 바이너리인 "recd"를 임베디드 보드에 다운로드한다. 다운로드 방법은 3장의 "4) 13.56Mhz RFID 시스템 Command의 이해" 중 "보드에 이미지 다운로드 및 실행"을 참고하길 바란다.
- 생성된 바이너리를 보드에 다운로드 한다.

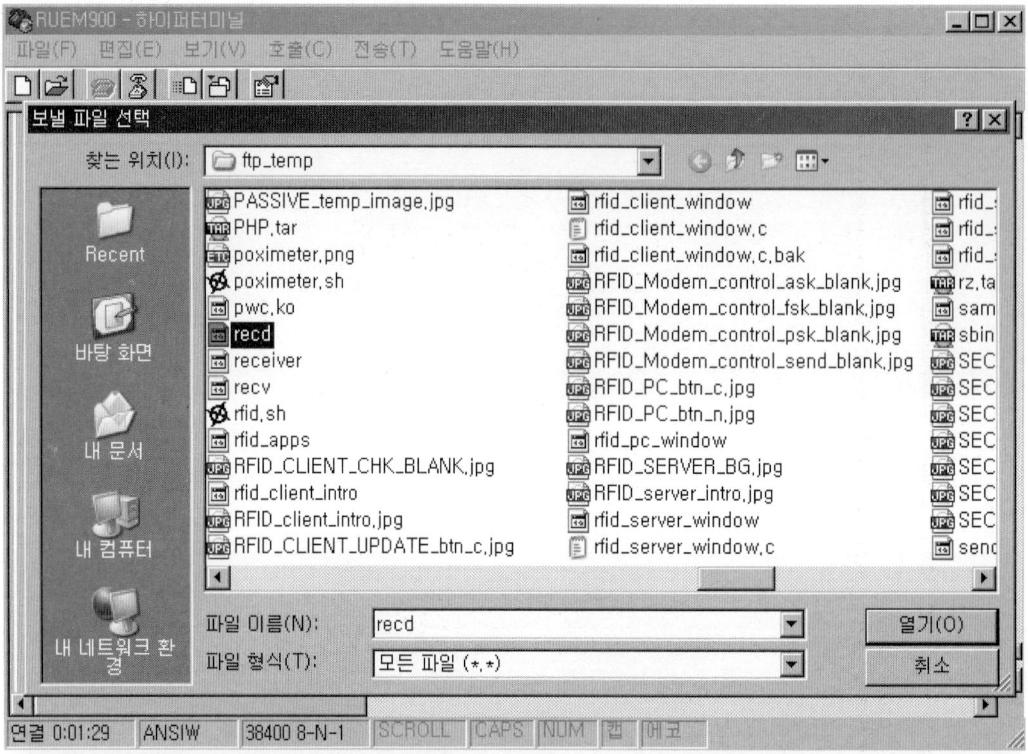

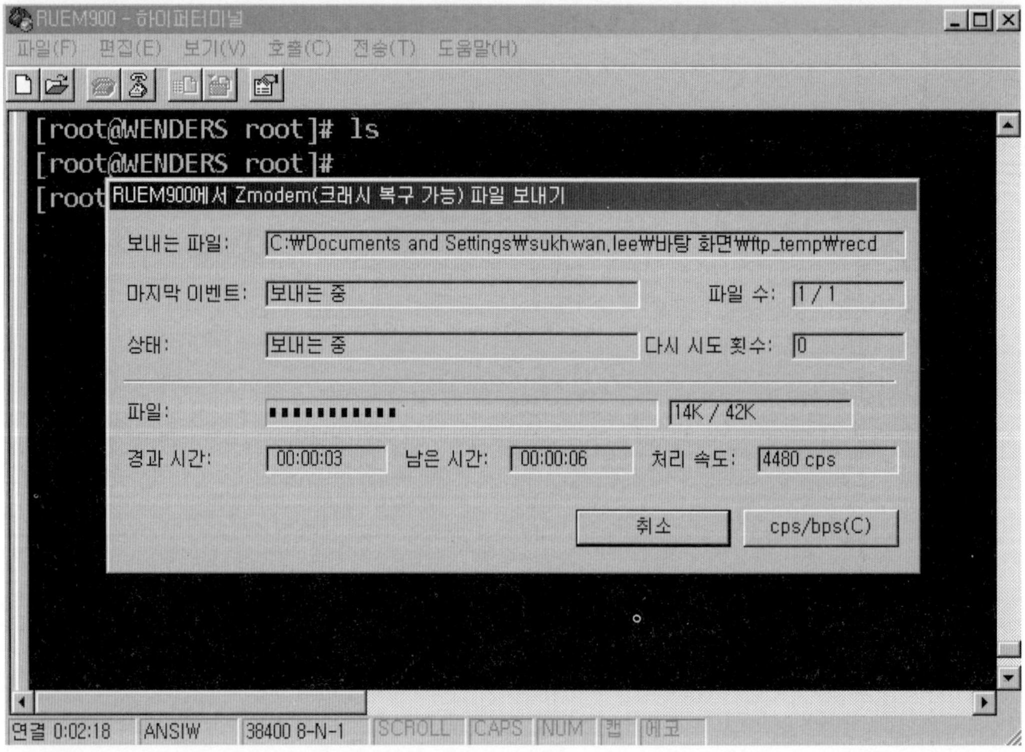

- "chmod 755 recd"로 ARM용 바이너리 recd에 실행권한을 부여한다.

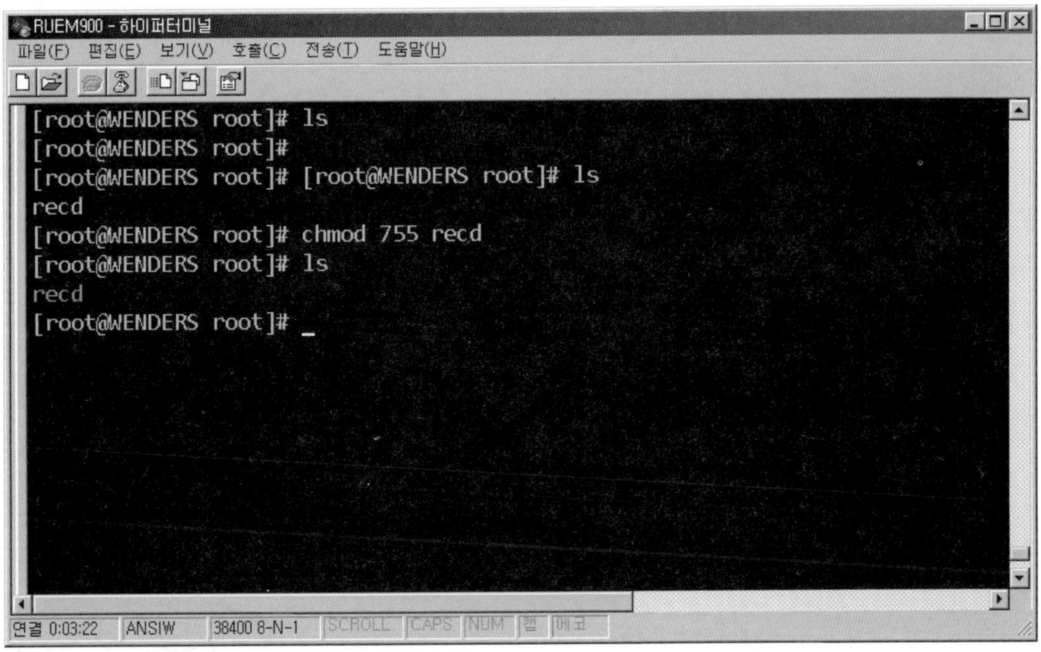

- 라이브러리도 임베디드 보드에 다운로드해야 한다. 다른 응용 프로그램과는 달리, "recd"는 라이브러리의 API를 사용하기 때문에 컴파일 시에 참조했던 라이브러리를 임베디드 보드에도 다운로드 해야 한다. 라이브러리의 이름은 "libdb-4.5.so"이다. 이 파일을 보드에 다운로드한다.

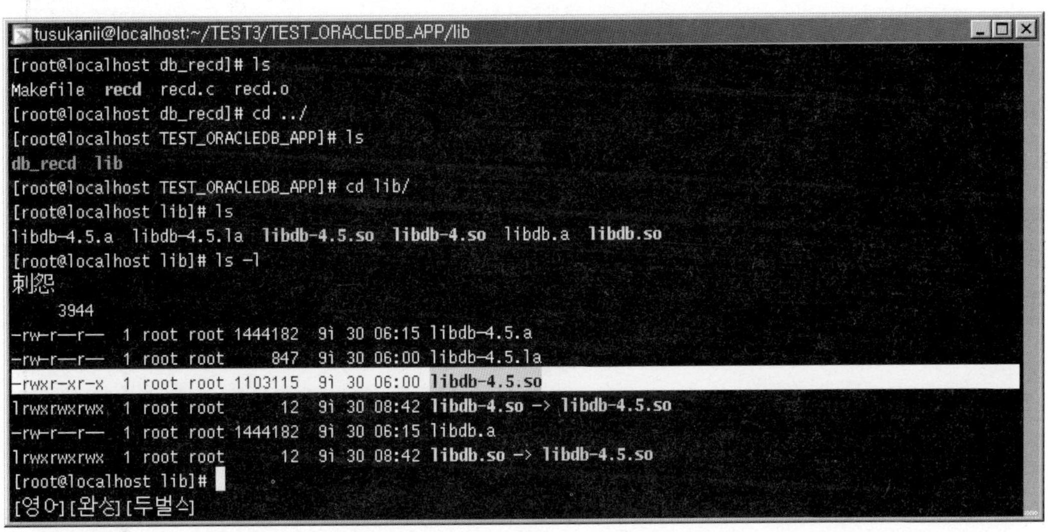

- 라이브러리 파일을 보드에 다운로드한다. 사이즈가 크므로 일반 바이너리보다는 시간이 더 걸린다.

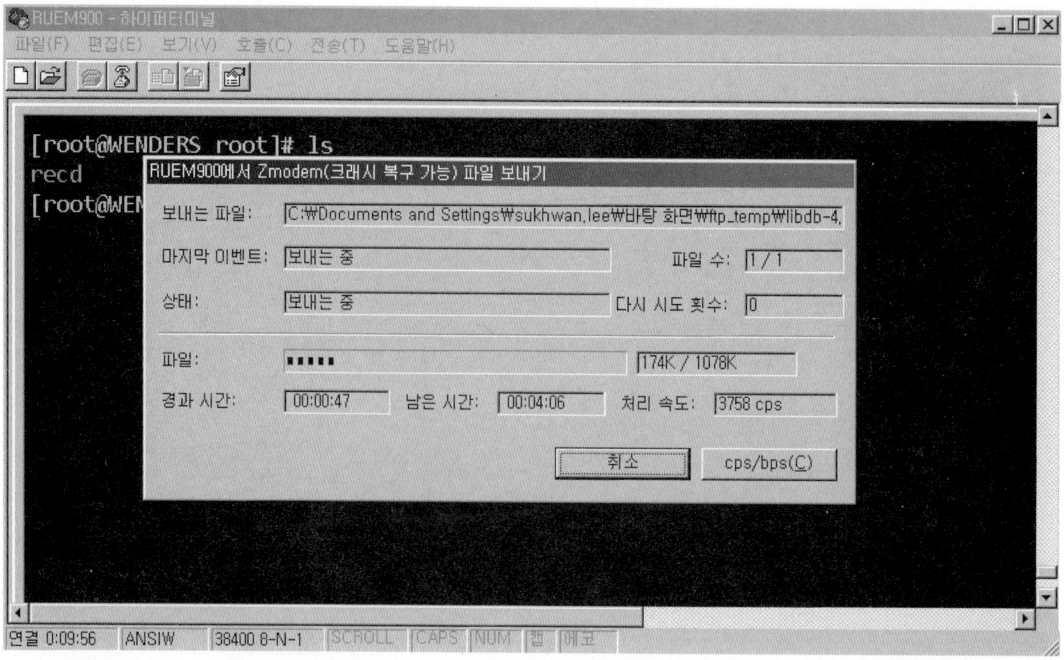

- 다운로드가 완료되면 라이브러리 "libdb-4.5.so"를 "/lib/"로 옮긴다.

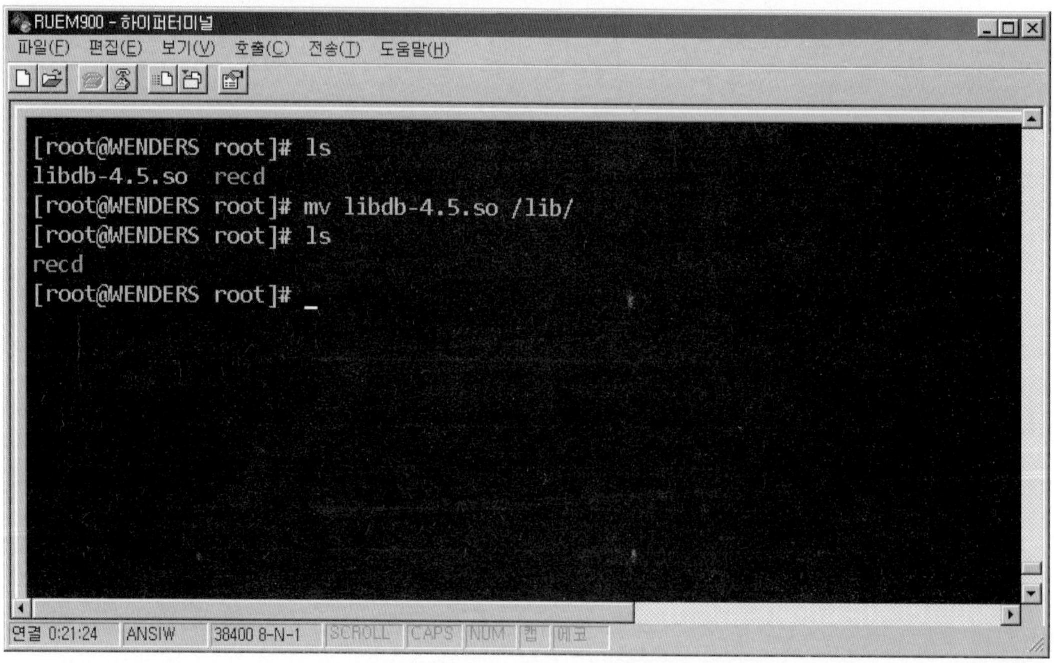

- "./recd"를 실행하면 다음과 같은 화면이 나온다.

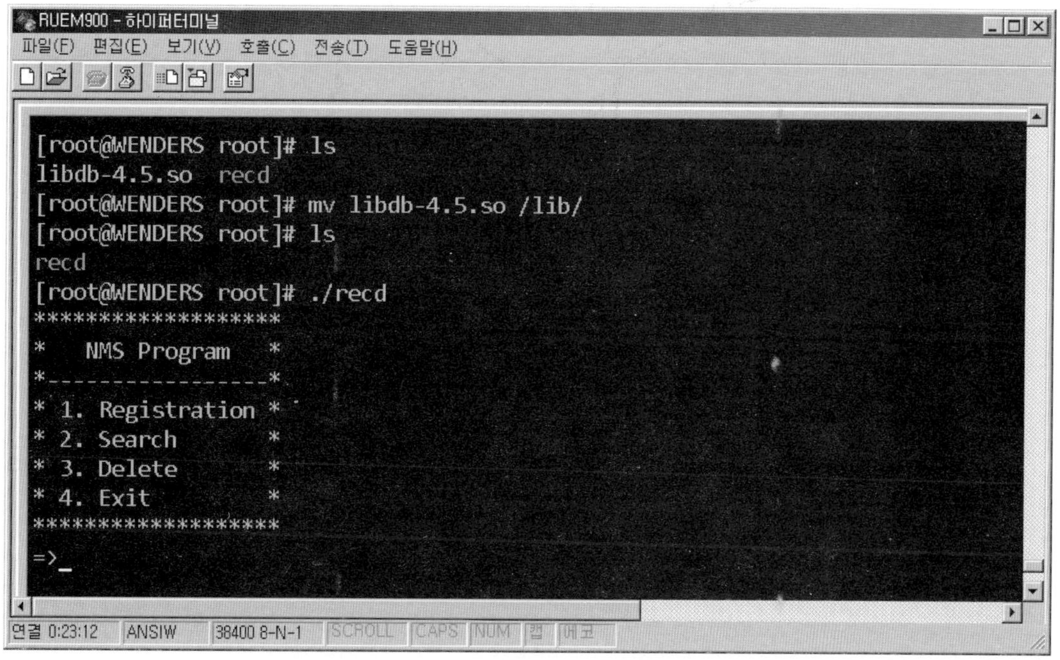

- "1"을 입력하면, 새로운 사용사를 등록할 수 있다. 등록할 ID와 이름과 전화번호를 적으면 완료된다.

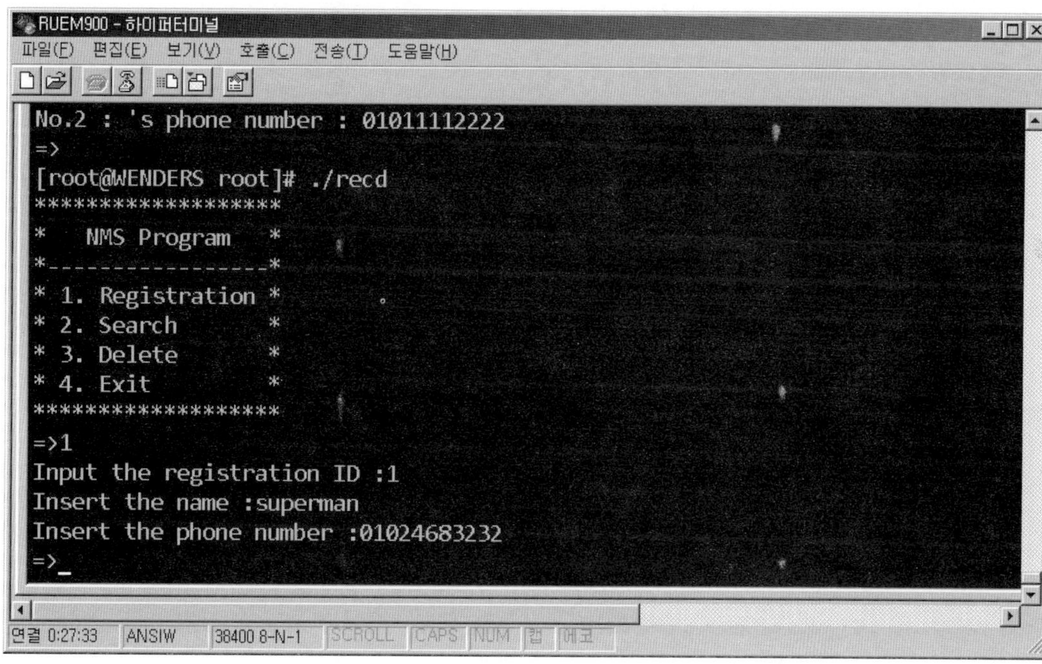

- 입력된 내용을 확인하기 위해 "2"를 입력하면 등록된 사용자에 대한 전체 리스트가 출력된다. 검색할 ID를 입력하면 ID에 해당하는 사용자의 이름과 전화번호가 출력된다.

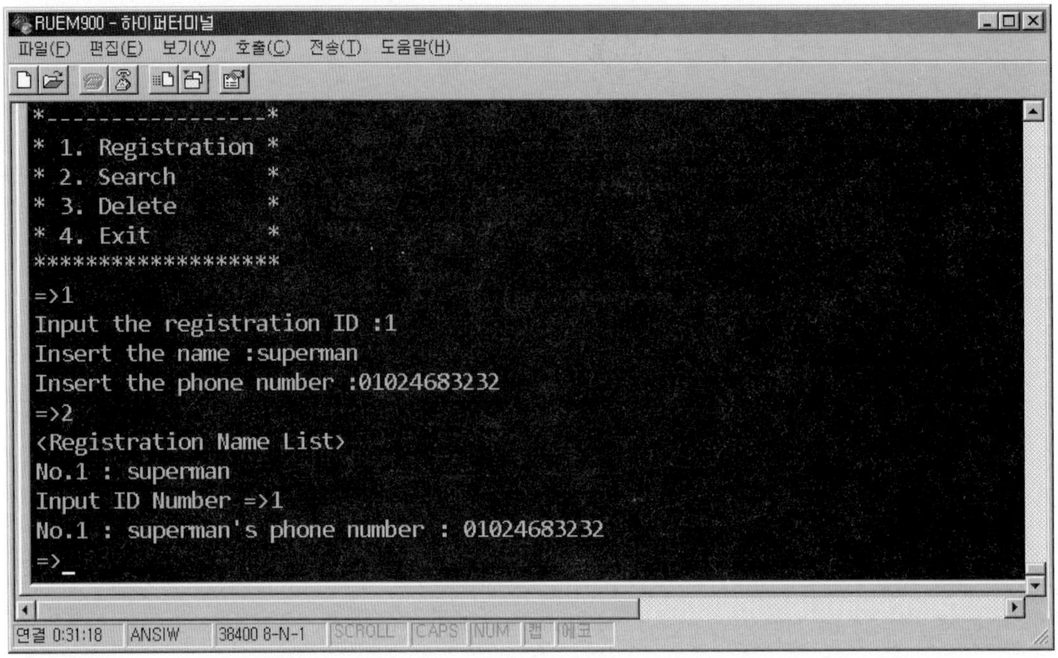

- "3"을 입력하면 이미 등록된 사용자를 삭제할 수 있다. 삭제할 ID만 입력하면 된다.

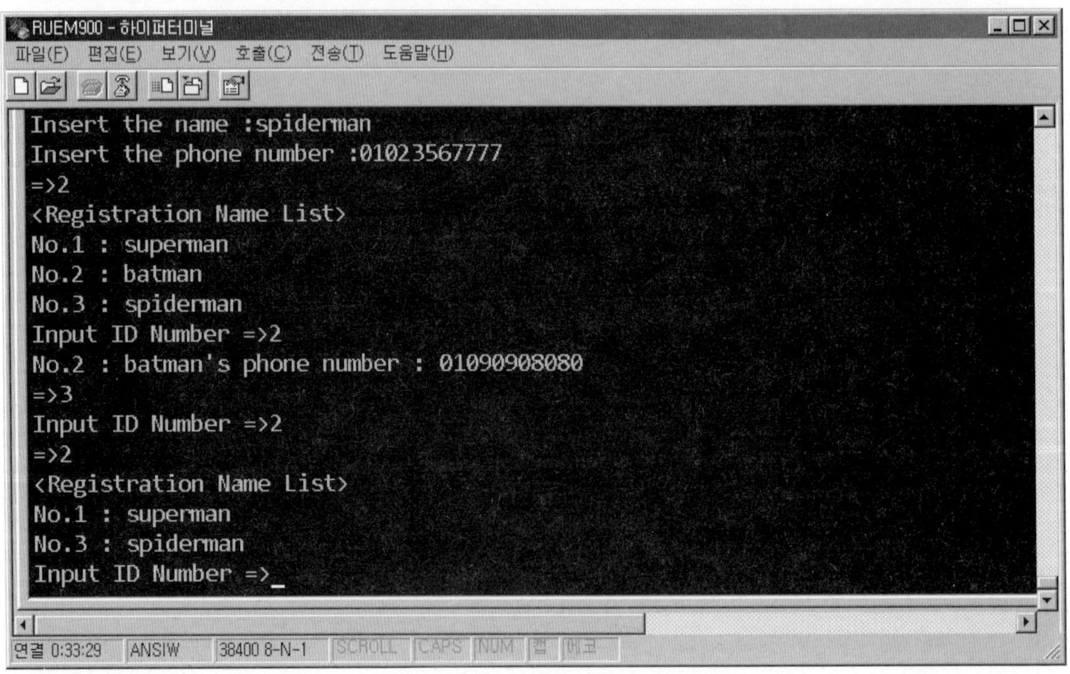

- "4"를 입력하면 종료된다. 종료한 후, "ls"를 해보면 "MYDB"라는 파일이 생성되는 것을 볼 수 있다. "MYDB"는 "recd"가 생성한 DB데이터 파일로 일반 viewer나 editor로는 볼 수 없다.

2) Modem보드의 파형 출력 응용 프로그램 (GTK)

(1) GTK란?

GTK는 GIMP ToolKit 의 약자이다. GIMP 의 GUI 를 표현하기 위해 만들어 졌지만 현재는 많은 수의 프로그램들이 사용 중이며 다양한 플랫폼(윈도우, 매킨토시, X 윈도우 등) 과 다양한 언어(C/C++, Perl, Python 등) 를 지원하고 있어서 GTK 를 사용해서 만든 프로그램은 다른 플랫폼으로 손쉽게 포팅할 수 있다. 관련 문서나 GTK package등은 http://www.gtk.org/에서 받을 수 있다. GUI를 가능하게 하는 GTK의 API들은 다음 사이트(http://library.gnome.org/devel/gdk/stable/index.html)에서 참조할 수 있다.

(2) Revision된 Modem 드라이버의 사용

파형 출력을 위해 조금 수정된 드라이버를 사용해야 한다. 기존 드라이버의 read함수는 RXFIFO에 저장된 데이터를 버퍼로 가져오는 역할을 했다면 수정된 드라이버에서는 read함수가 MODEM_ENCODE_WAVE (0x7C) 주소를 access하여, 다음과 같은 데이터를 가져오게 된다.

[표 6-8] encoder/decoder waveform register(encoder/decoder waveform: 0x7C)

Bits	Name	Type	Default	Function
0	Rx payload period	R		Shows Rx Payload period
1	Rx CLK	R		Shows Rx Bit Latch Clock
2	Rx BIT	R		Rx Bit
3	Rx Code	R		Decoder input (Demodulator Output).
4	Tx Code	R		Encoder output (Modulator Input).
5	Tx BIT	R		Encoder input
6	Tx payload period	R		Shows Tx Payload period
7	Tx on	R		Tx on

기존의 드라이버와 마찬가지로 특정 레지스터에 접근해서 데이터를 가져오는 방식으로 주소를 제외한 부분은 모두 동일하다. (이전의 드라이버는 RX FIFO로 0x7F였다.) read된 데이터는 16진수의 형태로 이 수를 2진수로 변환하면 [표 6-8]에서 나타내고 있는 8비트로 표현된다. 예를 들어 0x90이 read되었다면 이진수로 10010000이므로 다음과 같이 나타낼 수 있다.

Bits	Name	Type	Value	Function
0	Rx payload period	R	0	Shows Rx Payload period
1	Rx CLK	R	0	Shows Rx Bit Latch Clock
2	Rx BIT	R	0	Rx Bit
3	Rx Code	R	0	Decoder input (Demodulator Output).
4	Tx Code	R	1	Encoder output (Modulator Input).
5	Tx BIT	R	0	Encoder input
6	Tx payload period	R	0	Shows Tx Payload period
7	Tx on	R	1	Tx on

위와 같은 방법으로 waveform의 length만큼 read한다면 length의 개수만큼의 16진수 값이 나올 것이고 이를 이진수로 변환하여 값들을 붙여나간다면 파형모양의 데이터가 출력되게 된다. waveform의 length를 얻는 것은 다음과 같이 특정 주소에 접근을 하여 값을 가져오는 방식으로 최대 2byte크기이므로 High byte와 Low byte로 나누어 얻어온 후 두 값을 더하면 된다.

Waveform Capture Length (Low Byte) : 0x04

Bits	Name	Type	Default	Function
7 : 0	CaptureLength[7:0]	R	0	Lower address byte

Waveform Capture Length (High Byte): 0x05

Bits	Name	Type	Default	Function
7 : 0	CaptureLength15:8]	R	0	Higher address byte

만약 length가 0x90(144)이고 encoding방식을 RZ로 설정한 후, 123이란 데이터를 보냈다면, 파형 데이터는 다음과 같이 출력된다.

```
  ### HEX DATA ###
  90 98 88 80 90 98 88 80 90 98 88 80 90 98 88 80 b8 a8 a0 80 80 80 80 b0 b8 a8 a0 80 80 80 80 80 80 80
80 b0 b8 a8 a0 f0 f8 ed e5 f5 fd ed e5 c5 c5 c1 c1 c1 c1 c1 c1 c1 c1 c1 c1 c1 c1 c1 c1 c1 c1 c1 c1 c1 c1
c1 c1 f1 f9 ed e5 c5 c5 c1 c1 c1 c1 c1 c1 c1 c1 c1 c1 f1 f9 ed e5 f5 fd ed e5 c5 c5 c1 c1 c1 c1 c1 c1 c1
c1 c1 c1 f1 f9 ed e5 c5 c5 c1 c1 c1 c1 c1 c1 f1 f9 ed e5 f5 fd ed e5 0 0 0 0 0 0 0 0 0 0 0 0 0 0 0 0 0

  ### BIT DATA ###
  Tx On:
  1111111111111111111111111111111111111111111111111111111111111111111111111111111111111111111111111111111
111111111111111111111111100000000000000000
  Tx Payload period:
  0000000000000000000000000000000000000001111111111111111111111111111111111111111111111111111111111111111
111111111111111111111111100000000000000000
  Tx Bit:
  0000000000000000111000011110000000001111111111110000000000000000000000000011110000000000000111111111000
00000000011110000000001111111000000000000
  Tx Code:
  1100110011001100100000011000000000001100110011000000000000000000000000000000110000000000000011001100000
000000000110000000000110011000000000000
  Rx Code:
  0110011001100110110000001100000000000110011001100000000000000000000000000000011000000000000000110011 0000
0000000000110000000000011001100000000000
  Rx Bit:
  00000000000000000000000000000000000000001111111000000000000000000000000000011100000000000000111111110
00000000000111100000000011111100000000000
  Rx Clk:
  0000000000000000000000000000000000000000000000000000000000000000000000000000000000000000000000000000000
00000000000000000000000000000000000000000
  Rx Payload period:
  0000000000000000000000000000000000000000011111111111111111111111111111111111111111111111111111111111111
111111111111111111111111100000000000000000
```

이를 그래프로 표현하면 다음과 같다.

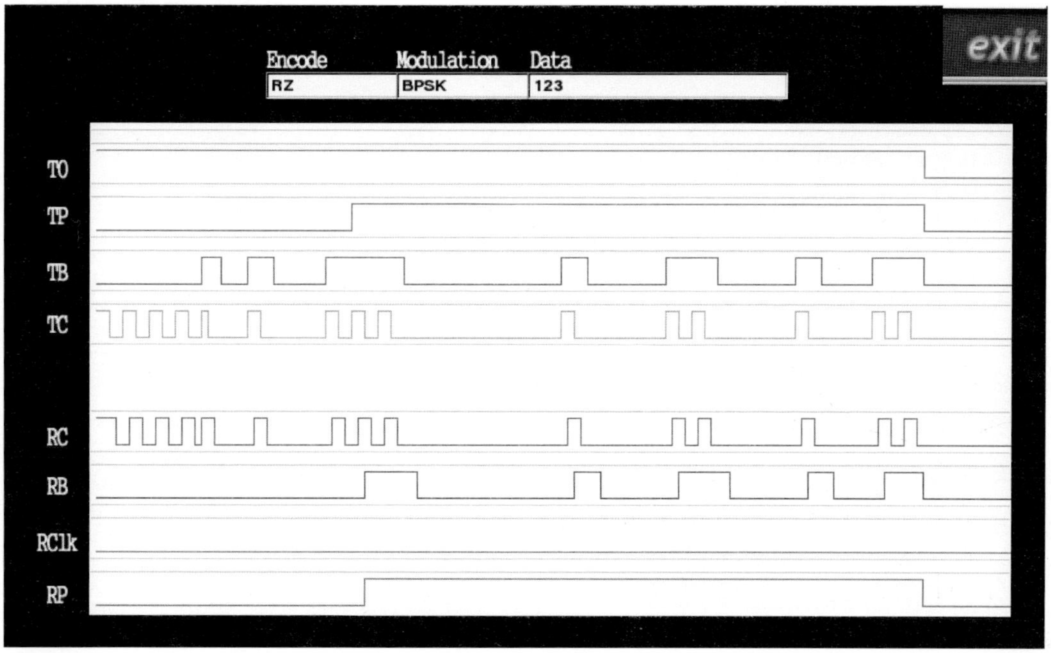

(3) GTK 프로그램 분석

main함수가 시작되면 첫 번째 인수를 encode type, 두 번째 인수를 modulation type, 세 번째 인수를 data로 설정하고 조건을 만족하지 못하면 빠져나온다.

```
int main(int argc, char *argv[])
{
    int encode_num = atoi(argv[1]); //첫번째 인수는 encode type의 번호로 설정
    int modulation_num = atoi(argv[2]); //두번째 인수는 modulation type의 번호로 설정
    int i;
    databuf = atoi(argv[3]); // 세 번째 인수는 data로 설정
    if(argc < 4) { //만약 필요한 인수의 개수를 만족하지 못하면 사용법에 대해 알려주고 빠져나온다
        printf("You must input like this\n\n");
        printf("./modem_graph_window   [encode   number]   [modulation   number]   [data   to   send(max 
5byte)]\n\n");
        printf("** select encode type **\n");
        printf("0 : NRZ,  1: RZ,  2: MANCHESTER,  3:MODIFIED MILER\n\n");
        printf("4: Diff Manchester,  5: FM0,  6: MILLER SUBCARRIER,  7: PIE\n");
        printf("** select modulation type **\n");
        printf("0 : ASK,  1: FSK,  2: MANCHESTER,  3:BPSK\n");
        exit(2);  }
    if(encode_num>7) { //encode type이 7이상이면 type이 존재하지 않으므로 빠져나온다
        printf("You inputed %d for encode type ..encode type is 0~7\n",encode_num);
        printf("It will exit..Try again\n\n");
        exit(2);  }
    else
        encode = encode_num; //encode type이 7이하이면 encode라는 변수에 할당한다.
    if(modulation_num>2)  { //modulation type이 2보다 크면 type이 존재하니 않으므로 빠져나온다.
        printf("You inputed %d for modulation type .. modulation type is 0~2\n", modulation_num);
        printf("It will exit..Try again\n\n");
        exit(2);
```

```
    }
    else
       modulation = modulation_num; //modulation type이 2이하이면 modulation이라는 변수에 할당

    g_thread_init (NULL);
    gdk_threads_init ();
    gdk_threads_enter ();
    gtk_init(&argc, &argv);
    add_pixmap_directory ("../JPG");
    hybus_usn_graph(); //배경 및 버튼을 비롯한 이미지를 출력하고, thread를 실행시킨다.

    gtk_main();
    gdk_threads_leave ();
    return 0;
}
```

main()에 의해 hybus_usn_graph()가 실행되면 modem드라이버를 open하고 배경 이미지 출력, 종료 버튼 및 텍스트 박스를 생성 하고 graph관련한 함수를 스레드로 실행한다.

```
void hybus_usn_graph()
{
    int k;
    modem_dev = open("/dev/modem", O_RDWR); //modem 드라이버 open
    if (modem_dev < 0) {
       printf("Open error\n");
    }
    printf("\nencode mode(%d): ",encode); //encode type을 출력
    printf("modulation mode(%d): ",modulation); //modulation type을 출력

    /* Background */ //배경 이미지 출력
    usn_main_window = create_usn_main_window ();
    GtkWidget *usn_handle;
    GtkWidget *image = NULL;
    usn_handle = lookup_widget(GTK_WIDGET(usn_main_window), "fixed_bg");
    image = create_pixmap(usn_main_window, "PASSIVE_graph_BG.jpg");
    gtk_fixed_put (GTK_FIXED(usn_handle), image, 0, 0);
    gtk_widget_show(image);

    //QUIT BUTTON //종료 버튼 생성
    quit_button_n = create_pixmap (usn_main_window, quit_btn_normal);
    quit_button_p = create_pixmap (usn_main_window, quit_btn_pressed);
    make_button(quit_button,    quit_button_n,    usn_handle,    QUIT_X,    QUIT_Y,    QUIT_W,    QUIT_H,
quit_pressedb);
    hum_graph = gtk_drawing_area_new(); //그래프를 출력할 공간을 설정한다.
    gtk_widget_set_usize(GTK_WIDGET(hum_graph), HUM_W, HUM_H);
    gtk_fixed_put(GTK_FIXED(usn_handle), hum_graph, HUM_X, HUM_Y);
    gtk_signal_connect(GTK_OBJECT(hum_graph), "expose_event",
  GTK_SIGNAL_FUNC(hum_graph_expose), NULL);
    gtk_signal_connect(GTK_OBJECT(hum_graph), "configure_event",
  GTK_SIGNAL_FUNC(hum_graph_configure), NULL);

    /* entry of encode type */  //encode의 type을 출력하는 텍스트 박스를 생성한다.
    entry_encoding = gtk_entry_new ();
    gtk_widget_ref (entry_encoding);
    gtk_object_set_data_full (GTK_OBJECT (usn_main_window), "entry_encoding",
entry_encoding,(GtkDestroyNotify) gtk_widget_unref);
    gtk_widget_show (entry_encoding);
    gtk_fixed_put (GTK_FIXED (usn_handle), entry_encoding, ENCODING_X, ENCODING_Y);
```

```
    gtk_widget_set_uposition (entry_encoding, ENCODING_X, ENCODING_Y);
    gtk_widget_set_usize (entry_encoding, ENCODING_W, ENCODING_H);
............
    gtk_widget_show_all(usn_main_window);
    //그래프 출력을 담당하는 hum_graph_thread를 스레드로 실행한다.
    pthread_create(&hum_graph_threadid, NULL, hum_graph_thread, (void *)NULL);
}
```

hum_graph_thread가 실행되면 encode와 modulation의 type에 맞게 설정 및 출력을 한 후에 데이터를 TX FIFO에 write한 후 전송한다.

```
void *hum_graph_thread(void *arg)
{
    int i,j;
    int x, y, x2, y2;
    pthread_detach(pthread_self());

    switch(encode)
    {
        case 0: //encode type이 0이었다면
            printf("-NRZ-\n");
            sprintf(buffer_entry, "%s", "NRZ"); //텍스트 박스에 NRZ를 출력하고
            gtk_entry_set_text(GTK_ENTRY(entry_encoding),buffer_entry);
            ioctl(modem_dev, MODEM_IOSETENCODE, 0x00); //encode mode를 NRZ로 설정한다.
            break;
...
    switch(modulation)
    {
        case 0: //moduation type이 0이었다면
            printf("-ASK-\n");
            sprintf(buffer_entry, "%s", "ASK"); //텍스트 박스에 ASK를 출력하고
            gtk_entry_set_text(GTK_ENTRY(entry_modulation),buffer_entry);
            ioctl(modem_dev, MODEM_IOSETMODE, 0x00); //modulation mode를 ASK로 설정한다.
            break;
...
    sprintf(in_msg,"%d",databuf);
    gtk_entry_set_text(GTK_ENTRY(entry_data),in_msg); //전송할 데이터를 텍스트박스에 출력하고
    if(write(modem_dev, in_msg, (sizeof(in_msg))) < 0) //TX FIFO에 flushing한다.
    {
        printf("Write error!\n");
        exit(2);
    }
    else
        printf("Data Flushing Done..\n");

    ioctl(modem_dev, MODEM_IOSETCTL, 0x01); //flushing한 데이터를 전송한다.
```

전송을 마친 후 read()함수를 실행하면 decoder/encoder의 waveform 데이터(16진수)를 waveform의 length만큼 받아오게 된다. 이를 이진수로 변환하여 각각의 버퍼에 할당한다.

```
    if(read(modem_dev, &rbuf, (sizeof(rbuf))) > 0) //read()함수 실행하여, waveform 데이터를 수신
    {
        for(i=0; i<SIZE; i++)
        {
            temp10 = rbuf[i]/16; //수신한 데이터의 상위 비트
```

```
        temp1  = rbuf[i]%16; //수신한 데이터의 하위 비트

        tx_on[i]        = (char)(temp10>>3)&0x01; //shift 연산을 통해, 각 비트에 해당하는 버
        tx_payload[i]   = (char)(temp10>>2)&0x01; //퍼에 1혹은 0값을 넣는다.
        tx_bit[i]       = (char)(temp10>>1)&0x01;
        tx_code[i]      = (char)(temp10>>0)&0x01;
        rx_on[i]        = (char)(temp1>>3)&0x01;
        rx_payload[i]   = (char)(temp1>>2)&0x01;
        rx_bit[i]       = (char)(temp1>>1)&0x01;
        rx_code[i]      = (char)(temp1>>0)&0x01;
    }
}
```

각 비트에 해당하는 버퍼에 값이 채워졌으면 먼저 라인을 그려 놓을 구역에 사각형 구획을 그린 후 gdk_draw_line이라는 api를 통해 선을 그리면 된다. 먼저 각 파형의 구분을 위해 선을 긋고 draw_signal이라는 함수를 통해 각 버퍼의 값을 선으로 그려주게 된다.

```
    while (1)
    {
        gdk_threads_enter();
        gdk_draw_rectangle(hum_graph->window, hum_graph->style->white_gc, TRUE, 0, 0, HUM_W, HUM_H);
//그림 구역에 사각형을 그린다.
        for (i = 1; i <18; i=i+2)
        {
            if(i!=9) //그림구역에서 파형을 구분하는 선을 그린다.
                gdk_draw_line(hum_graph->window,      get_gc2(hum_graph,0xd500,0xd500,0xd500),      1,
(i*20)-5, HUM_W - 2,(i*20)-5);
        }

        for (i = 0; i <18; i=i+2)
        {
            if(i!=10)
                gdk_draw_line(hum_graph->window,      get_gc2(hum_graph,0xd500,0xd500,0xd500),      1,
(i*20)+5, HUM_W - 2,(i*20)+5);
        }
        for (i = 0; i < 250; i++)
        {   //draw_signal이라는 함수를 통해, 파형 데이터가 들어있는 버퍼를 출력한다.
            draw_signal(tx_on,1,40,20,0);
            draw_signal(tx_payload,2,80,60,0);
            draw_signal(tx_bit,3,120,100,0);
            draw_signal(tx_code,4,160,140,0);

            draw_signal(rx_on,5,240,220,0);
            draw_signal(rx_payload,6,280,260,0);
            draw_signal(rx_bit,7,320,300,0);
            draw_signal(rx_code,8,360,340,0);
        }

        usleep(50000);
        gdk_threads_leave();
    }
    return NULL;
}
```

draw_signal()이라는 함수를 살펴보면 다음과 같다.

```
void draw_signal(char *modem_buf, int index, int low, int high, int xx)
//low:point of low signal, high:point of high signal, xx:start point of X
{
   int CONT = 0; //다음 데이터가 현재 데이터로 지속되면 CONT는 1이다.
   int CHAN = 1; //다음 데이터가 현재 데이터와 다르면  CHAN은 1이다.

   int ZERO_signal = CONT; //데이터가 0임을 의미
   int ONE_signal = CONT;  //데이터가 1임을 의미
   int interval = 5; //1bit length
   int k;
   for(k=0;k<SIZE;k++)
   {
      xx += interval; //xx의 좌표는 interval의 주기로 증가한다. 즉 x축 라인의 선길이
      if(modem_buf[k] == '0' || modem_buf[k] == 0) //데이터가 0일 때
      {
         if(ZERO_signal == CONT) //계속되는 데이터이면 (전의 데이터도 0이었으면)
         {  //low지점에서 x만 증가시켜 선을 이음
            graph_draw_line(hum_graph, index, xx, low, xx+interval, low);
            ZERO_signal = CONT;
            ONE_signal = CHAN;
         }
         else if(ZERO_signal == CHAN) //바뀐 데이터이면 (전의 데이터가 1이었으면)
         {  //x의 동일한 지점에서 1에서 0으로 떨어지는 선을 이은후, low지점에서
            //x만 증가시켜 선을 이음
            graph_draw_line(hum_graph, index, xx, high, xx, low); //High to Low
            graph_draw_line(hum_graph, index, xx, low, xx+interval, low);
            ZERO_signal = CONT;
            ONE_signal = CHAN;
         }
      }
      else if(modem_buf[k] == '1' || modem_buf[k] == 1) //데이터가 1일때
      {
         if(ONE_signal == CONT) //계속되는 데이터이면 (전의 데이터도 1이었으면)
         {  //high지점에서 x만 증가시켜 선을 이음
            graph_draw_line(hum_graph, index, xx, high, xx+interval, high);
            ONE_signal = CONT;
            ZERO_signal = CHAN;
         }
         else if(ONE_signal == CHAN) //바뀐 데이터이면 (전의 데이터가 0이었으면)
         {  //x의 동일한 지점에서 0에서 1로 올라가는 선을 이은후, high 지점에서
            //x만 증가시켜 선을 이음
            graph_draw_line(hum_graph, index, xx, low, xx, high); //Low to High
            graph_draw_line(hum_graph, index, xx, high, xx+interval, high);
            ONE_signal = CONT;
            ZERO_signal = CHAN;
         }
      }
   }
}
```

(4) 컴파일/업로드 및 실행

- 소스 위치 : CD -> RUEM_Embedded -> Apps -> GTK_APP
  - 소스를 컴파일 하기 위해 CD의 GTK_APP_SOURCE.tgz를 리눅스 호스트 PC에 copy한다. copy가 되었으면 tar xvfz GTK_APP_SOURCE.tgz로 압축을 해제한다.

```
root@localhost:/home/tusukanii/RUEM_GTK
[root@localhost RUEM_GTK]# ls
GTK_APP_SOURCE.tgz
[root@localhost RUEM_GTK]# tar xvfz GTK_APP_SOURCE.tgz
[영어][완성][두벌식]
```

```
root@localhost:/home/tusukanii/RUEM_GTK
MAKE_ME/usn_sniper_window.h
MAKE_ME/usn_topology_intro.c
MAKE_ME/usn_topology_window.c
MAKE_ME/usn_topology_window.h
[root@localhost RUEM_GTK]# ls
GTK_APP_SOURCE.tgz  MAKE_ME
[root@localhost RUEM_GTK]#
[영어][완성][두벌식]
```

- "MAKE_ME" 디렉토리로 이동해서 "make"를 입력하면 컴파일이 된다. (컴파일을 하기 전에 반드시 Toolchain이 설치되어 있어야 한다. 관련 사항은 1장의 "1-4 컨버전스 USN/RFID 호스트 PC S/W 환경"의 (2)Toolchain설치를 참고하시길 바란다.)

```
root@localhost:/home/tusukanii/RUEM_GTK/MAKE_ME
mac.h          modem_main_window.c   support.c         usn_sniper_window.h
main.c         modem_main_window.h   support.h         usn_topology_intro.c
main.h         rfid_client_intro.c   tar_bin.sh        usn_topology_window.c
main_window.c  rfid_client_window.c  usn_graph_intro.c usn_topology_window.h
[root@localhost MAKE_ME]# make
/usr/local/arm-linux-4.1.1/bin/arm-linux-gcc -D_REENTRANT -D_POSIX_PTHREAD_SEMANTICS -DXTHREADS -DXU
SE_MTSAFE_API -I/usr/local/arm-linux-4.1.1/arm-iwmmxt-linux-gnueabi/include/gtk-2.0 -I/usr/local/arm
-linux-4.1.1/arm-iwmmxt-linux-gnueabi/lib/gtk-2.0/include -I/usr/local/arm-linux-4.1.1/arm-iwmmxt-li
nux-gnueabi/include/atk-1.0 -I/usr/local/arm-linux-4.1.1/arm-iwmmxt-linux-gnueabi/include/cairo -I/u
sr/local/arm-linux-4.1.1/arm-iwmmxt-linux-gnueabi/include/pango-1.0 -I/usr/local/arm-linux-4.1.1/arm
-iwmmxt-linux-gnueabi/include -I/usr/local/arm-linux-4.1.1/arm-iwmmxt-linux-gnueabi/include/glib-2.0
 -I/usr/local/arm-linux-4.1.1/arm-iwmmxt-linux-gnueabi/lib/glib-2.0/include -I/usr/local/arm-linux-4
.1.1/arm-iwmmxt-linux-gnueabi//include/freetype2 -I/usr/local/arm-linux-4.1.1/arm-iwmmxt-linux-gnuea
bi//include  -mabi=aapcs-linux -mcpu=iwmmxt -mtune=iwmmxt support.c -c
/usr/local/arm-linux-4.1.1/bin/arm-linux-gcc -D_REENTRANT -D_POSIX_PTHREAD_SEMANTICS -DXTHREADS -DXU
[영어][완성][두벌식]
```

- 컴파일이 완료되면 ARM용 바이너리 10개가 생성이 된다.

```
root@localhost:/home/tusukanii/RUEM_GTK/MAKE_ME
[root@localhost MAKE_ME]# ls
BIN                    modem_control_window.c  rfid_main_window.h    usn_graph_window.h
Makefile               modem_control_window.h  rfid_pc_window        usn_main_window.c
Makefile_arm           modem_graph_window      rfid_pc_window.c      usn_main_window.h
Makefile_x86           modem_graph_window.c    rfid_server_intro.c   usn_sniper_intro
function.c             modem_graph_window.h    rfid_server_window    usn_sniper_intro.c
intro.h                modem_main_window.c     rfid_server_window.c  usn_sniper_window
mac.h                  modem_main_window.h     support.c             usn_sniper_window.c
main.c                 rfid_apps               support.h             usn_sniper_window.h
main.h                 rfid_client_intro.c     support.o             usn_topology_intro.c
main_window.c          rfid_client_window      tar_bin.sh            usn_topology_window
main_window.h          rfid_client_window.c    usn_graph_intro.c     usn_topology_window.c
modem.h                rfid_common_window.h    usn_graph_window      usn_topology_window.h
modem_control_window   rfid_main_window.c      usn_graph_window.c
[root@localhost MAKE_ME]#
[영어][완성][두벌식]
```

- ./tar_bin.sh를 실행하면 소스파일을 제외한 ARM용 바이너리가 BIN 디렉토리에 copy 및 tar로 압축이 된다.

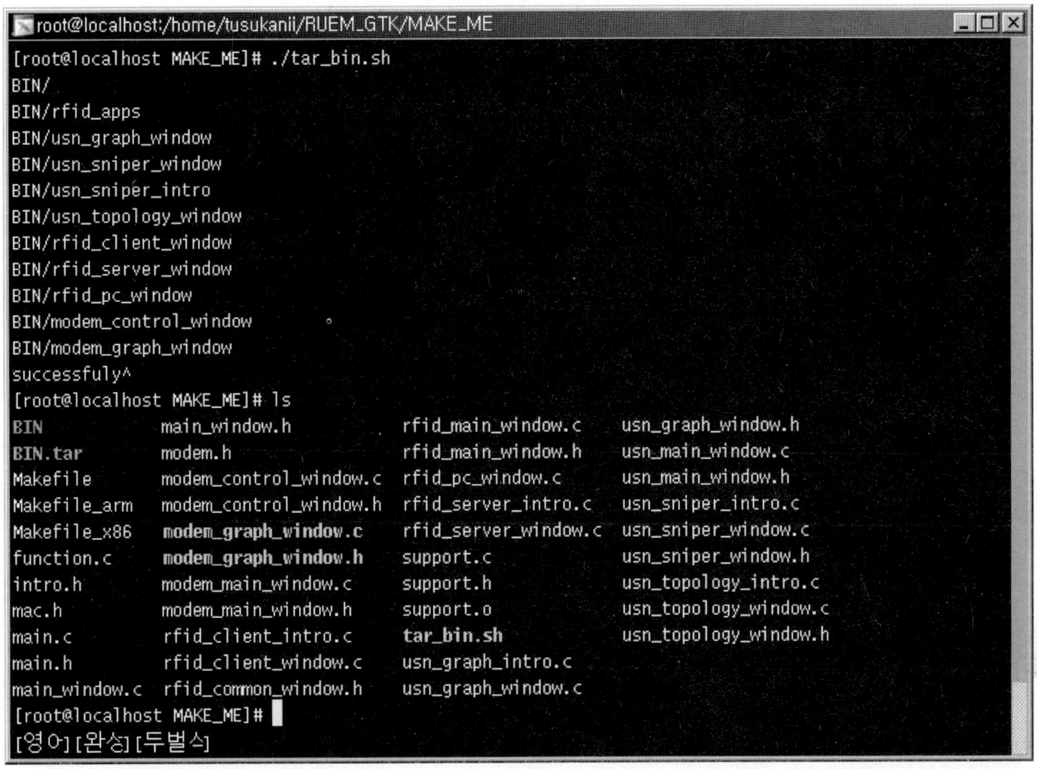

- 압축 파일인 BIN.tar를 임베디드 보드에 copy(시리얼 또는 이더넷을 이용)한 후, tar xvf BIN.tar로 압축을 해제하면 된다. 다운로드 방법은 3장의 "4) 13.56Mhz RFID 시스템 Command의 이해" 중 "- 보드에 이미지 다운로드 및 실행"을 참고하길 바란다. (** 참고 : 임베디드 보드에 이미 모든 ARM용 바이너리(GTK)와 JPG 그림 파일들이 들어가 있다.)

- 이미 설치되어 있는 BIN 디렉토리를 rm -rf BIN을 입력하여 삭제한다.

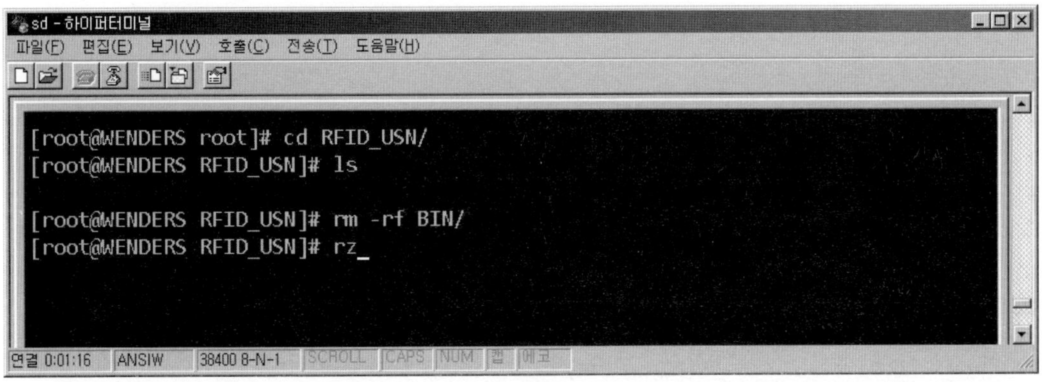

- 삭제가 되었으면 rz를 이용해 BIN.tar를 다운로드 한다.

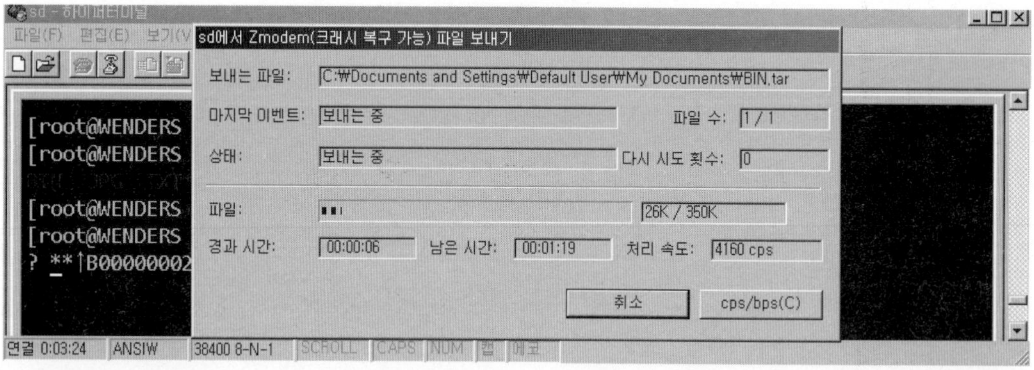

- 다운로드를 완료하였으면, tar xvf BIN.tar로 압축해제 한 후 BIN디렉토리로 이동하여 chmod 755 *로 실행권한을 부여한다.

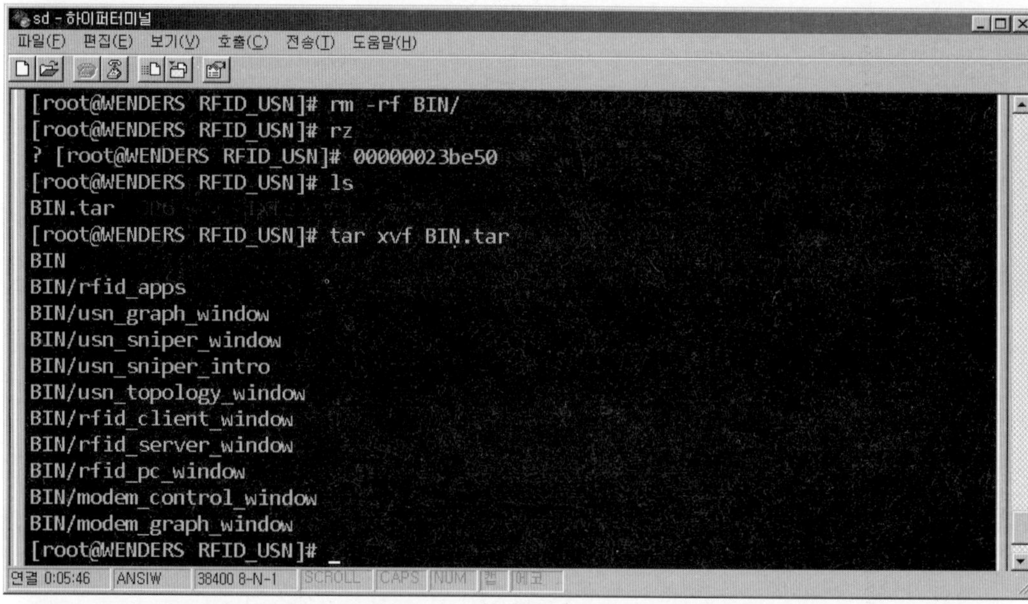

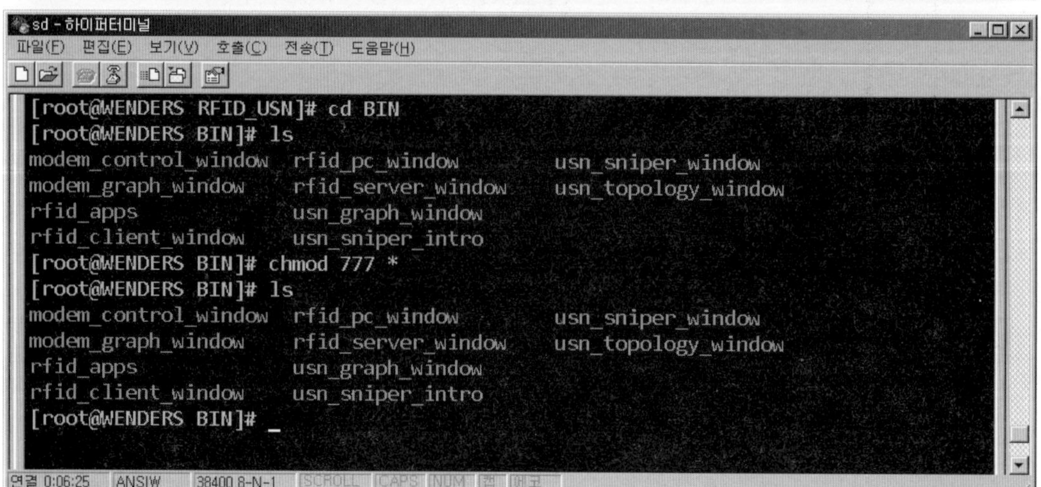

- 실행을 위해 ./modem_graph_window를 실행하면 다음과 같은 화면이 LCD에 출력된다.

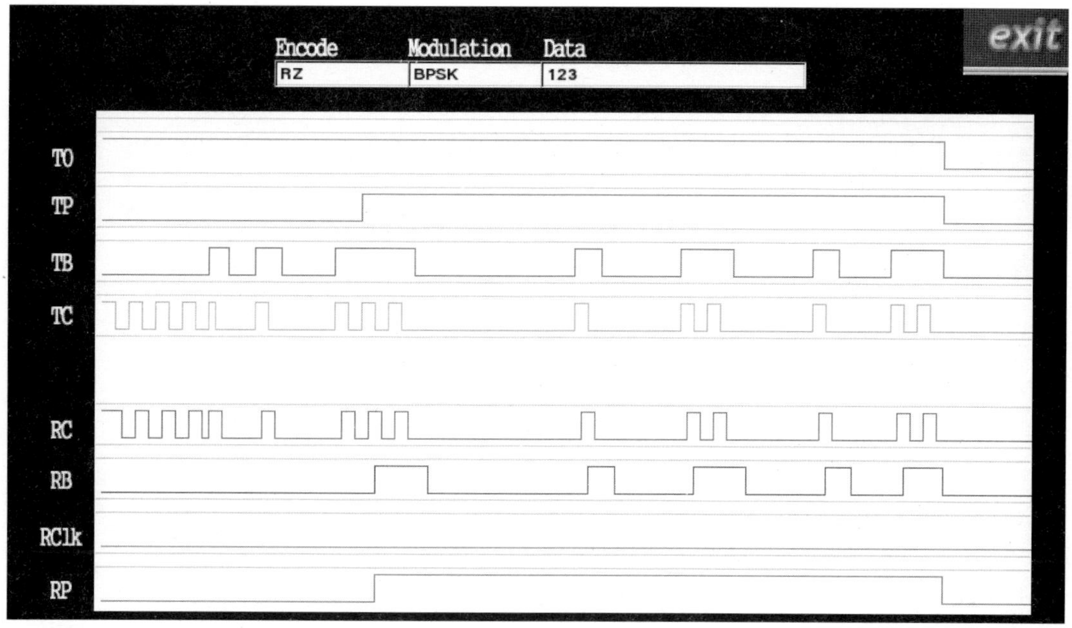


```
TO : Tx On                          TP: Tx payload Period
TB : Tx Bit                         TC: Tx Code

RC : Rx Code                 RB : Rx Bit
RClk : Rx Clock              RP : Rx payload Period
```

3) SDL 애니매이션

이 장에서는 SDL를 ARM용으로 포팅 하는 방법과 SDL 라이브러리를 이용한 애니메이션 프로그램을 작성해 보도록 하겠다.

(1) SDL 개요

SDL은 Simple DirectMedia Layer의 약자로 다양한 플랫폼에서 그래픽, 사운드 그리고 입력장치와의 간단한 인터페이스로 표현되는 C로 작성된 오픈소스 기반의 멀티미디어 라이브러리이다. 주로 컴퓨터 게임이나 그밖에 멀티미디어 어플리케이션을 개발하는데 사용되며 리눅스, 윈도우즈, Mac OS X등 같은 운영체제에 기본적으로 포함되어 있다. SDL을 사용함으로써 개발자들은 비디오, 이벤트 처리, 디지털 오디오, CD-ROM, 사운드, 네트워킹 관리할 수 있고 오브젝트 이미지 로딩, 타이머, 쓰레드와 같은 기능을 API 형태로 제공받을 수 있다.

(2) SDL 기능

- 비디오
  - 원하는 모든 depth(8-bpp 이상)로 비디오 모드를 세팅한다. 하드웨어에 의해 지원되지 않는다면 추가적인 변환을 통해 가능하다.

- 선형 그래픽 프레임버퍼에 쓰기 선형 그래픽 프레임 버퍼에 쓰기
- 컬러키 또는 알파 블렌딩 속성을 갖는 서페이스(surface) 생성. 컬러키 또는 알파 블렌딩 속성을 갖는 서페이스 (표면)를 생성한다.
- 서페이스 블릿(blits)은 최적화된 블리터(blitter)를 통해 자동적으로 변환되고, 가능하다면 하드웨어 가속된다. x86에서는 MMX는 최적화된 블릿이 지원된다.
- 하드웨어 가속 블릿(blit)과 칠하기(fill) 기능은 하드웨어에 의해 지원되는 경우에 사용된다.

- 이벤트
  - 이벤트는 다음을 위해 제공된다
    · 애플리케이션의 모양이 변할때 애플리케이션의 모양이 변할때
    · 키보드 입력 키보드 입력
    · 마우스 입력 마우스 입력

- 사용자 요구에 의한 종료 사용자 요구에 의한 종료
  - 각 이벤트는 SDL_EventState() 에 의해 활성화되거나, 비활성화될 수 있다.
  - 이벤트들은 내부 이벤트 큐로 보내지기 전에 사용자-지정의 필터 함수를 거치게 된다.
  - 쓰레드-안전한 이벤트 큐. 쓰레드 - 안전한 이벤트 큐.

- 오디오
  - 8 비트와 16 비트, 모노 또는 스테레오의 오디오 재생 설정. 하드웨어에 의해 지원되지 않는 포맷이라면 추가적인 변환을 통해 가능하다.
  - 오디오는 별도의 쓰레드를 사용해 독립적으로 수행되며, 사용자 콜백 메카니즘에 의해 채워진다.
  - 커스텀 오디오 믹서를 위해 설계되었지만, 예제들을 통해 완전한 오디오/음악 출력 라이브러리를 제공한다.

- 타이머
  - 밀리세컨트(millisecond)단위의 경과된 시간을 얻는다.
  - 지정된 밀리세컨드 단위의 시간동안 기다린다.
  - 10ms 단위의 단일 주기 타이머를 설정한다.

- 엔디안 비의존성(Endian independence)
- 쓰레드
- CD-ROM 오디오

(3) SDL 플랫폼

- 리눅스
  - 비디오 디스플레이를 위해서는 X11 을 사용한다. XFree86 DGA 익스텐션을 사용하며 풀스크린 디

스플레이를 위해서는 새로운 MTRR 가속을 사용한다.
- 사운드를 위해서는 OSS API 를 사용한다.
- 쓰레드는 clone() 시스템 콜과 SysV IPC 또는 glibc-2.1 pthread 를 사용해 구현된다.

- Win32 는 Win32
  - 두 가지 버전이 있는데, 하나는 Win32 API에 기반하여 모든 시스템에 안정적으로 사용할 수 있는 것이고 또 하나는 DirectX API에 기반한 빠른 성능을 낼 수 있는 것이다.
  - 안정 버전은 비디오 디스플레이를 위해 GDI를 사용한다. 고성능 버전은 비디오 디스플레이를 위해 DirectDraw를 사용하며, 가능하다면 하드웨어 가속의 도움을 받는다.
  - 안정 버전은 사운드를 위해 waveOut API 를 사용하고 고성능 버전은 오디오 재생을 위해 DirectSound를 사용한다.

- BeOS BeOS
  - 비디오 디스플레이를 위해서는 BDirectWindow가 사용된다.
  - 사운드를 위해서는 BSoundPlayer가 사용된다.

- MacOS, MacOS X
  - 비디오 디스플레이를 위해서는 Carbon 과 DrawSprockets 이 사용된다.
  - 사운드를 위해서는 SoundManager API 가 사용된다.
  - MacOS X 에서는 자체 비선점형 쓰레드가 지원된다.

- 비공식적 포팅들, 진행중인 포팅들
  - Solaris, IRIX, FreeBSD, QNX, OSF/True64

(4) SDL 포팅

여기서는 임베디드 시스템 기반의 X-HYPER320TKU 보드를 타깃으로 ARM용 라이브러리를 생성시키고 포팅하여 타깃보드상에서 SDL 기반으로 작성된 하나의 애니매이션 예제 프로그램을 테스트 해보고자 한다. 사용된 SDL 버전은 가장 최근 버전은 1.2.13이고 확장 라이브러리인 SDL Image 버전은 1.2.6을 이용할 것이고 입력장치로 TSLIB를 사용하여 터치기능을 사용할 수 있도록 할 것이다.

(5) SDL 다운로드

설치를 하기 위해서는 SDL 오픈소스가 필요하다. 다운로드 경로는 다음과 같다.

(6) SDL-1.2.13

```
http://www.libsdl.org/download-1.2.php
```

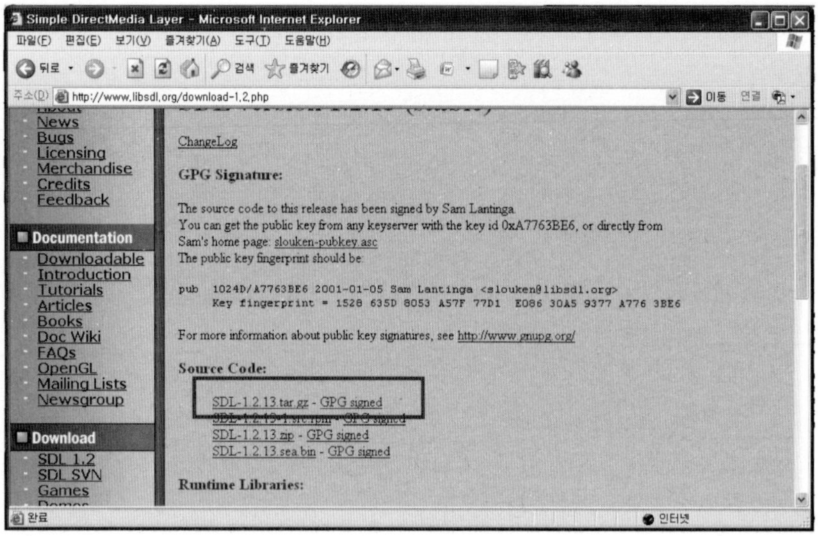

(7) SDL_image-1.2.6

```
http://www.libsdl.org/projects/SDL_image/release/
```

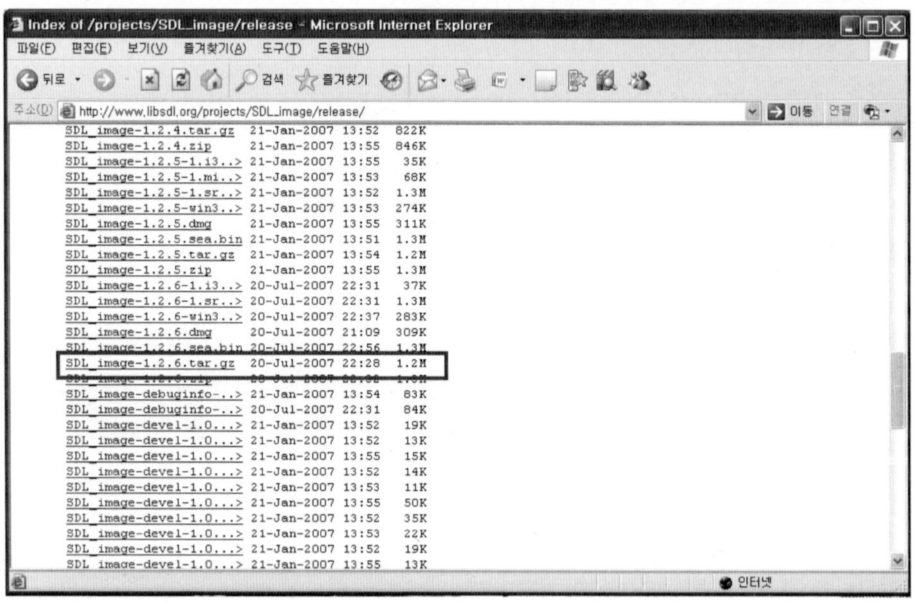

(8) ARM용 SDL 구축

다운로드한 압축파일을 적당한 위치에서 압축해제 한다. 그리고 작업의 편의를 위해 디렉토리 설치 환경 설정 파일을 생성한다.

```
]# tar xvfz SDL-1.2.13.tar.tar          --압축풀기
]# cd SDL-1.2.13                       -- 해당경로이동
```

먼저 ARM용 크로스컴파일러에 라이브러리 구축을 하도록 하겠다.

```
]# vi config-arm                        -- config-arm 파일생성
```

SDL 예제 프로그램을 컴파일 하기 위해서는 컴파일러에 SDL 라이브러리가 구축이 되어 있어야한다. 압축해제 후 아래의 옵션에 맞추어 설치 환경을 설정한다.

VI 편집기에서 다음과 같이 입력한다.

```
#!/bin/sh
export PKG_CONFIG_PATH=/usr/local/arm-linux-4.1.1/arm-iwmmxt-linux-gnueabi
/lib/pkgconfig
export PKG_CONFIG=/usr/local/arm-linux-4.1.1/arm-iwmmxt-linux-gnueabi/bin/
pkg-config
export CC=/usr/local/arm-linux-4.1.1/bin/arm-linux-gcc
export STRIP=/usr/local/arm-linux-4.1.1/bin/arm-linux-strip
export RANLIB=/usr/local/arm-linux-4.1.1/bin/arm-linux-ranlib
export CXX=/usr/local/arm-linux-4.1.1/bin/arm-linux-g++
export AR=/usr/local/arm-linux-4.1.1/bin/arm-linux-ar

./configure --build=i686-pc-linux-gnu \
          --prefix=/usr/local/arm-linux-4.1.1/arm-iwmmxt-linux-gnueabi \
          --host=arm-linux \
          --disable-debug --enable-events --disable-joystick \
          --disable-cdrom --disable-diskaudio --disable-mintaudio \
          --disable-esd --disable-nsam --disable-dga \
          --disable-video-x11-dgamouse --disable-video-x11-xv \
          --enable-video-x11-xinerama --disable-video-x11-xme \
          --disable-video-dga --disable-video-photon \
          --disable-video-ps2gs --disable-video-xbios \
          --disable-video-gem --disable-video-opengl \
          --enable-input-event --enable-input-tslib \
          --disable-stdio-redirect --disable-directx --disable-directfb \
          --disable-atari-ldg --disable-video-x11-dpms \
          --disable-video-cocoa --disable-video-svga --disable-video-vgl \
          --disable-video-wscons --disable-video-dummy --disable-ipod \
          --disable-dummyaudio --disable-altivec --disable-esdtest \
          --disable-esd-shared --disable-pulseaudio \
          --disable-pulseaudio-shared --with-x \
          --x-includes=/usr/local/arm-linux-4.1.1/arm-iwmmxt-linux-gnueabi/ include \
          --x-libraries=/usr/local/arm-linux-4.1.1/arm-iwmmxt-linux-gnueabi/lib
```

다음으로 include/SDL_stdinc.h 파일을 열어 133번 라인을 아래와 같이 주석 처리한다.

```
]# vi include/SDL_stdinc.h
```

```
root@localhost:/320app/Application/SDL_Example/SDL-1.2.13
파일(F) 편집(E) 보기(V) 터미널(T) 탭(B) 도움말(H)
*/
/* Enable enums always int in CodeWarrior (for MPW use "-enum int") */
#ifdef __MWERKS__
#pragma enumsalwaysint on
#endif

typedef enum {
        DUMMY_ENUM_VALUE
} SDL_DUMMY_ENUM;

#ifndef __NDS__
//SDL_COMPILE_TIME_ASSERT(enum, sizeof(SDL_DUMMY_ENUM) == sizeof(int));
#endif


#include "begin_code.h"
/* Set up for C function definitions, even when using C++ */
#ifdef __cplusplus
extern "C" {
#endif

#ifdef HAVE_MALLOC
#define SDL_malloc      malloc
```

다음 절차대로 컴파일 및 설치를 진행한다.

```
]# chmod 755 config-arm                 --권한설정 변경
]# ./config-arm; make; make install
```

이제 타겟보드 파일시스템에 포팅할 SDL 라이브러리를 구축하여야한다. 방법은 위와 동일하다. 다만 config_arm 파일을 config_fs 파일이름으로 변경한 후 prefix 경로만 다음과 같이 변경해서 저장한다.

```
]# cp config-arm config-fs              --이름바꿔서 복사
]# vi config-fs                         --편집기 열어서 실행
```

```
--prefix=/usr  <-- 이렇게 변경
```

다음으로 앞의 config-arm 파일과 동일하게 권한 변경을 한 후에 컴파일을 진행한다.

```
]# chmod 755 config-fs                  -- 권한설정 변경
]# make distclean
]# ./config-fs; make
```

여기서 주의할 점은 make install을 진행할 시 설치 디렉토리를 반드시 지정해야 한다. 그렇지 않으면 X86상의 /usr 밑에 설치되어 기존의 설치된 X86용 SDL 라이브러리와 겹치게 되는 문제가 발생한다.

```
]# make install DESTDIR=$PWD/__install-fs
```

설치를 완료하였으면 다음과 같이 이동해서 확인을 한다.

```
]# cd __install-fs/usr
]# ls
```

확인 후 lib 디렉토리를 제외한 나머지는 모두 삭제한다.

```
]# rm -rf include bin share
```

그리고 lib 디렉토리 밑의 pkgconfig 디렉토리도 삭제한다.

```
]# cd lib
]# rm -rf pkgconfig
```

정리가 끝났으면 usr 디렉토리를 압축한다. sdl.tgz 파일이 생성될 것이다.

```
]# cd ../../
]# tar cvfz sdl.tgz usr/
```

타겟보드 파일시스템의 최상위 디렉토리에 sdl.tgz 파일을 다운로드한 후 압축해제를 한다.

```
320TKU]# tar xzf sdl.tgz
```

이것으로 라이브러리 설치가 완료되었다. 이어서 SDL 확장 라이브러리를 설치하도록 하겠다. 확장라이브러리의 설치방법은 라이브러리 설치 방법과 동일하다.

마찬가지로 xvfz SDL-image-1.2.6.tar.tar압축을 해제하고 설치 환경 설정 파일을 작성한다.

```
]# tar xvfz SDL-image-1.2.6.tar.tar
]# cd SDL_image-1.2.6
]# vi config-arm
```

```
#!/bin/sh
export PKG_CONFIG_PATH=/usr/local/arm-linux-4.1.1/arm-iwmmxt-linux-gnueabi
/lib/pkgconfig
export PKG_CONFIG=/usr/local/arm-linux-4.1.1/arm-iwmmxt-linux-gnueabi/bin/
pkg-config
export CC=/usr/local/arm-linux-4.1.1/bin/arm-linux-gcc
export STRIP=/usr/local/arm-linux-4.1.1/bin/arm-linux-strip
export RANLIB=/usr/local/arm-linux-4.1.1/bin/arm-linux-ranlib
export CXX=/usr/local/arm-linux-4.1.1/bin/arm-linux-g++
export AR=/usr/local/arm-linux-4.1.1/bin/arm-linux-ar

./configure \
        --build=i686-pc-linux-gnu \
        --host=arm-linux \
        --prefix=/usr/local/arm-linux-4.1.1/arm-iwmmxt-linux-gnueabi \
        --disable-sdltest
```

다음 절차대로 컴파일 및 설치를 진행한다.

```
]# chmod 755 config-arm
]# ./config-arm; make
]# make install
```

이상 컴파일러에 SDL 확장 라이브러리 구축을 마쳤다. 이제 타겟보드 파일시스템에 포팅할 확장 라이브러리를 구축 하여야한다. 방법은 위와 동일하다. 앞의 라이브러리와 마찬가지로 config_arm 파일을 config_fs 파일이름으로 변경한 후 아래와 같이 변경해서 저장한다.

```
]# cp config-arm config-fs                          --이름바꿔서 복사
]# vi config-fs                                    --편집기 열어서 실행
```

```
#!/bin/sh
export PKG_CONFIG_PATH=/usr/local/arm-linux-4.1.1/arm-iwmmxt-linux-gnueabi
/lib/pkgconfig
export PKG_CONFIG=/usr/local/arm-linux-4.1.1/arm-iwmmxt-linux-gnueabi/bin/
pkg-config
export CC=/usr/local/arm-linux-4.1.1/bin/arm-linux-gcc
export STRIP=/usr/local/arm-linux-4.1.1/bin/arm-linux-strip
export RANLIB=/usr/local/arm-linux-4.1.1/bin/arm-linux-ranlib
export CXX=/usr/local/arm-linux-4.1.1/bin/arm-linux-g++
export AR=/usr/local/arm-linux-4.1.1/bin/arm-linux-ar
export SDL_CONFIG=/usr/local/arm-linux-4.1.1/arm-iwmmxt-linux-gnueabi/bin/sdl
-config
./configure \
        --build=i686-pc-linux-gnu \
        --host=arm-linux \
        --prefix=/usr \
        --disable-sdltest
```

다음으로 앞의 config-arm 파일과 동일하게 권한 변경을 한 후에 컴파일을 진행한다.

```
]# chmod 755 config-fs                          -- 권한설정 변경
]# make distclean
]# ./config-fs; make
```

여기서 주의할 점은 make install을 진행할 시 설치 디렉토리를 반드시 지정해야 한다. 그렇지 않으면 X86상의 /usr 밑에 설치되어 기존의 설치된 X86용 SDL 라이브러리와 겹치게 되는 문제가 발생한다.

```
]# make install DESTDIR=$PWD/__install-fs
```

설치를 완료하였으면 다음과 같이 이동해서 확인을 한다.

```
]# cd __install-fs/usr
]# ls
```

확인 후 lib 디렉토리를 제외한 나머지는 모두 삭제한다.

```
]# rm -rf include
```

정리가 끝났으면 usr 디렉토리를 압축한다. sdl.tgz 파일이 생성될 것이다.

```
]# cd ..
]# tar cvfz sdl_imgae.tgz usr/
```

타겟보드 파일시스템의 최상위 디렉토리에 sdl_image.tgz 파일을 다운로드한 후 압축해제를 한다.

```
320TKU]# tar xzf sdl_image.tgz
```

이것으로 ARM용 SDL 라이브러리 포팅을 완료하였다.

3) S/W설계

(1) SDL 애니메이션 기능

- PNG 이미지 파일을 로드하여 디스플레이를 한다.
- TSLIB를 이용하여 터치를 사용할 수 있다.
- 여러 개의 이미지로 애니메이션 효과를 나타낼 수 있다.

(2) 구조

SDL 애니메이션 프로그램의 구조는 다음과 같다.

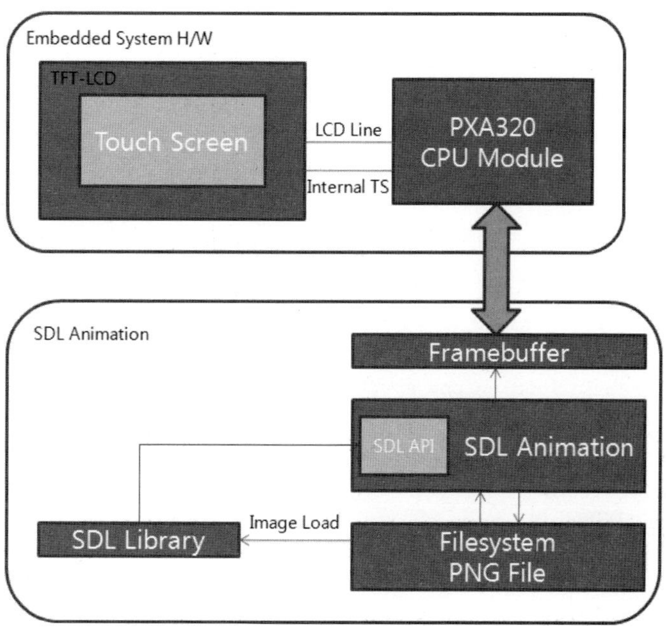

SDL 확장 API인 Image Loader 를 사용하여 파일시스템에 저장되어 있는 특정 PNG 이미지 파일을 가져오고 SDL 애니메이션 프로그램에서 SDL API를 이용하여 애니메이션 효과를 나타내게 된다. 애니메이션 효과는 TFT-LCD를 통해 디스플레이 되고 이 때 TSLIB 터치를 이용하여 캐릭터의 방향을 정하여 움직이게 할 수 있다. 아래 그림은 터치에 따라 좌측 또는 우측으로 움직이는 효과를 나타내기 위한 'foo.png' 파일이다.

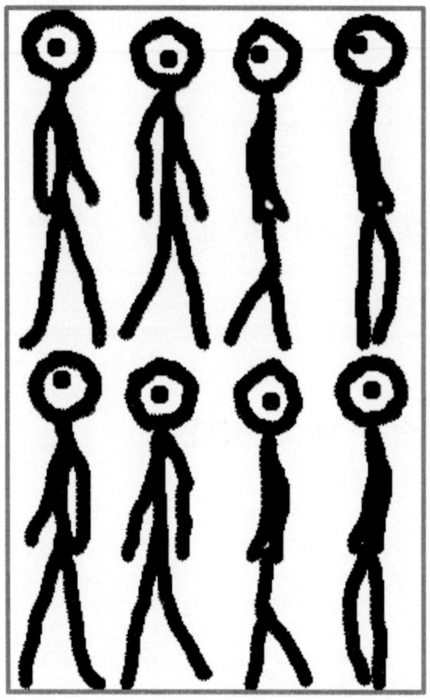

4) S/W 구현

(1) SDL 애니메이션 프로그램의 코드 설명

- SDL_animation.cpp 주요 코드

```
//Screen attributes
const int SCREEN_WIDTH = 800; const int SCREEN_HEIGHT = 480;
const int SCREEN_BPP = 16;
//The dimenstions of the stick figure
const int FOO_WIDTH = 64; const int FOO_HEIGHT = 205;
//The direction status of the stick figure
const int FOO_RIGHT = 0; const int FOO_LEFT = 1;

SDL_Surface *foo = NULL;         // 전역변수

bool load_files()                // 이미지 파일 로딩 함수
{
    //Load the sprite sheet
    foo = load_image("foo.png");          // foo.png 파일을 로딩한다.
    //If there was a problem in loading the sprite
    if( foo == NULL ) {
        fprintf(stderr, "Couldn't load image file: %s\n", SDL_GetError());
        return false;
    }
   //If everything loaded fine
    return true;
}

SDL_Surface *load_image(std::string filename)             // 이미지 로딩 함수
```

```
{
    //The image that's loaded
    SDL_Surface* loadedImage = NULL;
    //The optimized surface that will be used
    SDL_Surface* optimizedImage = NULL;
    //Load the image
    loadedImage = IMG_Load(filename.c_str());    // PNG 이미지 파일을 로딩
    //If the image loaded
    if(loadedImage != NULL){
        //Create an optimized surface
        optimizedImage = SDL_DisplayFormat(loadedImage);
        //Free the old surface
        SDL_FreeSurface(loadedImage);
        //If the surface was optimized
        if(optimizedImage != NULL){
            //Color key surface
            SDL_SetColorKey(optimizedImage, SDL_SRCCOLORKEY, SDL_MapRGB( optimizedImage->format, 0,
0xFF, 0xFF));
        }
    }
    //Return the optimized surface
    return optimizedImage;
}
void Foo::handle_events()        // TSLIB 이벤트 처리 함수
{
    //If a touch was pressed
    if(event.type == SDL_MOUSEBUTTONDOWN) {        // 터치 펜 다운
        if(offSet < event.button.x) {
            velocity += FOO_WIDTH / 4;
            pointer_status = 1;
        }
        else {
            velocity -= FOO_WIDTH / 4;
            pointer_status = 2;
        }
    }

    else if(event.type == SDL_MOUSEBUTTONUP) {    // 터치 펜 업
        if (pointer_status == 1)
            velocity -= FOO_WIDTH / 4;
        else if (pointer_status == 2)
            velocity += FOO_WIDTH / 4;
    }
}
bool init()    // SDL 서브시스템 초기화 함수
{   //Initialize all SDL subsystems
    if (SDL_Init(SDL_INIT_VIDEO) < 0) {                        // SDL 초기화
        fprintf(stderr, "Couldn't initialize SDL: %s\n", SDL_GetError());
        return false;
    }
    //Set the window caption
    SDL_WM_SetCaption("Animation Test", "SDL_animation");// 캡션 설정
    //Set up the screen
    screen = SDL_SetVideoMode(SCREEN_WIDTH, SCREEN_HEIGHT, SCREEN_BPP, SDL_SWSURFACE);      // 비디오
모드 설정
    //If there was an error in setting up the screen
    if( screen == NULL ) {
        fprintf(stderr, "Couldn't set %dx%dx%d video mode: %s\n", SCREEN_WIDTH, SCREEN_HEIGHT,
SCREEN_BPP, SDL_GetError());
        return false;
    }
    //If everything initialized fine
    return true;
}
```

```
int main(int argc, char* args[])                    // 메인 함수
{
    //Quit flag
    bool quit = false;
    //Initialize
    if(init() == false)
        return 1;
    //Load the files
    if(load_files() == false)
        return 1;
    //Clip the sprite sheet
    set_clips();
    //The frame rate regulator
    Timer fps;

    //The stick figure
    Foo walk;
    //While the user hasn't quit
    while(quit == false) {
        //Start the frame timer
        fps.start();
        //While there's events to handle
        while(SDL_PollEvent(&event)) {              // 이벤트 발생을 감시
            //Handle events for the stick figure
            walk.handle_events();
            //If the user has Xed out the window
            if(event.type == SDL_QUIT) {
                //Quit the program
                quit = true;
            }
        }
        //Move the stick figure
        walk.move();
        //Fill the screen white
        SDL_FillRect(screen, &screen->clip_rect, SDL_MapRGB(screen->format, 0xff, 0xff, 0xFF));
        //Show the stick figure on the screen
        walk.show();
        //Update the screen
        if(SDL_Flip(screen) == -1)
            return 1;
        //Cap the frame rate
        if(fps.get_ticks() < 1000 / FRAMES_PER_SECOND)
            SDL_Delay((1000 / FRAMES_PER_SECOND) - fps.get_ticks());
    }
    //Clean up
    clean_up();
    return (255);
```

5) 수행 방법 및 결과

(1) 수행 방법

- /root/320app/Application/SDL_Example/SDL_Animationdm로 이동한다.

```
]# cd /root/320app/Application/SDL_Example/SDL_Animationdm
```

- make 명령어를 입력한다.

```
]# make
```

- 생성된 실행파일을 타겟보드로 다운로드한다.
- X환경을 실행한다.

```
320TKU]# startx
```

- TSLIB 사용을 위해 마우스 드라이버를 TSLIB로 지정한다.

```
320TKU]# export SDL_MOUSEDRV=TSLIB
```

- 타겟보드에서 실행파일이 있는 위치에서 다음과 같이 입력하여 실행을 하도록 한다.

```
320TKU]# ./SDL_animation
```

- 터치를 입력하여 화면에 보이는 캐릭터를 움직여 본다.

(2) 수행 결과

터치를 이용하여 캐릭터의 오른쪽으로 입력하면 캐릭터가 오른쪽으로 이동하게 되고 왼쪽으로 입력하면 반대방향으로 움직이게 된다.

- 캐릭터 오른쪽 터치

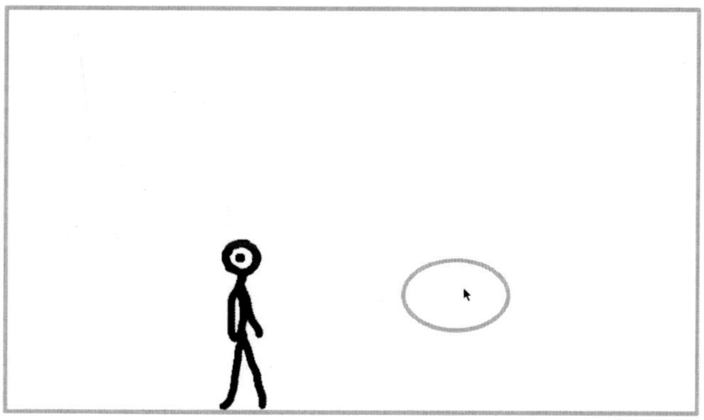

- 캐릭터 왼쪽 터치

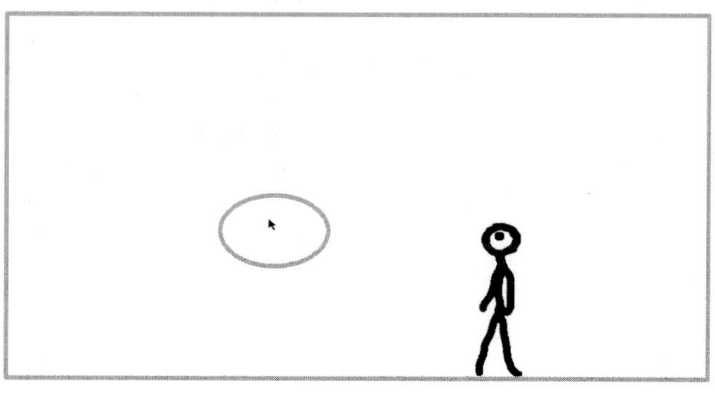

7장

RFID/USN 임베디드 시스템의 컨버전스 응용 실습

7-1 RFID와 USN의 관계

유비쿼터스 센서 네트워크(USN)은 안테나가 부착한 태그(센서)와 안테나를 부착한 리더가 정보통신망과 연동됨으로써 구성되며 태그와 리더는 전파를 이용하여 연결되며 자체 에너지원 또는 수신 전파로부터 작동할 에너지 공급을 받아 동작한다.

리더기가 태그로 전파를 송신하면 태그는 수신 전파로부터 에너지를 얻어서 활성화되며 활성화된 태그는 자신의 정보를 실어서 리더기로 송신하게 된다. 이 때 전자태그는 태그가 송신하는 전파의 에너지원을 얻는 방법에 따라 수동형(Passive)과 능동형(Active)으로 구분된다.

수동형은 리더기로부터 수신되는 전파에서 송신에너지를 얻고 능동형은 별도의 배터리에서 송신에너지를 얻으며 리더기는 수집된 정보 네트워크를 통하여 센터에 전달하게 된다. 구체적인 u-센서 네트워크 구현 관련 주요 기술로는 태그, RFID 리더기 및 인식방식을 들 수 있다.

1) 태그 관련 기술

칩형 태그의 경우 현재 13.56MHz의 칩이 대량 생산되고 있으며, 향후 글로벌 유통과 물류 등 다양한 분야에서 이용될 900MHz 대역의 칩은 최근 ALIEN, PHILIPS, MATRICS 등에서, 2.45G의 칩은 히타치가 소량 생산하고 있다. 현재 칩의 가격이 태그 가격의 약40%를 차지하고 있으나 소형화와 패키지 조립기술을 통해 향후1센트 수준까지 가격을 낮출 수 있을 것으로 예상된다.

Chipless형 태그는 현재 인식거리, 정보용량 등의 한계로 제한적으로 이용되고 있으나 표면 탄성파를 이용한 태그 기술은 저가격, 센서기능 구현이 용이할 것으로 전망된다.

센싱형 태그의 경우 태그의 기능을 확장하기 위한 센서 융합형 태그 기술을 통해 능동형 태그의 저가화를 추진 중이며 피츠버그 대학은 센서와 통합 가능하고 안테나를 칩에 내장한 수동형 초소형(2.2mm × 2.2mm) 태그를 개발한 바 있다.

태그 안테나 및 패키지 기술의 경우 태그의 글로벌 사용을 위해 860~960MHz 대역에서 동작하는 소형의 광대역 안테나 기술을 개발 중이며 안테나 제작비용을 줄이기 위해 칩과 결합이 용이한 프린팅 안테나 기술이 이용되고 있으나 궁극적으로 안테나를 반도체 웨이퍼 상에 직접 구현하기 위한 안테나 온 칩(Antenna on chip) 기술을 개발 중이다.

2) RFID 리더 관련 기술

태그 신호 충돌 방지 알고리즘 채용으로 현재 초당 100개까지 인식이 가능하나 수백 개를 목표로 기술 개발 중이며, 여러 대역의 주파수 인식이 가능한 멀티-밴드(Multi-band), 멀티-프로토콜(Multi-protocol) 리더기 기술 또한 개발 중이다.

현재 리더는 인식 성능을 높일 수 있도록 2~4개의 안테나를 배열하여 사용하고 있으나 향후 주변 환경에 적응하여 빔을 제어할 수 있는 빔 성형(Beam forming) 안테나 기술이 적용될 전망이다.

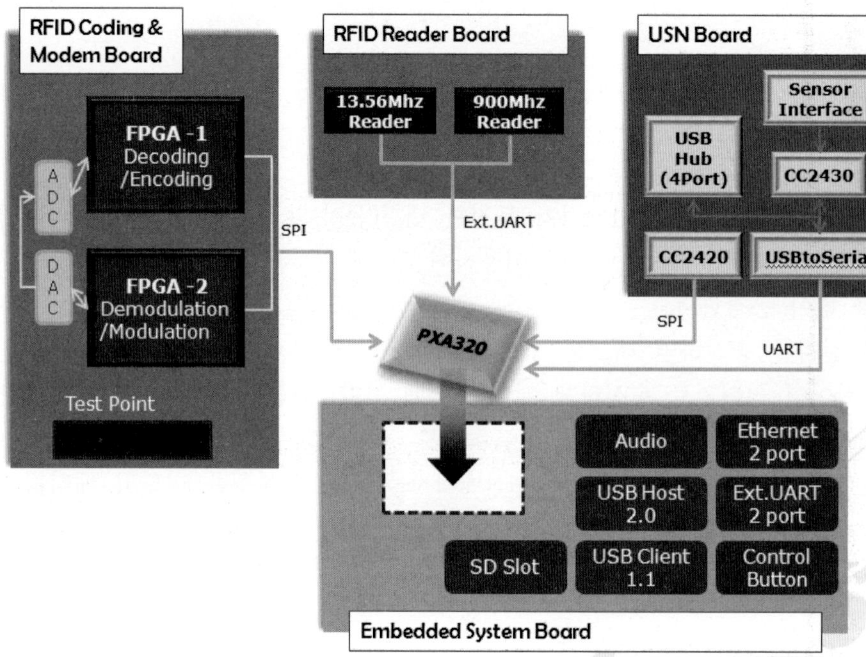

[그림 7-1] X-Hyper320TKU 임베디드 시스템 장비 모습

3) Identification scheme관련 기술

전자태그를 이용하여 사물의 식별을 가능케 해야 하므로 용도에 따라서 단위 지역 또는 전 세계적으로 유일한 인식번호를 부여하기 위한 식별 코드 체계의 정의가 필요하다. 관련 표준으로는 국제유통표준화를 주도하는 EAN(European Article Number, 유럽)와 UCC(Uniform Code Council, 북미지역)에서 제안한 EPC (Electronic Product Code, 96bit)와 일본에서 제안된 u-ID(Ubiquitous-ID, 126bit) 체계가 있으며, 국제 표준화 작업을 진행 중에 있다.

특히, 인터넷 주소 체계에서는 128bit의 IPv6를 추진하고 있어 EPC방식과 연계를 위해서는 국가차원의 코드체계 표준 대응방안의 수립이 필요한 실정이다. 또한 리더가 읽은 전자태그의 정보를 이용하여 다양한 상품정보를 비즈니스 어플리케이션에 연계시켜 주는 미들웨어의 개발 및 시험을 진행 중에 있으며 전자태그의 EPC 정보를 Savant 서버에 보내어 ONS에서 사물정보가 있는 PML의 위치를 확인하고 PML의 서버로부터 사물의 구체적인 정보를 얻는 연구가 진행 중이다.

7-2 무선 재고 관리 시스템의 개요

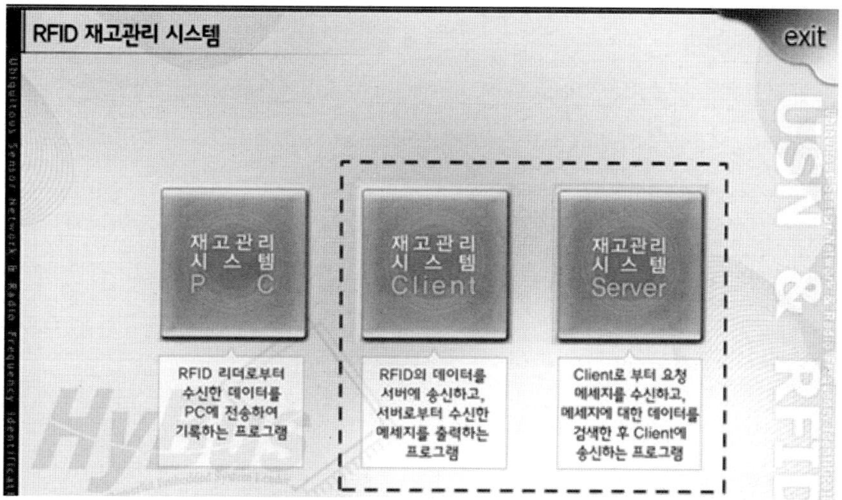

[그림 7-2] 무선 재고 관리 시스템

이 Application은 RFID-tag reader 보드로부터 데이터를 수신하고 서버에 전송하는 프로그램이다. 업데이트 버튼을 이용하여 서버에 저장된 최신 정보를 가져올 수도 있고 만약 새로운 태그 정보가 들어왔을 때는 서버의 데이터 테이블에 추가하는 기능도 있다.

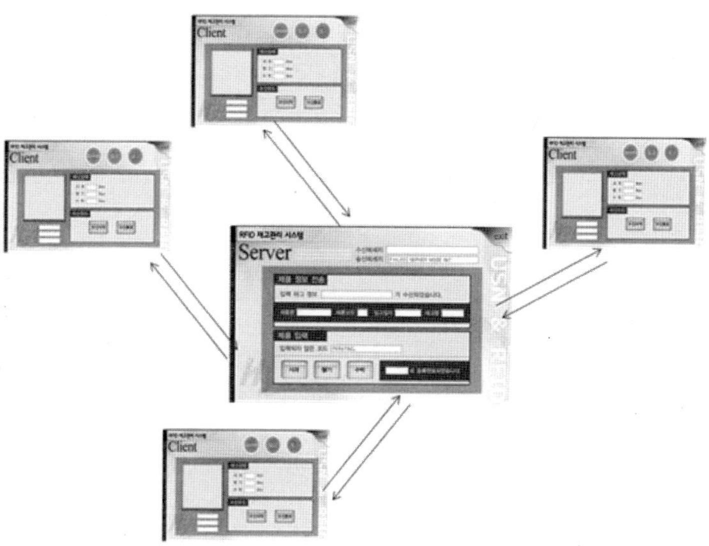

[그림 7-3] 무선 재고 관리 시스템 구성도

데이터의 흐름 구조는 다음과 같다.

- Case (1)

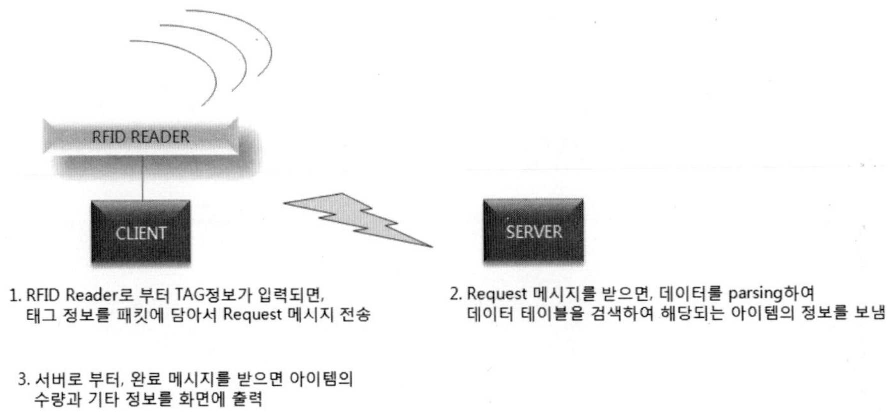

[그림 7-4] Case (1)

- Case (2)

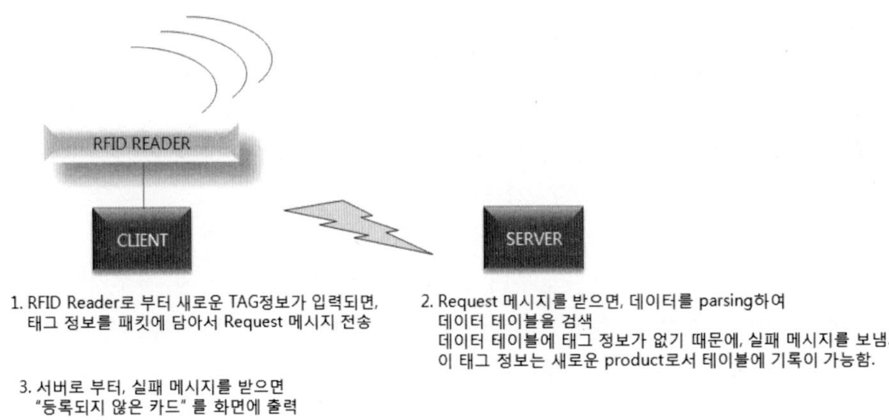

[그림 7-5] Case (2)

- Case (3)

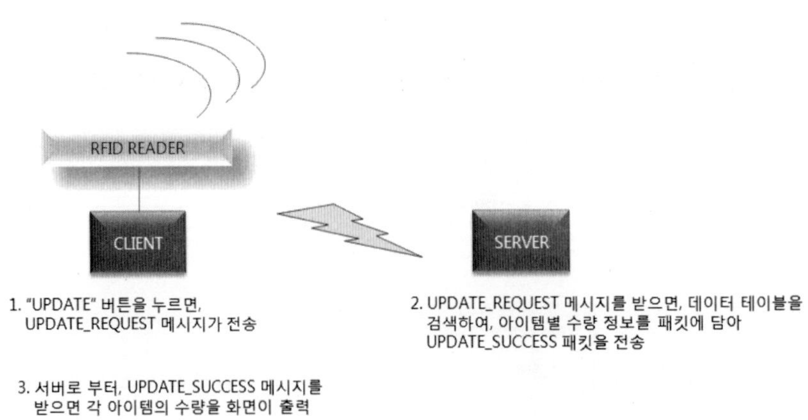

[그림 7-6] Case (3)

7-3 무선재고 관리 시스템의 클라이언트(CLIENT)

클라이언트 시스템은 RFID-tag reader로부터 받은 데이터를 전송하고 서버로부터 Ack 메세지를 받으면 화면에 출력하는 역할을 한다.

"재고 관리 시스템 - client" 버튼을 클릭하면 다음과 같은 화면이 출력된다.

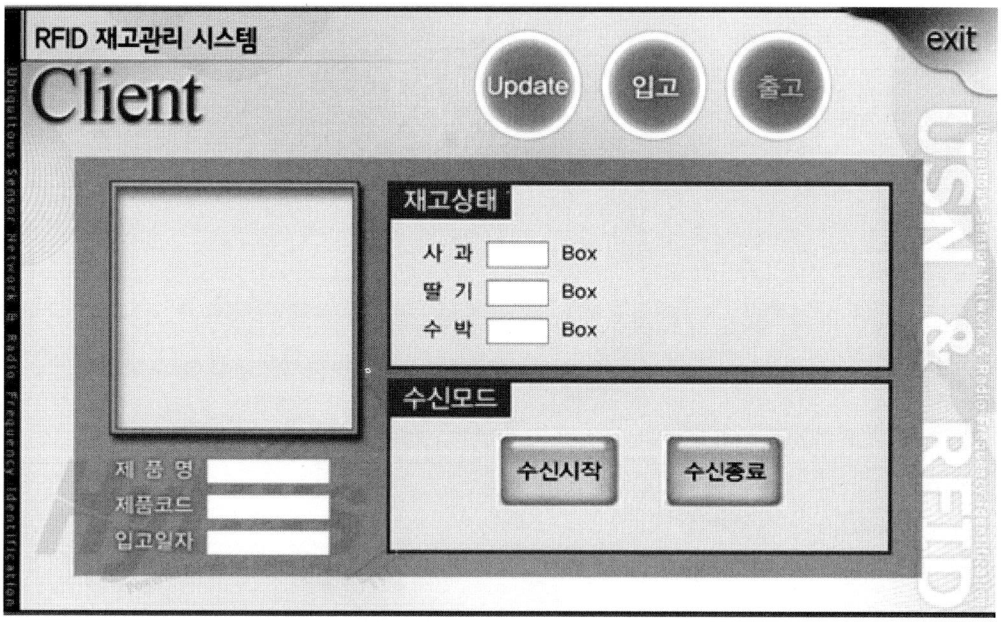

[그림 7-7] 무선재고 관리 시스템의 클라이언트(CLIENT)

〈버튼설명〉

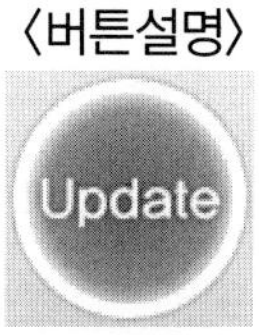

: 클릭 시, 서버로 UPDATE_REQUEST 메시지를 전송하고, 서버로부터 해당 ACK를 받으면 화면에 출력

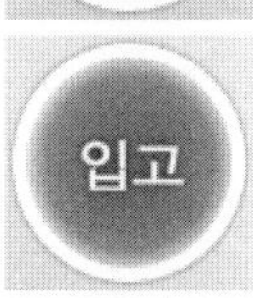

: 클릭 시, RFID-tag의 정보가 들어왔을 때, 해당하는 물품의 수량을 증가시키는 command가 담긴 패킷을 서버로 전송한다.

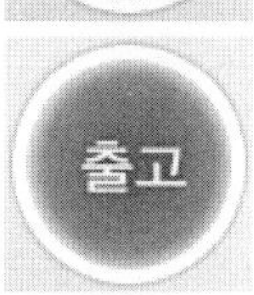

: 클릭 시, RFID-tag의 정보가 들어왔을 때, 해당하는 물품의 수량을 증가시키는 command가 담긴 패킷을 서버로 전송한다.

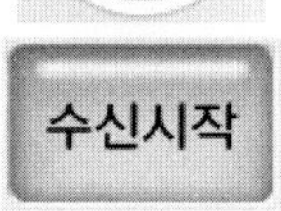

: RFID-tag reader(900Mhz)의 수신을 시작한다.

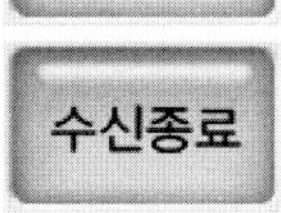

: RFID-tag reader(900Mhz)의 수신을 정지한다.

클라이언트 시스템은 서버가 동작되고 있을 때만 동작한다. 서버가 꺼져있을 때는 클라이언트의 동작(UPDATE 버튼을 클릭하거나 RFID-tag reader에 RFID tag를 댔을 때)에 대한 어떤 처리도 일어나지 않는다. 만약 server가 꺼져 있는 상태에서 "UPDATE" 버튼을 클릭했을 때, 서버가 보내지 않은 메시지가 들어오거나, 메시지가 들어오지 않는다면 다음과 같이 "UPDATE Waiting" 혹은 "UPDATE Failed" 라는 아이콘으로 바뀐다.

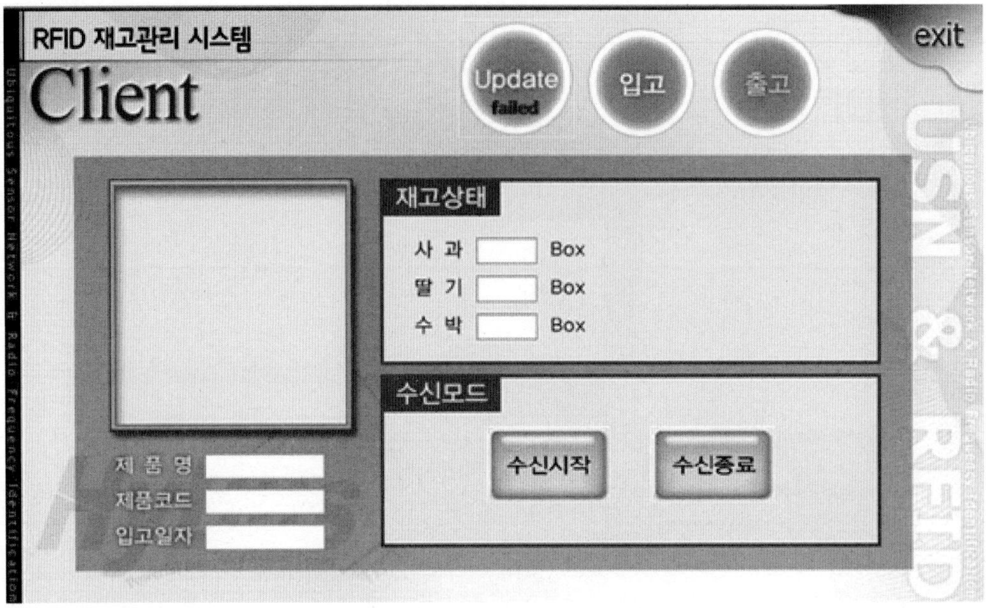

[그림 7-8] 무선재고 관리 시스템의 클라이언트(CLIENT) 신호 들어오면 UPDATE Failed 변경됨

서버로부터 성공적으로 ACK메시지를 받아오면 다음과 같은 화면이 출력된다.

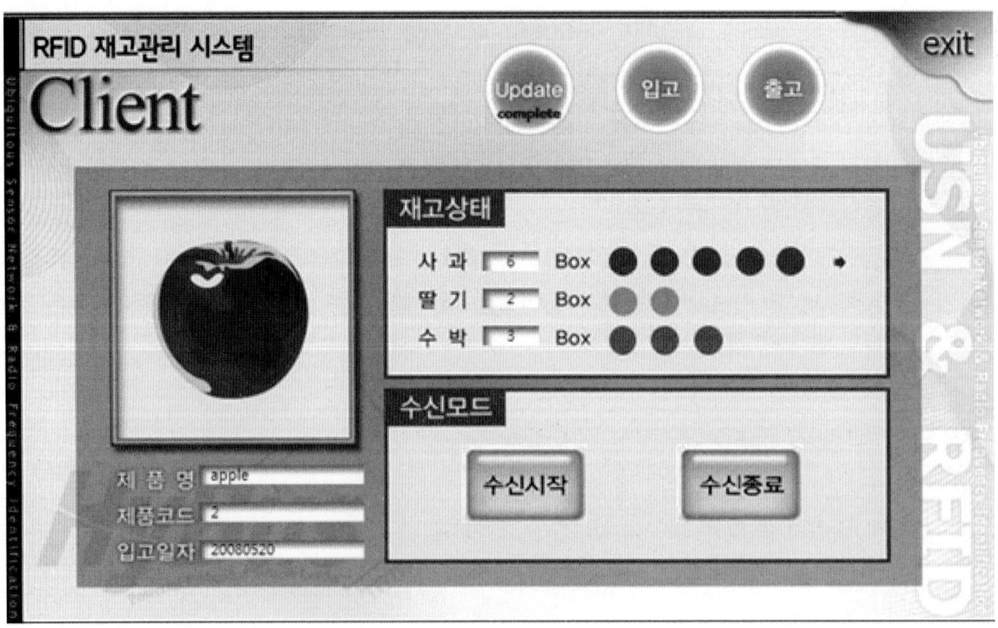

[그림 7-9] 메시지 화면 출력

만약 서버에 등록되지 않은 카드라면 다음과 같은 화면이 출력된다.

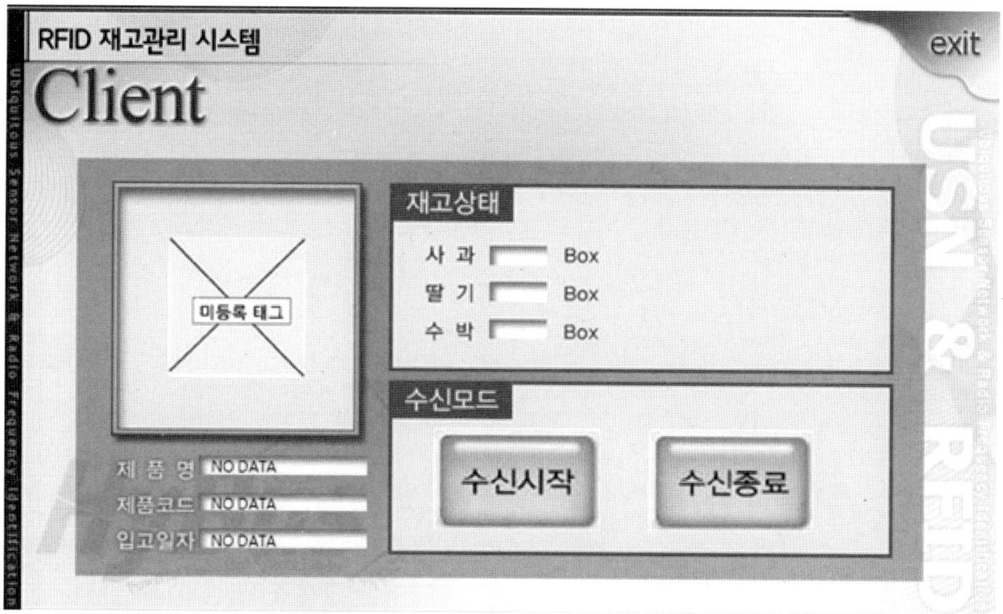

[그림 7-10] 서버에서 무등록 카드 이면 화면 표시

클라이언트가 위의 상태일 때 서버에서는 등록되지 않은 카드에 대한 제품 입력을 할 수 있다.

• 클라이언트 프로그램 분석 (rfid_client_window.c)

프로그램이 시작되면, hybus_rfid_client()이 실행되어 배경이미지와 버튼이벤트 및 텍스트박스가 생성이 된다.

```
void hybus_rfid_client()
{
    msg_init(&recv_pkt);          //수신 메시지 패킷 초기화
    msg_init(&send_pkt);          //송신 메시지 패킷 초기화
    /* Background */
    rfid_client_window = create_rfid_client_window ();    //윈도우 생성
    GtkWidget *rfid_client_handle;
    GtkWidget *image = NULL;

    rfid_client_handle = lookup_widget(GTK_WIDGET(rfid_client_window), "fixed_bg");

    image = create_pixmap(rfid_client_window, "RFID_CLIENT_BG.jpg"); //배경 이미지를
    gtk_fixed_put (GTK_FIXED(rfid_client_handle), image, 0, 0);        //좌표 0.0에 뿌림
    gtk_widget_show(image);

    /* RFID Client Transmit START button */          //수신 시작 버튼 생성
    client_item1_button_n = create_pixmap (rfid_client_window, client_item1_btn_normal);
    client_item1_button_p = create_pixmap (rfid_client_window, client_item1_btn_pressed);

    make_button(client_item1_button, client_item1_button_n, rfid_client_handle,
CLIENT_ITEM1_BTN_X,CLIENT_ITEM1_BTN_Y,CLIENT_ITEM1_BTN_W,CLIENT_ITEM1_BTN_H, client_item1_pressed);
```

```
    /* RFID Client Transmit STOP button */           //수신 정지 버튼 생성
    client_item2_button_n = create_pixmap (rfid_client_window, client_item2_btn_normal);
    client_item2_button_p = create_pixmap (rfid_client_window, client_item2_btn_pressed);

    make_button(client_item2_button, client_item2_button_n, rfid_client_handle,
CLIENT_ITEM2_BTN_X,CLIENT_ITEM2_BTN_Y,CLIENT_ITEM2_BTN_W,CLIENT_ITEM2_BTN_H, client_item2_pressed);
  ....
  ....
    /* entry */          //제품명에 해당하는 텍스트박스 생성
   entry_name = gtk_entry_new ();
   gtk_widget_ref (entry_name);
   gtk_object_set_data_full (GTK_OBJECT (rfid_client_window), "entry_name",
entry_name,(GtkDestroyNotify) gtk_widget_unref);
   gtk_widget_show (entry_name);
   gtk_fixed_put (GTK_FIXED (rfid_client_handle), entry_name, CLIENT_NAME_X, CLIENT_NAME_Y);
   gtk_widget_set_uposition (entry_name, CLIENT_NAME_X, CLIENT_NAME_Y);
   gtk_widget_set_usize (entry_name, CLIENT_NAME_W, CLIENT_NAME_H);
  ....
  ....
```

배경이미지와 버튼, 텍스트 박스 등을 생성한 후 RFID_900_get()과 RFID_1356M_get()이라는 스레드를 실행시킨다. 프로그램은 이 2개의 스레드에 의해 모든 동작이 일어나게 된다.

```
   ....
   ....
   entry_item3 = gtk_entry_new ();       //수박에 해당하는 텍스트 박스 생성
   gtk_widget_ref (entry_item3);
   gtk_object_set_data_full (GTK_OBJECT (rfid_client_window), "entry_item3",
entry_item3,(GtkDestroyNotify) gtk_widget_unref);
   gtk_widget_show (entry_item3);
   gtk_fixed_put (GTK_FIXED (rfid_client_handle), entry_item3, CLIENT_ITEM3_X, CLIENT_ITEM3_Y);
   gtk_widget_set_uposition (entry_item3, CLIENT_ITEM3_X, CLIENT_ITEM3_Y);
   gtk_widget_set_usize (entry_item3, CLIENT_ITEM3_W, CLIENT_ITEM3_H);

    if ((fd_cc2420_temp = open("/dev/tosmac", O_RDWR | O_NOCTTY)) < 0)
    { //cc2420의 드라이버인 tosmac을 open하여 드라이버 사용함.
       printf("CC2420 open fail - rfid_client\n");
    }

    gtk_widget_show_all(rfid_client_window);

    //900Mhz RFID reader와 연결된 시리얼 포트를 열어 데이터를 받도록 스레드 실행
    pthread_create(&threadid, NULL, RFID_900M_get, (void *)NULL);
    usleep(1000);
    //13.56Mhz RFID reader와 연결된 시리얼 포트를 열어 데이터를 받도록 스레드 실행
    pthread_create(&threadid, NULL, RFID_1356M_get, (void *)NULL);
    usleep(1000);
    //500ms마다 test라는 함수가 실행되도록 함.
    gtk_timeout_add(500, test, NULL);
  }
```

RFID_900_get()은 13.56Mhz와 900Mhz RFID reader가 연결된 시리얼 포트를 open하고 reader가 동작하도록 command를 보낸다.

```
  void *RFID_900M_get(void *arg)
```

```
{
   send_pkt_rfid.length = PKT_LEN;
   send_pkt_rfid.addr  = PKT_ADDR;
   send_pkt_rfid.group    = PKT_GROUP;
   pthread_detach(pthread_self());
.....
   fd_900M = open(MODEMDEVICE_900M, O_RDWR | O_NOCTTY ); //900Mhz reader가 연결된
   if (fd_900M <0)                                        //시리얼 포트를 open한다.
      printf("900MHz reader OPEN error\n");
....
   fd_1356M = open(MODEMDEVICE_1356M, O_RDWR | O_NOCTTY ); //13.56Mhz reader가 연
   if (fd_1356M <0)                                    //결된 시리얼 포트를
      printf("1356MHz reader OPEN error\n");                //open한다.
```

turn_on_1356M()은 13.56Mhz reader가 inventory read동작을 하도록 command를 전송하는 함수다.

```
void turn_on_1356M()
{  //start_buf_1356에는 "0x02 0x12 0x11 0x11 0x03"의 데이터가 들어가 있다.
   write(fd_1356M, start_buf_1356, (sizeof(start_buf_1356)));
   usleep(3000);
}
```

900Mhz RFID reader로부터 tag 데이터가 읽혀지면 전송할 패킷 payload의 0번째부터 TAG_LENGTH 까지의 공간을 읽혀진 tag데이터를 삽입하여 전송한다. 다른 type의 패킷을 인식하는 것을 막기 위하여 payload의 남은 공간을 Protocol ID를 넣어서 같이 전송하도록 한다.

```
   while(1)
   {
      if( read(fd_900M, &test_buf, (sizeof(test_buf))) > 0 ) //900Mhz reader로부터 데이터가
      {                                              //들어오면
         usleep(9000);
         gdk_threads_enter();
         pthread_mutex_lock(&serial_mutex);

         if(tag_start_900m == 1)
         if(test_buf[3] == '3' && test_buf[4] == '0' && test_buf[5] == '0' && test_buf[3] != '0')
 //읽혀진 데이터가 제대로 된 데이터인지 검사
         {
            tag_start_900m = 0;
            for(i=0; i<TAG_LENGTH; i++)
            {
               send_pkt_rfid.data[i] = test_buf[i+3]; //reader로부터 들어온 tag데이터를 전송
            }                                  //할 패킷의 payload에 순서대로 넣는다.

            // Free Buffer of RFID
            for(i=0; i<TAG_LENGTH+3; i++)
               test_buf[i] = 0;

            // Inject RFID data(to packet) and Transceive packet
            send_pkt_rfid.data[RFID_PROT1] = REQUEST;      //요구 메시지의 형태로 전송
            send_pkt_rfid.data[RFID_PROT2] = SEC_ID1_CLIENT; //클라이언트 프로토콜 ID
            send_pkt_rfid.data[RFID_PROT3] = SEC_ID2_CLIENT; //클라이언트 프로토콜 ID
            send_pkt_rfid.data[RFID_READER_TYPE] = TYPE_900M; //reader의 type
            send_pkt_rfid.data[RFID_DIRECTION] = direction;  //입고인지 출고인지를 나타냄
```

전송을 끝내자마자 서버로부터의 응답메시지를 기다리는 대기상태로 들어가게 된다. 만약 서버로부터 응답 메시지를 받았다면 Protocol ID를 검사한 후에 해당하는 아이템의 코드와 입고일자를 텍스트박스에 출력하게 된다. tag정보가 서버에 등록되지 않은 아이템이었다면 “NO DATA”라는 문장을 텍스트 박스에 출력하게 된다.

```
        printf("Send Done!!!\n");

        if(read(fd_cc2420_temp, &recv_pkt_rfid, sizeof(TOS_Msg)) == -1)// != sizeof(TOS_Msg);
        {   //2.4Ghz Radio chip인 CC2420으로 패킷이 들어왔을 때, 발생하는 함수
             close(fd_cc2420_temp);
             fd_cc2420_temp = open(TOSMAC_DEVICE, O_RDWR);
        }
        else
        {
        if(recv_pkt_rfid.data[RFID_PROT1] == NO_DATA && recv_pkt_rfid.data[RFID_PROT2] ==
SEC_ID1_SERVER && recv_pkt_rfid.data[RFID_PROT3] == SEC_ID2_SERVER)
        { //패킷을 검사하여, protocol ID는 일치하지만, 서버에 등록되지 않은 아이템이면
               rcv_name = 4;
               sprintf(buffer,"%s","NO DATA"); //"NO DATA"라는 문구를 텍스트 박스에 출력
               gtk_entry_set_text(GTK_ENTRY(entry_date),buffer);
               gtk_entry_set_text(GTK_ENTRY(entry_code),buffer);

               msg_init(&recv_pkt);
               memset(recv_pkt_rfid.data, 0, send_pkt_rfid.length);
               for(i=0;i<PKT_LEN;i++)
               recv_pkt_rfid.data[i]=0;
      }
      // Normal State
      else if(recv_pkt_rfid.data[RFID_PROT1] == DATA_OK && recv_pkt_rfid.data[RFID_PROT2] ==
SEC_ID1_SERVER && recv_pkt_rfid.data[RFID_PROT3] == SEC_ID2_SERVER)
      {//패킷을 검사하여, protocol ID도 일치하고, 서버에 등록된 아이템이면
              // Assign Data //서버로부터 가져온 데이터를 할당(반환)
               rcv_name   = recv_pkt_rfid.data[R_NAME]; //아이템의 이름을 반환
               rcv_code   = recv_pkt_rfid.data[R_CODE];  //아이템의 코드를 반환
               rcv_date = 20080000 + (100*recv_pkt_rfid.data[R_DATE]) +
recv_pkt_rfid.data[R_DATE+1]; //아이템의 입고일자를 반환

               if(rcv_name == 1) //아이템의 이름에 해당하는 재고량을 할당
                   rcv_amount_of_item1 = recv_pkt_rfid.data[R_AMOUNT];
               else if(rcv_name == 2)
                   rcv_amount_of_item2 = recv_pkt_rfid.data[R_AMOUNT];
               else
                   rcv_amount_of_item3 = recv_pkt_rfid.data[R_AMOUNT];

               sprintf(buffer,"%d",rcv_code); //해당 코드를 텍스트박스에 출력
               gtk_entry_set_text(GTK_ENTRY(entry_code),buffer);
               sprintf(buffer,"%d",rcv_date); //해당 입고일자를 텍스트박스에 출력
               gtk_entry_set_text(GTK_ENTRY(entry_date),buffer);

               msg_init(&recv_pkt);
               memset(recv_pkt_rfid.data, 0, send_pkt_rfid.length);
               for(i=0;i<PKT_LEN;i++)
                    recv_pkt_rfid.data[i]=0;
      }
  ...
```

아이템의 정보 창에 제품 이미지를 출력하여 LCD에 뿌려지게 하고 제품이름을 나타내는 텍스트 박스에 해당 아이템의 이름을 출력한다.

```
switch(rcv_name)
{
   case 1: //아이템이 사과이면
   // Display Apple
   pixmap = create_pixmap(rfid_client_window, APPLE_IMAGE);
   gtk_widget_set_usize(pixmap, ITEM_SHOW_W, ITEM_SHOW_H);
   gtk_fixed_put (GTK_FIXED(rfid_client_handle), pixmap, ITEM_SHOW_X, ITEM_SHOW_Y);
   gtk_widget_show(pixmap); //사과 이미지를 LCD에 뿌림
   sprintf(buffer,"%s","apple");
   gtk_entry_set_text(GTK_ENTRY(entry_name),buffer); //이름에 해당하는 텍스트박스에 apple을
   break;                                           //출력

   case 2: //아이템이 딸기이면
   // Display Strawberry
   pixmap = create_pixmap(rfid_client_window, STRAWBERRY_IMAGE);
   gtk_widget_set_usize(pixmap, ITEM_SHOW_W, ITEM_SHOW_H);
   gtk_fixed_put (GTK_FIXED(rfid_client_handle), pixmap, ITEM_SHOW_X, ITEM_SHOW_Y);
   gtk_widget_show(pixmap); //딸기 이미지를 LCD에 뿌림

   sprintf(buffer,"%s","strawberry");
   gtk_entry_set_text(GTK_ENTRY(entry_name),buffer);//이름에 해당하는 텍스트박스에 strawberry
   break;                                          //를 출력

   case 3: //아이템이 수박이면
   // Display Watermelon
   pixmap = create_pixmap(rfid_client_window, WATERMELON_IMAGE);
   gtk_widget_set_usize(pixmap, ITEM_SHOW_W, ITEM_SHOW_H);
   gtk_fixed_put (GTK_FIXED(rfid_client_handle), pixmap, ITEM_SHOW_X, ITEM_SHOW_Y);
   gtk_widget_show(pixmap); //수박 이미지를 LCD에 뿌림

   sprintf(buffer,"%s","watermelon");
   gtk_entry_set_text(GTK_ENTRY(entry_name),buffer);//이름에 해당하는 텍스트박스에 watermelon
   break;                                          //을 출력

   case 4: //아이템이 없으면
   // NO DATA
   pixmap = create_pixmap(rfid_client_window, NO_PACKET_IMAGE);
   gtk_widget_set_usize(pixmap, ITEM_SHOW_W, ITEM_SHOW_H);
   gtk_fixed_put (GTK_FIXED(rfid_client_handle), pixmap, ITEM_SHOW_X, ITEM_SHOW_Y);
   gtk_widget_show(pixmap); //아이템이 없다는 의미인 "X"이미지를 LCD에 뿌림

   sprintf(buffer,"%s","NO DATA");
   gtk_entry_set_text(GTK_ENTRY(entry_name),buffer); //이름에 해당하는 텍스트박스에 NO DATA
   break;                                           //를 출력
```

display_amount()를 실행하여 각 아이템의 남은 수량을 각각의 텍스트 박스에 출력을 하고 개수만큼 포인트를 출력하도록 한다. 모든 작업이 끝났으면 패킷을 초기화시킨다.

```
         // ITEM remain insert
         display_amount(); //아이템의 재고수량을 텍스트 박스에 출력하고, 그 수만큼
      }                  //체크박스로 표기
      msg_init(&recv_pkt); //패킷을 초기화
      memset(recv_pkt_rfid.data, 0, send_pkt_rfid.length);
      for(i=0;i<PKT_LEN;i++)
         recv_pkt_rfid.data[i]=0;
   }
```

```
            msg_init(&recv_pkt);
            memset(recv_pkt_rfid.data, 0, send_pkt_rfid.length);
            for(i=0;i<PKT_LEN;i++)
               recv_pkt_rfid.data[i]=0;
         }
      }
      gdk_threads_leave();
      pthread_mutex_unlock(&serial_mutex);
   }
}
```

업데이트 버튼을 클릭하면 현재 서버에 저장된 모든 아이템의 최신 재고 수량을 받아올 수 있다. 업데이트 요구 메시지의 형태로 패킷을 구성해 서버로 전송하게 된다.

```
void update_pressed (GtkButton *button, gpointer user_data) //버튼 클릭시 실행되는 이벤트 함수
{
   STATE_UPDATE = UPDATE_WAITING;
   pixmap = create_pixmap(rfid_client_window, update_btn_pressed_wait);
   gtk_fixed_put (GTK_FIXED(rfid_client_handle), pixmap, UPDATE_BTN_X, UPDATE_BTN_Y);
   gtk_widget_show(pixmap);
   rfid_client_handle = lookup_widget(GTK_WIDGET(rfid_client_window), "fixed_bg");

   // Inject RFID data(to packet) and Transceive packet (Initial UPDATE)
   send_pkt_rfid.data[RFID_PROT1] = REQUEST_UPDATE; //업데이트 요구 메시지 형태로 전송
   send_pkt_rfid.data[RFID_PROT2] = SEC_ID1_CLIENT;  //클라이언트 프로토콜 ID
   send_pkt_rfid.data[RFID_PROT3] = SEC_ID2_CLIENT;  //클라이언트 프로토콜 ID
   if(write(fd_cc2420_temp, (TOS_Msg*)&send_pkt_rfid, sizeof(TOS_Msg)) == -1){
      printf("write failed - update\n"); //패킷 전송
   }
```

전송을 마치자마자 서버로부터 응답 메시지를 기다리는 대기상태로 들어가게 된다. 서버로부터 응답 메시지를 받으면 update_item()을 실행시켜 각 아이템의 개수를 텍스트 박스와 체크 포인트를 이용해 표현한다.

```
   else{
      if(read(fd_cc2420_temp, &recv_pkt_rfid, sizeof(TOS_Msg)) == -1)// != sizeof(TOS_Msg);{
         printf("read fail! - update\n");
         close(fd_cc2420_temp);
         fd_cc2420_temp = open(TOSMAC_DEVICE, O_RDWR);
      }
      else{ //서버로부터 응답메세지가 수신되면
         if(recv_pkt_rfid.data[RFID_PROT1] == DATA_UPDATE && recv_pkt_rfid.data[RFID_PROT2] ==
SEC_ID1_SERVER && recv_pkt_rfid.data[RFID_PROT3] == SEC_ID2_SERVER){
            STATE_UPDATE = UPDATE_COMPLETE;
            pixmap = create_pixmap(rfid_client_window, update_btn_pressed_comp);
            gtk_fixed_put (GTK_FIXED(rfid_client_handle), pixmap, UPDATE_BTN_X, UPDATE_BTN_Y);
            gtk_widget_show(pixmap);
            update_item(); //각 아이템의 개수를 텍스트박스와 체크포인트로 출력
         }
         else{
            STATE_UPDATE = UPDATE_FAIL; //update fail 이미지를 LCD에 뿌림
            pixmap = create_pixmap(rfid_client_window, update_btn_pressed_fail);
            gtk_fixed_put (GTK_FIXED(rfid_client_handle), pixmap, UPDATE_BTN_X, UPDATE_BTN_Y);
            gtk_widget_show(pixmap);
         }
      }
      for(i=0;i<PKT_LEN;i++)
         recv_pkt_rfid.data[i]=0;
```

```
}
msg_init(&recv_pkt); //수신 패킷 초기화
memset(recv_pkt_rfid.data, 0, send_pkt_rfid.length);
```

7-4 무선재고 관리 시스템의 서버(SERVER)

서버 시스템은 클라이언트로부터 수신한 RFID-tag 데이터를, 데이터 테이블에서 검색하여 저장된 태그 정보와 일치하면 입고/출고 처리를 하여 다시 클라이언트로 ACK메시지를 전송하는 역할을 한다. 서버 시스템은 데이터 테이블을 업데이트 하면서, 최근의 데이터를 유지하고 있다. 또한, 등록되지 않은 태그 데이터가 수신되면 제품 등록을 하는 기능도 제공된다.

"재고 관리 시스템 - server" 버튼을 클릭하면 다음과 같은 화면이 출력된다.

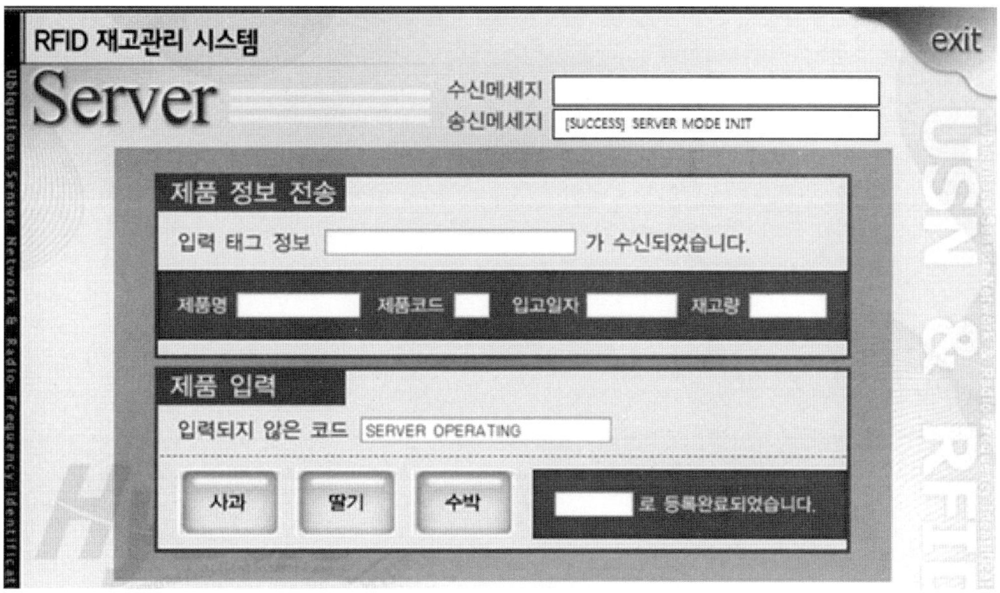

[그림 7-11] 선재고 관리 시스템의 서버(SERVER)

UI의 상단 오른 편에 위치한 "수신 메시지"와 "송신 메시지"에는 상황에 따라 다음과 같은 문구들이 출력된다.

수신 메시지

```
[UPDATE] UPDATE amount of items          //업데이트 요구 메시지수신 시
[REQUEST] Information of RFID Tags       //태그 정보 요구 메시지 수신 시
```

송신 메시지

```
[SUCCESS] SERVER MODE INIT         //초기 업데이트 메시지 전송 성공 시
[SUCCESS] Amount of Item           //제품 수량에 대한 정보 전송 성공 시
[SUCCESS] All Information of TAG  //클라이언트가 보낸 TAG데이터에 대해 데이터 테이블 검색 완료 및 관련 정보 전송 성공 시
[FAILED] Amount of Item            //제품 수량에 대한 정보 전송 실패 시
[FAILED] All Information of TAG   //클라이언트가 보낸 TAG데이터에 대해 데이터 테이블 검색 완료되었지만 관련 정보 전송 실패 시
```

클라이언트에서 RFID-tag reader에 tag를 대면 해당 정보가 서버로 전송된다. 서버에서는 수신한 패킷을 출력하고 데이터 테이블을 검색하여 제품명, 제품 코드, 입고일자, 재고량에 대한 데이터를 출력한 후 클라이언트로 업데이트된 패킷을 전송하게 된다.

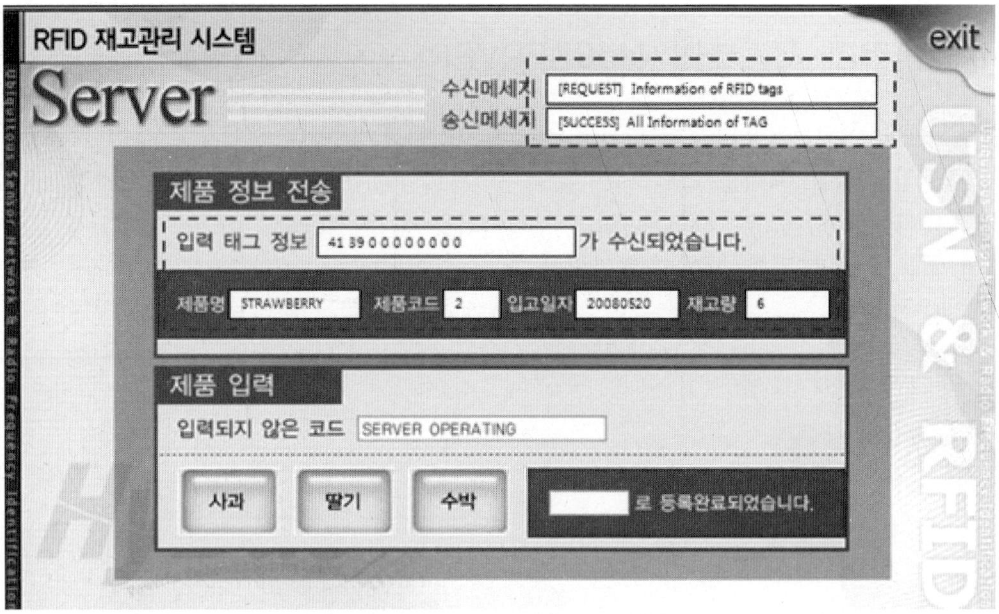

[그림 7-12] 송수신 메세지

클라이언트에서 "UPDATE" 버튼을 클릭하면, UPDATE_REQUEST 메시지가 서버로 수신되고 서버에서는 아이템의 수량에 해당하는 데이터 테이블을 검색하여 패킷에 넣고 전송하게 된다.

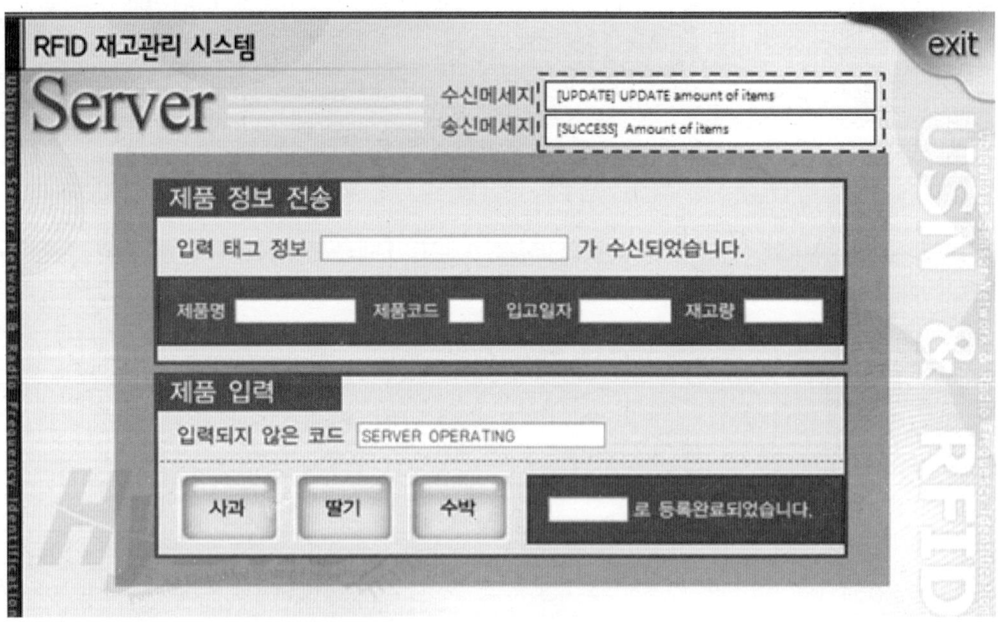

[그림 7-13] 송수신 메시지 UPDATE_REQUEST

서버로부터 UPDATE 메시지를 받은 클라이언트는 각 아이템에 대한 재고량을 출력하게 된다.

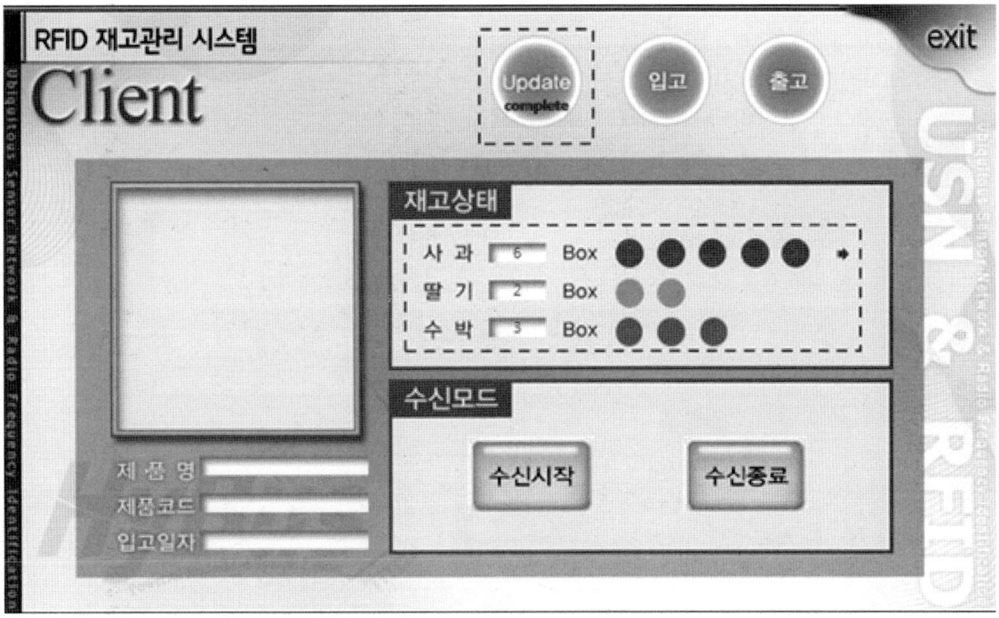

[그림 7-14] RFID 재고관리시스템(클라이언트)

데이터 테이블에 등록되지 않은 TAG의 패킷이 수신된다면 다음 그림과 같이 "입력되지 않은 코드" 에 패킷 정보가 출력이 되고 아이템 선택 버튼이 활성화된다.

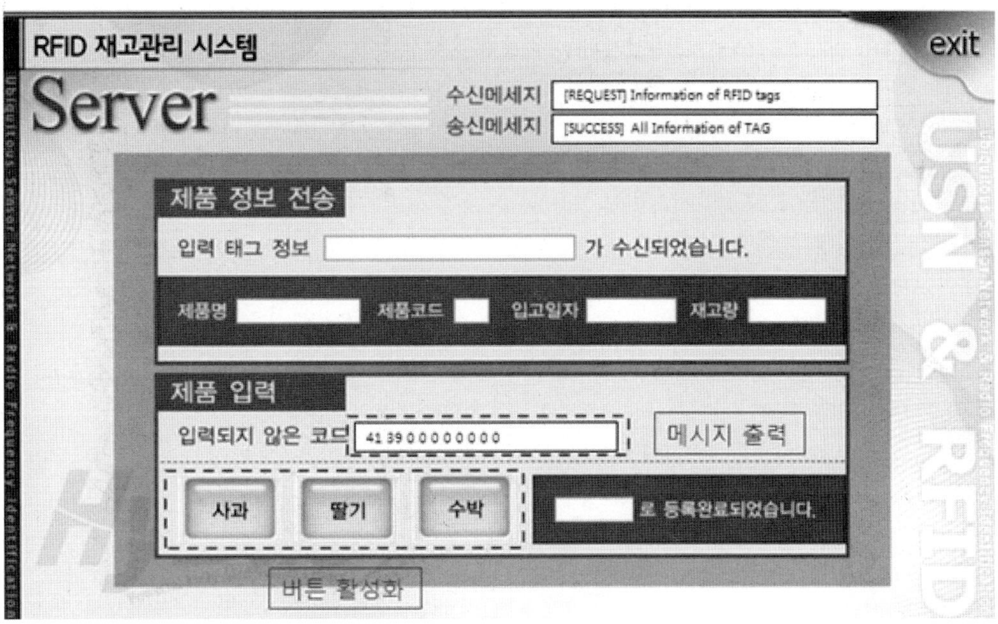

[그림 7-15] RFID 재고관리시스템(버튼활성)화

만약 입력할 Item으로 "딸기"를 선택했다면 등록되지 않은 코드에 대해 딸기로 등록을 하게 되고 다음 사용시 그 TAG는 생성한 아이템으로 인식이 된다.

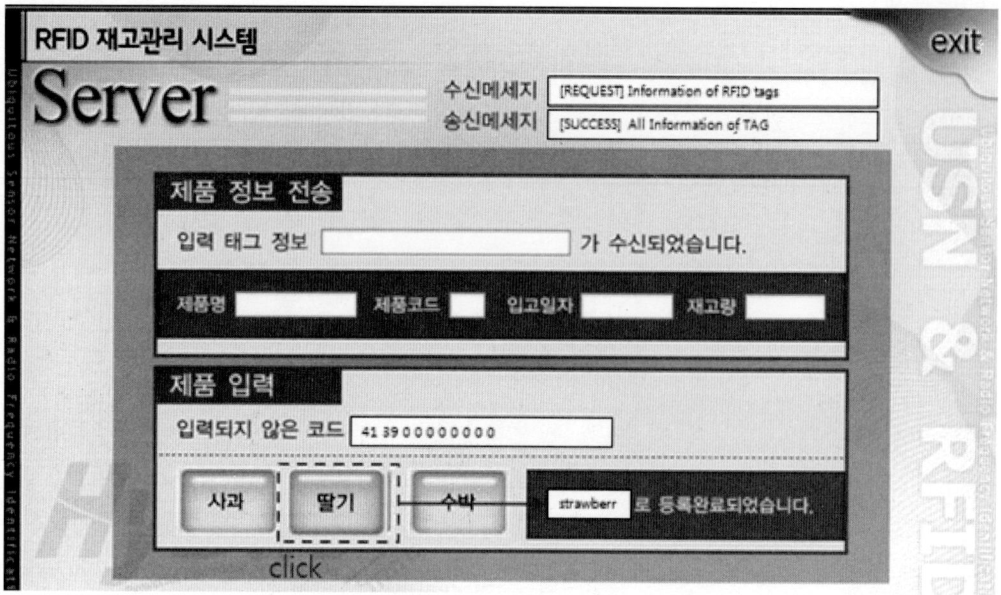

[그림 7-16] RFID 재고관리시스템(제품등록)

데이터 테이블에 대한 설명은 다음과 같다.

rf_data.txt	각 태그의 제품명, 제품 코드, 입고일자에 대한 정보가 저장됨
rf_packet.txt	각 태그 데이터가 저장됨
item1.txt	아이템1(사과)에 대한 수량 정보가 저장됨
item2.txt	아이템2(딸기)에 대한 수량 정보가 저장됨
item3.txt	아이템3(수박)에 대한 수량 정보가 저장됨
item1_diff.txt	아이템1에 대한 임시 저장소 (프로그램이 종료되면 삭제됨)
item2_diff.txt	아이템2에 대한 임시 저장소 (프로그램이 종료되면 삭제됨)
item3_diff.txt	아이템3에 대한 임시 저장소 (프로그램이 종료되면 삭제됨)

```
(example) rf_data.txt

3 2 20080505
1 1 20080520
2 2 20080520
3 3 20080520
2 2 20080520
1 1 20080520
2 2 20080520
3 3 20080520
2 2 20080520
3 3 20080520
2 2 20080520
```

```
(example) rf_packet.txt

300833B2DD
96
DD
AD
AE
30081111DD
30082222DD
30083333DD
30084444DD
30085555DD
A9
```

• 서버 프로그램 분석 (rfid_server_window.c)

프로그램이 시작되면, hybus_rfid_server()가 실행되어 사용할 데이터 테이블을 모두open하고, 현재 저장된 아이템들의 재고량을 저장한다. 배경이미지와 버튼이벤트 및 텍스트박스를 생성한 후, tosmac드라이버를 open하여 현재 아이템들의 재고량이 포함된 패킷을 한번 보내게 된다. (수신 대기하고 있을 클라이언트를 위해) rfid_server라는 스레드를 실행시키는데, 프로그램은 이 스레드에 의해 모든 동작이 일어나게 된다.

```
void hybus_rfid_server()
{
    fp = fopen("../TXT/rf_packet.txt","r"); //rf_packet을 open한다. 이 파일에는 tag데이터가 저장되
    rewind(fp);                            //어 있다.
    fp1 = fopen("../TXT/rf_data.txt","r"); //rf_data를 open한다. 이 파일에는 각 tag데이터에 해당하는
    rewind(fp1);                           //아이템 이름,코드,입고일자등이 저장되어 있다.

    fp_item1 = fopen("../TXT/item1.txt", "r+"); //item1 : 아이템1의 재고수량 정보가 저장
    fp_item2 = fopen("../TXT/item2.txt", "r+"); //item2 : 아이템2의 재고수량 정보가 저장
    fp_item3 = fopen("../TXT/item3.txt", "r+"); //item3 : 아이템3의 재고수량 정보가 저장

    fscanf(fp_item1,"%d",&amount_item1); //아이템1의 재고 수량을 amount_item1에 저장
    fscanf(fp_item2,"%d",&amount_item2); //아이템2의 재고 수량을 amount_item2에 저장
    fscanf(fp_item3,"%d",&amount_item3); //아이템3의 재고 수량을 amount_item3에 저장

    if(amount_item1<0) amount_item1 = 0;
    if(amount_item2<0) amount_item2 = 0;
    if(amount_item3<0) amount_item3 = 0;

    fclose(fp_item1); //open되었던 아이템1의 재고파일을 닫는다.
    fclose(fp_item2); //open되었던 아이템2의 재고파일을 닫는다.
    fclose(fp_item3); //open되었던 아이템3의 재고파일을 닫는다.
    //프로그램이 종료될 때, 다시 open하여 최종 수량을 저장함.

    fp_item1_diff = fopen("../TXT/item1_diff.txt", "a+"); //변경될 아이템1의 수량을 저장할 임시파일
    fp_item2_diff = fopen("../TXT/item2_diff.txt", "a+"); //변경될 아이템2의 수량을 저장할 임시파일
    fp_item3_diff = fopen("../TXT/item3_diff.txt", "a+"); //변경될 아이템3의 수량을 저장할 임시파일

    /* Background */
    rfid_server_window = create_rfid_server_window (); //윈도우 생성
    GtkWidget *rfid_server_handle;
    GtkWidget *image = NULL;

    rfid_server_handle = lookup_widget(GTK_WIDGET(rfid_server_window), "fixed_bg");

    image = create_pixmap(rfid_server_window, "RFID_SERVER_BG.jpg");
    gtk_fixed_put (GTK_FIXED(rfid_server_handle), image, 0, 0);
    gtk_widget_show(image); //배경이미지 뿌림
 ...
 ...

    /* entry */
   server_entry_rcv = gtk_entry_new (); //텍스트 박스 생성
   gtk_widget_ref (server_entry_rcv);
   gtk_object_set_data_full (GTK_OBJECT (rfid_server_window), "server_entry_rcv",
server_entry_rcv,(GtkDestroyNotify) gtk_widget_unref);
   gtk_widget_show (server_entry_rcv);
   gtk_fixed_put (GTK_FIXED (rfid_server_handle), server_entry_rcv, SERVER_RCV_X, SERVER_RCV_Y);
```

```
    gtk_widget_set_uposition (server_entry_rcv, SERVER_RCV_X, SERVER_RCV_Y);
    gtk_widget_set_usize (server_entry_rcv, SERVER_RCV_W, SERVER_RCV_H);
  ...
  ...
    // ITEM1 BUTTON //버튼 생성
    item1_button_n = create_pixmap (rfid_server_window, item1_btn_extra);
    item1_button_p = create_pixmap (rfid_server_window, item1_btn_pressed);
    make_button(item1_button, item1_button_n, rfid_server_handle,
SERVER_ITEM1_X,SERVER_ITEM1_Y,SERVER_ITEM1_W,SERVER_ITEM1_H, item1_pressed);
  ....
  ...
    send_pkt.length = PKT_LEN;  //전송할 패킷의 길이 설정
    send_pkt.addr   = PKT_ADDR; //전송할 패킷의 자신의 주소 설정
    send_pkt.group  = PKT_GROUP; //전송할 패킷의 그룹 아이디 설정

    send_pkt.data[RFID_PROT1] = DATA_UPDATE;  //응답 메시지의 형태로 전송
    send_pkt.data[RFID_PROT2] = SEC_ID1_SERVER; //서버 프로토콜 ID
    send_pkt.data[RFID_PROT3] = SEC_ID2_SERVER; //서버 프로토콜 ID

    send_pkt.data[R_UPDATE_OF_ITEM1] = amount_item1; //아이템1의 재고수량을 전송
    send_pkt.data[R_UPDATE_OF_ITEM2] = amount_item2; //아이템2의 재고수량을 전송
    send_pkt.data[R_UPDATE_OF_ITEM3] = amount_item3; //아이템3의 재고수량을 전송

    if ((serial_fd = open("/dev/tosmac", O_RDWR | O_NOCTTY)) < 0){ //CC2420 드라이버
       printf("open failed - init\n");                             //인 tosmac을 open
    }

    if(write(serial_fd, (TOS_Msg*)&send_pkt, sizeof(TOS_Msg)) == -1){ //서버로부터의 응답 메세지
       printf("init failed\n");                                       //를 기다리고 있을지 모를
       sprintf(info_msg,"%s","[FAILED] SERVER MODE INIT");       //클라이언트를 위해서
       gtk_entry_set_text(GTK_ENTRY(server_entry_snd), info_msg);  //업데이트 메시지를 한번
    }                                                          //전송함.
    else{
       printf("init success\n");
       sprintf(info_msg,"%s","[SUCCESS] SERVER MODE INIT");
       gtk_entry_set_text(GTK_ENTRY(server_entry_snd), info_msg);
    }
    pthread_create(&threadid, NULL, rfid_server, (void *)NULL); //스레드 rfid_server()를 실행함
    usleep(1000);
    gtk_timeout_add(500, test, NULL);
```

rfid_server()는 클라이언트로부터 (업데이트)요청메세지가 수신되기만을 기다리고 있다가 요청메시지를 수신하는 즉시 각 아이템들의 재고 수량을 채워서 클라이언트로 전송해준다.

```
void *rfid_server(void *arg)
{
    unsigned char str[15];
    char buffer[50];
    char buffer2[50];
    char temp_buf[50];
    char empty_msg[5] = " ";
    int temp=0;
    pthread_detach(pthread_self());
    while(1)
    {  //클라이언트로부터 요청 메시지를 수신하면
       if(read(serial_fd, &recv_pkt, sizeof(TOS_Msg)) == -1) {// != sizeof(TOS_Msg);
          printf("read error\n");
```

```
            close(serial_fd);
            serial_fd = open(TOSMAC_DEVICE, O_RDWR | O_NOCTTY);
        }
        else {
            gdk_threads_enter();
            /* IF Received UPDATE request Message */
            if(recv_pkt.data[RFID_PROT1] == REQUEST_UPDATE && recv_pkt.data[RFID_PROT2] ==
SEC_ID1_CLIENT && recv_pkt.data[RFID_PROT3] == SEC_ID2_CLIENT) { //요청 메시지의 타입이 업데이트 요청
메시지라면
                sprintf(info_msg,"%s","(UPDATE) UPDATE amount of items");
                gtk_entry_set_text(GTK_ENTRY(server_entry_rcv), info_msg);

                send_pkt.data[RFID_PROT1] = DATA_UPDATE; //업데이트 응답 메시지 형태로 전송
                send_pkt.data[RFID_PROT2] = SEC_ID1_SERVER; //서버 프로토콜 ID
                send_pkt.data[RFID_PROT3] = SEC_ID2_SERVER; //서버 프로토콜 ID
                send_pkt.data[R_UPDATE_OF_ITEM1] = amount_item1; //아이템1 재고량
                send_pkt.data[R_UPDATE_OF_ITEM2] = amount_item2; //아이템2 재고량
                send_pkt.data[R_UPDATE_OF_ITEM3] = amount_item3; //아이템3 재고량

                if(write(serial_fd, (TOS_Msg*)&send_pkt, sizeof(TOS_Msg)) == -1) { //패킷 전송
                    sprintf(info_msg,"%s","[FAILED] Amount of items");
                    gtk_entry_set_text(GTK_ENTRY(server_entry_snd), info_msg);
                }
                else {
                    sprintf(info_msg,"%s","[SUCCESS] Amount of items");
                    gtk_entry_set_text(GTK_ENTRY(server_entry_snd), info_msg);
                }
                usleep(1000);
                if(write(serial_fd, (TOS_Msg*)&send_pkt, sizeof(TOS_Msg)) == -1)
                    printf("write failed - [rfid_server:init]\n");
```

업데이트 요청 메시지가 아닌 Tag 데이터가 담긴 일반적인 요청 메시지를 수신하면 태그 데이터가 저장된 "rf_packet.txt"를 스트링단위로 뽑아내고 클라이언트가 송신한 패킷과 바이트단위로 비교를 해서 일치하면 point를 증가시킨다.

```
            /* IF Received Request Message */
            if(recv_pkt.data[RFID_PROT1] == REQUEST && recv_pkt.data[RFID_PROT2] == SEC_ID1_CLIENT &&
recv_pkt.data[RFID_PROT3] == SEC_ID2_CLIENT)
            { //클라이언트부터 수신된 패킷이 일반 요청 패킷이면
                sprintf(info_msg,"%s","(REQUEST) Information of RFID tags");
                gtk_entry_set_text(GTK_ENTRY(server_entry_rcv), info_msg);

                DATA_SAVED = 1;

                for(i=0; recv_pkt.length; i++) //패킷의 payload부분을 버퍼에 모두 저장한다.
                    SERVER_BUFFER[i] = recv_pkt.data[i];

                while(fscanf(fp,"%s",str)!=EOF) //rf_packet.txt를 스트링 단위로 str에 저장한다.
                {                              //이는 EOF(End Of File)까지 계속된다.
                    point=0;
                    for(i=0;i<10;i++)
                    {
                        if(str[i]==SERVER_BUFFER[i]) //버퍼의 내용과 str의 내용을 한byte씩 비교
                        {                            //한다. 일치하면 point가 증가한다.
                            //printf("data is %c, [%i]\n",str[i],i);
                            point=point+1;
                        }
                    }
```

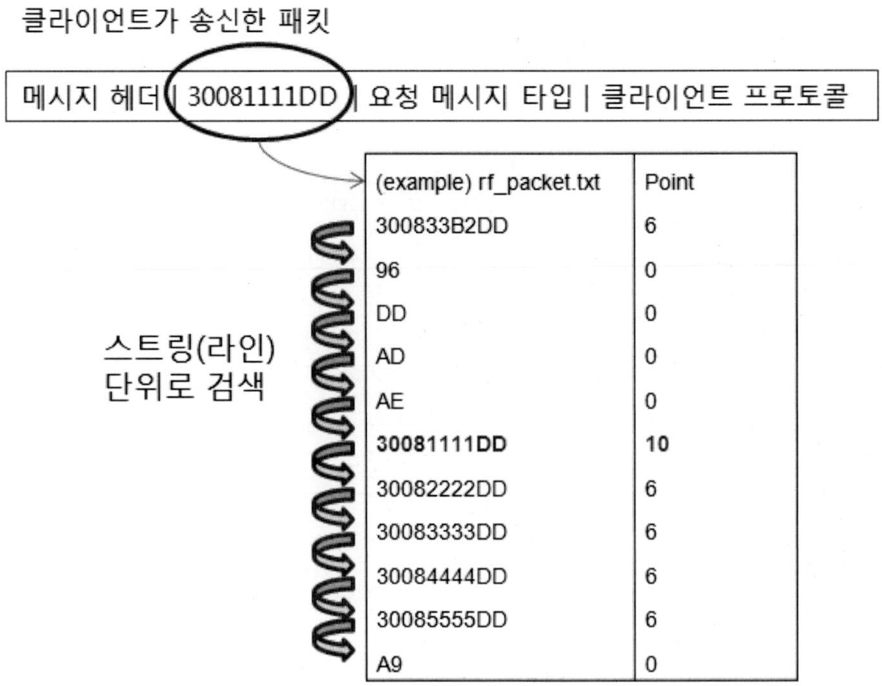

만약 포인트가 8점 이상이면(900Mhz일 때) 이미 저장되어 있는 서버 테이블의 데이터로 인식을 하고 rf_data.txt에 저장된 데이터를 가져온다. rf_data.txt에서 데이터를 가져오는 근거는 라인의 번호, 즉 파일의 가장 처음라인부터 몇 라인이 떨어져 있는지를 구해서 해당하는 라인의 데이터를 가져오는 방식이다. 데이터를 가져왔다면 송신할 패킷에 아이템의 이름과 코드 그리고 입고일자를 넣어둔다.

```
//IF recvd packet from 900M rfid reader
if(recv_pkt.data[RFID_READER_TYPE] == TYPE_900M)
{
    STATUS_READER = TYPE_900M;
    if(point > POINT_900M) //포인트가 8점 이상이면, 즉 서버에 저장된 태그
    {                      //데이터와 일치하면
        DATA_MATCH_POINT = 1;
        line_no = line_cnt; //라인 카운트를 line_no에 할당. 라인 카운트는
                        //rf_packet.txt에서 한 라인을 검색할 때마다 1씩 증가
        sprintf(info_msg,"%s"" %d","[INFO] Searching OK! line is",line_no);
        gtk_entry_set_text(GTK_ENTRY(server_entry_snd), info_msg);
        //rf_data.txt에 저장되어 있는 데이터는 12byte씩 한 라인이므로
        //fseek을 통해 해당하는 라인으로 이동
        if(line_no < 2)
            fseek(fp1,(line_no*12),SEEK_SET);
        else
            fseek(fp1,(line_no*12)+line_no,SEEK_SET);
        //rf_data.txt에 저장된 아이템의 이름과 코드, 입고일자 데이터를 각각
        //name,code,date에 저장
        fscanf(fp1, "%d %d %d", &name, &code, &date);

        // Send packet (Data)
        send_pkt.data[RFID_PROT1] = DATA_OK; //응답 메시지 타입
        send_pkt.data[RFID_PROT2] = SEC_ID1_SERVER; //서버 프로토콜 ID
        send_pkt.data[RFID_PROT3] = SEC_ID2_SERVER; //서버 프로토콜 ID
```

```
send_pkt.data[R_NAME] = name; //아이템의 이름을 패킷에 넣음
send_pkt.data[R_CODE] = code;  //아이템의 코드를 패킷에 넣음

temp = date - 20080000;
send_pkt.data[R_DATE] = temp/100;    //아이템의 입고일자중 "월"
send_pkt.data[R_DATE+1] = temp%100; //아이템의 입고일자중 "일"
```

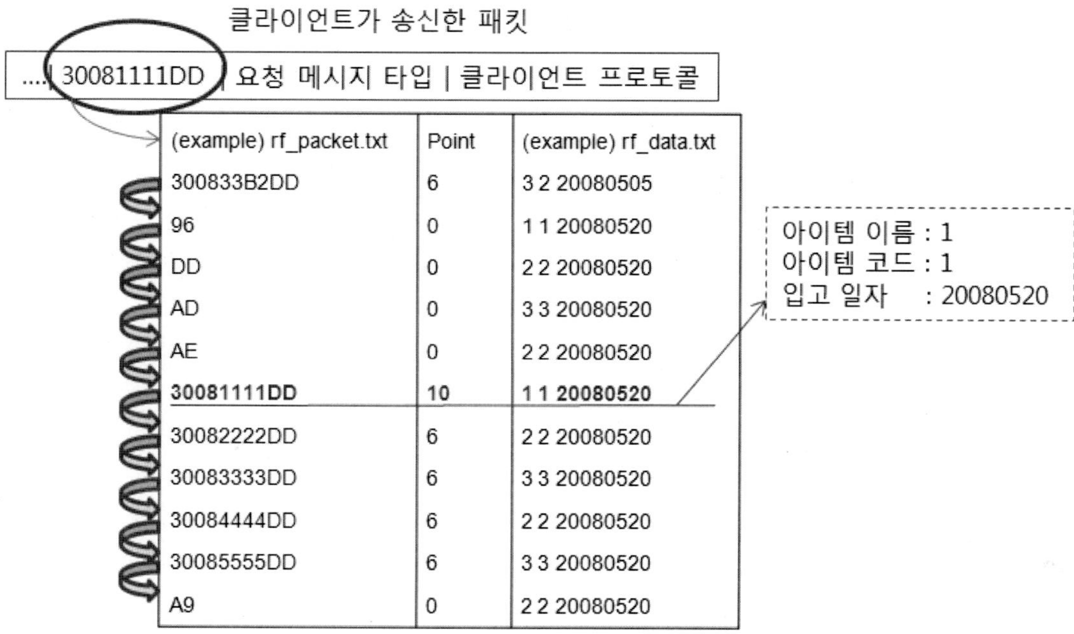

(example) rf_packet.txt	Point	(example) rf_data.txt
300833B2DD	6	3 2 20080505
96	0	1 1 20080520
DD	0	2 2 20080520
AD	0	3 3 20080520
AE	0	2 2 20080520
30081111DD	**10**	**1 1 20080520**
30082222DD	6	2 2 20080520
30083333DD	6	3 3 20080520
30084444DD	6	2 2 20080520
30085555DD	6	3 3 20080520
A9	0	2 2 20080520

만약 서버 테이블에 저장되어 있는 데이터들과 일치하지 않는 새로운 tag 데이터를 포함한 패킷이 들어왔다면 아이템 1부터 3까지 중 한 개의 아이템을 선택하여 저장할 수도 있다. 아이템의 선택은 버튼으로 가능하다. 만약 아이템1을 클릭했다면 태그 정보가 저장되어 있는 SERVER_BUFFER의 내용을 input_msg에 넣고 다시 input_msg의 내용을 rf_packet.txt의 가장 마지막 줄에 추가한다. rf_data.txt에는 이름과 코드, 입고일자를 가장 마지막 줄에 추가한다.

```
void item1_pressed (GtkWidget *widget, gpointer *gdata)
{
    rfid_server_handle = lookup_widget(GTK_WIDGET(rfid_server_window), "fixed_bg");
    if(DATA_SAVED == 0) {
        if(STATUS_READER == TYPE_1356M)
        {   //char데이터를 모아서 string으로 저장해놓는다.
            sprintf(input_msg, "%c%c",SERVER_BUFFER[0], SERVER_BUFFER[1]);
            if ((fp_input = fopen("../TXT/rf_packet.txt", "a+")) != NULL) //rf_packet.txt를 추가용
            {                                                           //으로 open한다.
                fprintf(fp_input, "%s\n", input_msg); //input_msg의 내용을 rf_packet.txt의 마지막
                fclose(fp_input);                   //줄에 추가한다.
            }
            sprintf(input_msg, "%d %d %d",1,1,CUR_DATE); //아이템의 이름,코드,입고일자정보를
                                                      //input_msg에 저장해 놓는다.
            if ((fp_input = fopen("../TXT/rf_data.txt", "a+")) != NULL)
            {  //rf_data.txt를 추가용으로 open하고, input_msg의 내용을 마지막 줄에 추가한다.
                fprintf(fp_input, "%s\n", input_msg);
                fclose(fp_input);
            }
        }
```

클라이언트가 송신한 패킷

메시지 헤더 | **1234567890** | 요청 메시지 타입 | 클라이언트 프로토콜

(example) rf_packet.txt	Point	(example) rf_data.txt
300833B2DD	6	3 2 20080505
96	0	1 1 20080520
DD	0	2 2 20080520
AD	0	3 3 20080520
AE	0	2 2 20080520
30081111DD	6	1 1 20080520
30082222DD	6	2 2 20080520
30083333DD	6	3 3 20080520
30084444DD	6	2 2 20080520
30085555DD	6	3 3 20080520
A9	0	2 2 20080520
1234567890 (아이템 추가 클릭 시)		**1 1 20080909**

7-5 무선재고 관리 시스템의 응용 분야

1) 창고 재고 관리 시스템

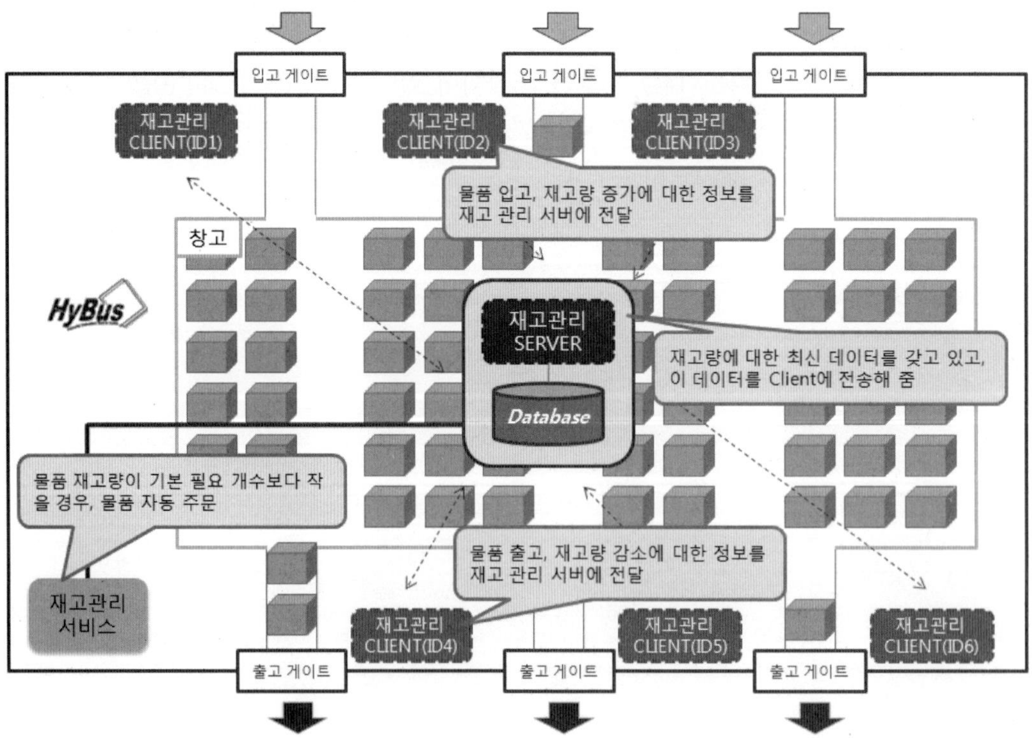

입고 게이트로부터 물품이 입고되면 재고관리 CLIENT에 의해 물품 TAG정보가 읽혀지고 그 정보는 재고 관리 SERVER에 전송된다. 무선 패킷을 받은 재고 관리 SERVER는 DB를 접근하여 해당 물품의 재고수를 업데이트한 후에 모든 재고 관리 CLIENT에게 (입고용/출고용 포함) 업데이트된 데이터를 보낸다.

만약 물품이 출고된다면 출고 게이트에 장착된 재고관리 CLIENT에 의해 물품 TAG정보가 읽혀지고 그 정보는 재고 관리 SERVER에 전송된다. 마찬가지로 SERVER는 DB를 접근하여 해당 물품의 재고수를 업데이트한 후에 모든 재고 관리 CLIENT에게 업데이트된 데이터를 보낸다. 결국 재고 관리 SERVER를 포함한 모든 CLIENT가 각 물품 재고량의 최신 데이터를 갖고 있게 된다. 또한 특정 물품의 재고량이 기본적으로 필요한 개수보다 작을 경우 공급자에게 자동으로 주문을 하게 된다.

2) 자동 주차 요금 징수 시스템

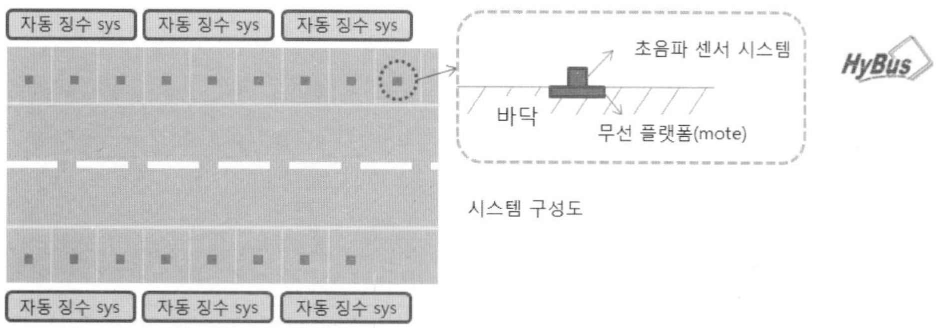

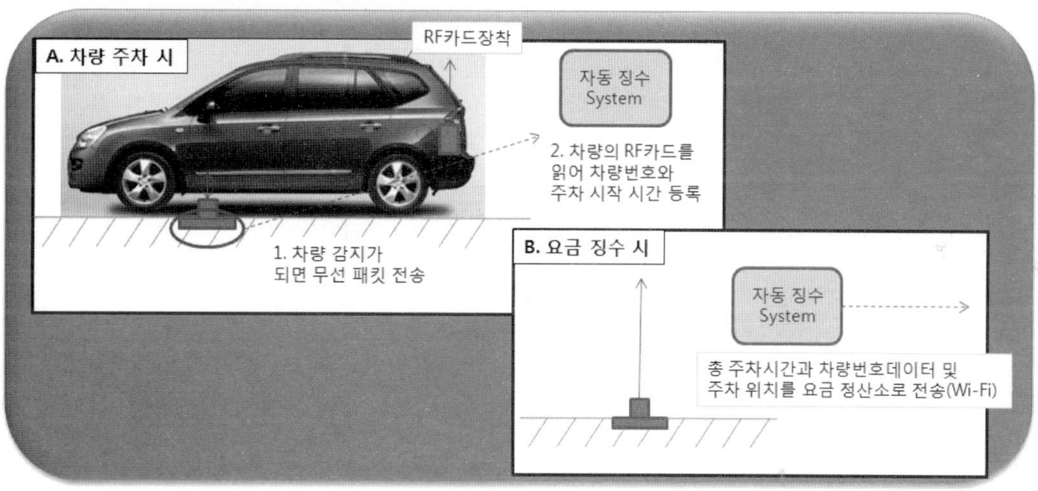

각각의 주차 구획의 바닥에는 초음파 센서가 부착된 무선 플랫폼을 설치하고, 뒷면에는 자동 징수 시스템 (RFID tag의 read가 가능하고, 무선 패킷의 수신이 가능)을 설치한다. 차량이 주차 구획으로 진입하면, 초음파가 차량 바닥과 부딪히게 되어 반송파가 짧아지게 되고 이를 차량이 진입한 것으로 간주하게 되어 패킷(status=1)을 전송하게 된다. 자동징수시스템에서 이 패킷을 받고 패킷을 받은 시간과 차량에 장착된 RFID tag로부터 차량의 번호를 읽어온 후 저장한다.

차량이 출차를 위해 주차구획을 빠져나오면, 초음파의 반송파는 다시 원래 상태로 되어 다시 패킷을 보내게 된다. (status=0) 자동징수시스템에서 이 패킷을 받고 타이머를 중지시켜서 총 주차시간을 구하게 된다. 결국 자동징수시스템은 해당 차량의 총 주차시간과 차량번호 및 주차되어 있던 위치를 무선랜등을 이용해 전송하게 된다. 이 시스템은 정확한 주차시간을 알 수 있다는 것과 차량 번호와 주차 위치 등의 정보를 알 수 있어서 주차 시 사고 등에 대응할 수 있는 장점이 있다.

3) 무인 식당 주문/결제 시스템

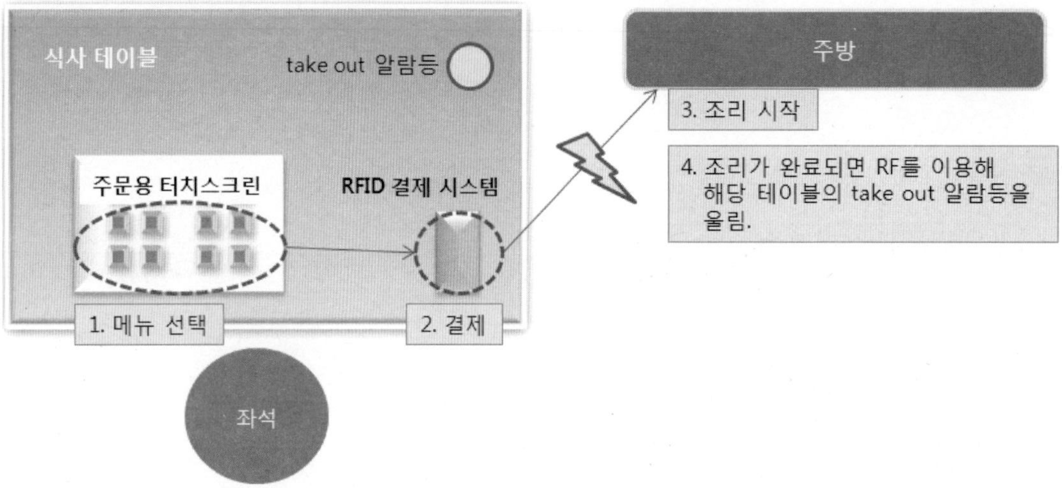

종업원이 필요없는 무인 셀프 주문 시스템이다. 식당에 들어가서 좌석에 앉는다. 테이블에 설치된 "주문용 터치스크린"에서 메뉴를 선택한다. 선택을 완료했다면 테이블의 외곽에 설치된 "RFID 결제 시스템"에 RF신용카드를 올려서 결제를 완료한다.

결제가 완료되는 즉시 주방에서는 조리를 시작한다. 조리를 완료하면 주방장은 해당 테이블의 버튼을 누르게 되는데, 이는 주문한 테이블에 설치된 무선 플랫폼으로 패킷을 전송하게 되어, 음식을 주문한 사람이 자신의 음식이 완료되었다는 것을 알고 음식을 가져온다.

부록
사용자 매뉴얼(RUEM900)

1. 장비 소개

1.1 장비 개요

본 장비는 모뎀의 변/복조의 원리를 VHDL 코드로 구현한 baseband모뎀 파트와 RFID reader 모듈 파트(13.56Mhz/900Mhz), 그리고 데이터의 무선 전송 및 환경 모니터링을 위해 Zigbee RF Trasceiver를 부착한 USN 파트가 임베디드 보드에 커넥터로 연결되어 있다. 파트별로 나누어 놓은 보드들은, 필요에 따라 임베디드 보드에 탈/부착이 가능하므로, 효율적으로 시스템 구성을 할 수 있다.

임베디드 보드의 디버그 포트(UART)는 일반 핸드폰의 커넥터 타입인 24pin 커넥터를 사용하였다. 이 커넥터에 디버그 보드를 연결하여 디버깅이 가능할 뿐 아니라 커널을 비롯한 S/W 이미지를 보드에 올리는 것이 가능하다. USB와 SD slot을 통해 storage 및 각종 장치들을 연결해서 사용할 수 있으며 2개의 이더넷 포트를 사용하여 효율적이고 확장성 있는 네트워크를 구성할 수 있다.

장비의 주요 기능은 다음과 같다.

유비쿼터스 컴퓨팅 실험 장비 가능
최신의 PXA320 기반 임베디드 시스템 실험 가능
13.56MHz와900MHz 의RFID 실험 가능
CC2430 기반의 USN 실험 가능 (IP USN 실험 가능)
VHDL 코딩을 통한 변복조 실험 가능
VHDL 코딩을 통한 부호화, 복호화 실험 가능
변복조 된 데이터가 부호화, 복호화로 연결되어 실험 가능
임베디드 시스템을 통한 RFID, USN 연동 실험 가능

XHYPER320RFID - KIT은 다음과 같은 교육 과정이 가능하다.

모뎀의 송/수신에 대한 기본적인 이해 학습 및 실습 변조와 복조에 대한 실제적인 테스트 및 파형 분석을 통한 알고리즘 이해 Zigbee RF transceiver의 임베디드 드라이버 실습 Zigbee RF transceiver와 tinyos가 업로드된 mote와의 송/수신 프로그램 실습 임베디드 리눅스의 커널, 파일 시스템의 이해 및 포팅 실습 디바이스 드라이버의 이해 및 분석 Baseband modem 보드를 이용한 파형 분석 application RFID reader와 Zigbee RF transceiver를 연동한 application Zigbee RF Transceiver를 이용한 다양한 application과 mote의 server역할

1.2 개발 환경

- HOST PC 권장사항

리눅스 배포판이 설치된 PC (권장 배포판: redhat 9.0, Fedora Core Series, Asianux)

PC 사항

CPU : Pentium 2.4 G이상 / AMD sempron 2400이상 (x64인 경우 32bit용 배포판을 설치하여 사용한다) RAM : 256MB 이상 HDD : 1.5GB 이상의 여유공간 VGA : 리눅스 드라이버 호환 모델(ATI, Geforce, Matrox등) Parallel : 1 port (xdb 사용시, *usb to parallel 사용 불가) Ethernet : 1 port (2 port 권장) Serial : 1 port (*usb to serial 사용가능) CD-rom : 32x 이상

- 배포판 설치시 주의사항
  - 파티션은 일반 ext3로 포맷해서 사용하며 보안관련 체크를 하게 될 경우 NFS등의 문제가 발생할 수 있다.
  - xinetd, tftp, NFS, minicom등의 패키지는 개발 시 꼭 필요하므로 최초 설치 시 같이 설치하는 것이 좋다.

* 주의 : VMWARE를 이용하여 리눅스를 설치할 경우, Host PC자원 분리로 컴파일 시간이 오래 걸리고 가상PC내에서 실제 디바이스 제어가 잘 안될 수도 있으므로 사용하는 것을 권장하지 않는다.

2. 장비 구성

2.1 장비 구성

XHYPER320RFID-KIT의 구성품과 수량은 다음과 같다.

구　성　품	수　량
Embedded Part (PXA320 모듈 + 임베디드 보드)	1
7 inch WIDE TFT Color LCD	1
RFID Baseband Modem part	1
RFID-tag reader (Module) - 13.56Mhz	1
RFID-tag reader (Module) - 900Mhz	1
900Mhz RFID reader 전용 안테나	1
USN Zigbee Part	1
SMA 안테나	1
보드 커넥터 (필름형)	3
13.56Mhz RFID tag	5
900Mhz RFID tag	5
Debug 보드	1
Cable - 24pin connecter	1
Cable - Serial Cable	1
Cable - Ethernet Cable	2
5V Power Supply (SMPS)	1
CD (linux kernel 2.6.14, file system, blob 이미지, GTK source 일체, 사용자 매뉴얼)	1

* 주의 : 전원은 반드시 제공된 어댑터를 사용하거나, 커넥터 타입이 일치하는 12V 어댑터를 사용해야 한다.

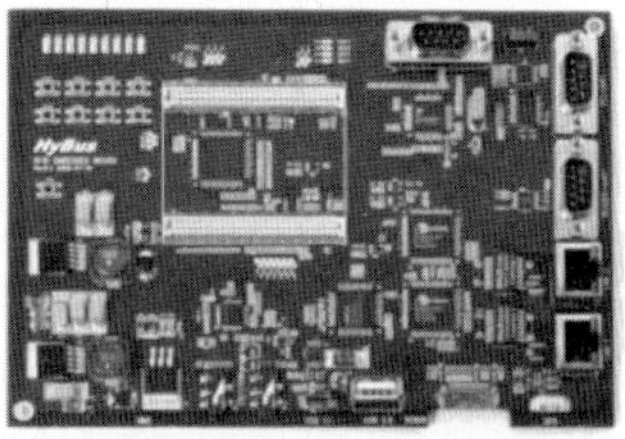

<embedded main board>

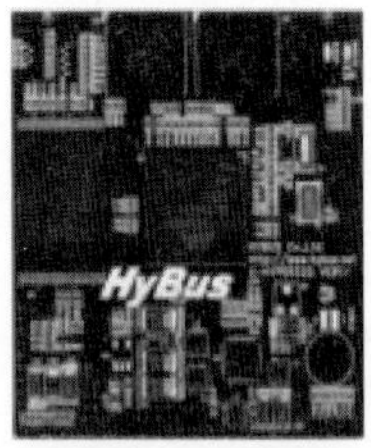

<PXA320 module>

<7" wide LCD/touch screen>

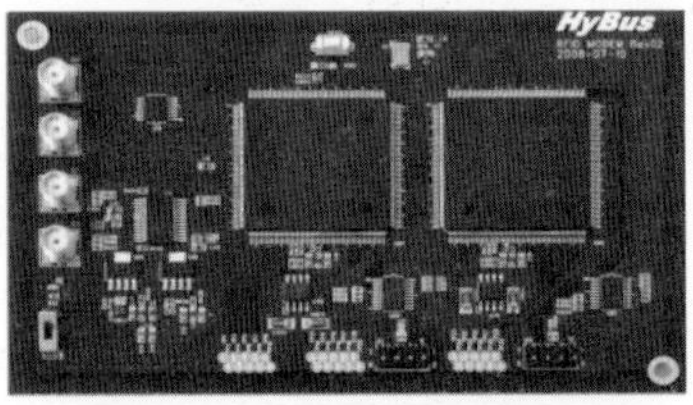

<RFID-tag reader board>

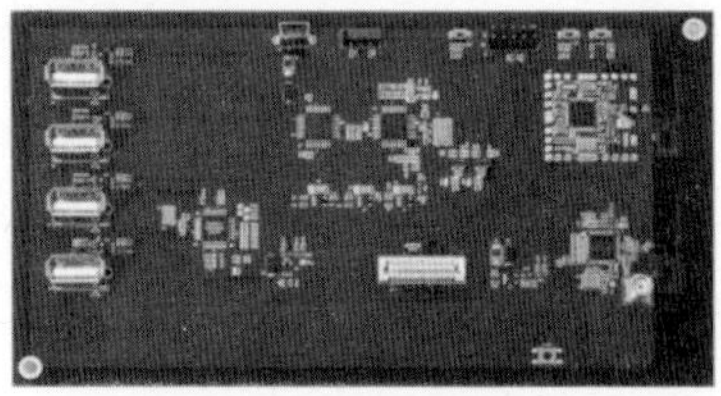

<USN Zigbee board>

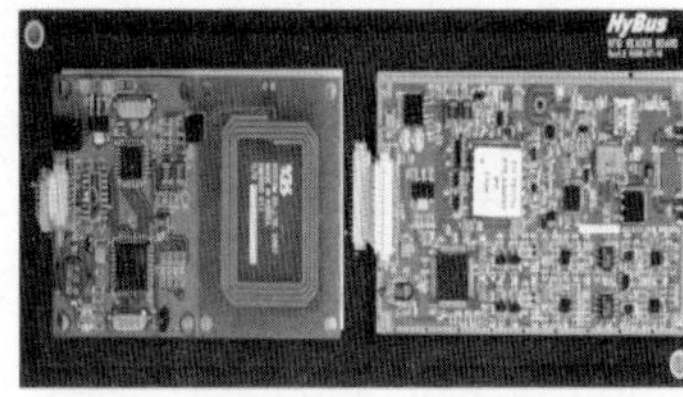

<RFID modem board>

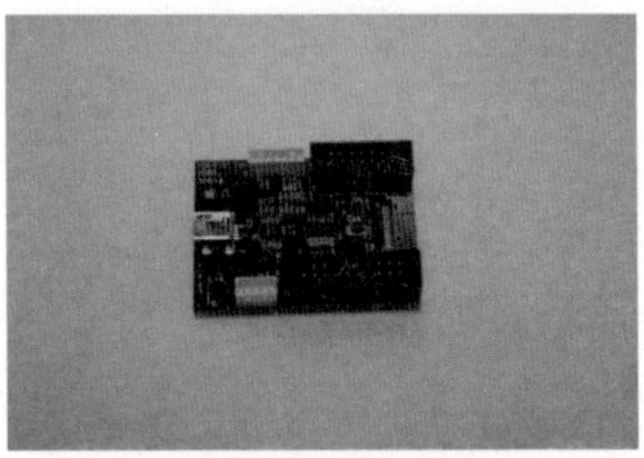

<Debug board>

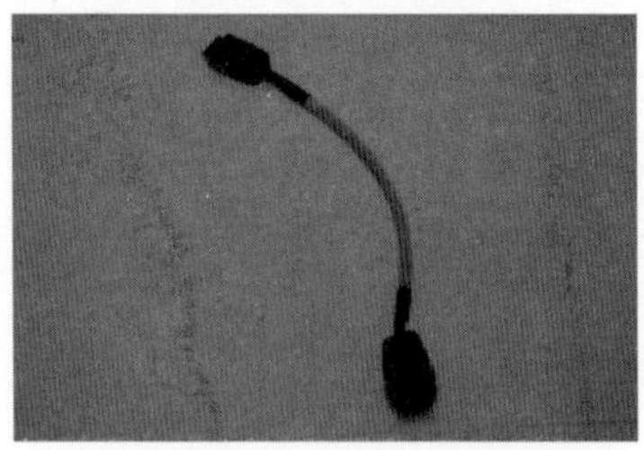

<24pin connector>

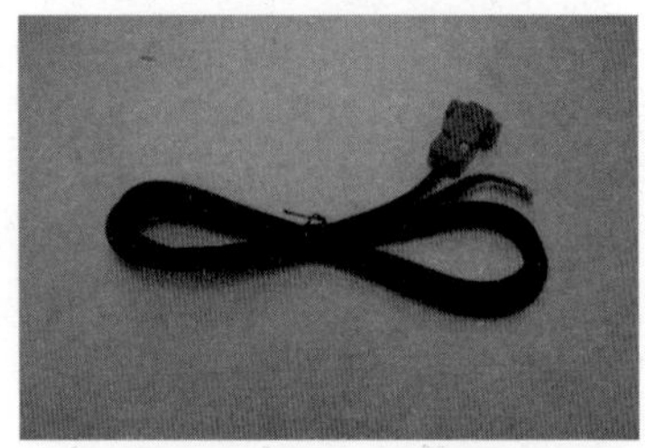

<serial cable 2ea direct/normal>

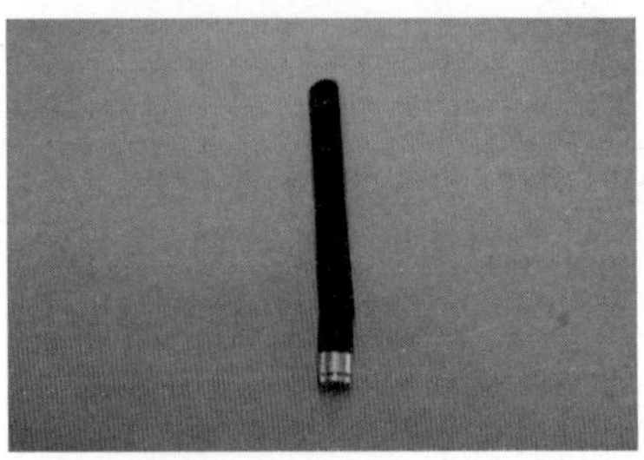

<SMA antenna>

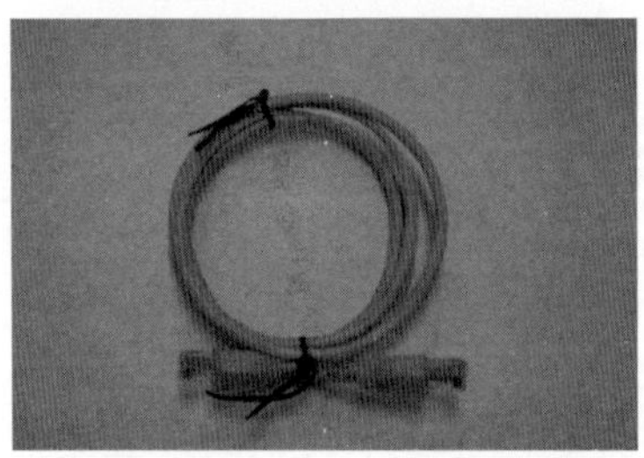

<Ethernet cable>

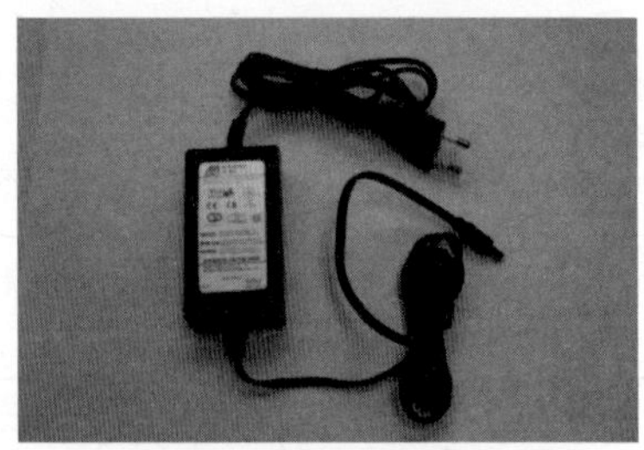

<DC 12V adaptor>

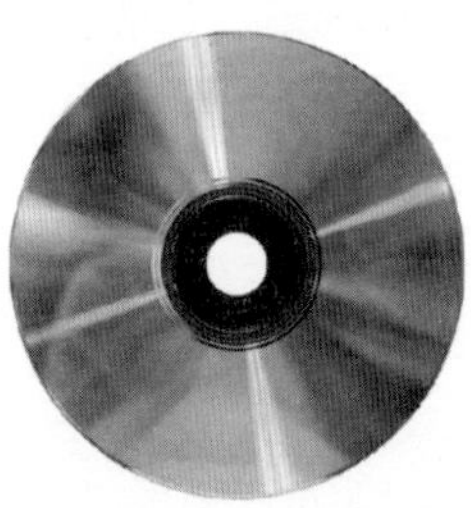

<CD>

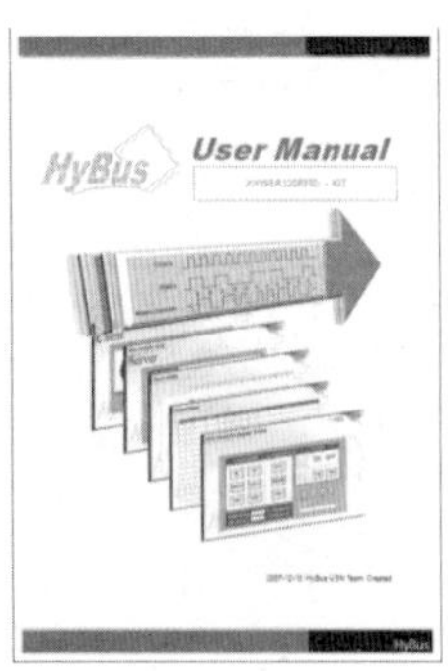

<manual>

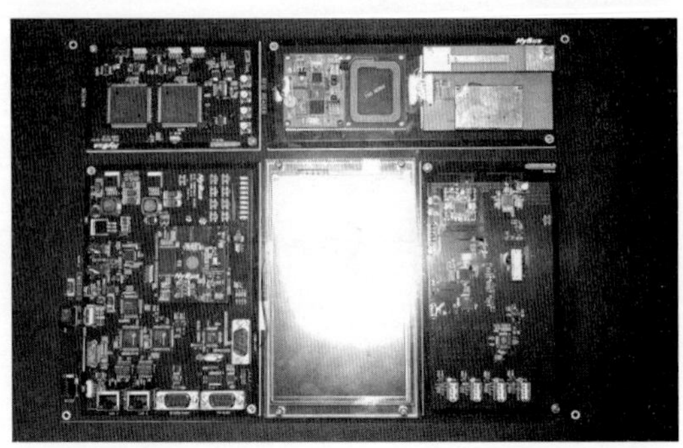

2.2 외형과 명칭

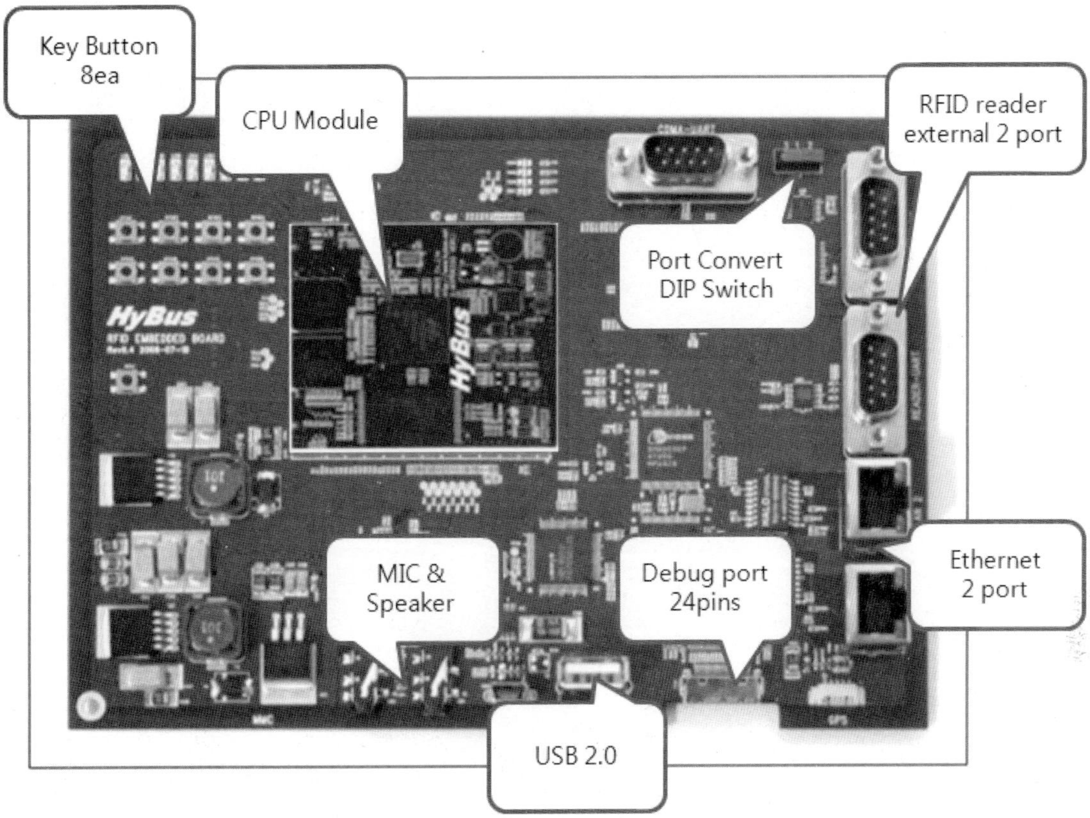

Key Button
8ea
CPU Module
RFID reader
external 2 port
Port Convert
DIP Switch
MIC &
Speaker
Debug port
24pins
Ethernet
2 port
USB 2.0

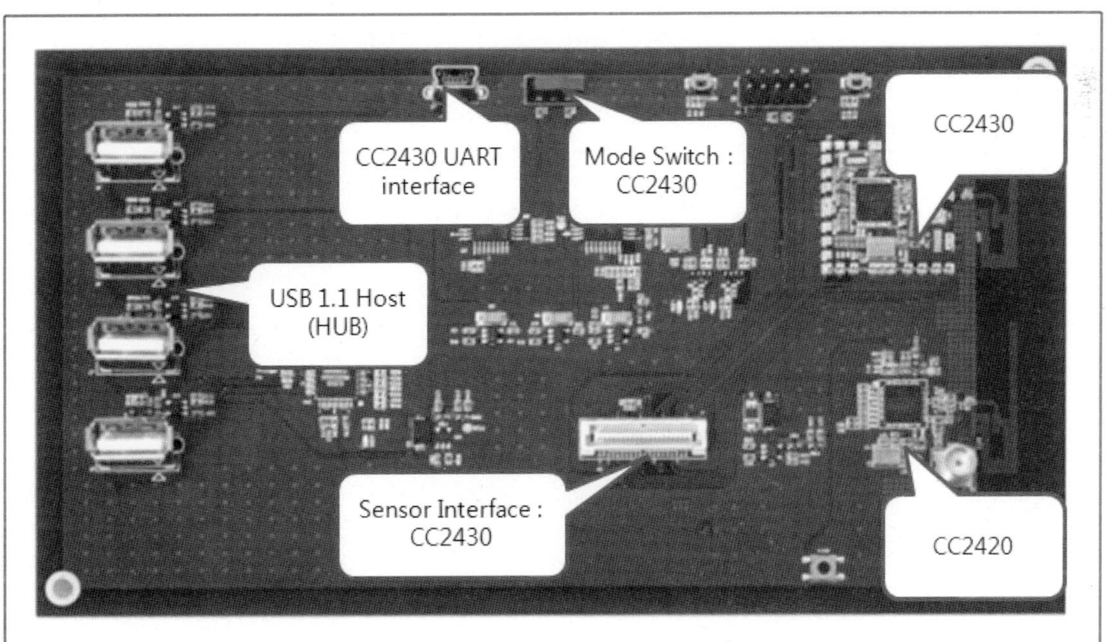

CC2430
CC2430 UART
interface
Mode Switch :
CC2430
USB 1.1 Host
(HUB)
Sensor Interface :
CC2430
CC2420

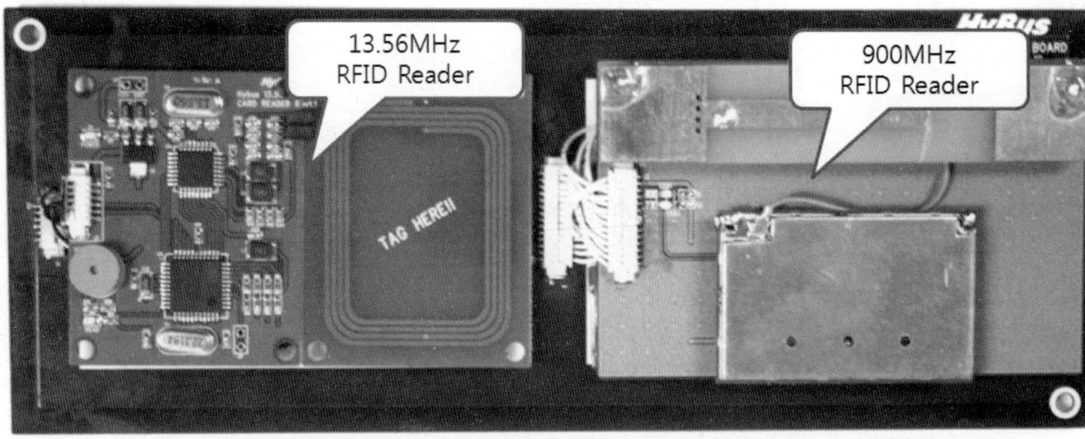

13.56MHz
RFID Reader
900MHz
RFID Reader
TAG HERE!!

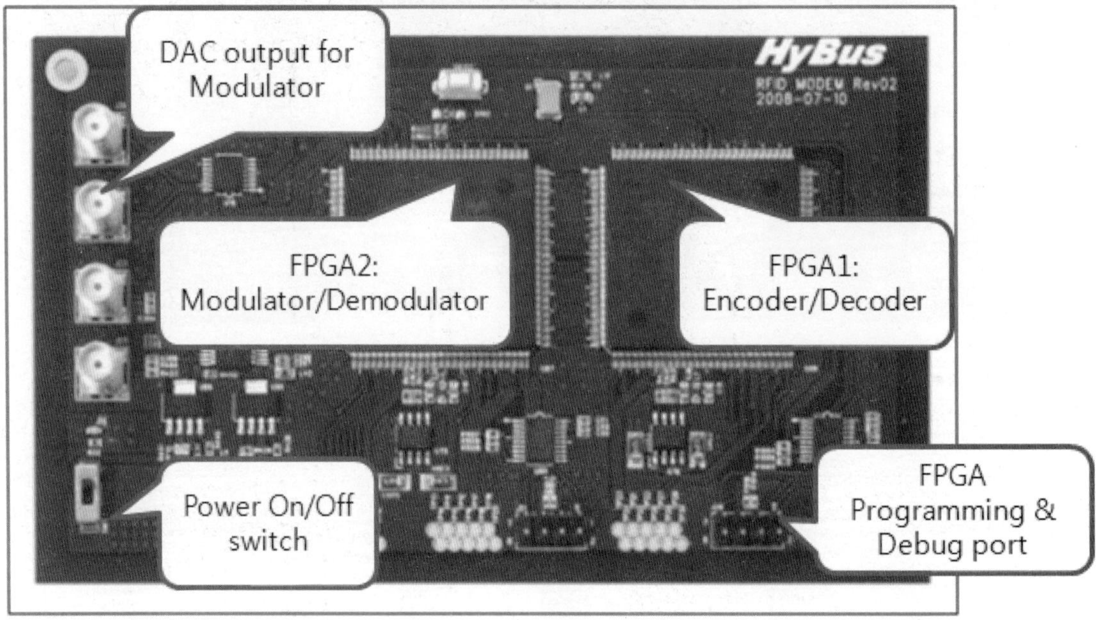

DAC output for
Modulator
HyBus
RFID MODEM Rev02
2008-07-10
FPGA2:
Modulator/Demodulator
FPGA1:
Encoder/Decoder
Power On/Off
switch
FPGA
Programming &
Debug port

2.3 장비 사양

구 분	항 목	내 용
900MHz RFID Part	Protocols	ISO 18000-6 Type-C, EPC Gen 2
	Frequency	910MHz ~ 914MHz (FHSS-15ch)
	Communications	UART / USBPort
	Processor	AT91SAM7S256AU
	Input Power	5V DC / Max 550mA
	Modulation	ASK-DSB
	Encoding method	PIE(TX), FM0(RX)
	Dimension	50mm * 31mm * 30mm(70mm)
	Antenna Channel	1 Channel
	Tag	Card Type : 5EA
13.56MHz RFID Part	Protocol	ISO14443A, ISO15693
	Frequency	13.56MHz, Mifare Type A
	Read Range	5~10cm (Panel Antenna)
	Communication	RS232
	Power	5V DC @ 150mA
	인식속도	100mse
	Environment	Operating temperature range: -20deg C to +70deg C
	Tag	Card Type : 5EA (Plastic)
RFID Coding Modem Part	Coding (Encoder/Decoder)	Encoder, Decoder (FPGA 10만 게이트) - NRZ - Manchester(bi-phase) - Unipolar RZ - Miller - Modified Miller - Differential Test Point VHDL Coding FPGA Targeting
	MODEM (Modulation, Demodulation)	MODEM (FPGA 10만 게이트) - 진폭 편이 변복조 (ASK: Amplitude Shift Keying) - 주파수 편이 변복조 (FSK: Freqency Shift Keying) - 위상 편이 변복조 (PSK: Phase Shift Keying) Test Point Embedded Module과의 통신 (SPI 방식) VHDL Coding FPGA Targeting

구 분	항 목	내 용
USN Part	Processor	Hmote2430mini module(TI CC2430 Processor (SoC) (IEEE802.15.4 Processor/Radio Board – 2.4G) – MPU Block (Enhanced 8051 Core) Speed : 32MHz, Ram : 8KB, Program space : 128KB – Radio Block (CC2420 Core) Frequency : 2.4GHz ~ 2.483GHz Data Rate : 250Kbps(Max))
		CC2420 RF Chip On Board (SPI → PXA320)
	Antenna	내장 PCB Antenna, 외부 확장 Antenna
	OS	TinyOS 2.0
	IP-USN	Nanostack IPv6 (6lowpan)
	Connector	Sensor 확장 Connector(센서 보드 확장 가능)
	USB Hub	Hmote2430mini and Hmote2420 연동 기능
Embedded Part	CPU	Marvell PXA320(806MHz) Processor
	Memory	266MHz DDR SDRAM 128MByte
		NAND Flash 128MByte
	LCD	800 X 480(7 Inch Wide TFT Color LCD)
	PMIC	PMIC MAX8660
	CPLD	CPLD Xilinx CoolRunner-II
	Touch Screen	Touch Screen Controller
	Ethernet	10/100 Mbps Ethernet – 2 Port
	USB	USB HOST/Client 1.1 1Port(Internal)
		USB HOST 2.0 2Port(External)
	UART	Debug(RS232), GPS(TTL), FFUART(RS232), TL16C554(RFID Reader & CDMA)
	CDMA Module(Option)	CDMA 1x 153Kbps EV-DO 2.4Mbps W-CDMA 384Kbps HSDPA 7.2Mbps
	Connector	확장 핀
	GPIO	Indicator LED 8EA & Button 8EA
	SD/MMC	SD/MMC Card Socket
	OS	Linux (WinCE 2차 개발)

• Block Diagram

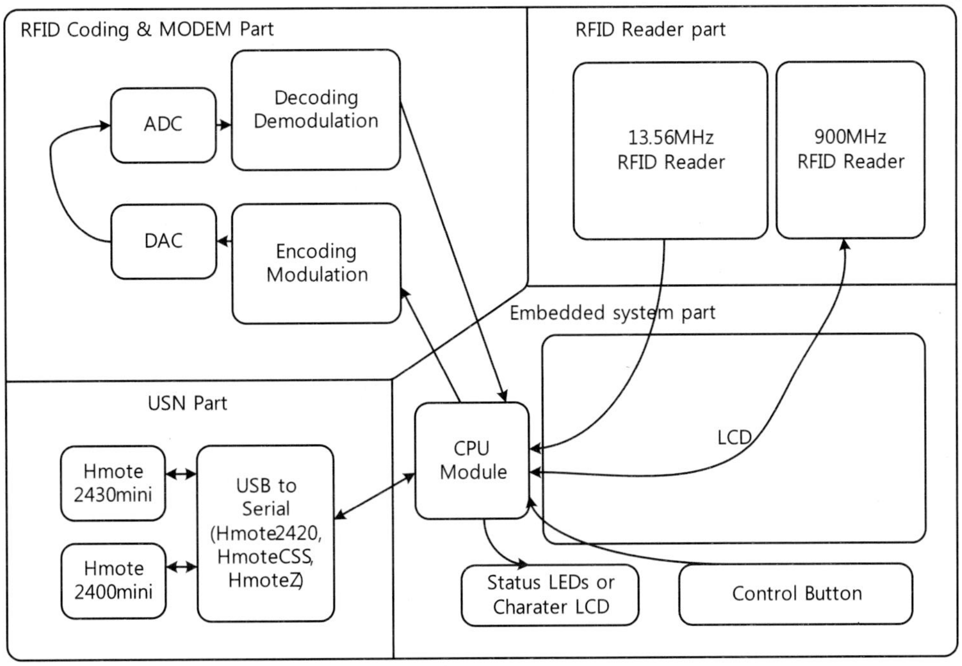

2.4 하드웨어 구성 및 부품 배치도

2.4.1 임베디드 보드

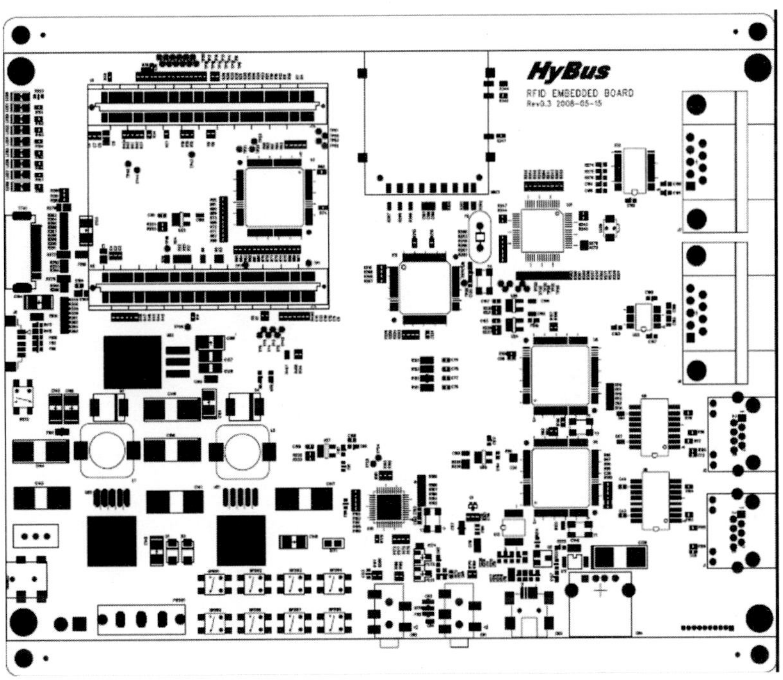

<임베디드 보드 TOP 배치도>

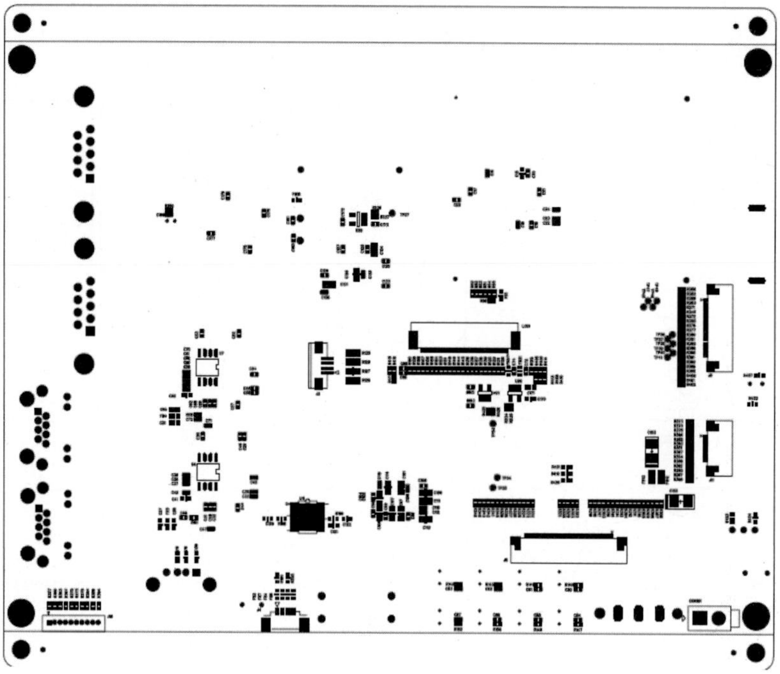

<임베디드 보드 BOTTOM 배치도>

2.4.2 USN Zigbee 보드

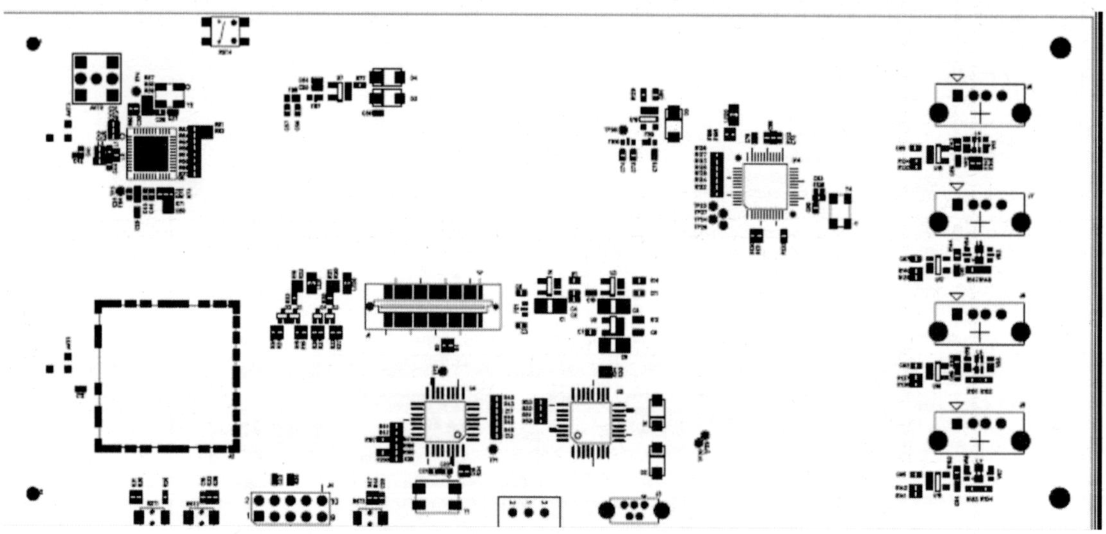

< USN Zigbee 보드 TOP 배치도 >

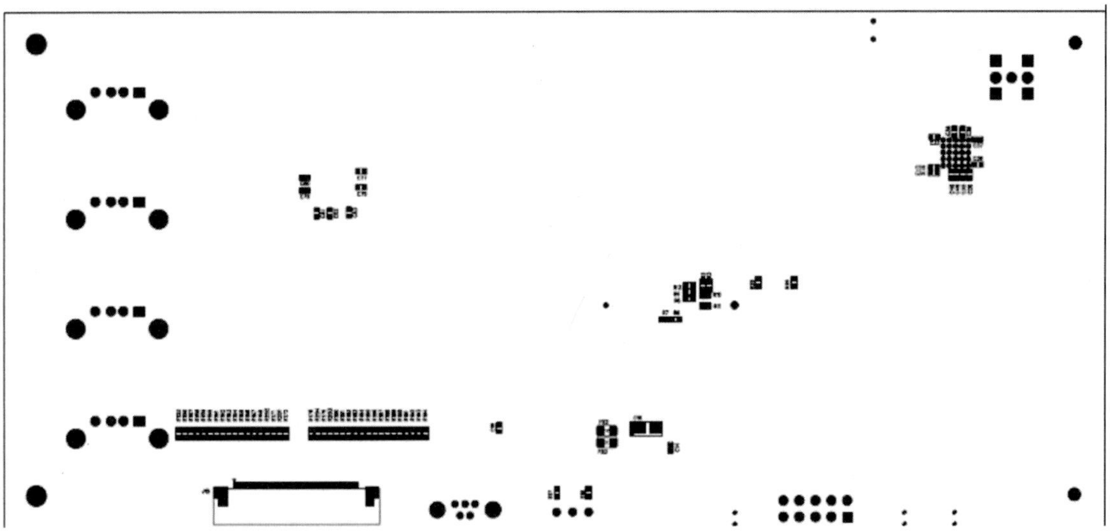

< USN Zigbee 보드 BOTTOM 배치도 >

2.4.2 RFID baseband Modem 보드

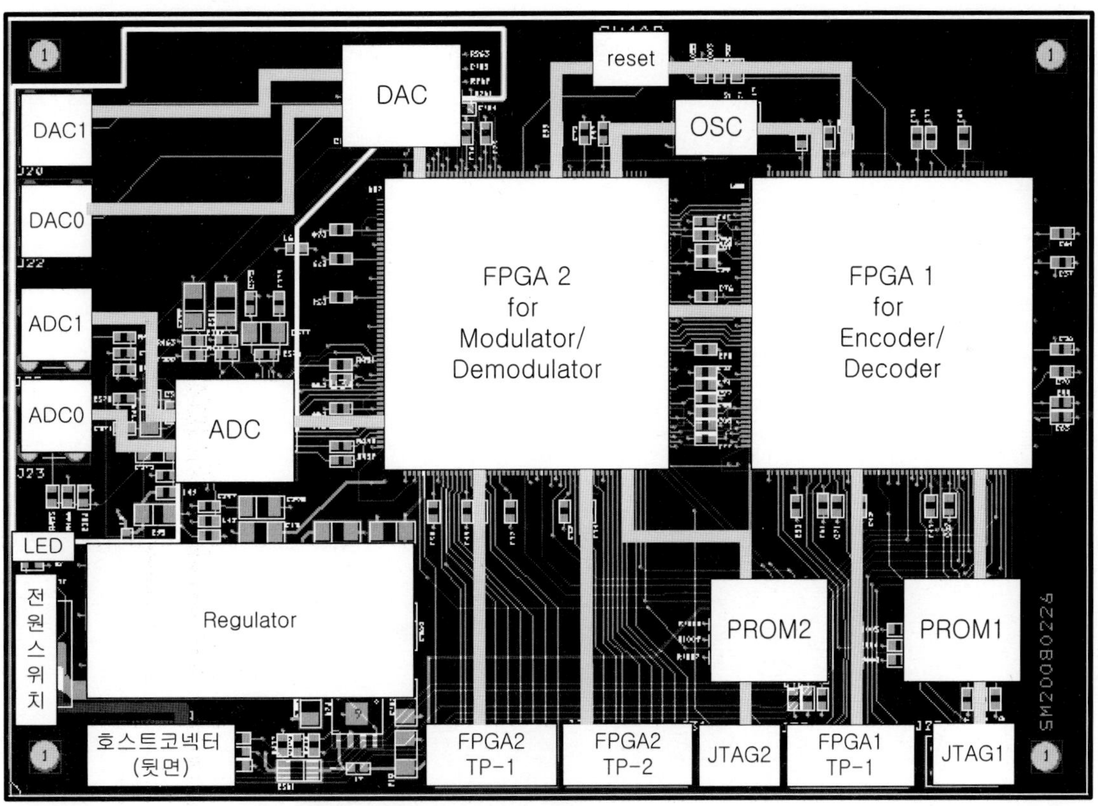

3. 장비 설정

3.1 소프트웨어 이미지 구성

소프트웨어 이미지는 다음과 같이 구성되어 있다.

- Linux Kernel (Linux 2.6.14.7) : zImage
- Filesystem : rootfs_gtk.img

3.2 이미지 업로드 절차

소프트웨어의 이미지를 업로드 하는 절차는 다음과 같다.

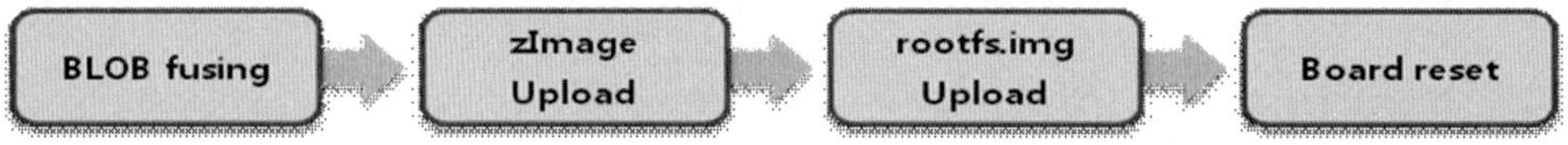

Bootloader를 fusing하기 위해서는 Marvell사의 XDB Programmer 소프트웨어와 Debugger 장비가 필요하다. 소프트웨어의 사용은 Marvell사와의 NDA 협약에 근거하여 사용되기 때문에 자사에서 기본적으로 fusing이 된 상태에서 보드가 제공된다.

3.3 보드 연결

소프트웨어 이미지를 임베디드 보드에 포팅하기 위해서는 시리얼과 이더넷 케이블이 보드에 연결되어 있어야 하다. 다음 순서대로 연결을 진행한다.

- 시리얼 연결

24pin 케이블을 보드와 디버그 보드에 연결 후 시리얼 케이블을 디버그 보드 J3커넥터와 연결한다.

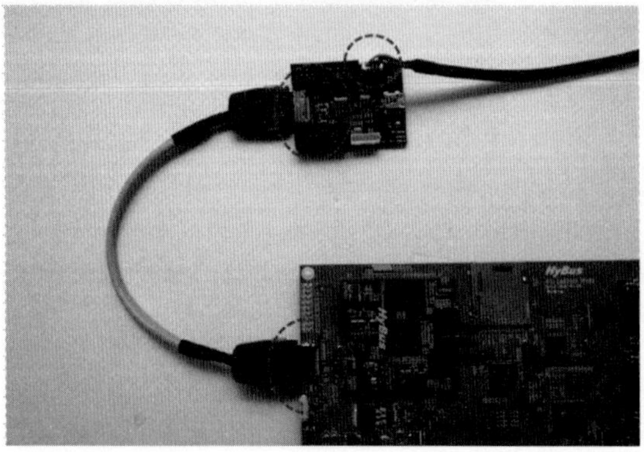

시리얼 케이블을 PC의 시리얼 포트에 연결한다.

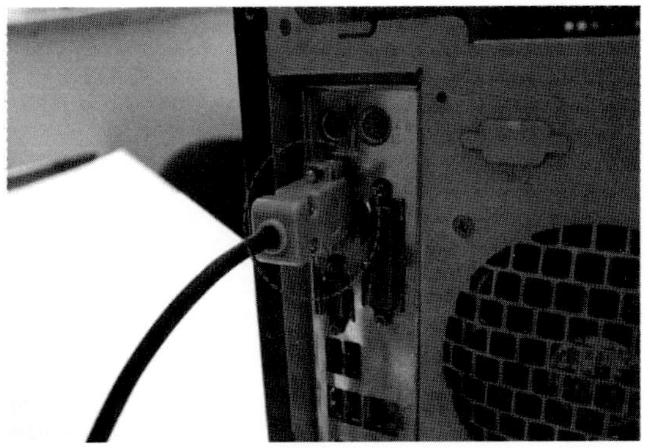

- 이더넷 연결

이더넷 포트에 크로스 케이블을 연결한다. 연결한 이더넷 포트는 그림에서 보듯이 J2 커넥터이다.

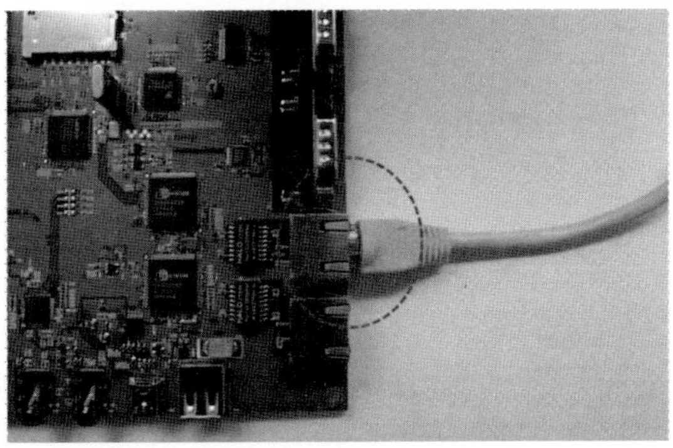

크로스 케이블을 PC의 LAN포트에 연결한다.

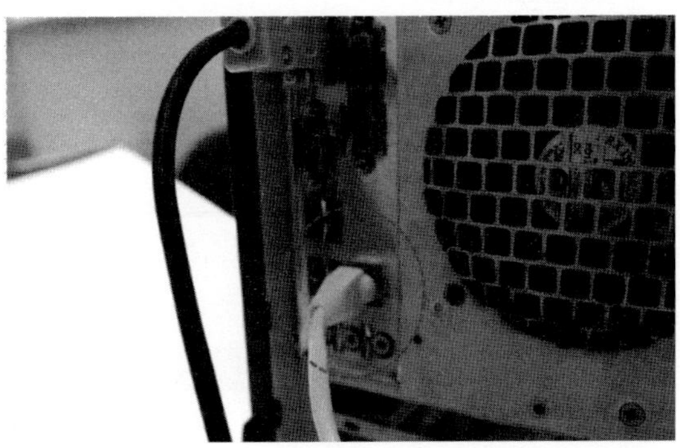

3.4 serial monitoring 설정

Porting 작업을 위해서는 Serial Monitoring 프로그램이 필요하다. 따라서 Serial Monitoring이 가능한 터미널 프로그램을 설치 후 실행한다. (하이퍼터미널, Tera Term, Secure CRT 등) 여기서는 하나의 예시로 Tera Term을 사용할 것이다.

Tera Term을 실행한 화면은 다음과 같다.

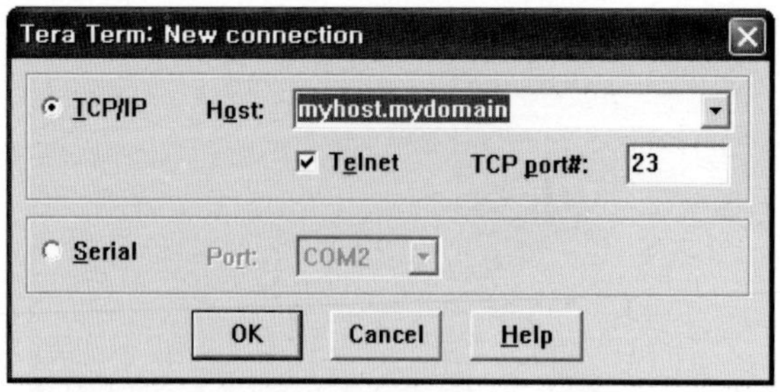

Debugging Monitoring을 위해서는 Serial 설정을 수행해야 하다. Serial을 선택하고 Port를 COM1로 지정한 후 OK 버튼을 클릭한다.

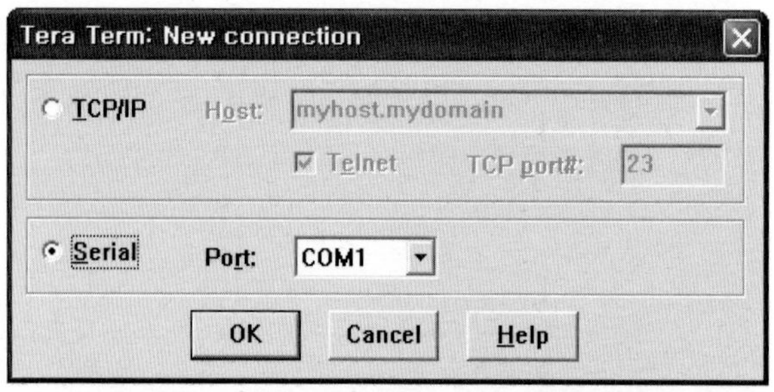

설정을 위해서 [Setup] -> [Serial Port]를 선택한다.

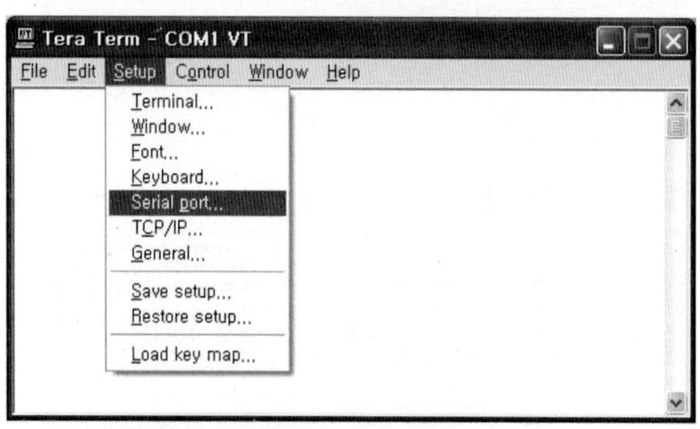

다음과 같이 Baud rate 설정을 변경한 후 OK 버튼을 클릭한다.

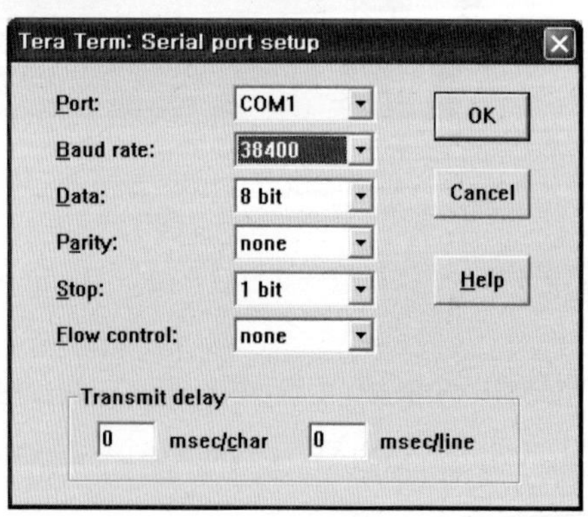

3.5 커널(kernel) 포팅

XHYPER320RFID에 Porting되는 OS Kernel로 Embedded Linux를 사용한다. Linux 2.6.14.7 Release version을 사용하며 생성된 Image만 제공된다. Kernel의 Porting은 Bootloader의 Prompt상에서 수행하며 절차는 다음과 같다.

먼저, 시리얼 케이블과 이더넷 케이블을 보드와 PC에 연결한다(3.3장 보드연결 참조). 그리고 어댑터를 연결하고 전원을 켠다.

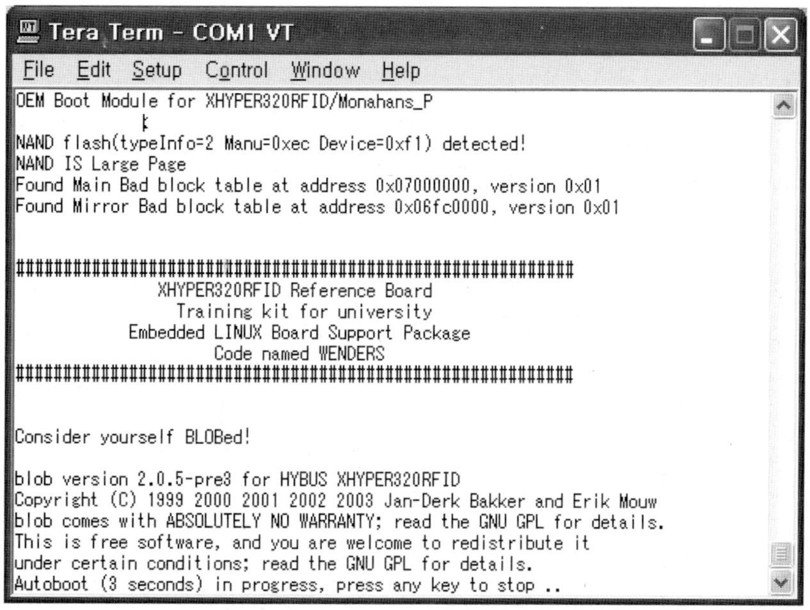

위와 같이 Bootloader 초기화면이 나타나게 되는데 "press any key to stop" 구문에서 아무 키나 누르면 다음과 같이 dm9000 Ethernet Device가 감지되고 Prompt 상태로 넘어가게 된다.

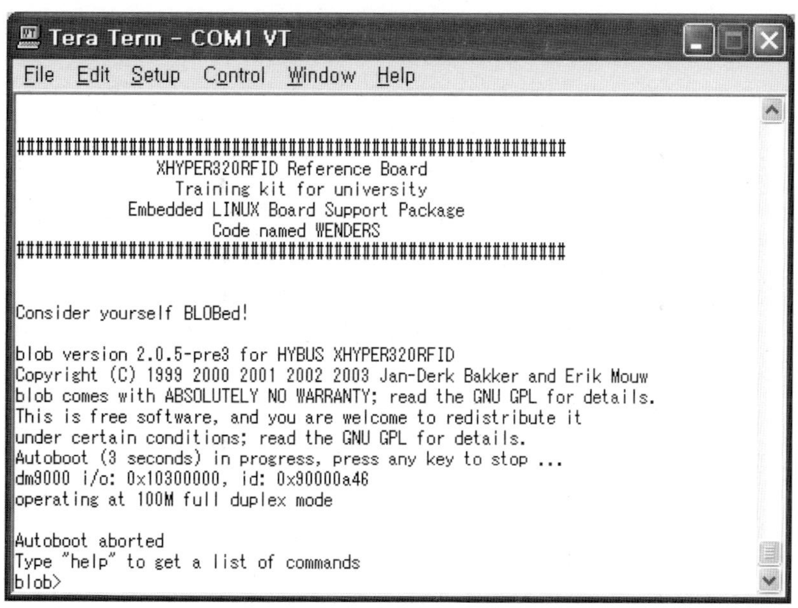

Kernel Porting에 앞서 IP Address를 설정해야 하는데 이를 위해서 먼저 setip를 입력한다.

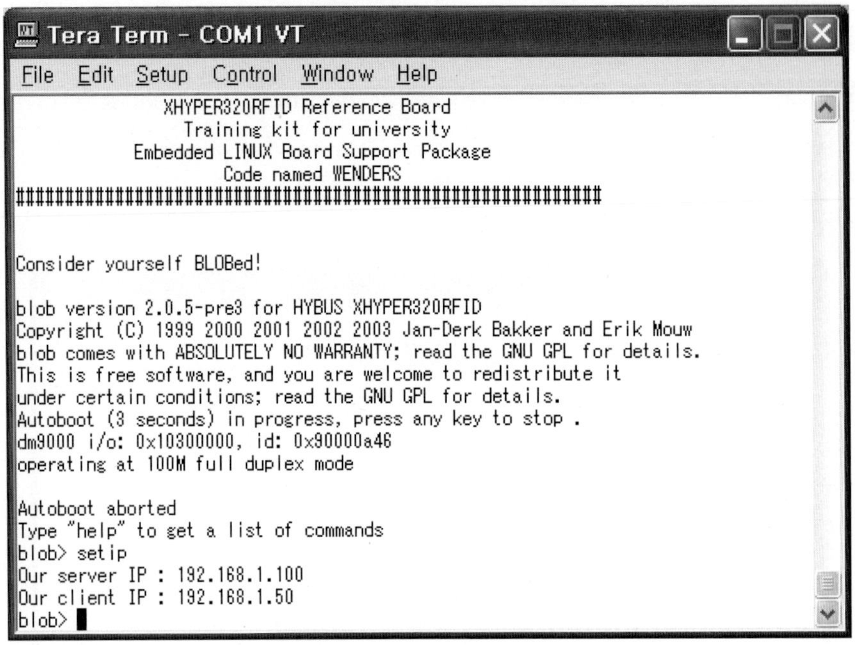

Default IP가 출력되는 것을 확인할 수 있다.

현재 설정된 IP는 사설 IP이고 별도의 작업 서버가 있다면 공인 IP로 설정해서 사용할 수 있다. 여기서는 사설 IP를 사용한다.

IP 설정은 아는 바와 같이 PC의 IP와 대역을 맞춰서 설정하면 된다. 다른 IP로 설정하고 싶을 때는 다음과 같이 입력하면 되는데 예를 들면

```
blob> setip server 192.168.10.10
blob> setip client 192.168.10.20
```

여기서 server는 호스트 PC, client는 보드를 의미한다.

IP 설정이 끝났으면 tftp Server를 실행한다. tftp Server는 TFTP Desktop 프로그램을 이용한다. 호스트 PC에 설치가 되어 있지 않다면 설치를 하고 다른 tftp 프로그램을 이용해도 무방하다. 여기서는 TFTP Desktop 프로그램을 이용하여 tftp를 설정한다.

TFTP Desktop 프로그램을 실행한다.

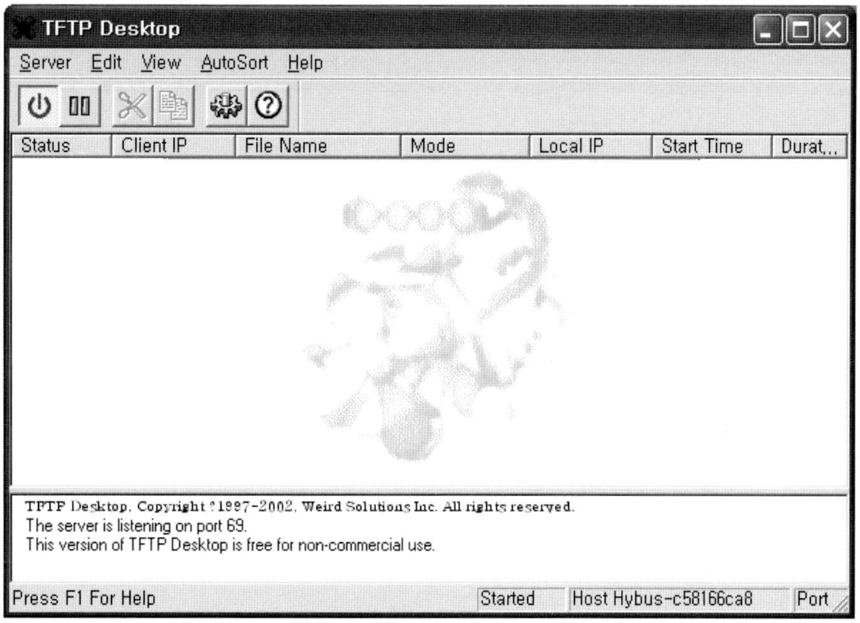

tftp 설정을 위해 [Server] -> [Properties]를 선택한다.

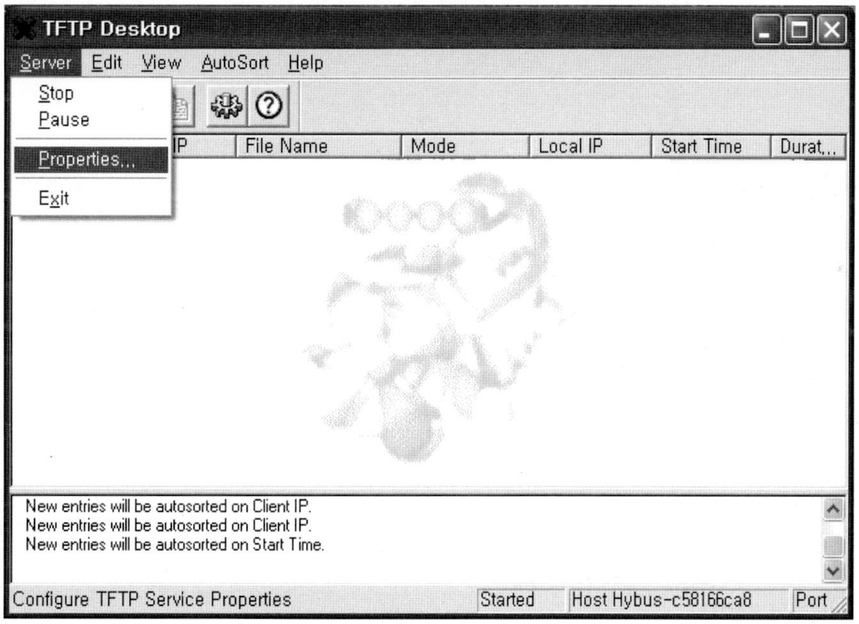

[General] 탭으로 이동하여 TFTP Server로 사용할 디렉토리를 설정한다. 확인을 클릭하고 프로그램을 재실행하다.

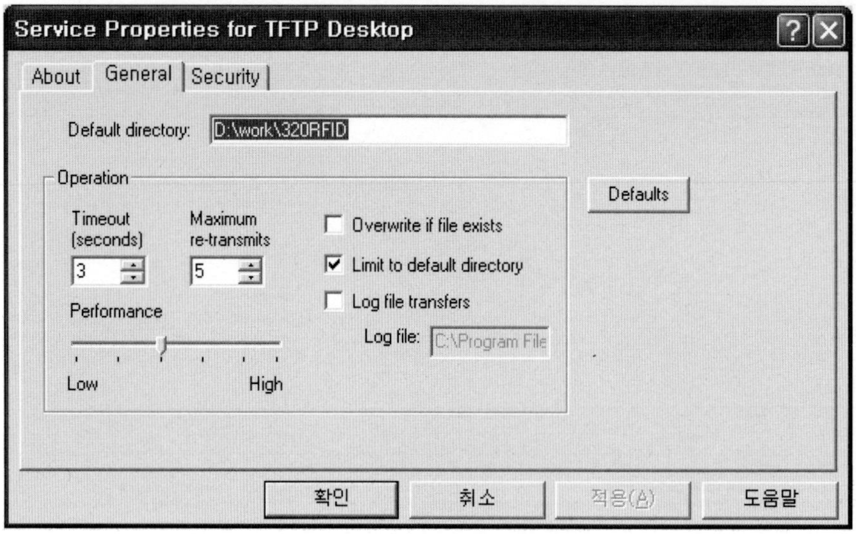

CD안의 Image디렉토리에 있는 zImage, rootfs_gtk.img Image 파일을 Server 디렉토리로 복사한다. 이러면 Kernel Porting을 위한 모든 설정이 끝났으므로 Porting을 한다.

다음과 같이 명령어를 입력하여 zImage를 다운로드 한다.

```
blob> tftp zImage
```

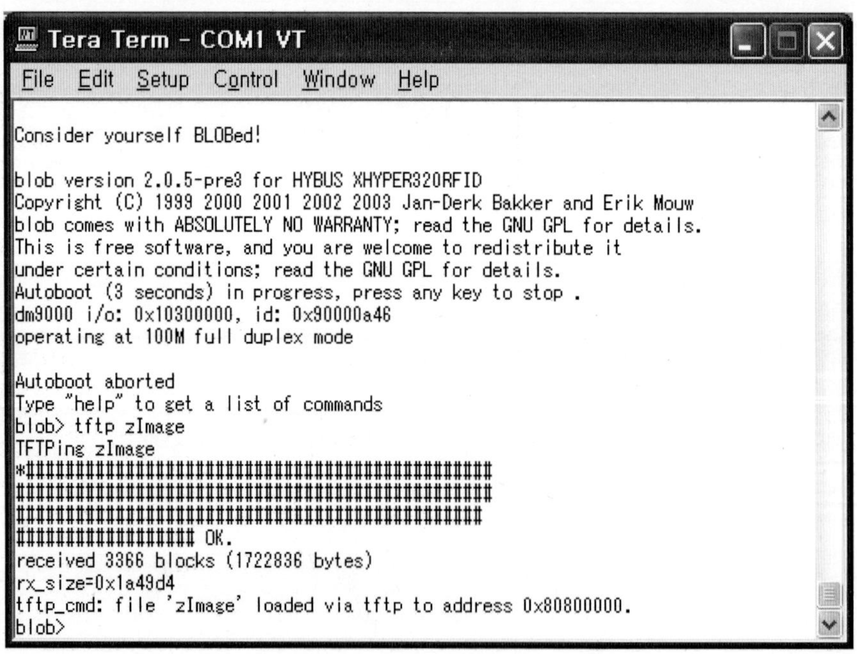

zImage가 메모리 주소 0x80800000에 다운로드 된 것을 볼 수 있다.

완료되었으면 다운로드한 zImage를 다음과 같이 Flash 메모리에 Write한다.

```
blob> nandwrite -z
```

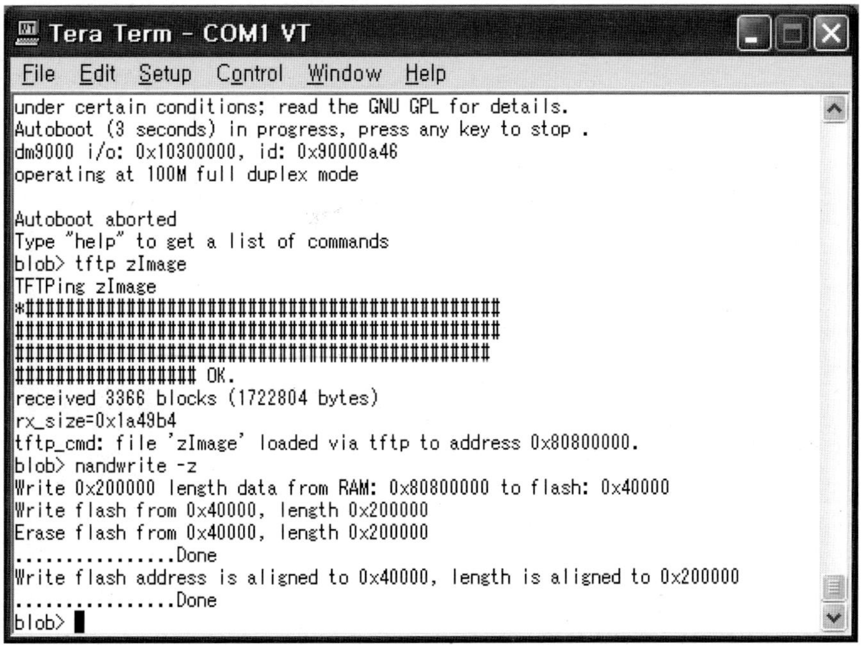

옵션에서 -z는 이미지 타입이고 SD 메모리 주소, Write될 Flash 메모리 주소, Write할 최대 사이즈가 자동으로 지정된다.

3.6 Filesystem 포팅

Kernel Porting을 완료하였다면 이어서 Filesystem을 Porting 하다. XHYPER320RFID에 Porting되는 Filesystem 타입은 YAFFS입니다. 마찬가지로 Bootloader의 Prompt상에서 Porting을 수행하다.

먼저 Filesystem Image를 tftp 다운로드한다.

```
blob> tftp rootfs_gtk.img
```

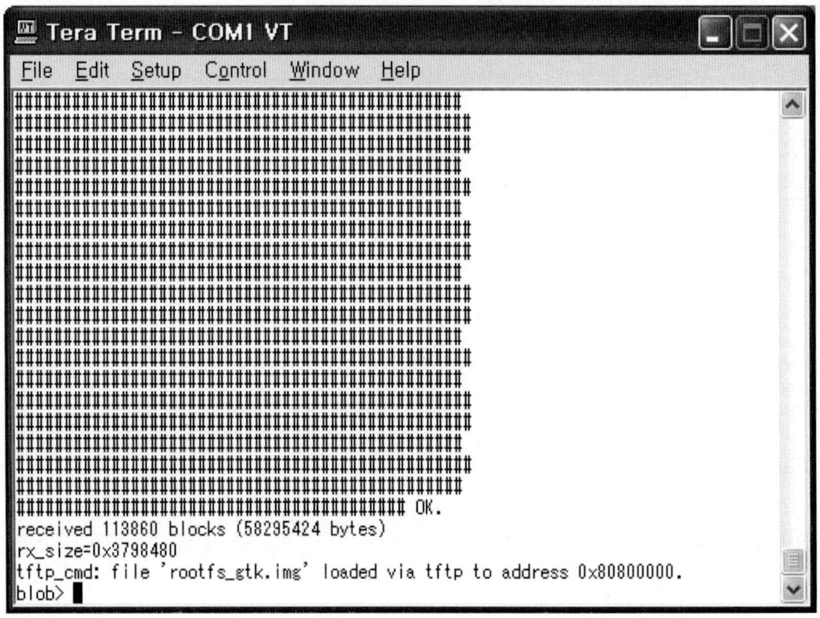

여기서 한 가지 알아둘 점은 TFTP Server 프로그램이 정식버전이 아닌 경우에는 다운로드 할 때 용량이 32Mbyte로 제한되어 있다. Porting될 Filesystem의 사이즈는 56Mbyte 정도 됩니다. 제한될 경우 정식버전을 구하셔서 설치하시고 사용하시기 바랍니다.

다운로드가 완료되었다면 마찬가지로 Flash에 Write하다.

다음과 같이 명령어를 입력하다.

```
blob> nandwrite -y
```

Filesystem Image의 경우 Write 옵션의 차이가 있으므로 주의해야 하다. 옵션에서 -y는 YAFFS Image 타입을 나타내고 SD 메모리 주소, Write할 Flash 메모리 주소, Filesystem 사이즈가 자동으로 지정됩니다.

Porting이 모두 끝났다면 보드를 재부팅하거나 다음과 같이 보드를 부팅하다.

```
blob> nkernel
```

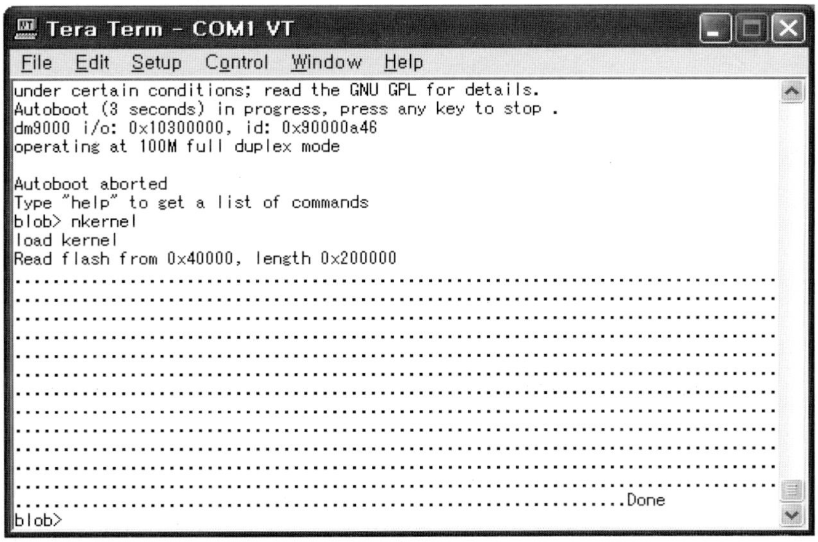

nkernel은 부팅을 위한 첫 단계로 Flash에 Write되어 있는 Kernel Image를 SD 메모리 영역으로 복사하는 명령어입니다. 마지막으로 boot를 입력하다.

```
blob> boot
```

모든 Porting이 정상적으로 완료되었다면 다음과 같이 성공적으로 부팅되는 것을 확인할 수 있다.

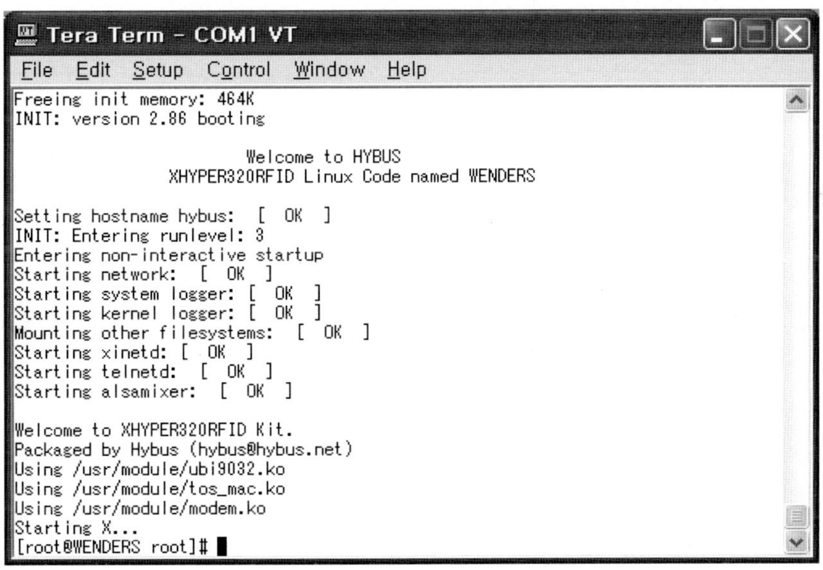

파일 시스템 이미지가 바뀌었으면, 터치스크린에 대한 좌표 설정을 다시 해주어야 하다.

```
root]# ts_calibrate
```

LCD창에 나오는 십자가 모양의 좌표의 표시대로 직접 터치를 입력하다.

3.7 FPGA에 VHDL이미지 포팅 (Modem보드)

지금부터 설치할 프로그램은 "Xilinx ISE"로, Modem보드에 있는 Xilinx SPARTAN FPGA칩에, 이미지를 다운로드하거나 VHDL프로그램을 컴파일 할 수 있는 툴입니다. 그 밖의 기능으로는 Timing Simulation, In-Circuit Vertification, Back Annotation등의 칩 설계를 위한 다양한 tool을 제공하다.

RUEM_MODEM/Xilinx_ISE_INSTALLER/setup.exe를 실행하면 다음과 같은 화면이 나옵니다.

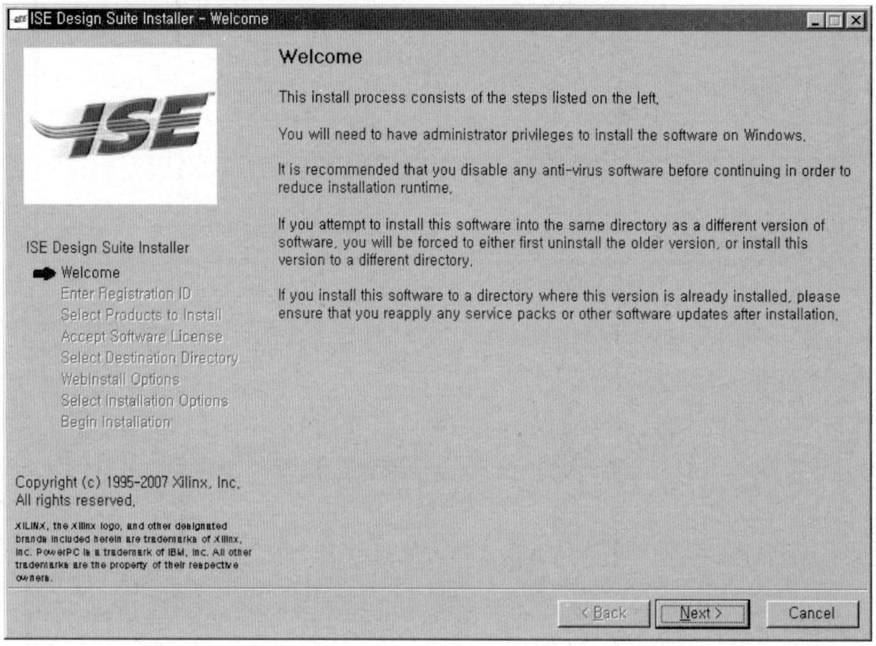

install할 구성 요소를 선택하다.

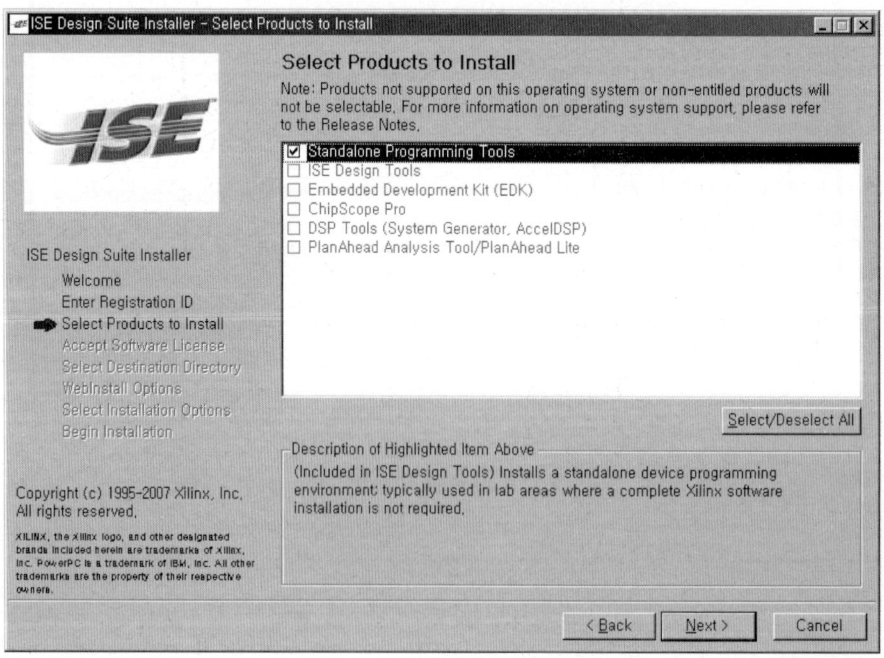

라이센스에 동의하는지 묻는 부분입니다. 체크박스에 표기하고 넘어갑니다.

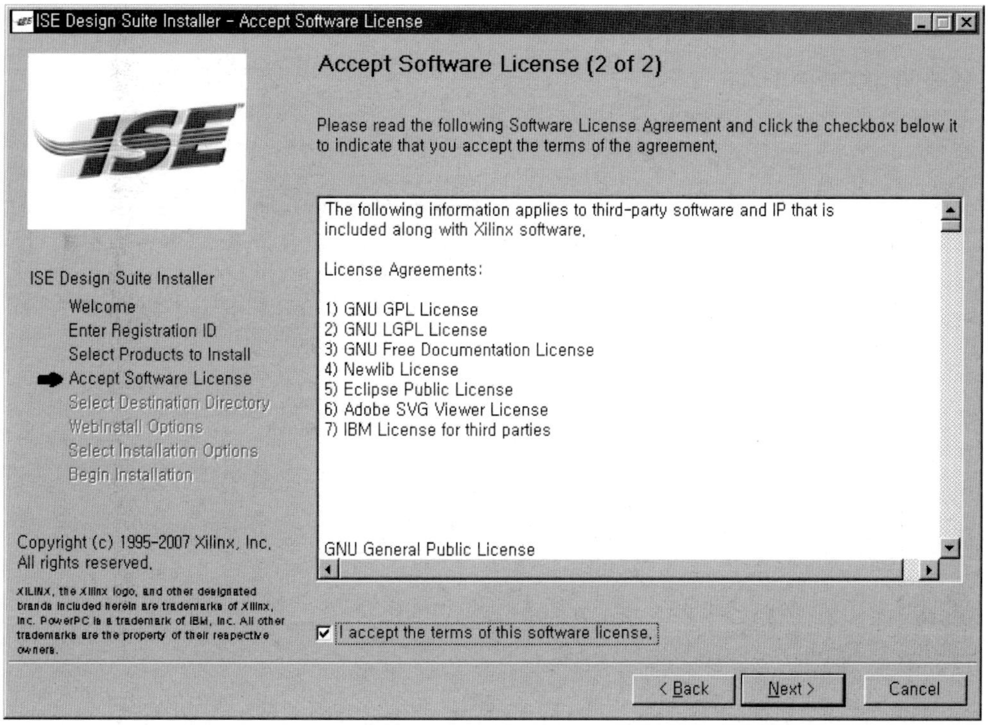

install할 디렉토리를 정할 수 있다.

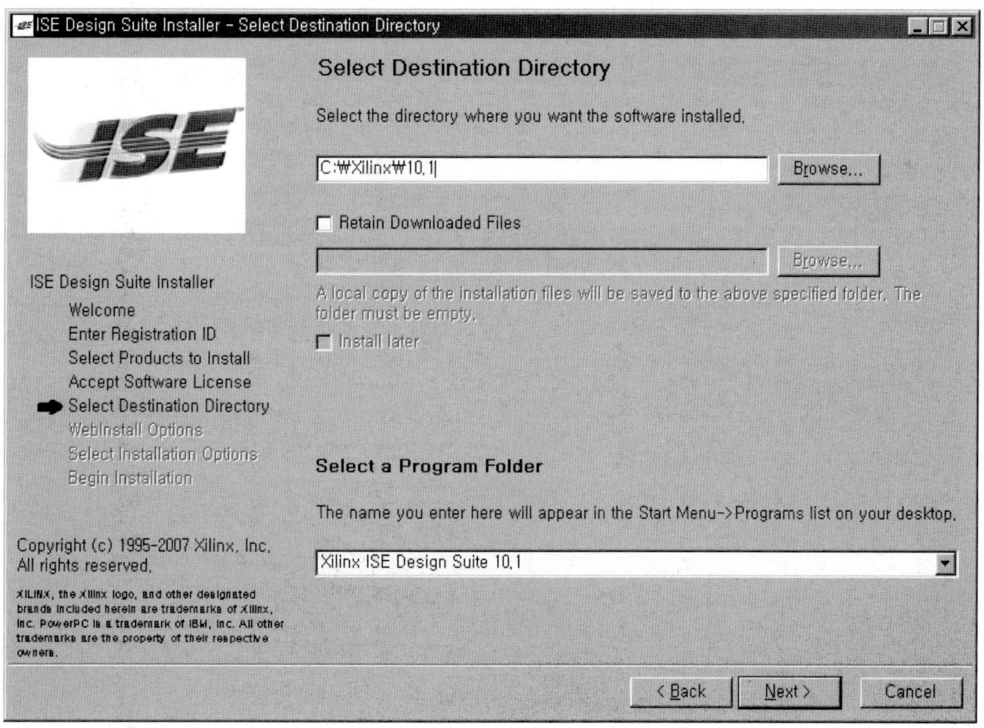

웹을 통해 설치를 하게 되는데 proxy에 대한 설정을 하는 부분입니다. Direct Connect to internet 이나 Use Internet Explorer Proxy Setup을 선택하다.

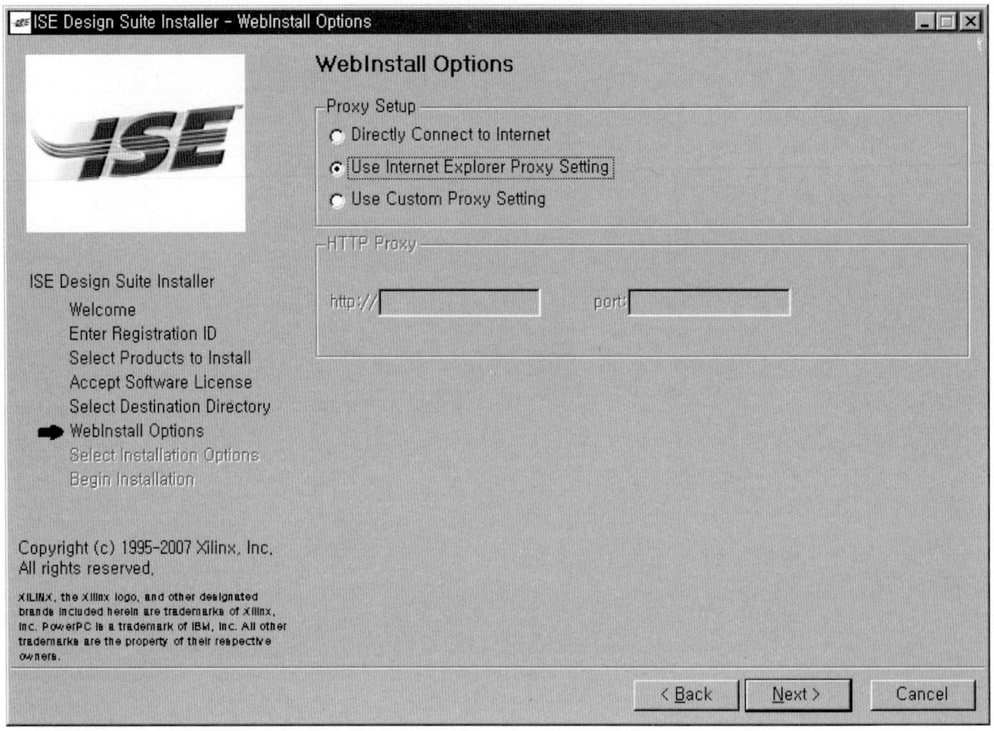

PATH에 대한 설정을 하는 부분입니다. 모두 체크하고 다음으로 넘어갑니다.

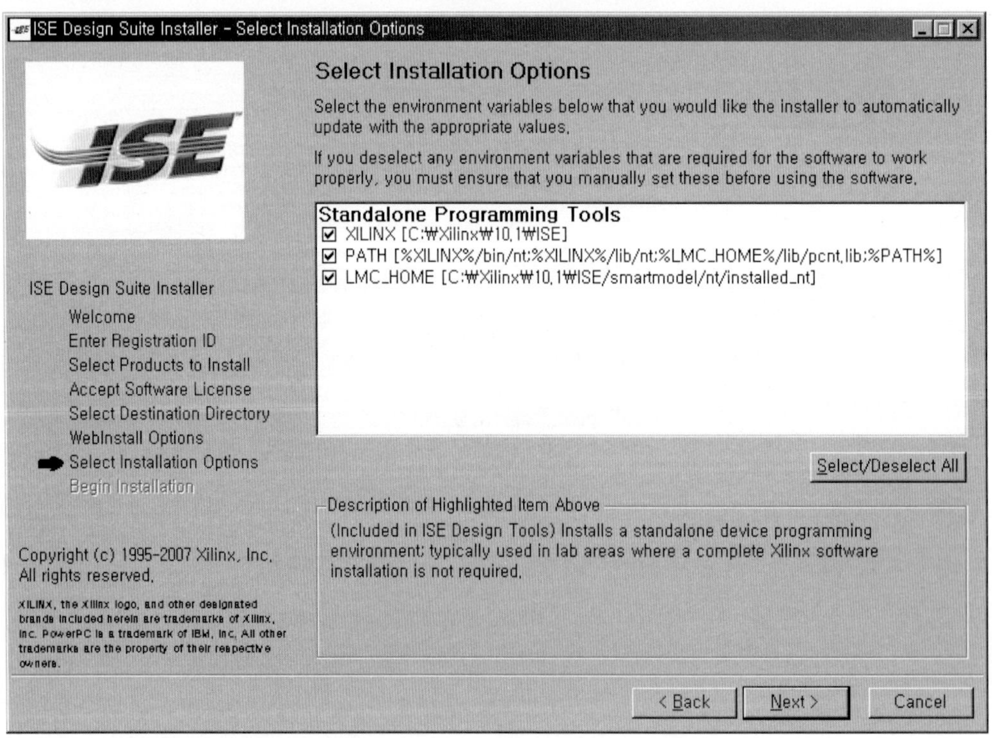

추가적으로 설치할 프로그램/드라이버를 설정하다. Install Cable Drivers는 반드시 체크하고 Launch XilinxUpdate는 체크를 하지 않아도 무방하다.

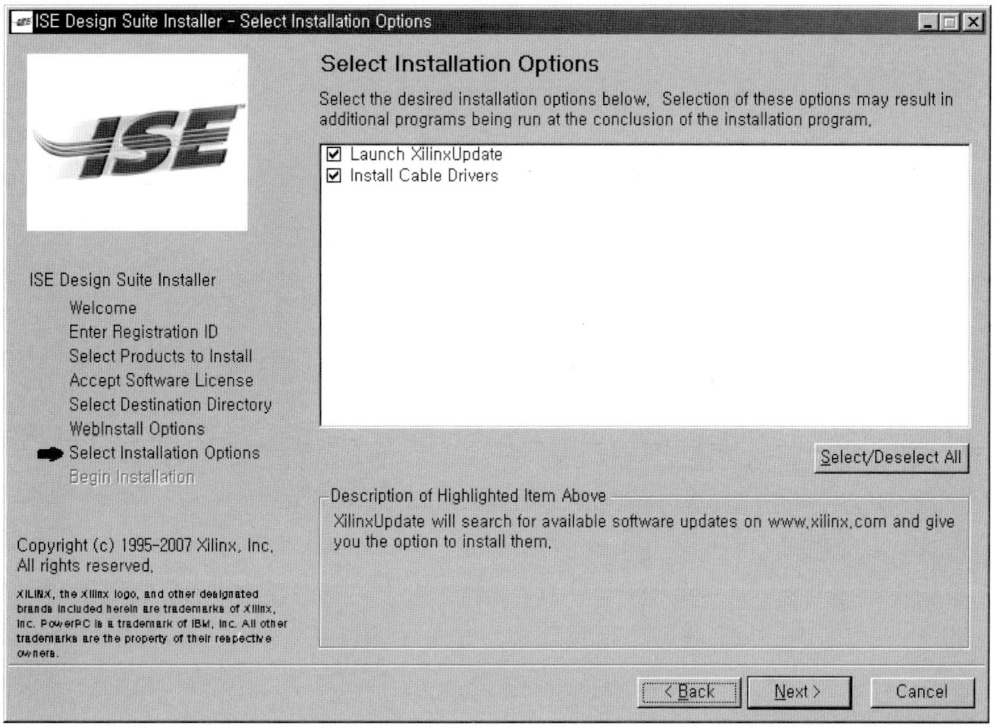

인스톨을 진행하는 과정입니다.

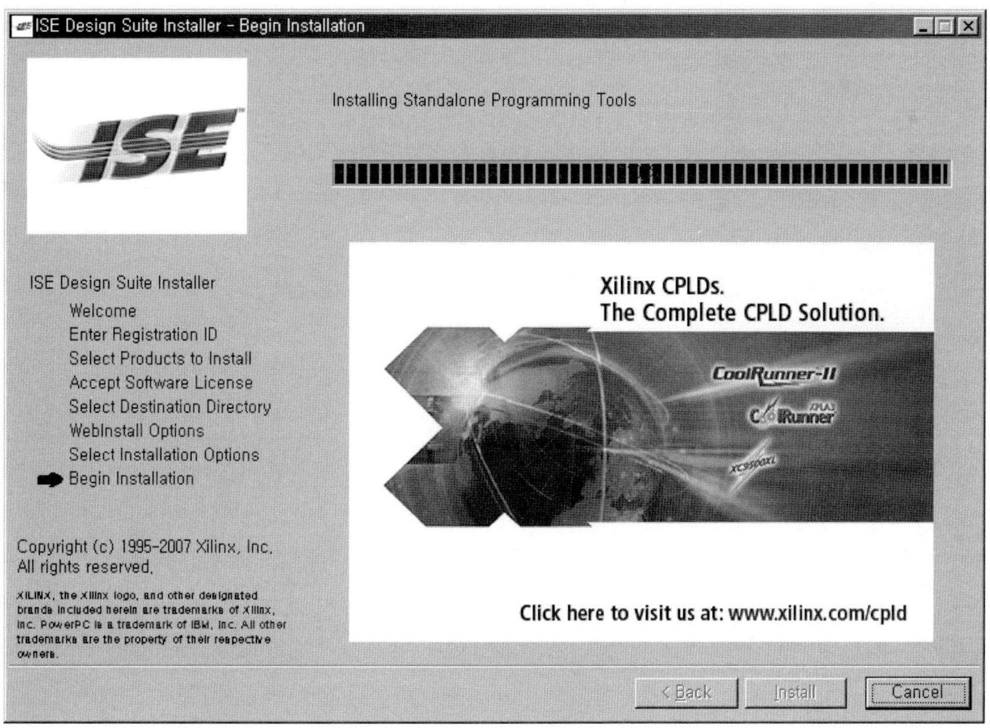

설치를 모두 완료하였다.

설치한 프로그램을 통해 이미지 등을 FPGA에 업로드하려면 관련 케이블과 보드의 적절한 연결이 필요하다. 다음 그림은 Xilinx USB JTAG 케이블로, PC에 저장된 VHDL이미지를 FPGA보드에 업로드를 가능하게 해주는 케이블입니다.

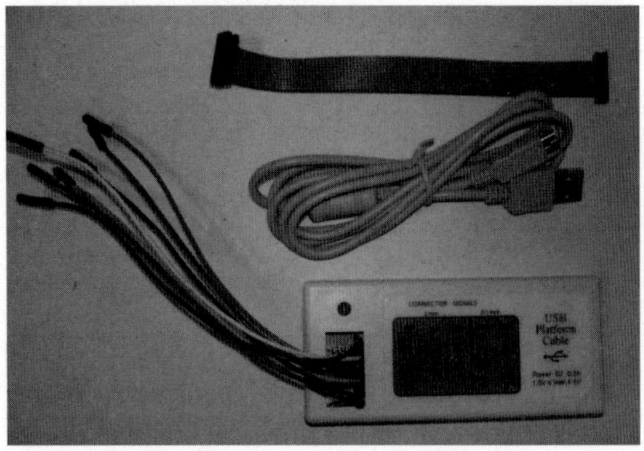

Xilinx usb jtag을 컴퓨터에 연결하면 다음과 같은 화면이 나옵니다. Xilinx ISE가 컴퓨터에 설치되어 있다면 Xilinx usb jtag의 드라이버도 자동설치 되므로 다음을 클릭하여 드라이버를 설치하다.

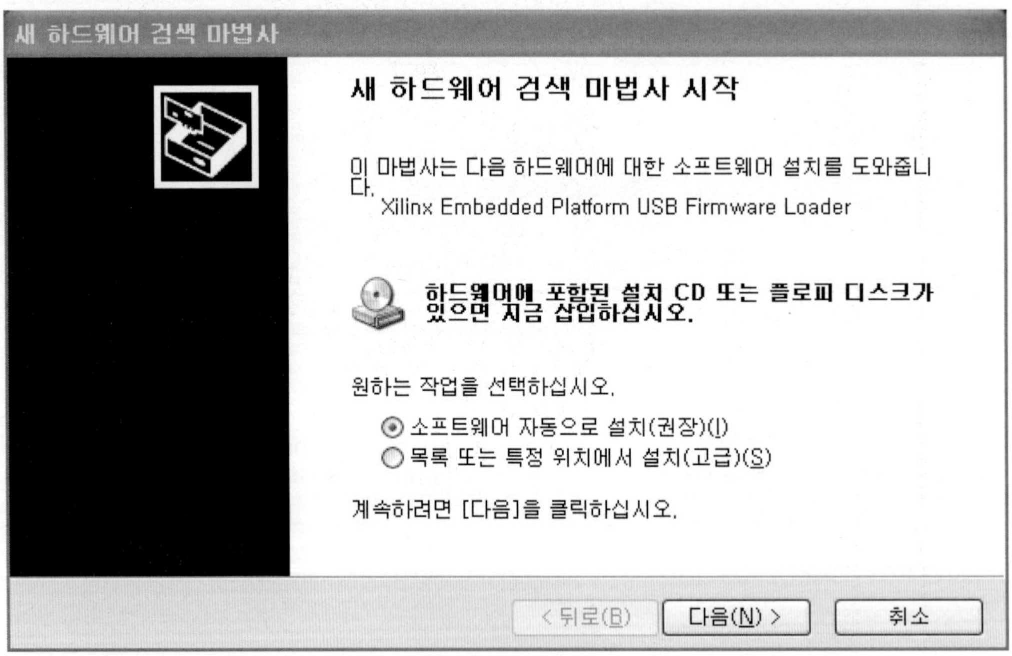

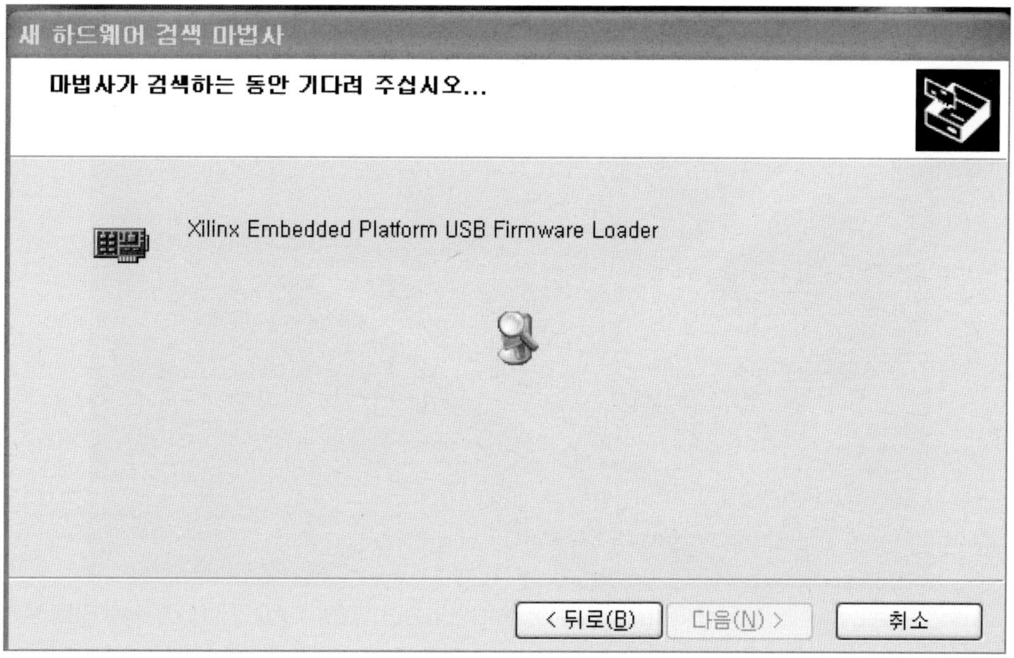

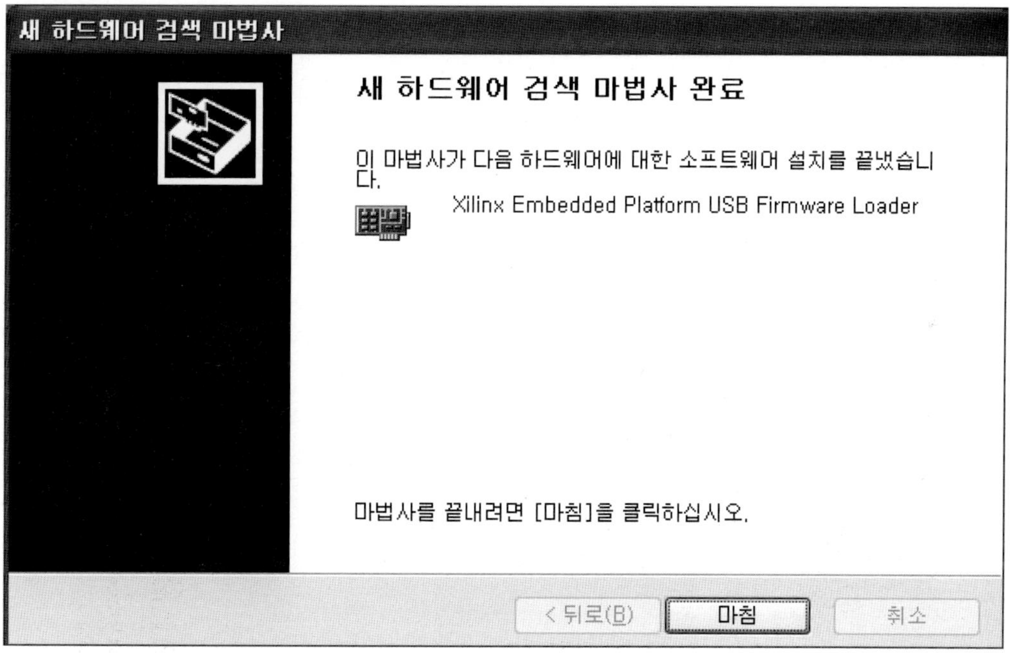

위와 같은 방법으로 한번 더 설치하게 됩니다 (Xilinx cable 설치)

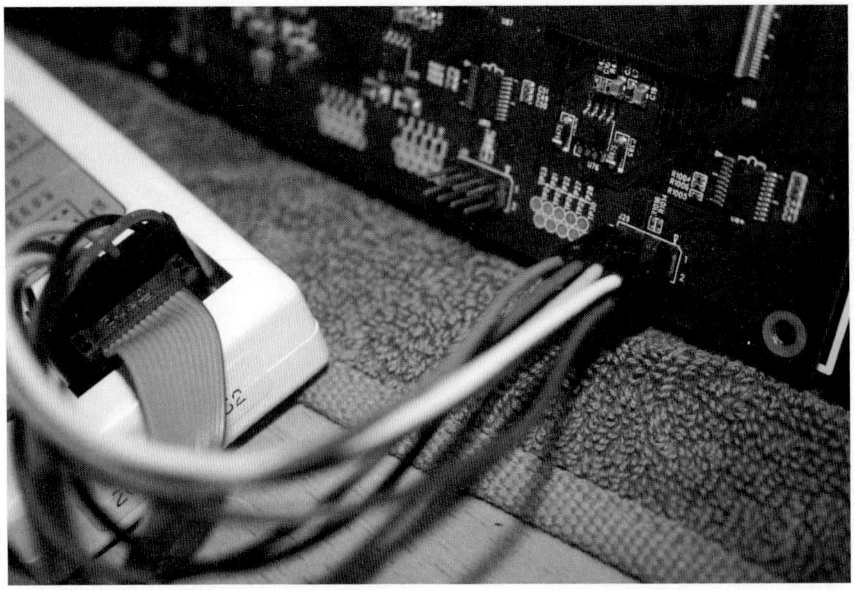

<USB JTAG과 모뎀보드가 연결된 모습. (모뎀보드의 전원이 인가되면 USB JTAG의 LED가 녹색으로 변하게 된다. LED가 녹색으로 변하면 정상연결 되었다는 뜻)>

(1) 이미지파일 endec의 경우
U88(FPGA) - U84(PROM) - J29로 연결되므로 J29의 커넥터를 이용하여 PROM에 다운로딩

(2) 이미지파일 Modem의 경우
U87(FPGA) - U85(PROM) - J31로 연결되므로 J31의 커넥터를 이용하여 PROM에 다운로딩

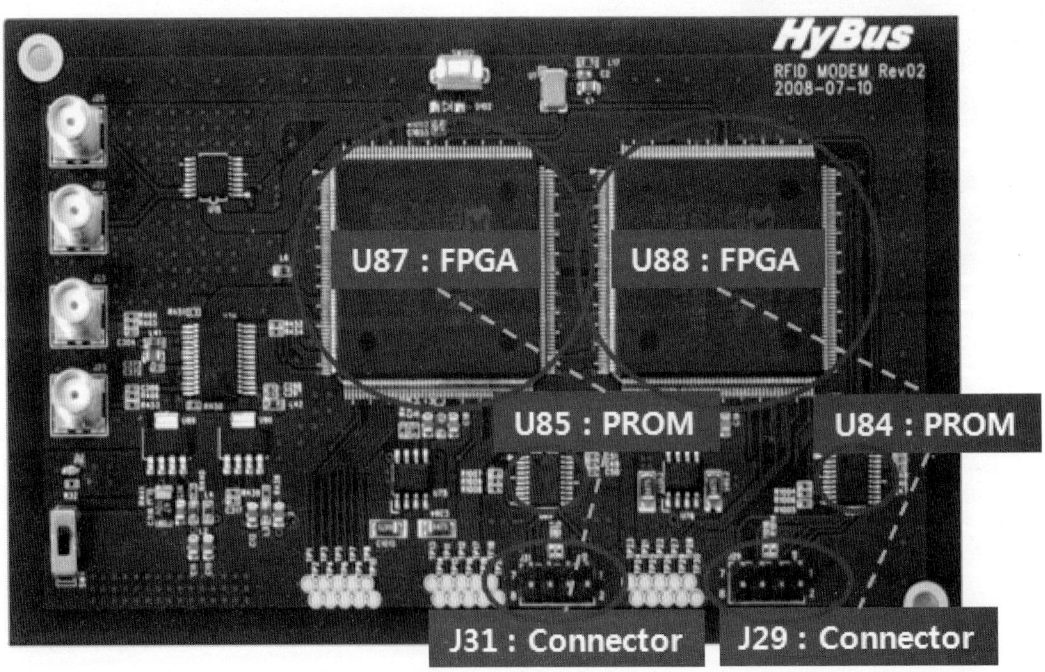

encode와 decode의 기능을 하는 이미지인 rfid_endec.mcs는 U88에 올려야 하므로, J29에 Xilinx USB JTAG 케이블을 연결하면 됩니다. 연결설정 방법은 다음과 같다.

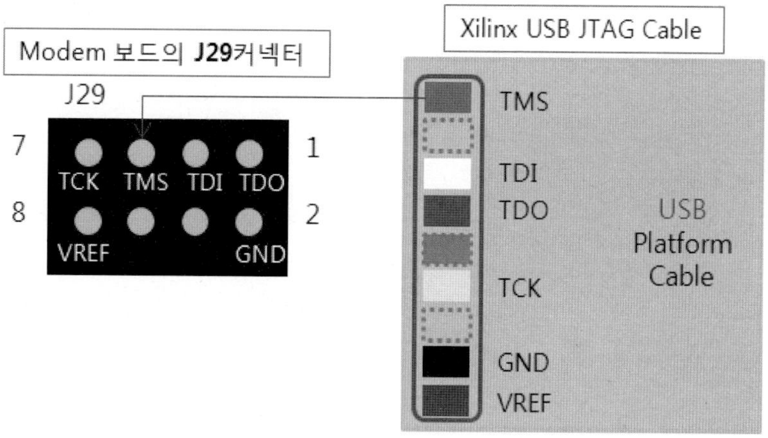

위의 그림과 같이 Xilinx USB JTAG의 TMS에 해당하는 핀을, Modem보드의 J29의 2번핀에 해당하는 TMS 핀에 꽂으면 되고 다른 핀들도 마찬가지로 TDI는 TDI끼리, TDO는 TDO끼리, TCK는 TCK끼리, GND는 GND끼리, VREF는 VREF끼리 꽂으면 된다.

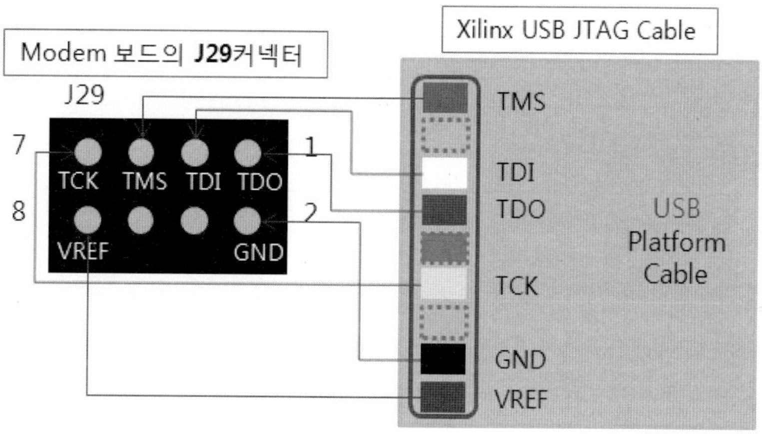

위의 그림은 U88에 rfid_endec_J29_U88.mcs를 올리기 위한 모든 핀이 연결된 모습이다.

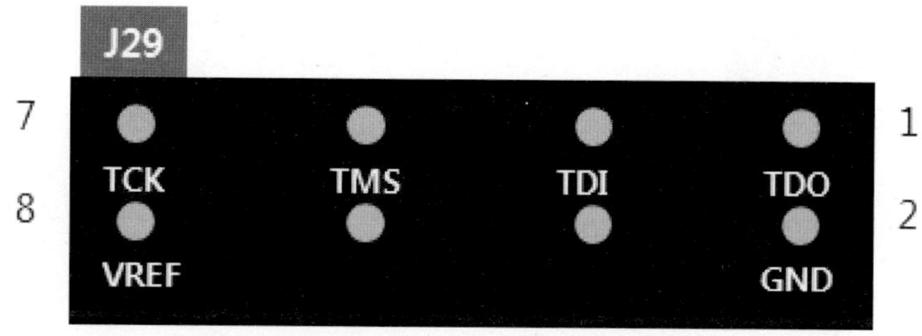

위의 그림은 J29를 확대한 모습이다.

modulation과 demodulation의 기능을 하는 이미지인 rfid_modem.mcs는 U87에 올려야 하므로 J31에 Xilinx USB JTAG 케이블을 연결하면 되는데 연결설정 방법은 다음과 같다.

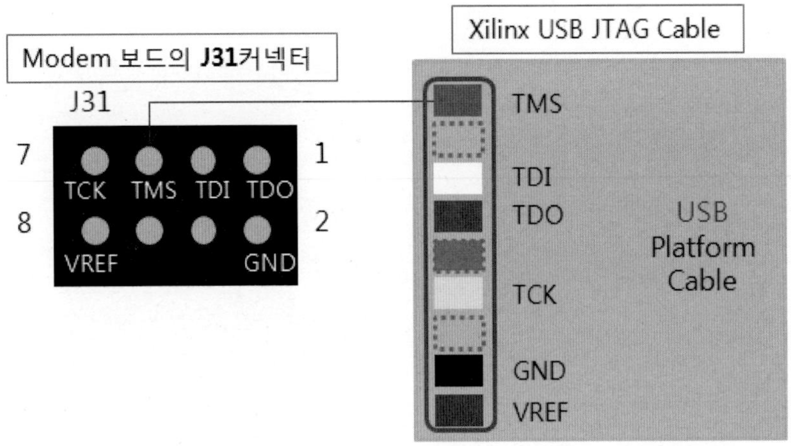

위의 그림과 같이 Xilinx USB JTAG의 TDO에 해당하는 핀을, Modem보드의 J31의 3번핀에 해당하는 TDO 핀에 꽂으면 되고 다른 핀들도 마찬가지로 TDI는 TDI끼리, TDO는 TDO끼리, TCK는 TCK끼리, GND는 GND끼리, VREF는 VREF끼리 꽂으면 된다.

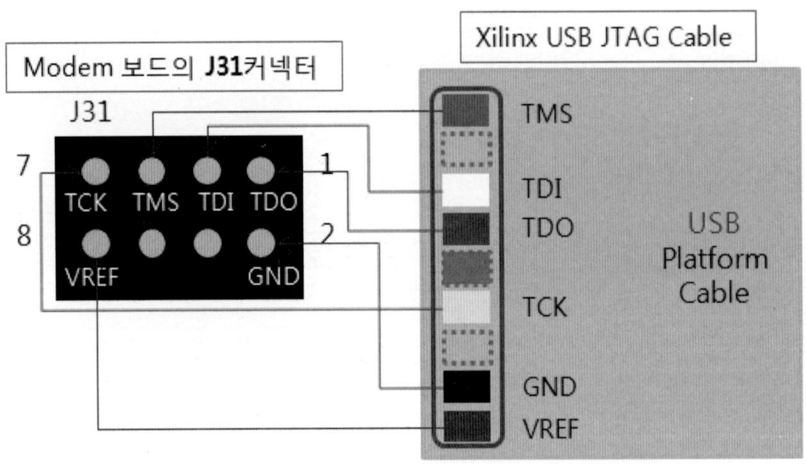

위의 그림은 U87에 rfid_modem_J31_U87.mcs를 올리기 위한 모든 핀이 연결된 모습이다.

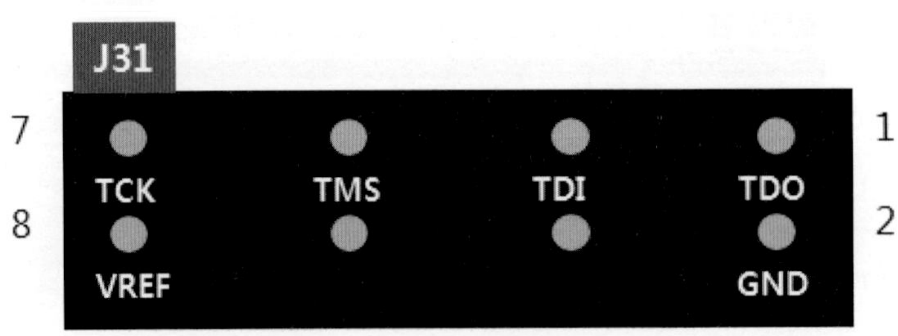

위의 그림은 J31을 확대한 모습이다.

<이미지 다운로드>

Modem 보드의 퓨징 커넥터에 Xilinx USB JTAG 케이블의 모든 핀이 정상적으로 연결됐다면, 다음 그림과 같이 Xilinx USB JTAG의 status LED가 녹색으로 변하게 된다.

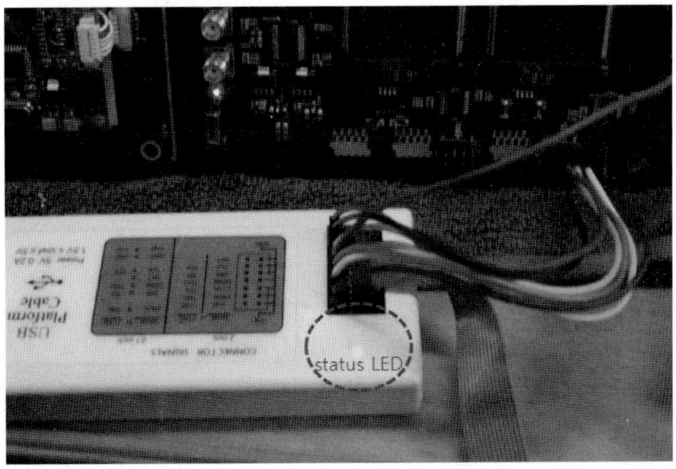

Xilinx ISE를 설치 하였다면 iMPACT도 설치 되어 있다. 이미지 파일(*.mcs)을 다운로딩 하기 위해서 iMPACT를 실행한다. (시작 -> 모든 프로그램 -> Xilinx ISE Design Suite -> ISE -> Accessory -> Impact

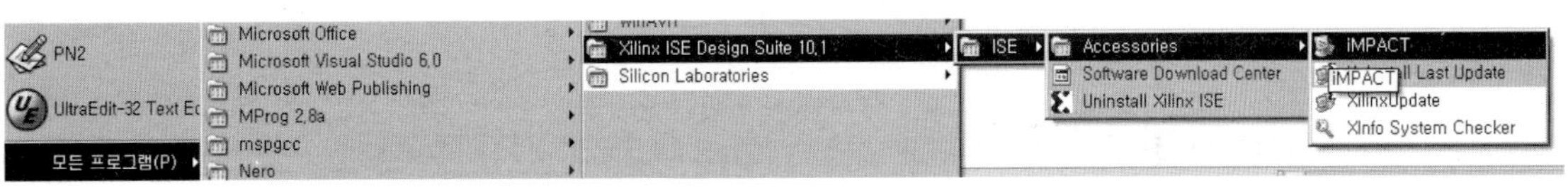

위의 그림은 iMPACT의 실행경로를 캡처한 화면이다.

프로그램을 실행하면 다음과 같이 프로젝트 파일을 로드하거나 생성할 수 있는 화면이 나오는데 처음 사용한다면 “create a new project”를 선택한다. “Brawse”를 클릭하여, 프로젝트 파일의 이름과 저장할 디렉토리를 설정한다.

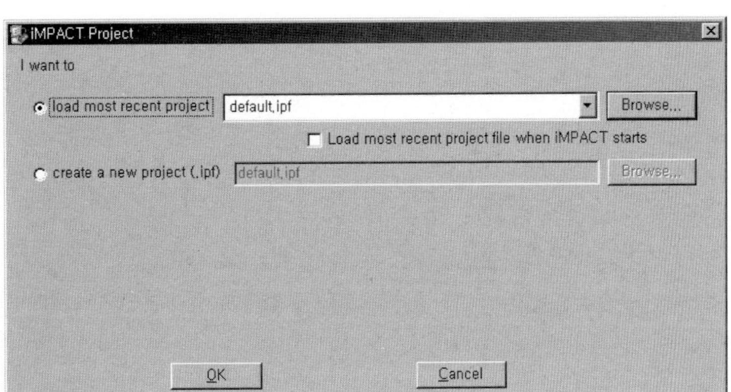

다음 그림은 hybus라는 프로젝트를 만드는 예를 보여준다.

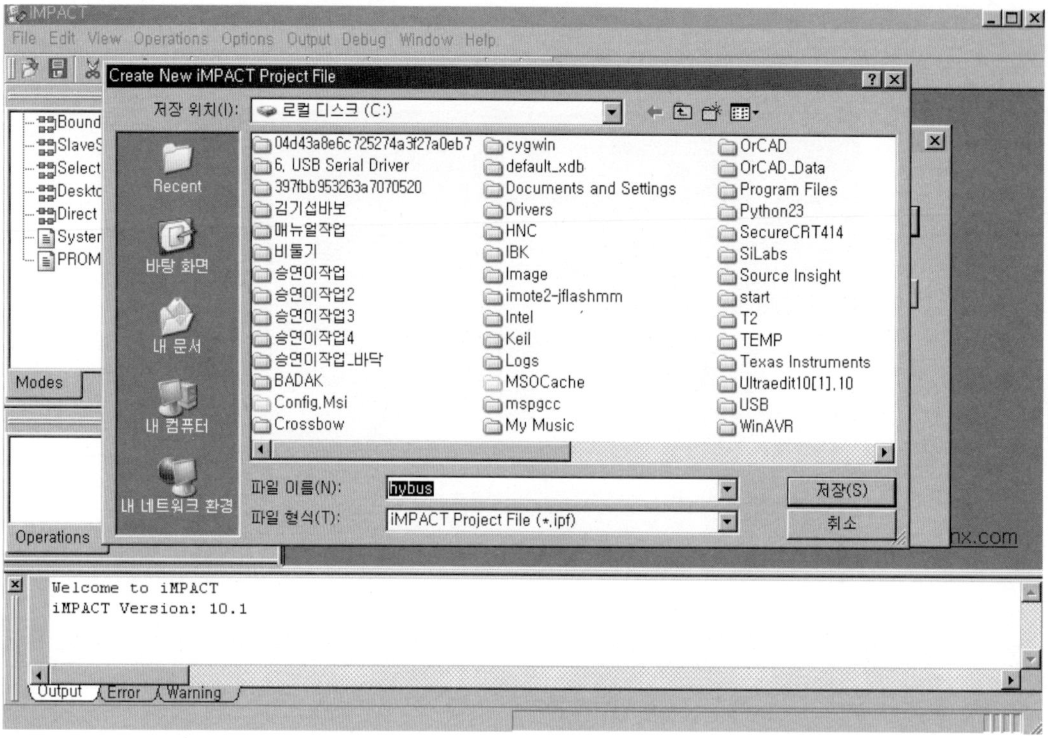

"OK"를 클릭하면 다음과 같은 화면이 나오는데, 다음과 같이 "Automatically connect .. chain"을 선택한다.

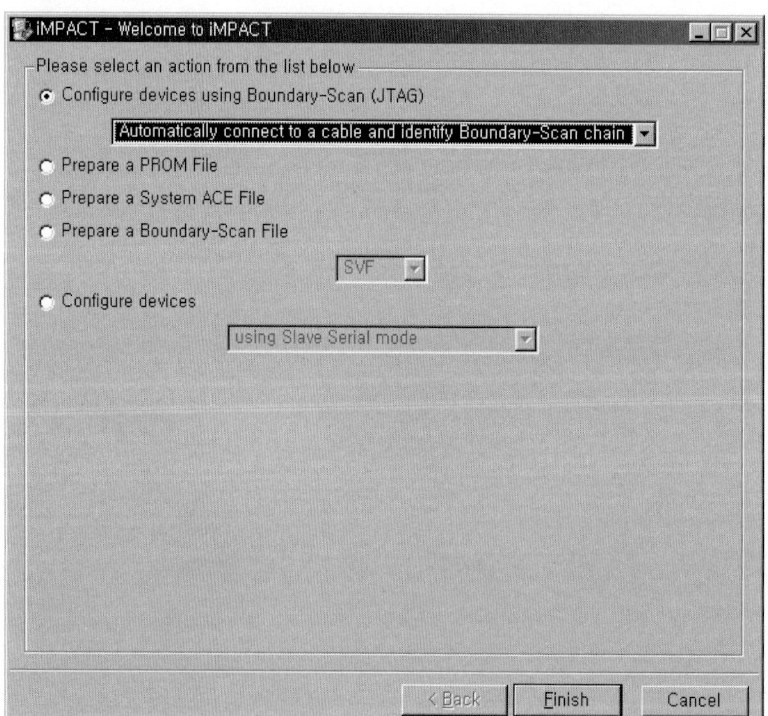

"Finish"를 클릭하여 프로젝트 파일을 생성하면 다음과 같은 화면이 나온다. VHDL이미지가 있는 디렉토리(CD의 RUEM_MODEM₩VHDL₩Image)로 이동하여 이미지 파일을 선택한다.

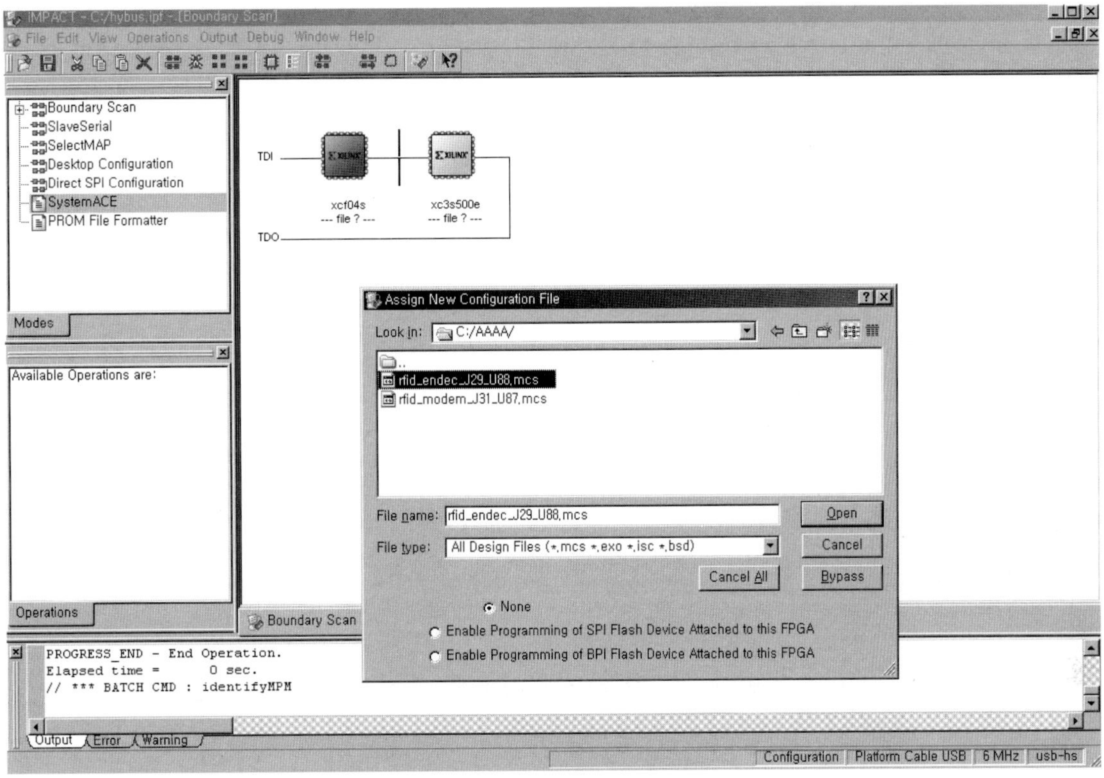

다음과 같이 Configuration파일을 찾는 화면이 나오면, CD의 VHDL/Image에 있는 *.mcs를 선택한다. **XilinxUSBJTAG의 케이블 핀들이 J29(U88에 다운로딩)에 연결되어 있다면 rfid_endec.mcs를 선택하고, J31(U87에 다운로딩)에 연결되어 있다면 rfid_modem.mcs를 선택한다.**

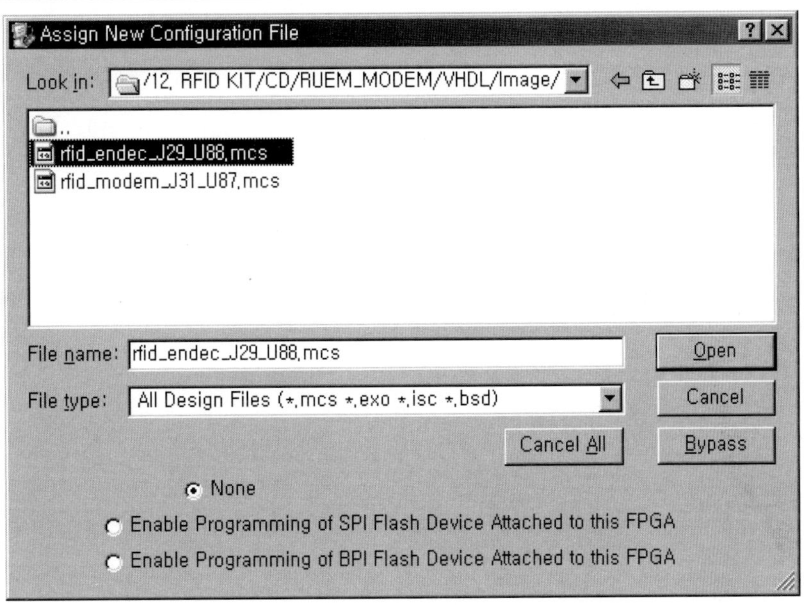

만약 위와 같은 화면이 나오지 않는다면 메뉴 아이콘 중 "initialize chain"에 해당하는 아이콘을 클릭하여 수동연결을 한다.

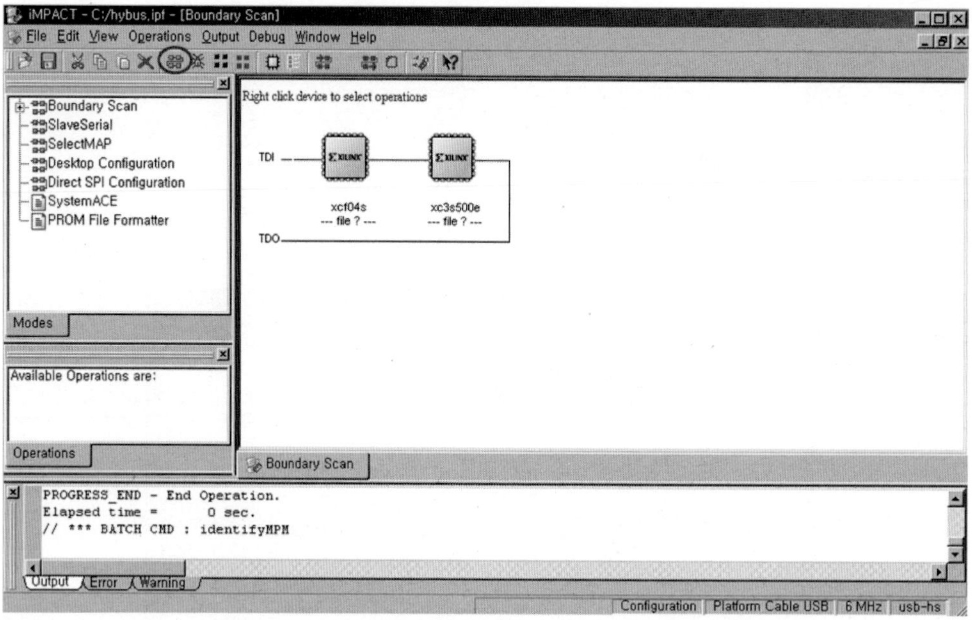

FPGA의 이미지 파일은 선택하지 않고 오른쪽 하단의 "Bypass"를 클릭하다.

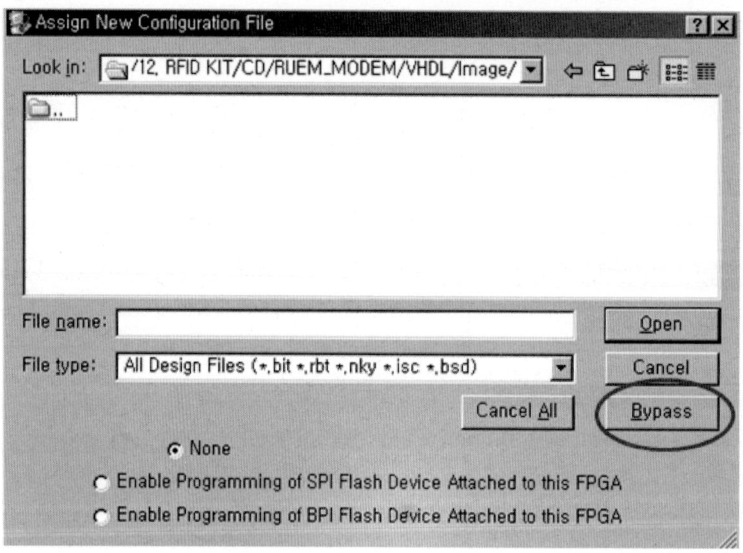

다음 화면이 나오면 "OK"를 클릭하다.

아래의 그림을 보면 왼쪽창의 Boundary-Scan에 연결된 Device1과 Device2를 볼 수 있는데, Device1이 PROM인 U84에 해당하며, Device2가 U85에 해당한다. 현재 Xilinx USB JTAG케이블이 연결된 부분이 U84(J29)이므로 Devie1의 사용 가능한 properties가 다음처럼 출력된다. 다음 그림처럼 "verify"와 "Erase Before Programming"을 선택한 후, "OK"를 클릭한다.

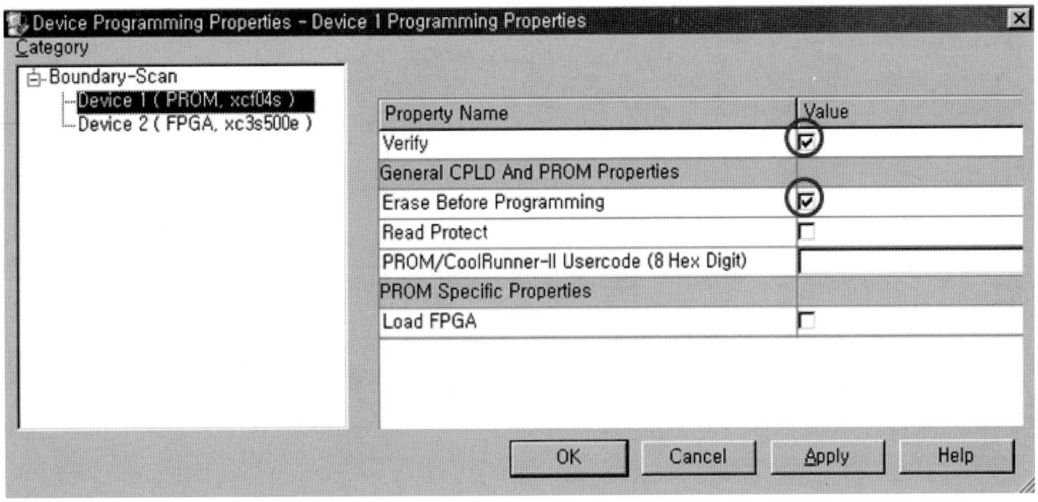

오른쪽의 창을 보면 두 개의 PROM(Device1)을 볼 수 있는데 Xilinx USB JTAG케이블과 연결된 U84는 왼쪽의 PROM을 나타낸다. 왼쪽 PROM이미지를 클릭하면 다음과 같이 왼쪽 하단에 사용 가능한 operation이 나온다.

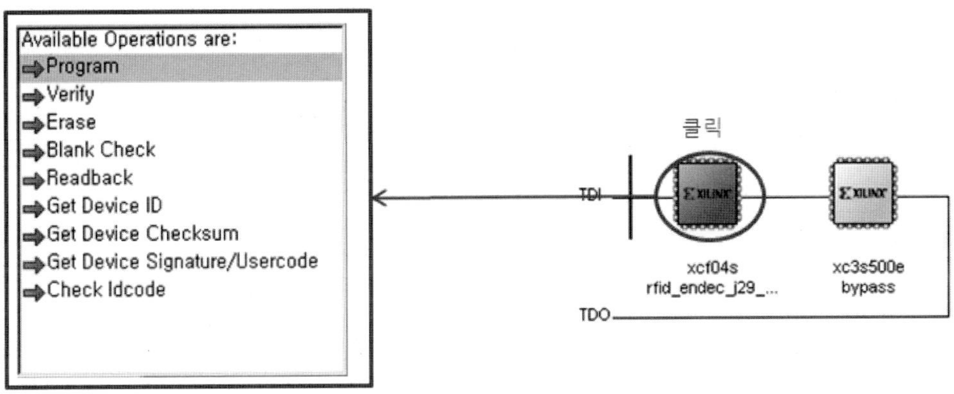

연결되지 않은 오른쪽 PROM(Device2)를 클릭하면 다음과 같이 사용 가능한 operation이 나온다. Device1과 비교했을 때 제한적인 기능만이 제공된다.

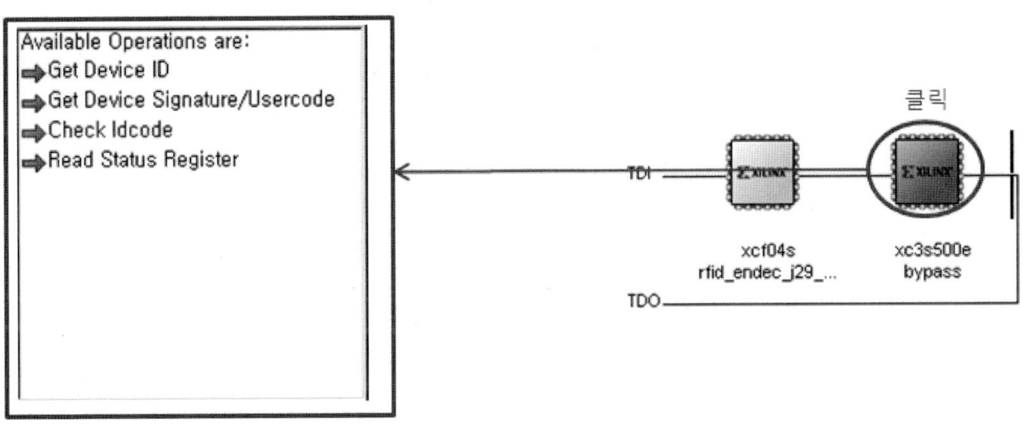

왼쪽의 PROM(Device1)을 선택한 후, 왼쪽 하단의 창에서 “Program”을 더블 클릭하면 다운로딩을 시작한다.

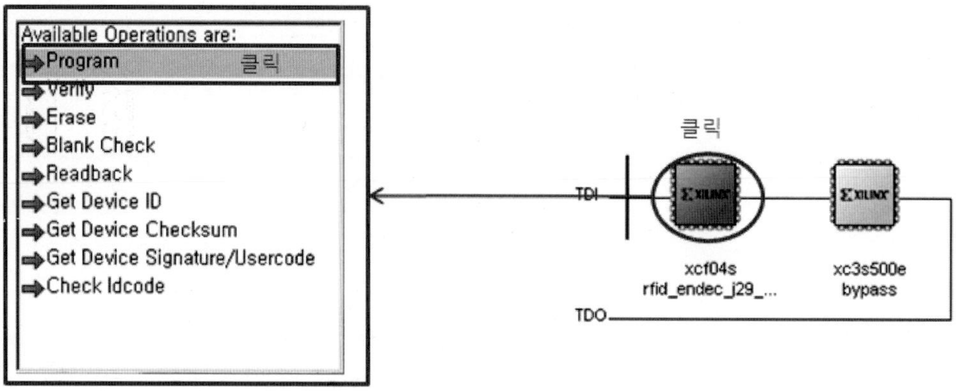

다음은 다운로딩을 하는 화면이다.

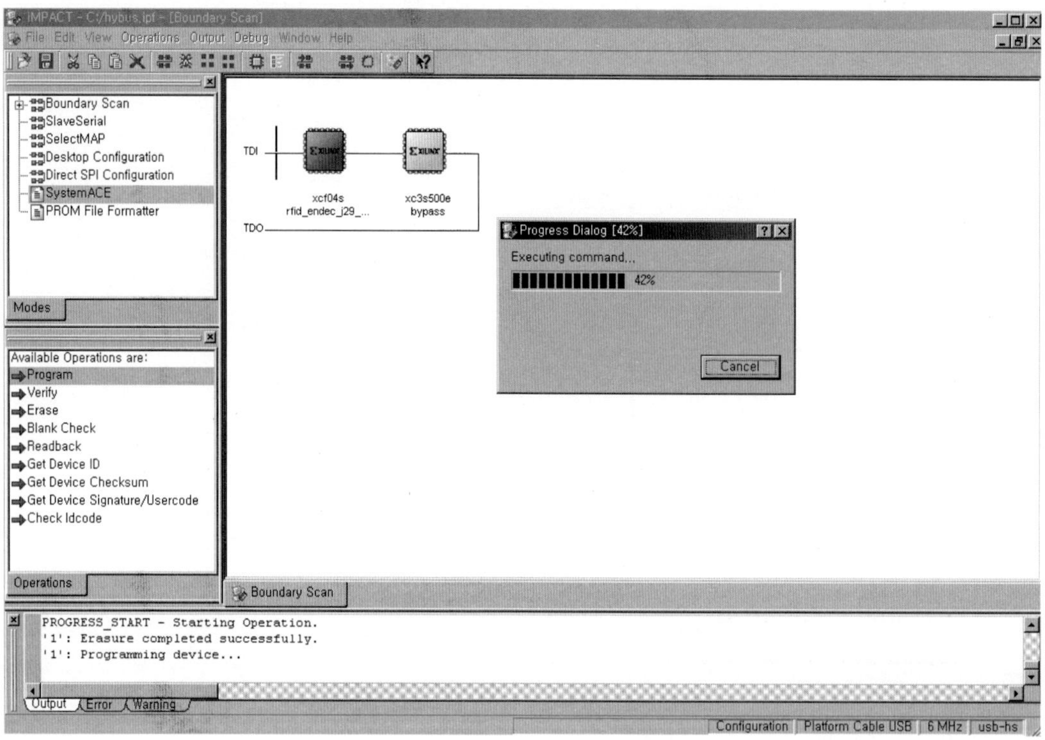

다운로딩이 완료되면, 다음과 같이 화면 우측 하단에 "Program Succeeded"란 문구가 출력된다.

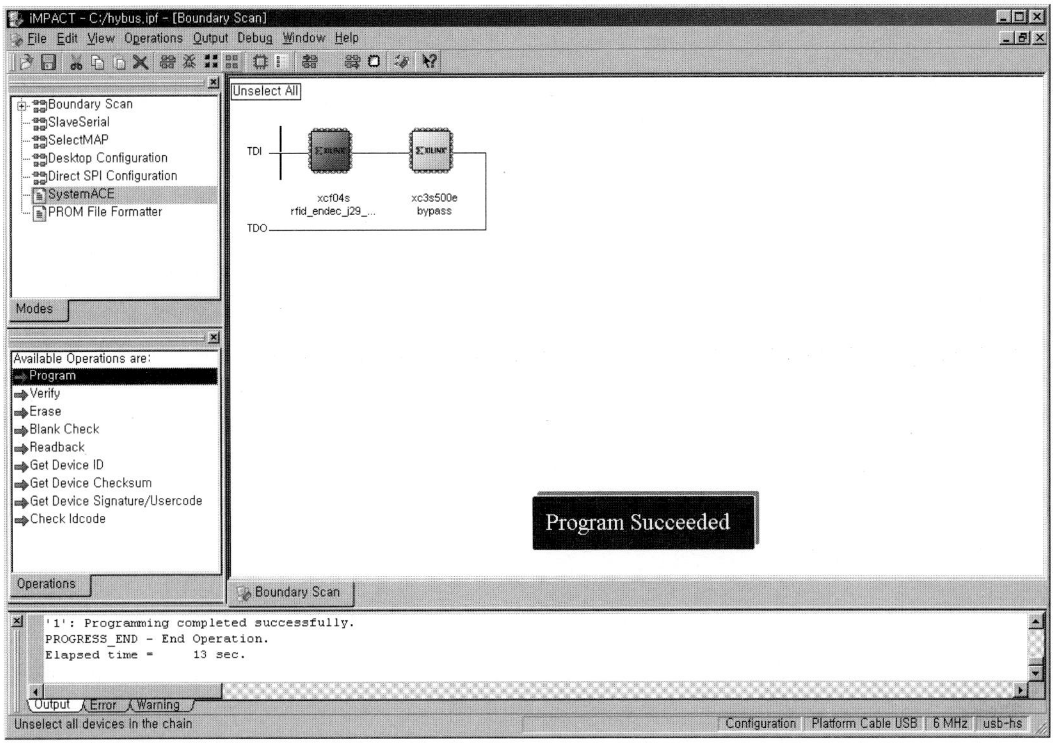

Modulation/Demodulation기능을 하는 이미지(rfid_modem_J31_U87.mcs)를 올릴 때에도, J31에 Xilinx USB JTAG 케이블을 연결한 후에 Device2에 해당하는 PROM에 같은 방식으로 다운로딩하면 된다. 두 개의 이미지를 각각의 FPGA에 다운로드해야 정상 동작한다.

4. Encode/Decode

4.1 encoding/decoding(부호화/복호화)의 의미

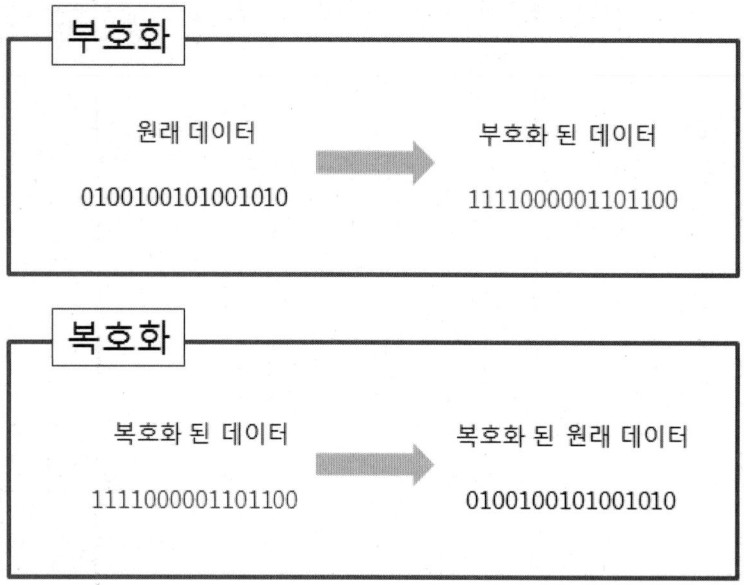

부호화(encoding)는 전송할 원래의 데이터를 다른 형태의 데이터로 변환하는 과정을 말한다. 반대로 복호화(decoding)는 부호화된 데이터를 원래의 데이터로 복구하는 것을 의미한다. 부호화와 복호화는 반드시 같이 존재하며 같은 기법으로 부호/복호화되어야 한다. 데이터를 부호화 내지 암호화하는 이유는 전송 효율을 높이기 위함이며 그 자세한 내용은 다음과 같다.

복호화된 데이터의 2진 데이터열을 처음부터 끝까지 자세히 보면, 정(+)신호와 부(−)신호가 50:50비율을 유지하고 있는 것을 볼 수 있다. 신호 극성의 균형(Balance)이 유지되고 있다는 것이다. 일반적으로 극성의 균형이 유지되면 통신 효율이 높은데 그 이유는 다음과 같다.

- 송신기건 수신기건 디지털데이터를 변조 혹은 복조하기 위하여 데이터와 RF가 결합하는 부분이 발생한이다. 이것을 Coupling이라고 한이다.
- 대부분의 수신기는 교류적으로 결합되어 있다. (AC Coupling이라 칭함) 즉, 복조회로에서 출력되는 신호는 아날로그이므로 이 신호는 결합 콘덴서에 의하여 비교기(Comperator)에 입력됨으로서 비로서 디지털 신호로 변형되는 것입니다.
- 이 과정에서 신호의 극성이 정(+)신호 혹은 부(−)신호로 오랫동안 유지된다면 결합 콘덴서의 전위가 충전 혹은 방전 특성에 의하여 비교기의 출력신호는 입력신호와 다르게 나타납니다.
- 그러므로 **신호의 극성이 정(+)신호 혹은 부(−)신호로 오랫동안 유지되지 않도록 하기 위하여 양극성 형태로 부호화를 하는 것**입니다.

부호화의 기법에는 많은 방법들이 있지만 그 중에서도 가장 잘 쓰이며 많이 알려진 것들에는 다음과 같은 기법들이 있다.

(1) NRZ

데이터의 2진 데이터열 중 '1'은 HIGH, '0'은 Low전압으로 표현함

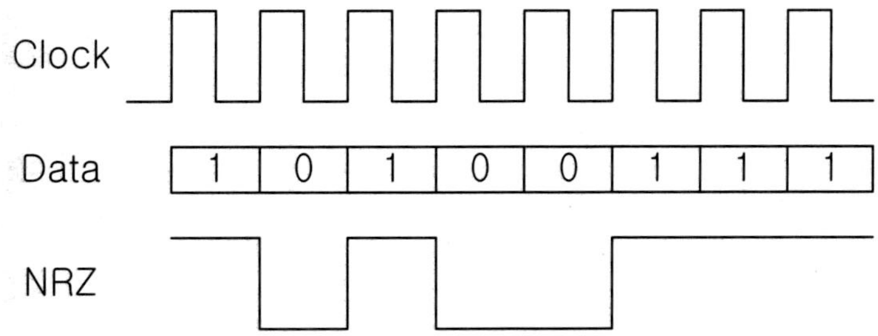

(2) RZ

데이터의 2진 데이터열 중 데이터의 '1'의 중간 시점에서 Low전압으로 돌아옴.

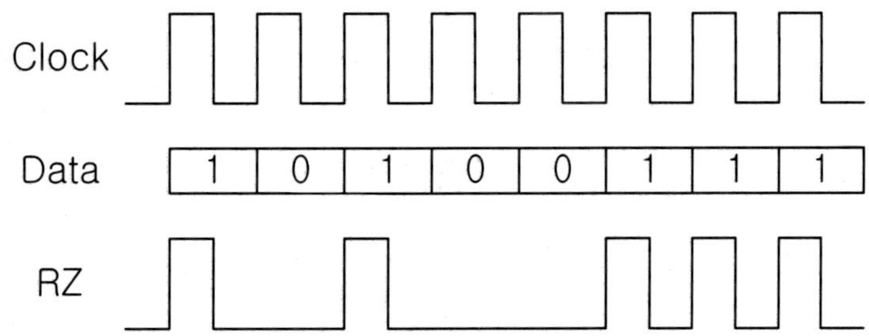

(3) Manchester

데이터의 2진 데이터열 중 데이터가 '0'이면 High-to-Low로 '1'이면 Low-to-High로 표현함.

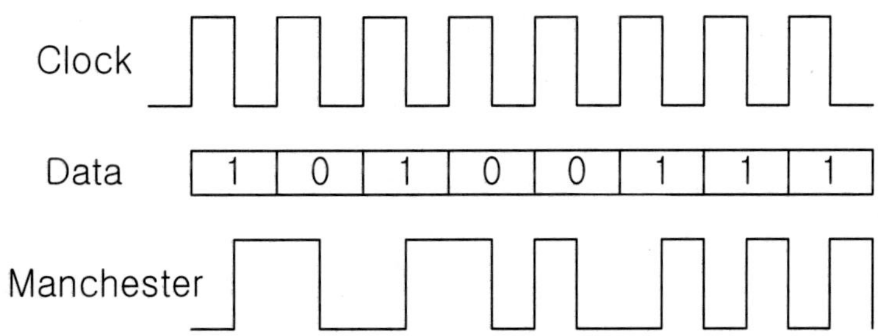

(4) Differential Manchester

데이터의 2진 데이터열 중 데이터가 '1'일 때에는 전압 레벨이 바뀌고, '0'일 때에는 이전 값을 유지함.

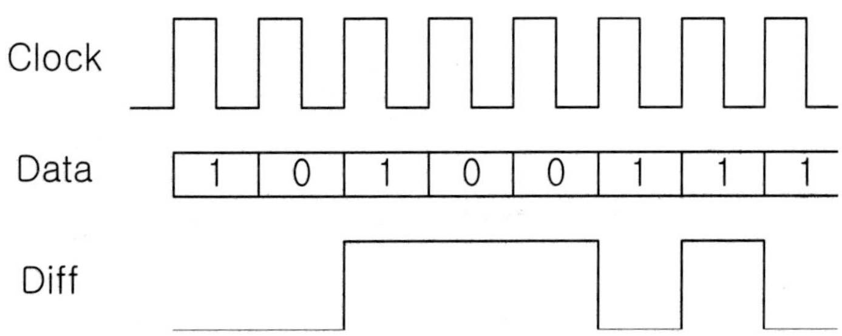

(5) Miller Subcarrier

기저 함수와 생성기의 상태도를 토대로 하여 High/Low로 표현

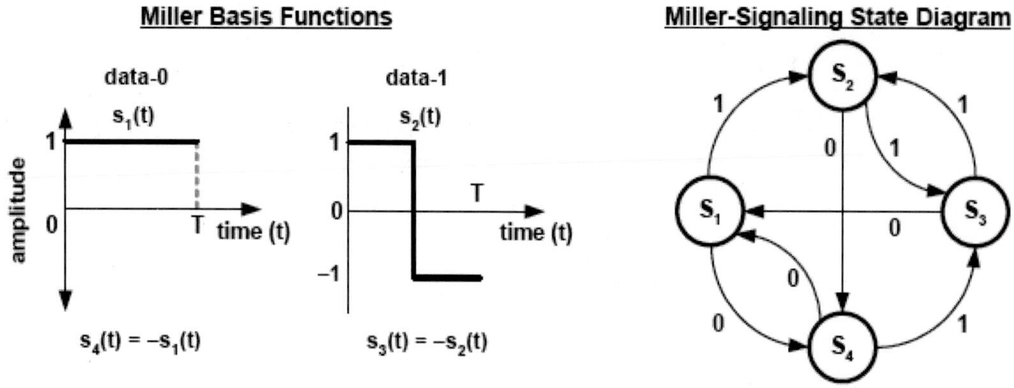

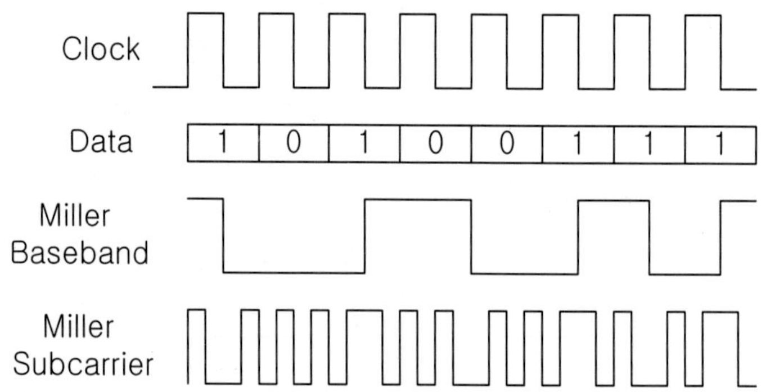

(6) Modified Miller

데이터의 2진 데이터열중 데이터가 '1'일 때에는 bit중간에서 low가 되었다가 다시 high로 되고, '0'일 때에는 bit시작에서 low로 변하되 '1'다음의 '0'에서는 변하지 않음.

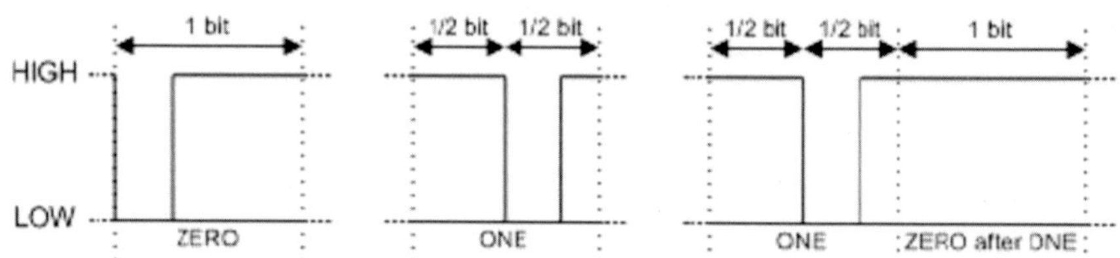

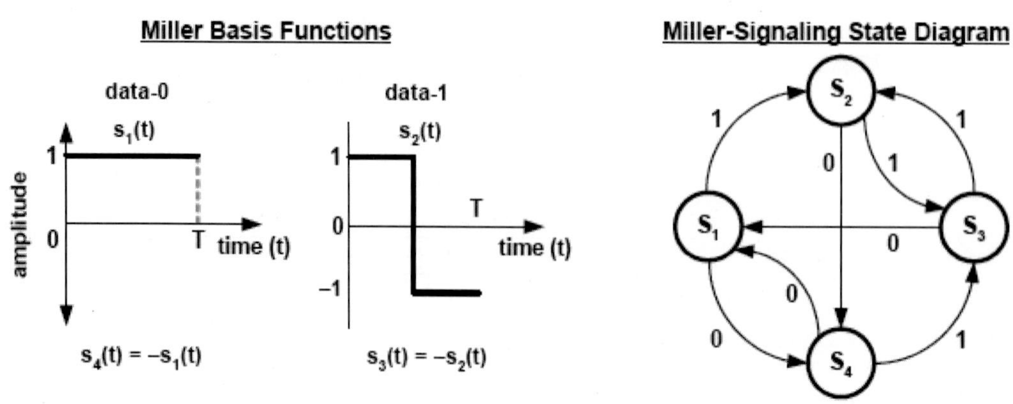

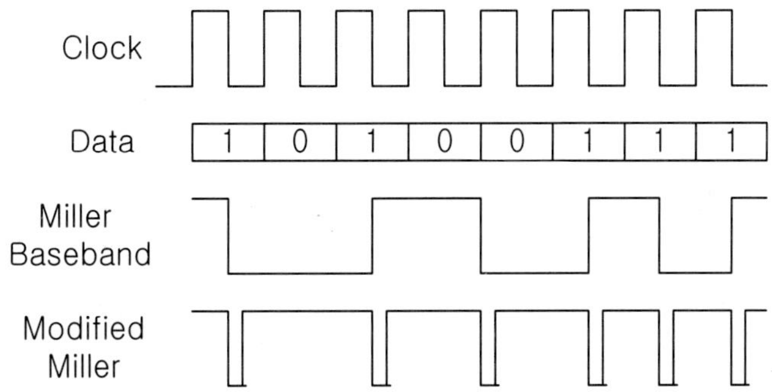

(7) FM0

2진 데이터열중 데이터가 '1'일 경우에는 매 bit 마지막에 전압 레벨이 바뀜. '0'일 경우에는 매 bit 중간과 마지막에 전압 레벨이 바뀜

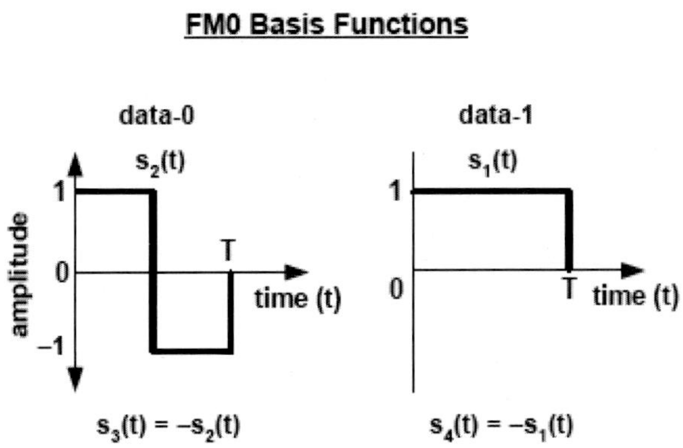

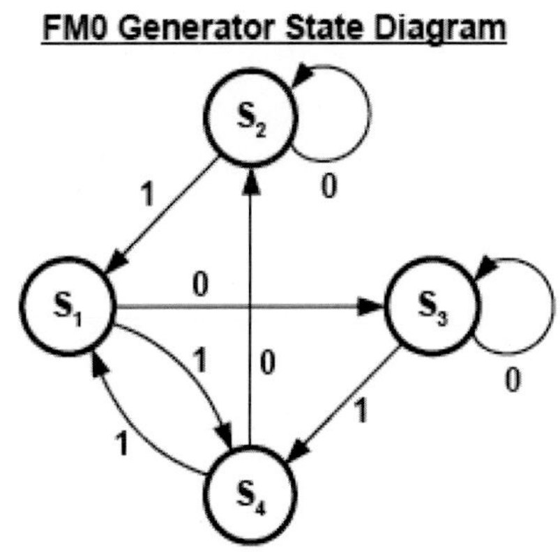

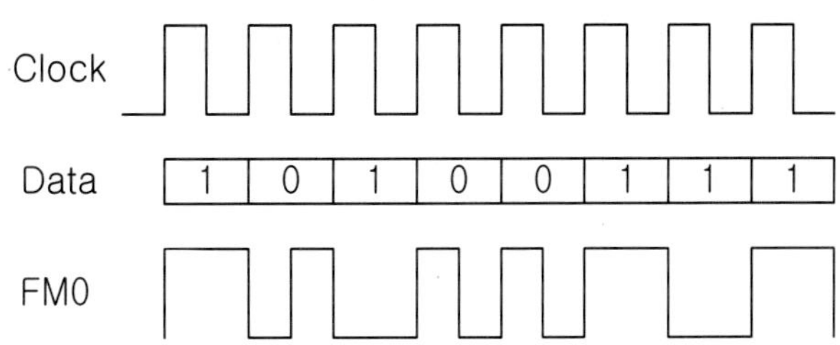

(8) PIE

2진 데이터열중 데이터가 '0'이면 High인 시간을 짧게, '1'이면 High 시간 후에 Low로 바뀜.

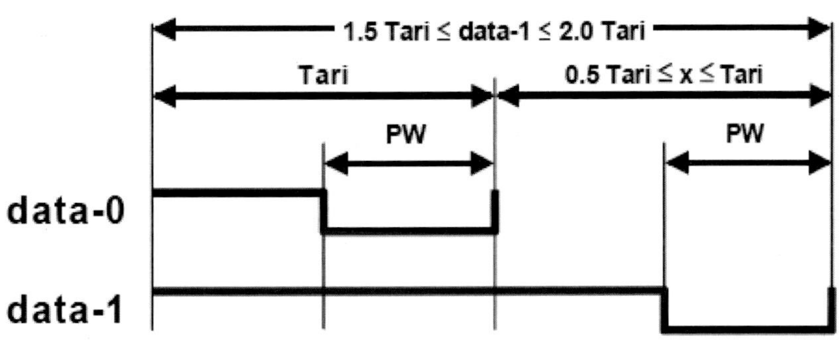

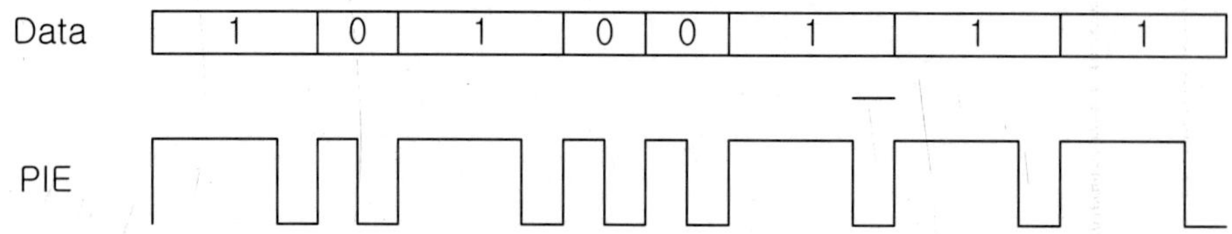

4.2 encoding 모드 설정

RFID Baseband Modem 보드는 두개의 FPGA칩이 있는데, 그 중 아래 그림에서 보는 FPGA1칩이 Encoding과 Decoding을 담당한다.

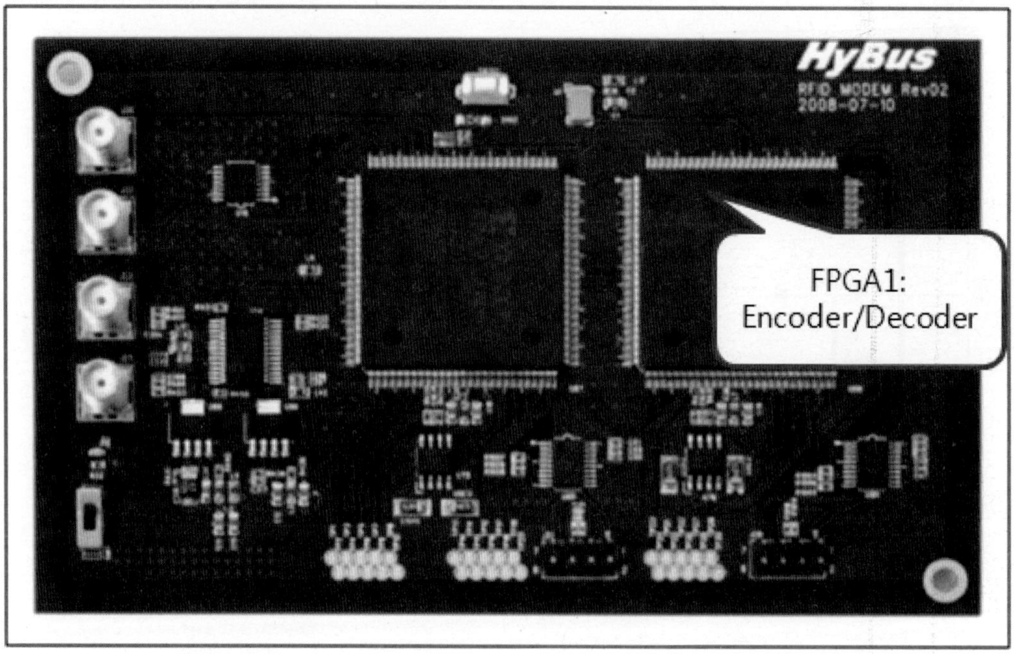

FPGA1칩에는 위에서 제시한 8가지 방법의 Encode 기법의 원리를 VHDL로 코딩한 이미지가 퓨징되어 있다. 이는 임베디드 보드에서 레지스터 접근을 통하여 제어가 가능하다.

- Encode Mode : 0x02

Bits	Name	Type	Default	Function
2 : 0	Encoder Mode	R/W	0	001 : RZ 010 : Manchester0 011 : Modified Miller 100 : Diff Manchester 101 : FM0 110 : Miller Subcarrier 111 : PIE

Encode Mode를 접근하는 레지스터 주소는 0x02이고, 데이터는 0x00에서 0x07까지 8가지의 데이터를 0x02번지에 write할 수 있다.

예를 들어 0x02번지에 0x03을 write했다면 Modified Miller의 방식으로 데이터가 encoding된다. Encoding의 mode를 선택했다면, TXFIFO에 데이터를 넣고 전송을 위한 준비를 모두 마쳐야 한다. TXFIFO의 레지스터 주소는 0x7E이며, 다음과 같이 설정한다.

• Tx FIFO : 0x7E

Bits	Name	Type	Default	Function
7 : 0	Tx FIFO	W		1st Data : Tx Payload Length 2nd Data이후 : Tx Payload Data

TXFIFO에 모든 데이터를 채워 넣었다면, CONTROL(0x01) 레지스터를 설정하여 데이터를 SEND한다.

• CONTROL : 0x01

Bits	Name	Type	Default	Function
1	TX REPEAT	R/W	0	1 : Repeat Tx
0	TX START	R/W	0	1 : Tx Start

데이터가 보내졌다면 전송된 데이터는 RXFIFO에 쌓이게 된다. RXFIFO의 수신된 데이터를 가져오려면 RXFIFO의 레지스터 어드레스를 접근하여 한 바이트씩 가져온다.

• Rx FIFO : 0x7F

Bits	Name	Type	Default	Function
7 : 0	Rx FIFO	R		1st Data : Rx Payload Length 2nd Data이후 : Rx Payload Data

위에 설명한 모든 operation들은 modem.ko라는 드라이버에서 제공된다. 어플리케이션 프로그램에서 이 modem드라이버를 사용한다면 위에서 설명한 모든 command를 사용할 수 있다.

5. Modulation/Demodulation

5.1 modulation/demodulation(변조/복조화)의 의미

앞 장에서 부호화를 통해 데이터를 어떤 특정한 형태로 변환을 했다면, 이 부호화된 데이터를 아날로그 신호로 변환한 후, 반송파에 탑재해서 더욱 장거리 전송 및 신뢰성 있는 전송을 하게 되는데, 이것을 변조(modulation)이라고 한다. 이와 반대로 변조된 신호를 원래의 데이터로 복구하는 것을 복조(demodulation)라 한다. 복조의 이유를 자세히 살펴보면 다음과 같다.

> 흔히 우리가 다른 컴퓨터/단말기로 데이터를 보낼 때의 데이터라는 것은 컴퓨터 내부에서 만들어진 것이다. 이때 컴퓨터 내부에서 만들어진 이 데이터는 베이스밴드라는 주파수의 디지털 신호로 구성되어있다. 이 베이스밴드로 구성된 주파수는 저주파(중심 주파수가 낮은 주파수)이기 때문에 장거리 전송이 불가능하다. 때문에 디지털 형태인 데이터를 아날로그 신호로 바꿔주는 작업이 필요한데 이것을 변조라고 하다.
> 이 변조된 데이터는 장거리 전송이 가능하도록 일정한 수치의 높은 주파수에 이 데이터가 갖는 낮은 주파수를 얹어서 전송을 하게 되어 장거리 전송이 가능해진다.

변조의 방법에는 크게 세 가지가 있다.

(1) 진폭 편이 변조 (ASK : Amplitude Shift Keying)
단말기나 컴퓨터에서 발생된 디지털 형태의 정보신호(information signal)를 0과 1에 대응하여 각각 반송신호(carrier signal)의 진폭을 변화(shift)시키는 방식. 정보신호가 0일 경우에 반송신호의 진폭을 작게 하고 1은 진폭을 크게 하여 전송.
"Modulator 입력이 high 일 때 Carrier의 Amplitude가 크고, low일 때 carrier의 Amplitude가 작음"

특징 : 1200bps 이하의 저속(low speed), 비동기(asynchronous) 데이터 전송에 이용되고 전송로 상에서 잡음(noise)이나 레벨변동에 약하므로 변조기술에 거의 사용되지 않으나 복합 변조기술을 이용하는 진폭 위상 변조(QAM)에만 사용됨. 그리고 반송파의 on과 off로 디지털 신호를 쉽게 변조할 수 있어 저가로 회로 구현이 가능하며, 전송대역을 유효하게 이용할 수 있는 장점을 가짐.

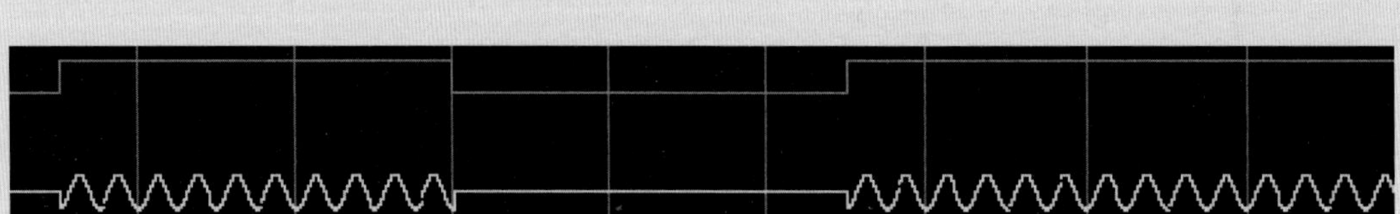

(2) 주파수 편이 변조(FSK : Frequency Shift Keying)
일정 진폭의 정현파의 주파수를 두 가지로 정하여 데이타가 1 혹은 0으로 변함에 따라 두 개의 주파수 중 할당된 주파수를 상대측에 보내는 변조 방식. 진폭 편이 방식(ASK)보다 에러에 강하고, 회로도 비교적 간단하기 때문에 데이터 전송에서 많이사용. 주파수 편이 변조 방식은 복조시 반송파가 필요.

특징 : 구성이 용이하고 비교적 원거리 전송에 강하여, PSTN에서 많이 이용된다. FSK는 비교적 저속(비동기식으로 200[BPS]이하)의 데이타 전송에 많이 이용됨.
"Modulator 입력이 high 일 때 Carrier의 Frequency가 크고, low일 때carrier의 Frequency가 작음"

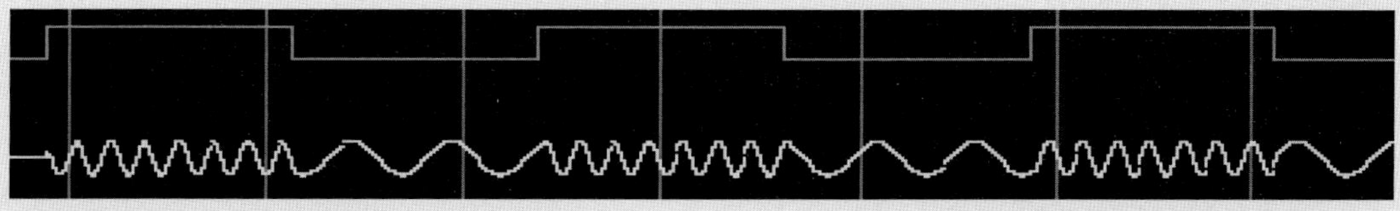

(3) 위상 편이 변조 (PSK : Phase Shift Keying)
전송될 데이터에 따라 반송파의 위상이 변함. 위상의 변화양은 데이터에 의해 결정되는데, 전송할 데이터가 0일 경우에는 반송파의 위상을 180도 변화시키고, 1일 경우 90도 변화시켜 정보를 비트 단위로 하나씩 전송한다.
"Modulator 입력이 high 일 때와 low 일 때의 Carrier Phase가 180도 차이"

특징 : 1200, 2400 및 4800bps의 동기모뎀에 주로 사용
현재 QPSK가 많이 사용됨

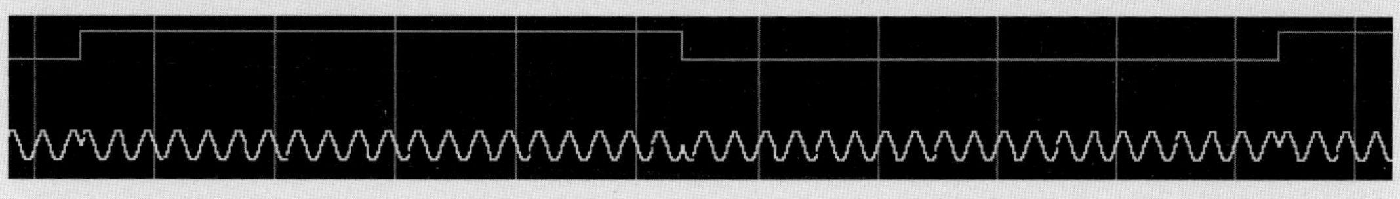

5.2 Modulation 모드 설정

RFID Baseband Modem 보드는 두개의 FPGA칩이 있는데, 그 중 아래 그림에서 보는 FPGA2칩이 Modulation과 Demodulation을 담당한이다.

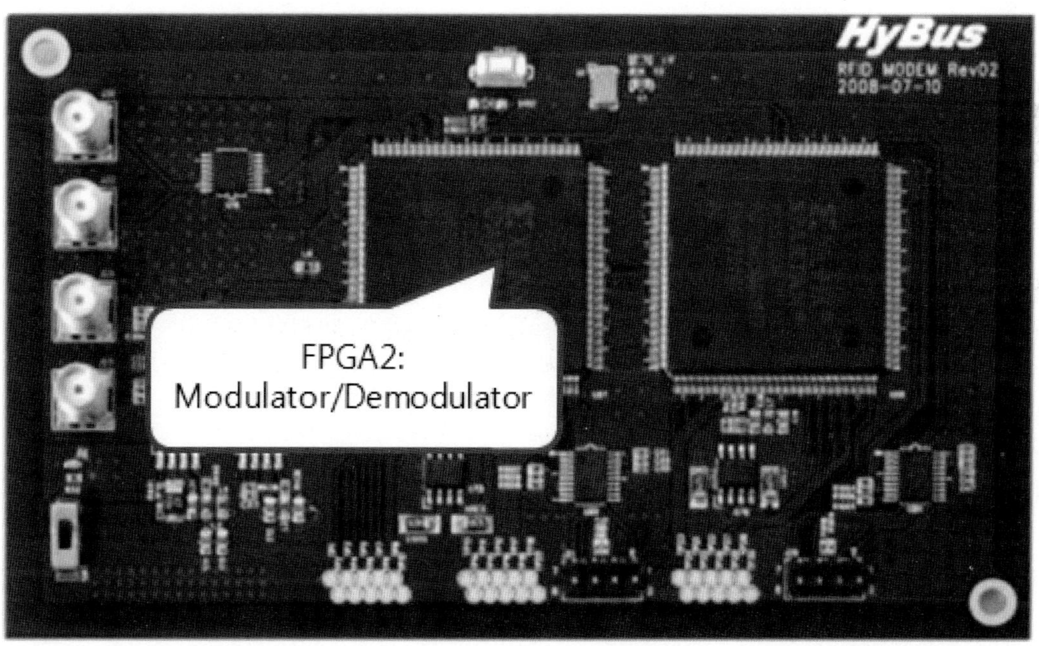

FPGA2칩에는 위에서 제시한 3가지 방법의 Modulation 기법의 원리를 VHDL로 코딩한 이미지가 퓨징 되어 있다. 이는 임베디드 보드에서 레지스터 접근을 통하여 제어가 가능하다.

- Modulation Mode : 0x03

Bits	Name	Type	Default	Function
1 : 0	Modulation Mode	R/W	0	00 : ASK 01 : FSK 10 : BPSK

Modulation Mode를 접근하는 레지스터 주소는 0x03이고, 데이터는 0x00에서 0x02까지 3가지의 데이터를 0x03번지에 write할 수 있다. 예를 들어 0x03번지에 0x01을 write했다면 FSK의 방식으로 데이터가 modulation된다.

Modulation의 mode를 선택했다면 TXFIFO에 데이터를 넣고, 전송을 위한 준비를 모두 마쳐야한다. TXFIFO의 레지스터 주소는 0x7E이며 다음과 같이 설정한다.

- Tx FIFO : 0x7E

Bits	Name	Type	Default	Function
7 : 0	Tx FIFO	W		1st Data : Tx Payload Length 2nd Data이후 : Tx Payload Data

TXFIFO에 모든 데이터를 채워 넣었다면, CONTROL(0x01) 레지스터를 설정하여 데이터를 SEND한다.

- CONTROL : 0x01

Bits	Name	Type	Default	Function
1	TX REPEAT	R/W	0	1 : Repeat Tx
0	TX START	R/W	0	1 : Tx Start

데이터가 보내졌다면 전송된 데이터는 RXFIFO에 쌓이데 됩니다. RXFIFO의 수신된 데이터를 가져오려면 RXFIFO의 레지스터 어드레스를 접근하여, 한 바이트씩 가져오면 됩니다.

- Rx FIFO : 0x7F

Bits	Name	Type	Default	Function
7 : 0	Rx FIFO	R		1st Data : Rx Payload Length 2nd Data이후 : Rx Payload Data

위에 설명한 모든 operation들은 modem.ko라는 드라이버에서 제공된다. 어플리케이션 프로그램에서 이 modem드라이버를 사용한다면 위에서 설명한 모든 command를 사용할 수 있다.

5.3 테스트 프로그램 실행

보드를 부팅한 후에, lsmod를 입력했을 때 다음과 같이 modem 드라이버가 올라가 있는 상태여야 한다.

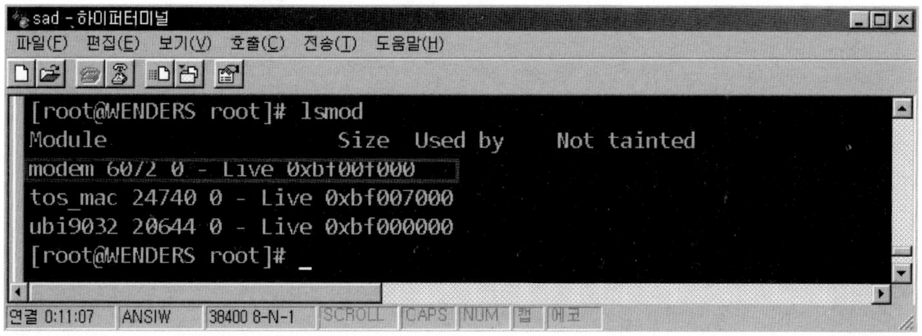

만약 적재되지 않았다면, /usr/lib/modules로 이동하여 "insmod modem.ko"로 적재한다.

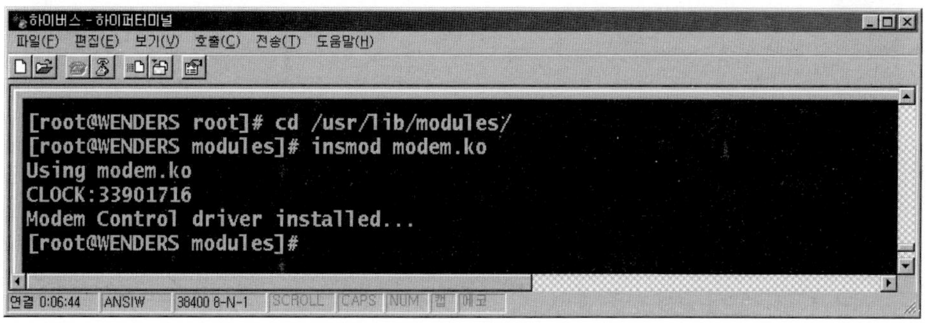

실행을 위해 RFID_USN/BIN으로 이동하여 "**./modem_graph_window01123**"를 실행하면 파형 데이터가 LCD에 출력된다.

5.4 응용 프로그램을 이용한 파형 관찰

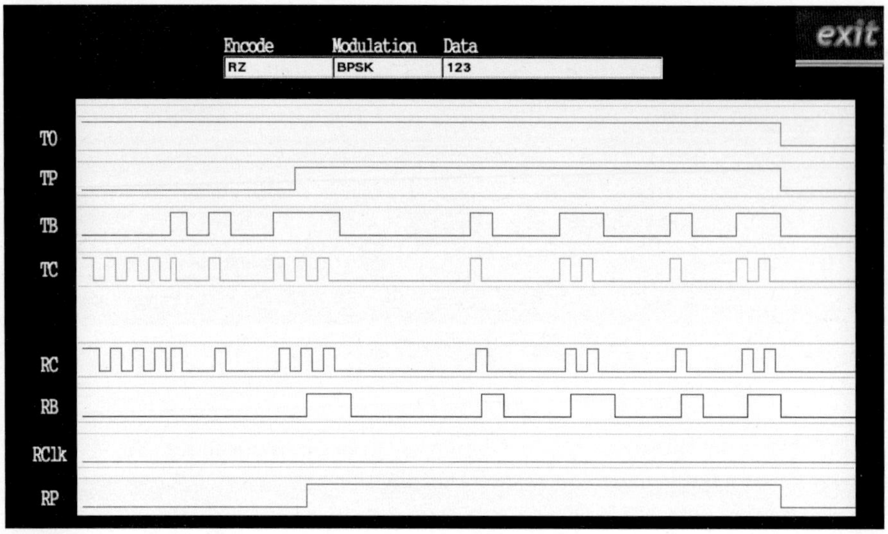


```
## HEX DATA ###
  90 98 88 80 90 98 88 80 90 98 88 80 90 98 88 80 b8 a8 a0 80 80 80 80 b0 b8 a8 a0 80 80 80 80 80 80 80
80 b0 b8 a8 a0 f0 f8 ed e5 f5 fd ed e5 c5 c5 c1 c1 c1 c1 c1 c1 c1 c1 c1 c1 c1 c1 c1 c1 c1 c1 c1 c1 c1 c1
c1 c1 f1 f9 ed e5 c5 c5 c1 c1 c1 c1 c1 c1 c1 c1 c1 c1 f1 f9 ed e5 f5 fd ed e5 c5 c5 c1 c1 c1 c1 c1 c1 c1
c1 c1 c1 f1 f9 ed e5 c5 c5 c1 c1 c1 c1 c1 c1 f1 f9 ed e5 f5 fd ed e5 0 0 0 0 0 0 0 0 0 0 0 0 0 0 0 0 0

  ### BIT DATA ###
  Tx On:
  1111111111111111111111111111111111111111111111111111111111111111111111111111111111111111111111111111
1111111111111111111111111111100000000000
  Tx Payload period:
  0000000000000000000000000000000000000001111111111111111111111111111111111111111111111111111111111111
1111111111111111111111111111100000000000
  Tx Bit:
  0000000000000000111000011110000000011111111111100000000000000000000000000111100000000000011111111000
0000000001111000000001111111100000000000
  Tx Code:
  1100110011001100100000011000000000011001100110000000000000000000000000000110000000000000011001100000
0000000001100000000001100110000000000000
  Rx Code:
  0110011001100110110000001100000000001100110011000000000000000000000000000011000000000000001100110000
0000000000110000000000110011000000000000
  Rx Bit:
  0000000000000000000000000000000000000000011111111000000000000000000000000001111000000000000111111110
0000000000011110000000011111100000000000
  Rx Clk:
  0000000000000000000000000000000000000000000000000000000000000000000000000000000000000000000000000000
0000000000000000000000000000000000000000
  Rx Payload period:
  0000000000000000000000000000000000000000011111111111111111111111111111111111111111111111111111111111
1111111111111111111111111111100000000000
  TO : Tx On
  TP: Tx payload Period
  TB : Tx Bit
  TC: Tx Code

  RC : Rx Code
  RB : Rx Bit
  RClk : Rx Clock
  RP : Rx payload Period
```

6. RFID-KIT Application - 모뎀제어프로그램

6.1 Application 소개

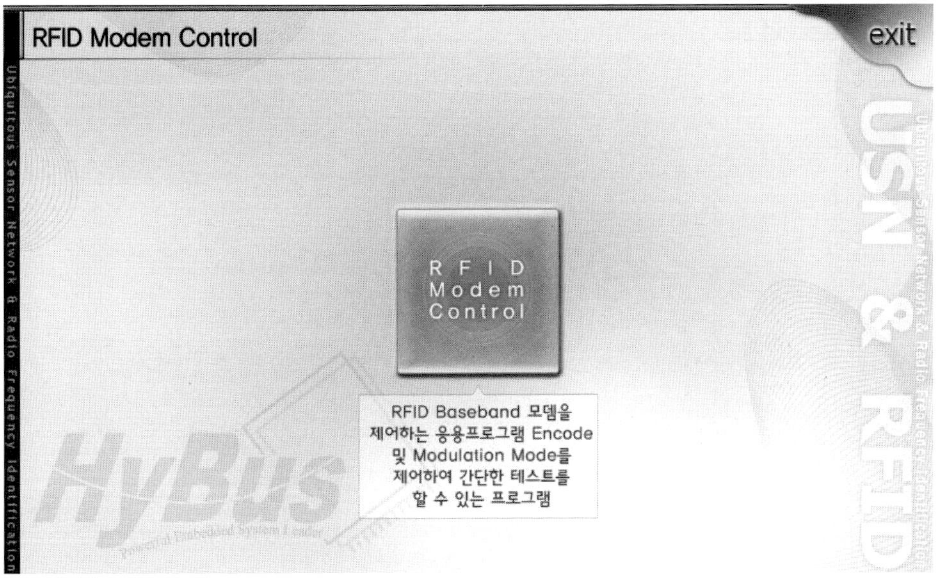

이 Application은 RFID Baseband Modem 보드를 제어하여, 원하는 부호/복호, 변조/복조 방식으로 데이터를 송/수신 할 수 있는 GUI이다.

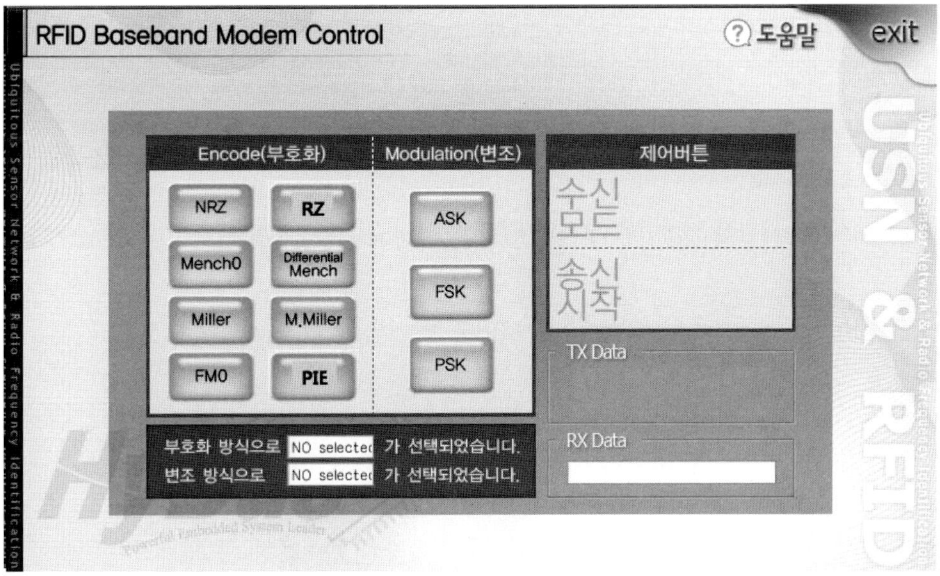

버튼은 부호화(8) + 복호화(3) + TXFIFO에 넣을 데이터 형태(4) + 송신시작 버튼(1)로 16개의 버튼과 3개의 Entry로 구성되어 있다.

6.2 Modem Control 프로그램

가장 먼저 부호화와 변조의 방식을 선택하면 TxData의 4개의 버튼이 생성됩니다. 반드시 부호화와 복호화를 선택해야만 TxData의 Type을 고를 수 있는 버튼이 생긴다.

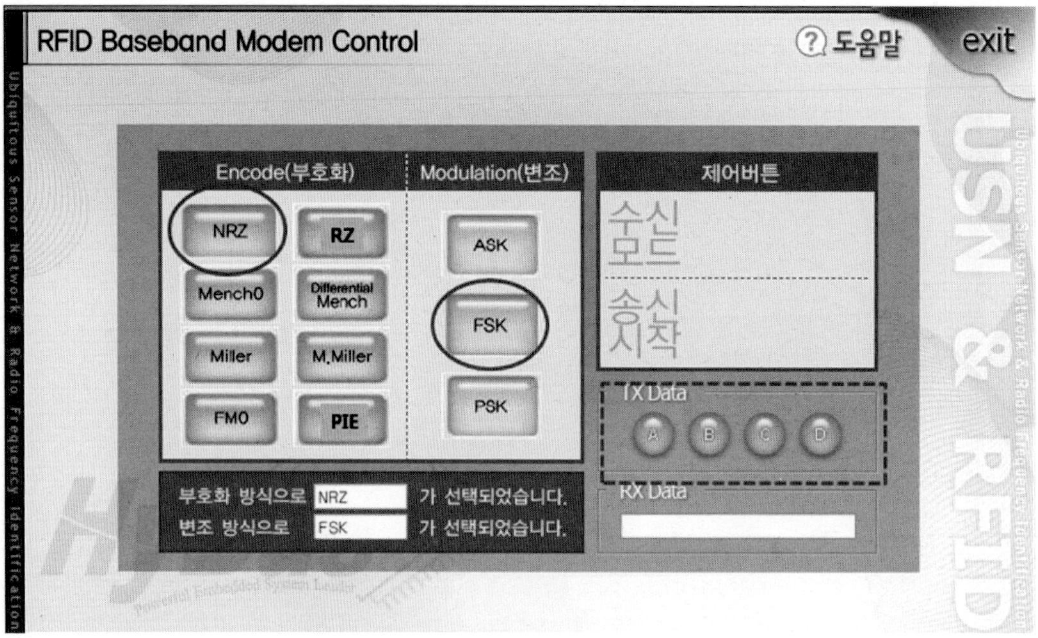

TxData의 A ~ D의 내용은 다음과 같다.

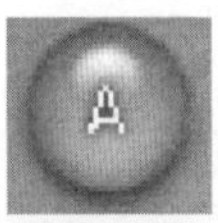

: 0 ~ 4까지 채워진 5바이트 크기의 배열을 TXFIFO에 Flushing함.

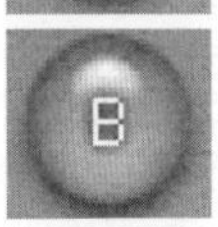

: 0 ~ 9까지 채워진 10바이트 크기의 배열을 TXFIFO에 Flushing함

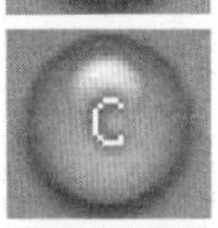

: 0 ~ 14까지 채워진 15바이트 크기의 배열을 TXFIFO에 Flushing함

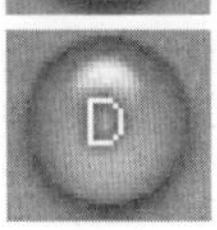

: 0 ~ 19까지 채워진 20바이트 크기의 배열을 TXFIFO에 Flushing함

데이터의 크기에 따라서 Type이 나눠어져 있고, 데이터가 많을수록 delay가 누적되기 때문에, C나 D를 클릭 시에 약간의 delay가 발생한다.

TxData의 A ~ D중 하나를 선택하면 비로소 송신을 시작할 수 있는 SEND버튼이 생성된다. SEND 버튼을 클릭하면 TXFIFO에 flushing되었던 데이터가 전송되고, Demodulation과 Decoding된 RXFIFO의 데이터가 RX Data라는 Entry에 표시됩니다.

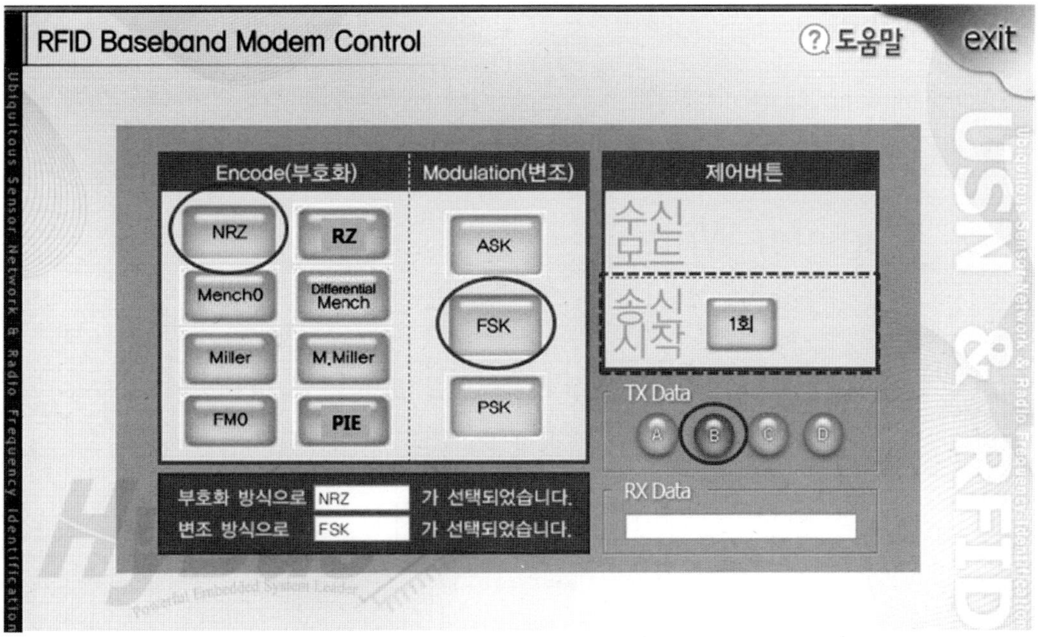

정상적인 출력
A를 클릭한 후 전송했을 때 : 01234
B를 클릭한 후 전송했을 때 : 0123456789
C를 클릭한 후 전송했을 때 : 01234567891011121314
D를 클릭한 후 전송했을 때 : 012345678910111213141516171819

도움말 을 클릭하면, 변/복조 및 복호/부호화에 대한 간략한 설명을 볼 수 있다.

6.3 Modem Driver

RFID Baseband Modem 보드와 임베디드 보드는 4-wire SPI 통신을 기본으로 하고 있다. 다음은 레지스터의 read/write시의 방법을 요약한 것이다.

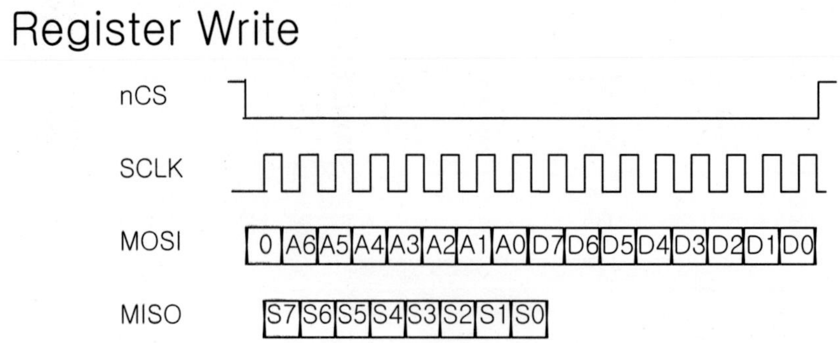

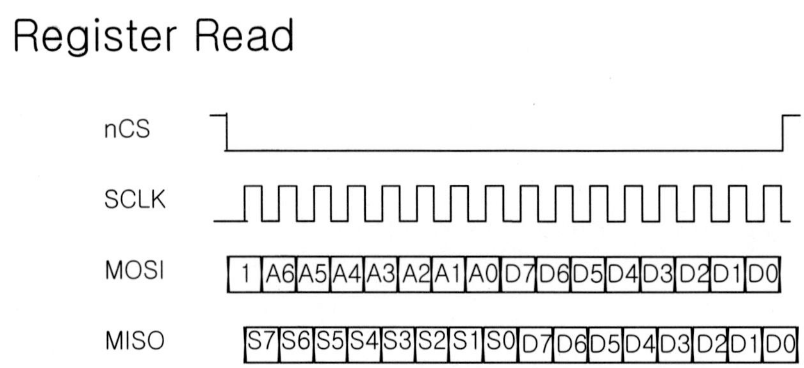

위에서 볼 수 있듯 레지스터를 Read 혹은 Write하기 위해서는 Chip Select가 Low인 상태에서 클럭 신호가 주어졌을 때만 가능하다. MOSI는 Master Out Slave In의 약자로 호스트(임베디드)에서 모뎀 보드로 데이터를 쓰는 것을 의미하고 반대로 MISO는 Master In Slave Out의 약자로 호스트(임베디드)가 모뎀 보트로부터 데이터를 읽어 들이는 것을 의미한다. 특별한 점이 있다면 호스트에서 모뎀 보드로 Register Write을 할 때, 가장 첫 비트를 0으로 Register Read를 할 때에는 가장 첫 비트를 1로 해야 한다는 점이다.

다음은 modem 드라이버 소스의 일부분입니다.

```
static int    __init modemctl_init(void){ // 이 함수는 모듈이 적재될 때(insmod로 적재)실행
   int result;                            // 되는 init 함수로 module_init(modemctl_init);에
                                          // 의해 실행된다.
   // SSP4 init
   result = ssp_init(&modem_ssp_dev, 4, 1);    //SSP4 port에 연결되어 있으므로 ssp_init
                                               //의 port num을 4로 설정한다.
   if (result) {
      printk(KERN_ERR "Unable to register SSP4 handler!\n");
```

```
        return result;
    }
    else {
        ssp_disable(&modem_ssp_dev); //ssp 의 사용을 중지시킨다.
// ssp_config를 이용하여, 데이터 사이즈와 clock rate(=1Mhz)을 설정한다.
        ssp_config(&modem_ssp_dev, (SSCR0_Motorola | (SSCR0_DSS & 0x07)),
        (SSCR1_TRAIL |SSCR1_TxTresh(8) | SSCR1_RxTresh(8)),
        0, SSCR0_SCR &(12 << 8));
        SSPSP_P4 = SSPSP_SCMODE(3);
        ssp_enable(&modem_ssp_dev); //ssp 의 사용을 시작한다.
    }

    // register_chrdev로 장치를 등록한다.
    result = register_chrdev(MODEM_MAJOR, MODEM_NAME, &modemctl_fops);
    if (result < 0) {
        printk(KERN_ERR "Failed to get driver major num:%d\n", MODEM_MAJOR);
        return result;
    }

    printk(KERN_INFO "Modem Control driver installed.\n");
    spin_lock_init(&modem_ssp_lock);

    mhn_gpio_set_level(MFP_SSP4_FRM, 1); //Chip select High로 disable시킨다.
    return result;
}

static int modemctl_ioctl(struct inode *inode, struct file *file, unsigned int cmd, unsigned long
arg) //이 함수는 입력되는 command에 따라 register read/write함수를 사용할 수
{   //있게 해놓은 ioctl함수이다.
    int err = 0, ret = 0;

    // Arguments check
    if (_IOC_TYPE(cmd) != MODEM_IOCTL_MAGIC)
        return -ENOTTY;

    if (_IOC_DIR(cmd) & _IOC_READ)
        err = !access_ok(VERIFY_WRITE, (void __user *)arg, _IOC_SIZE(cmd));
    else if (_IOC_DIR(cmd) &    _IOC_WRITE)
        err =  !access_ok(VERIFY_READ, (void __user *)arg, _IOC_SIZE(cmd));

switch(cmd) {
        case MODEM_IOSETCTL: //입력된 cmd가 MODEM_IOSETCTL 이면
            modem_write_reg(MODEM_CONTROL_ADDR, arg); //CONTROL레지스터
            break;             //(0x01)에 입력된 숫자를 write한다. (0,1)
        case MODEM_IOSETENCODE: //입력된 cmd가 MODEM_IOSETENCODE 이면
            modem_write_reg(MODEM_ENCODE_ADDR, arg); //ENCODE 레지스터
            break;                //(0x02)에 입력된 숫자를 write한다. (0~7)
        case MODEM_IOSETMODE: //입력된 cmd가 MODEM_IOSETMODE 이면
            modem_write_reg(MODEM_MODE_ADDR, arg); //MODULATION 레지스터
            break;                //(0x03)에 입력된 숫자를 write한다. (0~2)
        case MODEM_IOGETCTL:
            return modem_read_reg(1, MODEM_CONTROL_ADDR);
        case MODEM_IOGETENCODE:
            return modem_read_reg(1, MODEM_ENCODE_ADDR);
        case MODEM_IOGETMODE:
            return modem_read_reg(1, MODEM_MODE_ADDR);
        default:
            printk(KERN_ERR "Invalid Command.\n");
            ret = -ENOTTY;
```

```
    }
    return ret;
}

static ssize_t modemctl_write(struct file *filp, const char __user *buffer, size_t count, loff_t
*ppos) //이 함수는 프로그램에서 write를 call했을 때 실행됩니다. TXFIFO에 데이터를
{      //넣는 함수이다.
    uint8_t txbuf[MAX_LENGTH - 1];  // 127 Byte
    if (copy_from_user(txbuf, buffer, count)) { //인자로 받은 buffer의 내용을 txbuf에
        kfree(txbuf);                        //복사한다.
        return -EFAULT;
    }
    modem_write_TXFIFO(count, txbuf); // modem_write_TXFIFO()를 실행한다.
    return 0;
}

uint8_t modem_write_TXFIFO(uint8_t length, uint8_t *data)
{
    int i;
    spin_lock(&modem_ssp_lock);
    /* Empty the PXA receive fifo */
    ssp_flush(&modem_ssp_dev);
    …….
    /* Activate CSn */
    mhn_gpio_set_level(MFP_SSP4_FRM, 0); //chip select를 LOW로 설정하여 활성화
    SSDR_P((&modem_ssp_dev)->port) = MODEM_TXFIFO_ADDR; //address write
    SSDR_P((&modem_ssp_dev)->port) = length;    //length data write
    ….
    SSDR_P((&modem_ssp_dev)->port) = *data++;  //data write
    ….
    while(SSSR_P((&modem_ssp_dev)->port) & (SSSR_BSY | SSSR_TFL));

    /* Empty the PXA receive fifo */
    ssp_flush(&modem_ssp_dev);
…….
/*    Deactivate CSn */
    mhn_gpio_set_level(MFP_SSP4_FRM, 1); //chip select를 HIGH로 설정하여 비활성화
………

 static ssize_t modemctl_read(struct file *filp, char __user *buffer, size_t count, loff_t *ppos)
{   //이 함수는 프로그램에서 read를 call했을 때 실행됩니다. RXFIFO에 있는 데이터를
    uint8_t rxbuf[MAX_LENGTH - 1];  // 127 Byte   //가져온다.
    if (count > 127)
        count = 127;
    modem_read_RXFIFO(rxbuf);

    if (copy_to_user(buffer, rxbuf, count)) {
        kfree(rxbuf);
        return -EFAULT; }
    return count;
}
```

7. RFID-KIT Application - 무선재고관리시스템

7.1 Application 소개

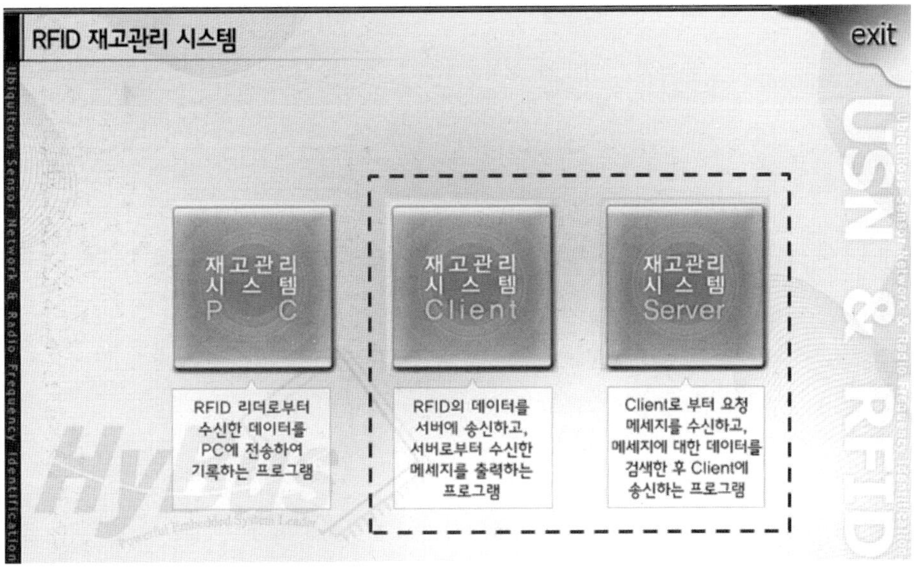

이 Application은 RFID-tag reader 보드로부터 데이터를 수신하고, 서버에 전송하는 프로그램이다. 업데이트 버튼을 이용하여 서버에 저장된 최신 정보를 가져올 수도 있고, 만약 새로운 태그 정보가 들어왔을 때는 서버의 데이터 테이블에 추가하는 기능도 있다.

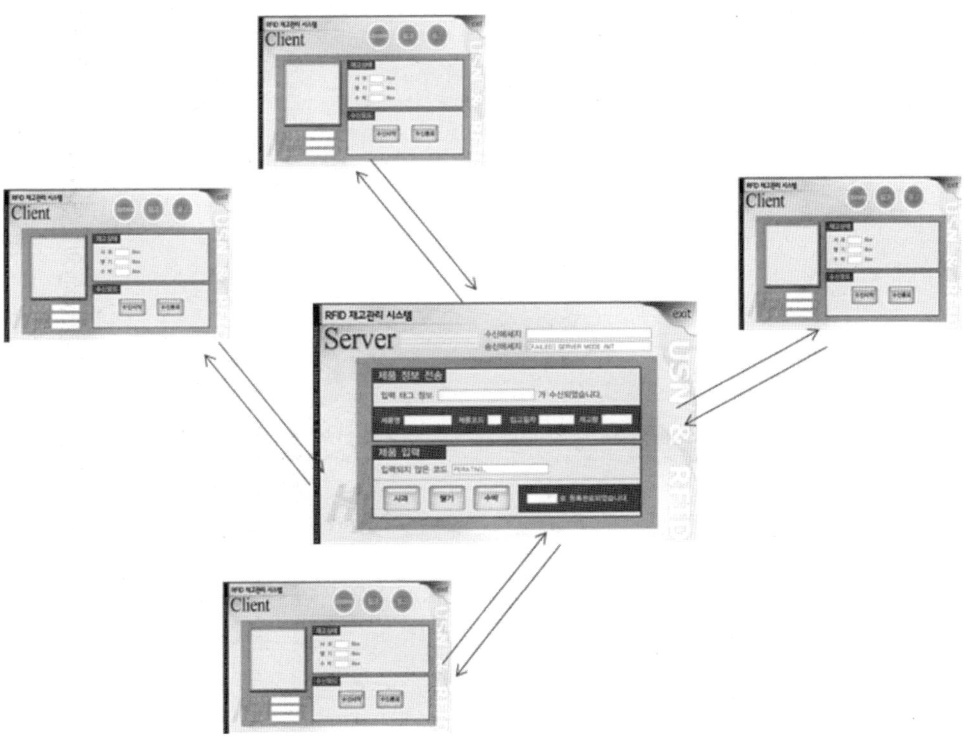

데이터의 흐름 구조는 다음과 같다.

- case. (1)

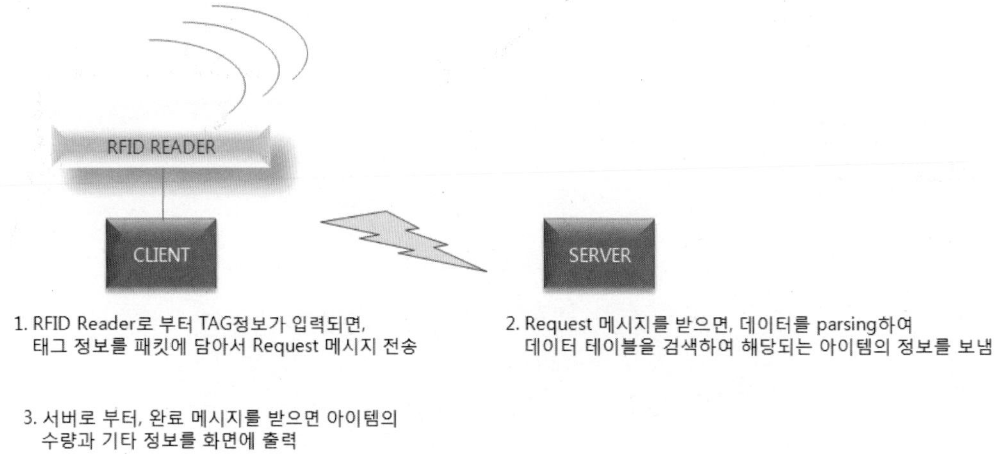

- case. (2)

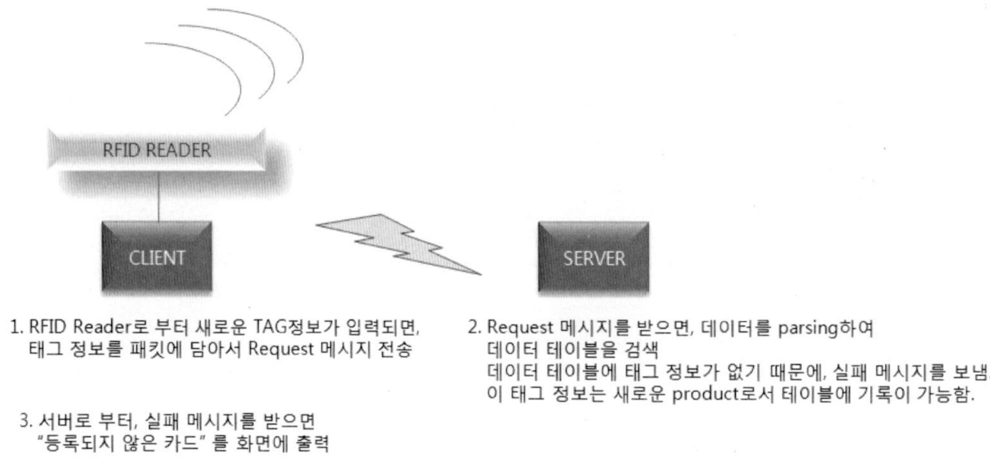

- case. (3)

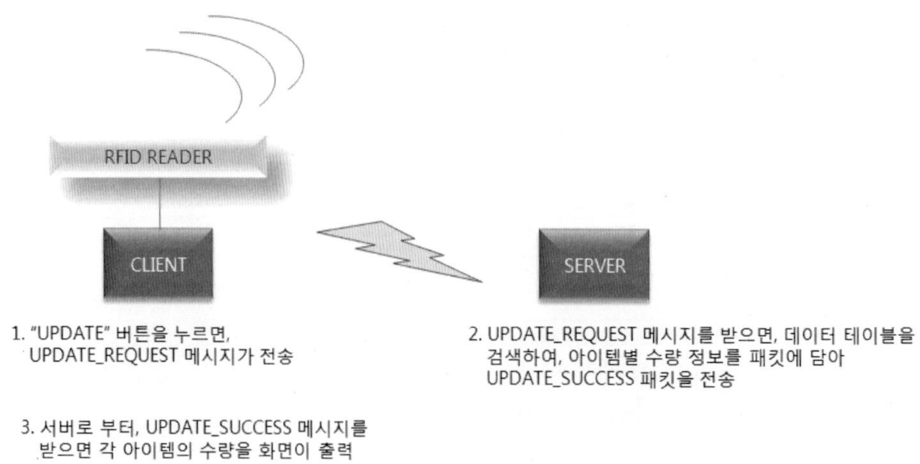
RFID READER
CLIENT
SERVER
1. "UPDATE" 버튼을 누르면,
UPDATE_REQUEST 메시지가 전송
2. UPDATE_REQUEST 메시지를 받으면, 데이터 테이블을
검색하여, 아이템별 수량 정보를 패킷에 담아
UPDATE_SUCCESS 패킷을 전송
3. 서버로 부터, UPDATE_SUCCESS 메시지를
받으면 각 아이템의 수량을 화면이 출력

7.2 재고 관리 시스템 - CLIENT

클라이언트 시스템은 RFID-tag reader로부터 받은 데이터를 전송하고, 서버로부터 Ack 메세지를 받으면 화면에 출력하는 역할을 한다. "재고 관리 시스템 - client" 버튼을 클릭하면 다음과 같은 화면이 출력된다.

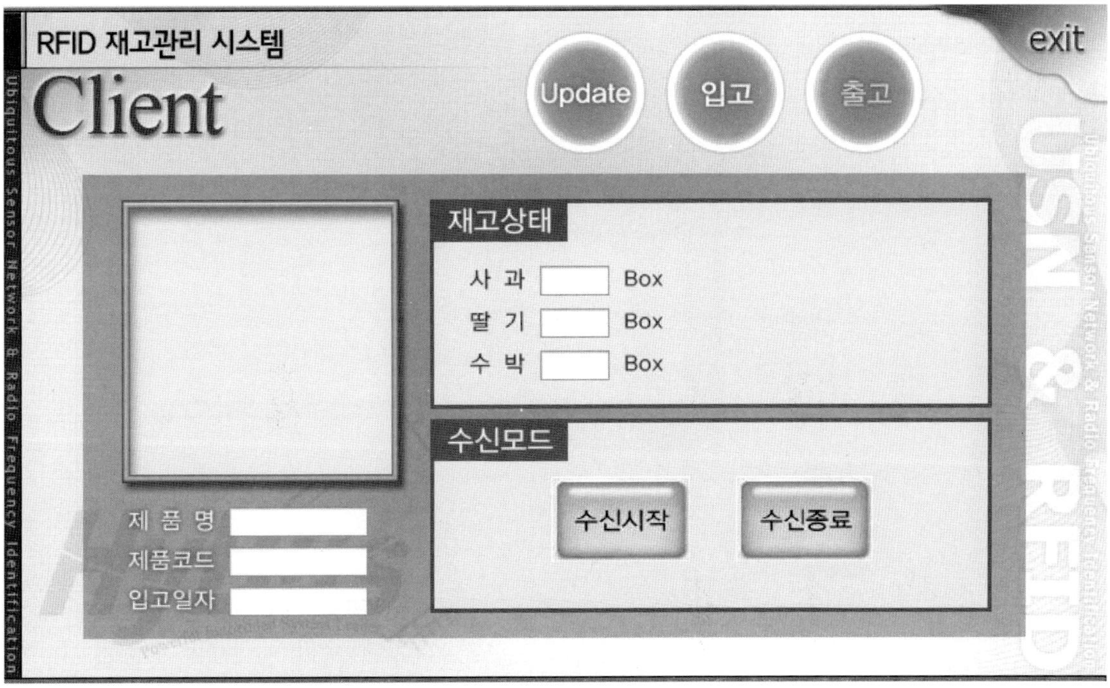

〈버튼설명〉

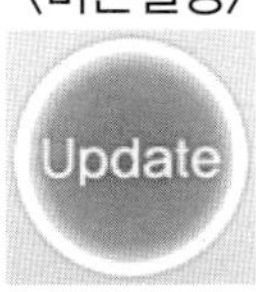

: 클릭 시 서버로 UPDATE_REQUEST 메시지를 전송하고 서버로부터 해당 ACK를 받으면 화면에 출력

: 클릭 시 RFID-tag의 정보가 들어왔을 때 해당하는 물품의 수량을 증가시키는 command가 담긴 패킷을 서버로 전송한다.

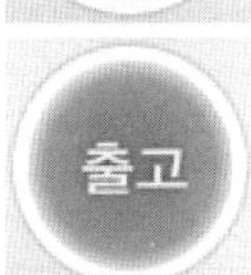

: 클릭 시 RFID-tag의 정보가 들어왔을 때, 해당하는 물품의 수량을 증가시키는 command가 담긴 패킷을 서버로 전송한다.

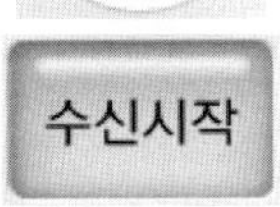

: RFID-tag reader(900Mhz)의 수신을 시작한다.

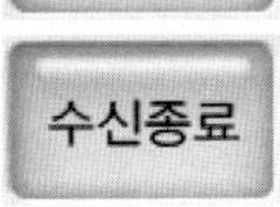

: RFID-tag reader(900Mhz)의 수신을 정지한다.

클라이언트 시스템은 서버가 동작되고 있을 때만 동작한다. 서버가 꺼져있을 때는 클라이언트의 동작(UPDATE 버튼을 클릭하거나, RFID-tag reader에 RFID tag를 댔을 때)에 대한 어떤 처리도 일어나지 않는다. 만약 server가 꺼져 있는 상태에서 "UPDATE" 버튼을 클릭했을 때 서버가 보내지 않은 메시지가 들어오거나 메시지가 들어오지 않는다면 다음과 같이 "UPDATE Waiting" 혹은 "UPDATE Failed" 라는 아이콘으로 바뀐다.

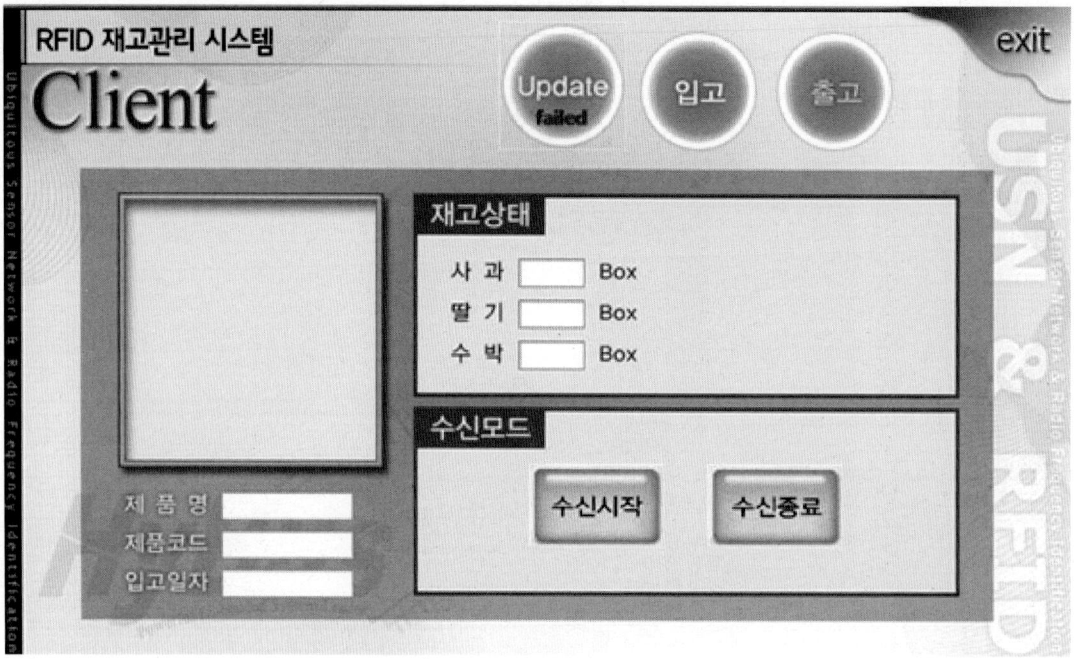

서버로부터 성공적으로 ACK메시지를 받아오면, 다음과 같은 화면이 출력된다.

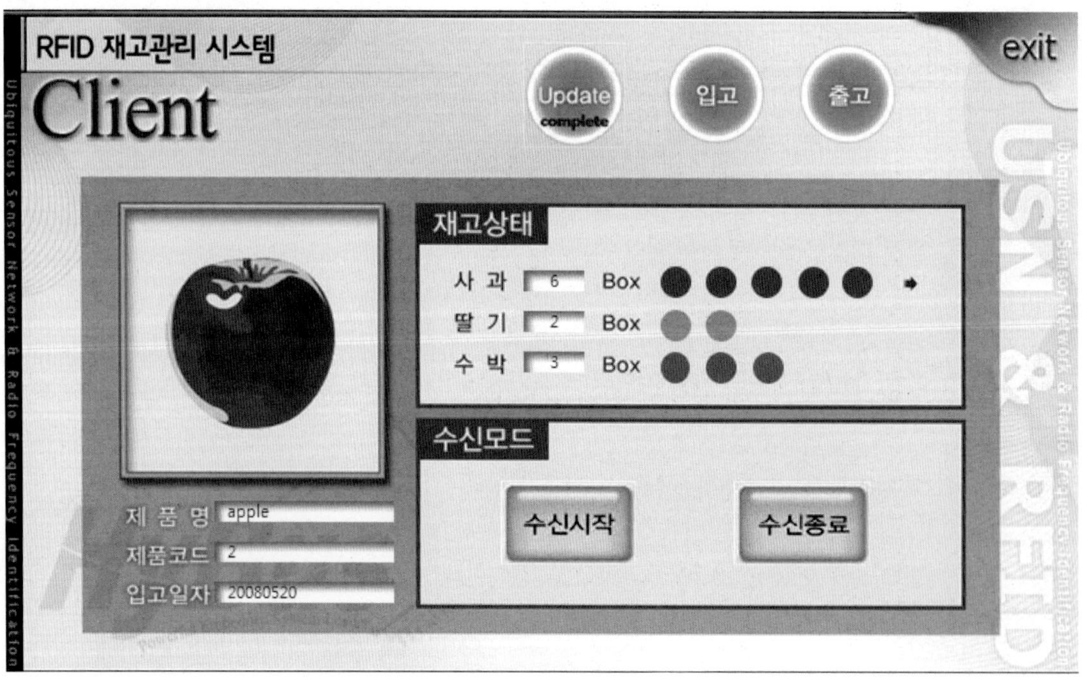

만약, 서버에 등록되지 않은 카드라면, 다음과 같은 화면이 출력됩니다.

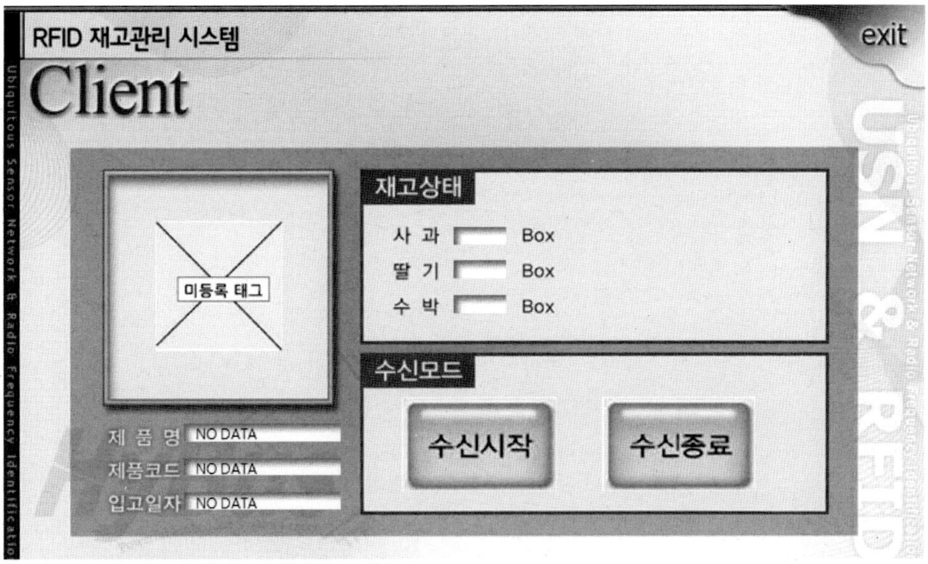

클라이언트가 위의 상태일 때, 서버에서는 등록되지 않은 카드에 대한 장비 입력을 할 수 있다.

7.3 재고 관리 시스템 - SERVER

서버 시스템은 클라이언트로부터 수신한 RFID-tag 데이터를 데이터 테이블에서 검색하여 저장된 태그 정보와 일치하면 입고/출고 처리를 하여 다시 클라이언트로 ACK메시지를 전송하는 역할을 한다. 서버 시스템은 데이터 테이블을 업데이트 하면서 최근의 데이터를 유지하고 있다. 또한 등록되지 않은 태그 데이터가 수신되면 장비 등록을 하는 기능도 제공한다.

"재고 관리 시스템 - server" 버튼을 클릭하면 다음과 같은 화면이 출력됩니다.

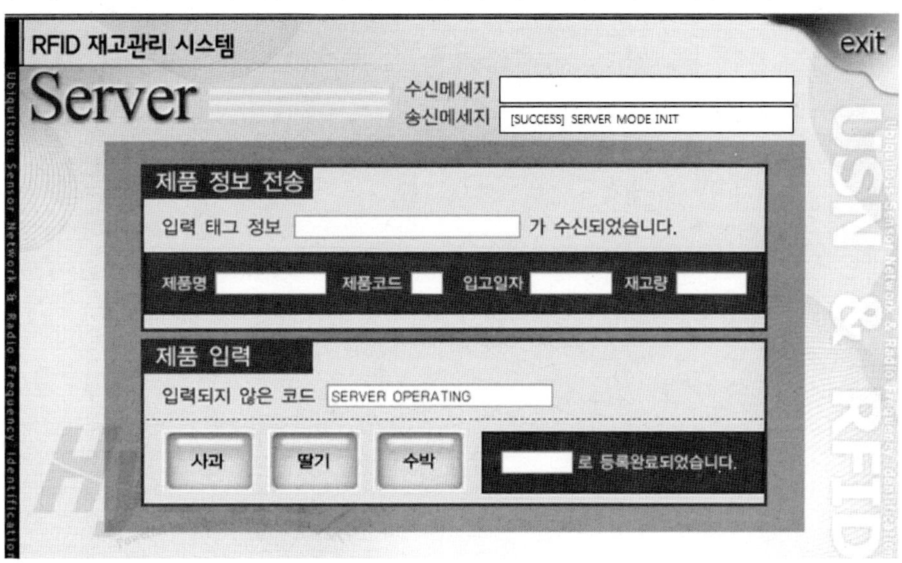

UI의 상단 오른 편에 위치한 "수신 메시지"와 "송신 메시지"에는 상황에 따라 다음과 같은 문구들이 출력됩니다.

메시지 출력 :

수신메시지

```
[UPDATE] UPDATE amount of items       //업데이트 요구 메시지 수신 시
[REQUEST] Information of RFID Tags      //태그 정보 요구 메시지 수신 시
```

송신메시지

```
[SUCCESS] SERVER MODE INIT          //초기 업데이트 메시지 전송 성공 시
[SUCCESS] Amount of Item           //장비 수량에 대한 정보 전송 성공 시
[SUCCESS] All Information of TAG     //클라이언트가 보낸 TAG데이터에 대해 데이터
                               테이블 검색 완료 및 관련 정보 전송 성공 시
[FAILED] Amount of Item            //장비 수량에 대한 정보 전송 실패 시
[FAILED] All Information of TAG      //클라이언트가 보낸 TAG데이터에 대해 데이터
                            테이블 검색 완료되었지만 관련 정보 전송 실패 시
```

클라이언트에서 RFID-tag reader에 tag를 대면, 해당 정보가 서버로 전송된다. 서버에서는 수신한 패킷을 출력하고 데이터 테이블을 검색하여 장비명, 장비 코드, 입고일자, 재고량에 대한 데이터를 출력한 후 클라이언트로 업데이트된 패킷을 전송한다.

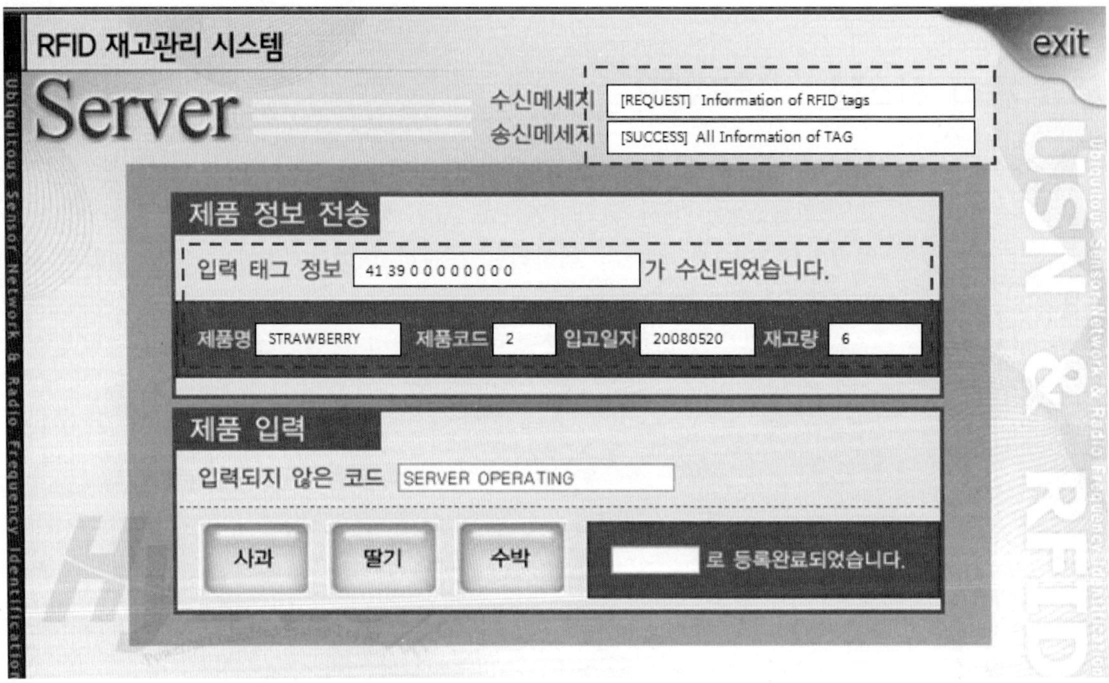

클라이언트에서 “UPDATE” 버튼을 클릭하면, UPDATE_REQUEST 메시지가 서버로 수신되고 서버에서는 아이템의 수량에 해당하는 데이터 테이블을 검색하여 패킷에 넣고 전송하게 된다.

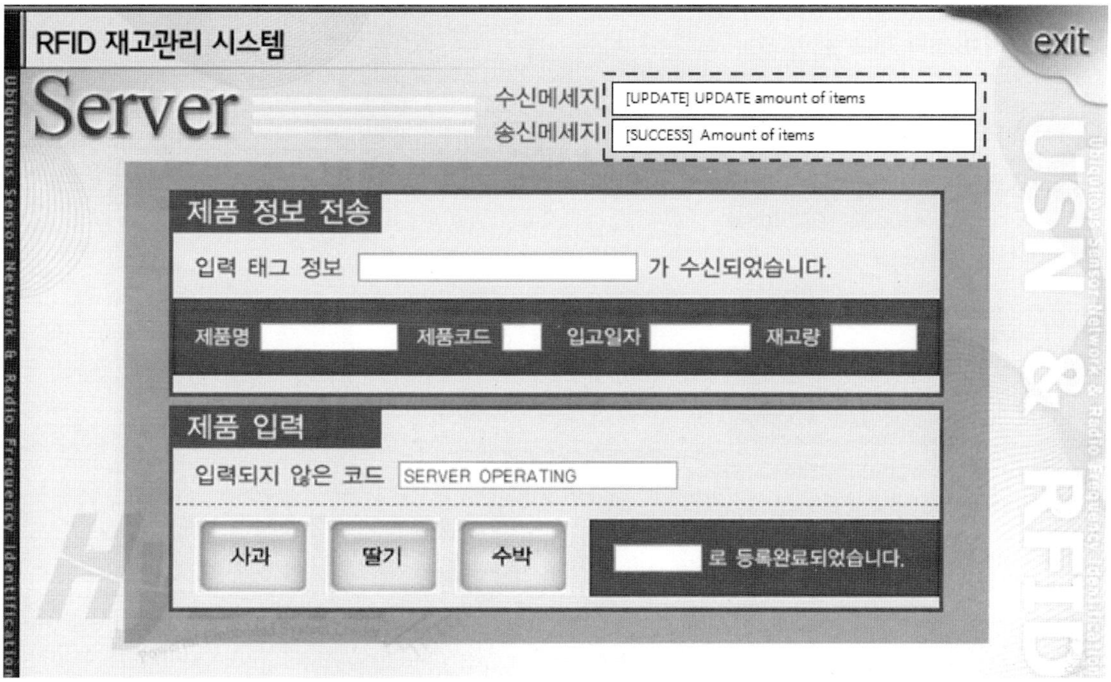

서버로부터, UPDATE 메시지를 받은 클라이언트는 각 아이템에 대한 재고량을 출력하게 된다.

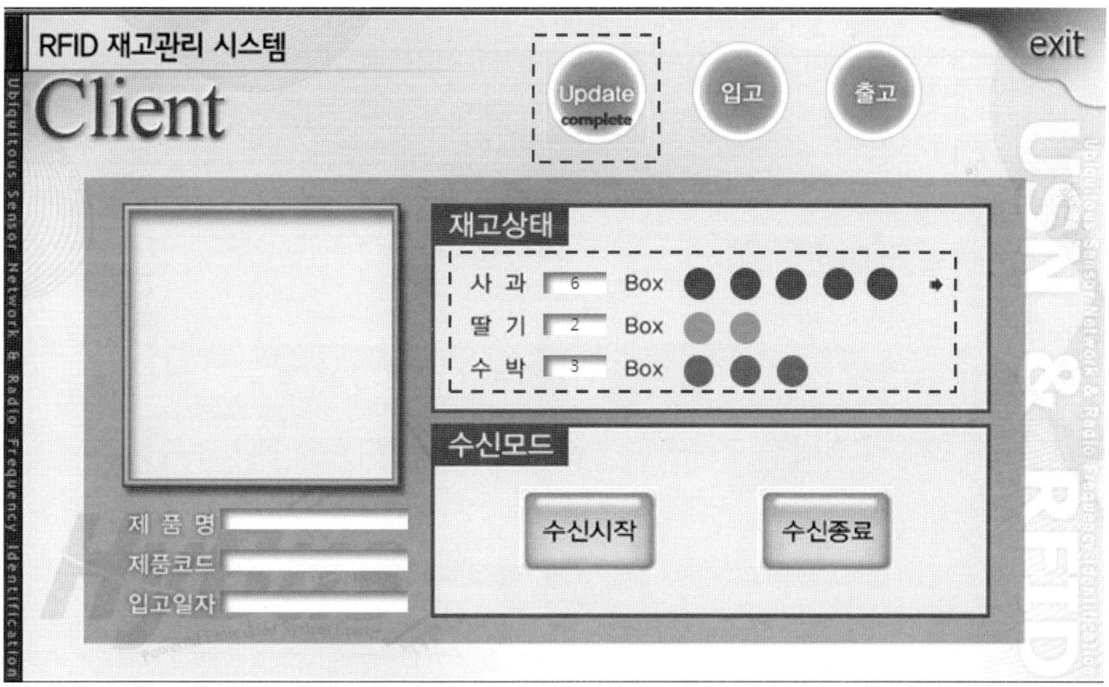

데이터 테이블에 등록되지 않은 태그의 패킷이 수신된다면 다음 그림과 같이 "입력되지 않은 코드" 에 패킷 정보가 출력이 되고, 아이템 선택 버튼이 활성화된다.

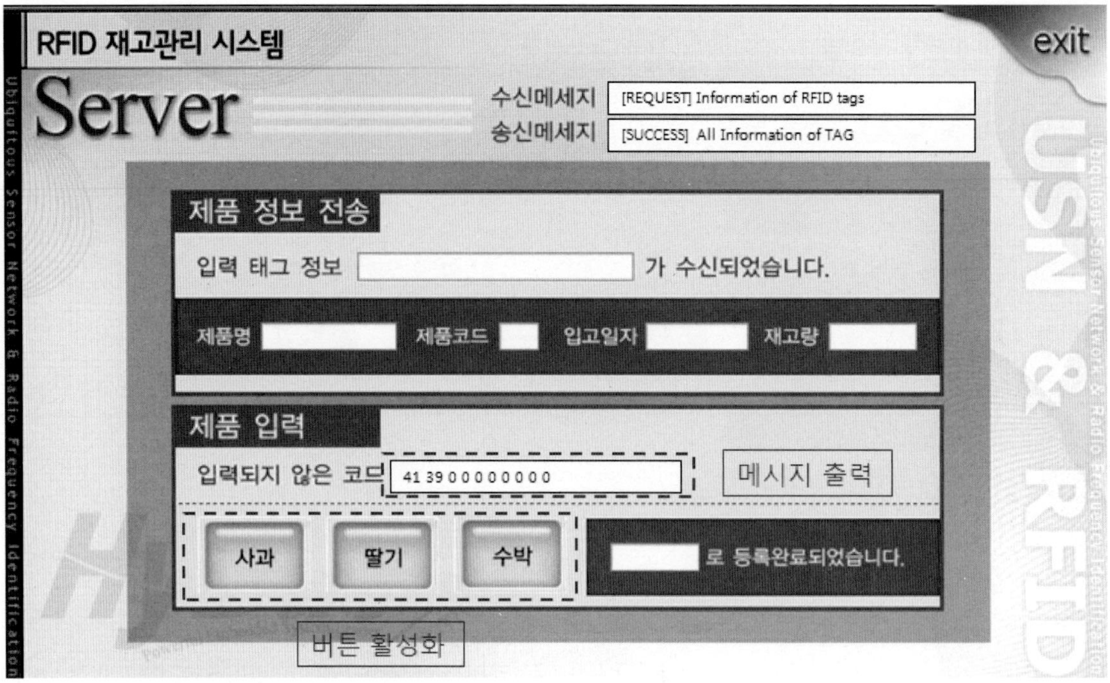

만약, 입력할 아이템으로 "딸기"를 선택했다면 등록되지 않은 코드에 대해 딸기로 등록을 하게 되고 다음 사용시 그 태그는 생성한 아이템으로 인식이 됩니다.

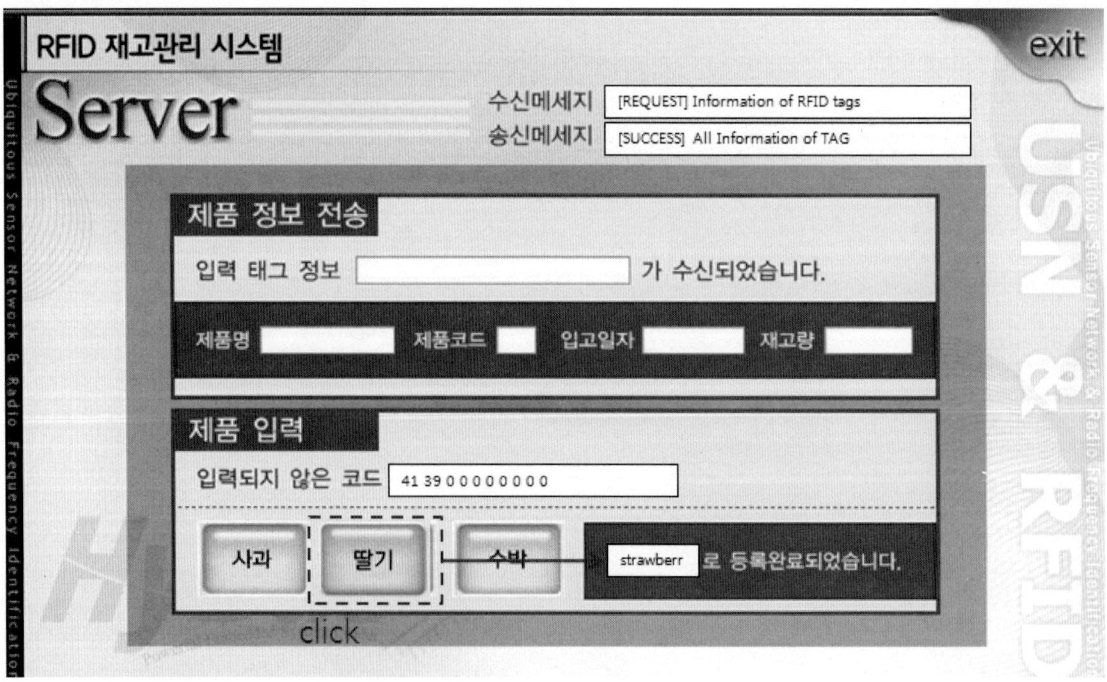

데이터 테이블에 대한 설명은 다음과 같다.

```
rf_data.txt      : 각 태그의 장비명, 장비 코드, 입고일자에 대한 정보가 저장됨
rf_packet.txt    : 각 태그 데이터가 저장됨

item1.txt        : 아이템1(사과)에 대한 수량 정보가 저장됨
item2.txt        : 아이템2(딸기)에 대한 수량 정보가 저장됨
item3.txt        : 아이템3(수박)에 대한 수량 정보가 저장됨

item1_diff.txt   : 아이템1에 대한 임시 저장소 (프로그램이 종료되면 삭제됨)
item2_diff.txt   : 아이템2에 대한 임시 저장소 (프로그램이 종료되면 삭제됨)
item3_diff.txt   : 아이템3에 대한 임시 저장소 (프로그램이 종료되면 삭제됨)
```

```
(example) rf_data.txt

3 2    20080505
1 1    20080520
2 2    20080520
3 3    20080520
2 2    20080520
1 1    20080520
2 2    20080520
3 3    20080520
2 2    20080520
3 3    20080520
2 2    20080520
```

```
(example)    rf_packet.txt

300833B2DD
96
DD
AD
AE
30081111DD
30082222DD
30083333DD
30084444DD
30085555DD
A9
```

8. RFID-KIT Application - Wireless Sensor Network

8.1 Application 소개

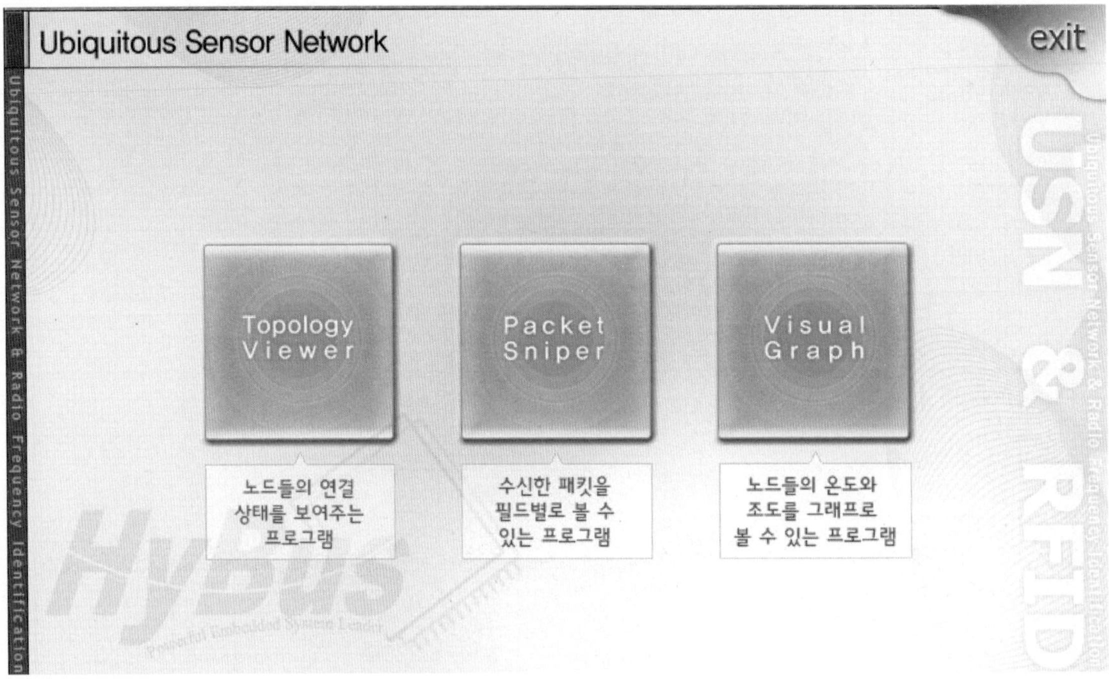

Wireless Sensor Network Application은 Topology Viewer, Packet Sniper, Visual Graph 의 3가지 프로그램으로 이뤄져 있다.

- Topology Viewer는 노드들의 홉핑(Hopping) 및 연결 상태와 각 노드들의 온도 정보, 그리고 노드들의 수신 강도를 나타내주는 프로그램이다.
- Packet Sniper는 수신한 패킷을 필드 별로 parsing하여 패킷의 구성 요소들을 화면에 보여준다.
- Visual Graph는 노드들의 온도와 조도 정보를 실시간적인 그래프를 통하여 화면에 보여준다.

Wireless Sensor Network Application은 Hybus사의 무선 플랫폼인 Hmote2420과 상호 연동하여 동작한다. Hmote2420이 무선 노드가 되고, XHYPER320RFID-KIT은 이 노드들의 정보를 보여주는 Viewer역할을 한다.

8.2 Topology Viewer

Topology Viewer는 무선 노드(Hmote2420)들이 전송하는 패킷을 수신하여 노드들의 온도, 수신 강도 및 노드 간 연결 상태를 보여주는 Viewer프로그램이다.

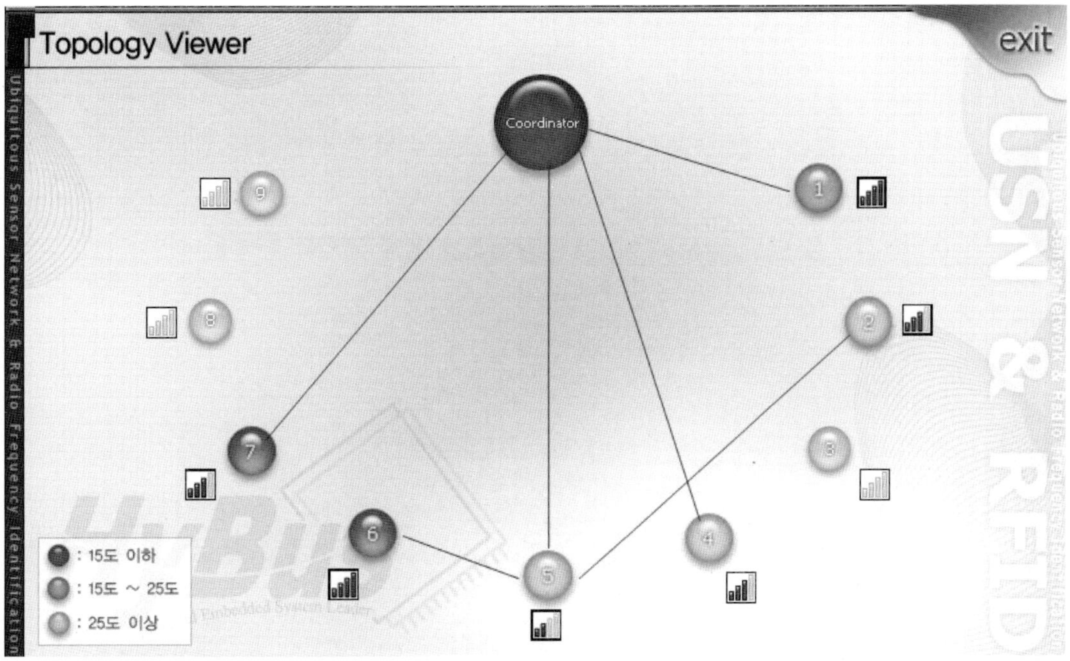

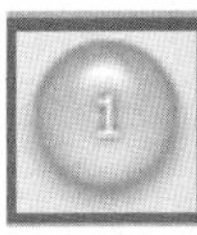	Packet의 정보가 일정 기간 동안 들어오지 않는 경우
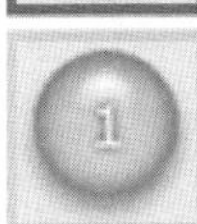	온도 값이 섭씨 25도 이상인 경우
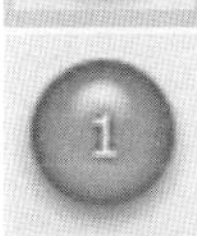	온도 값이 섭씨 15도 ~ 25도 이하인 경우
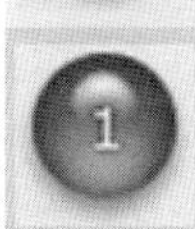	온도 값이 섭씨 15도 이하인 경우

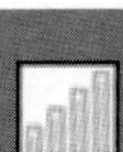	Packet의 정보가 일정 기간 동안 들어오지 않는 경우
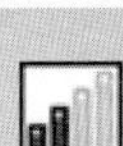	수신 강도가 -47dBm 이상인 경우 (RF 수신 강도가 좋은 상태)
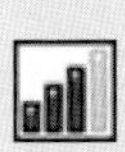	수신 강도가 -47dBm ~ -55dBm인 경우 (RF 수신 강도가 중간 상태)
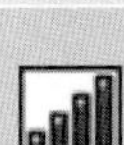	수신 강도가 -55dBm 이하인 경우 (RF 수신 강도가 나쁜 상태)

노드끼리 선이 그려지는 것은 노드끼리의 연결상태를 나타내주기 위함이다. 위의 그림을 예로 들면 다음과 같다.

노드	설명
1	베이스 노드와 직접 연결됩니다. 베이스 노드로 패킷을 전송합니다.
2	(5) 번 노드를 부모 노드로 정하고, (5)번 노드에게 패킷을 전송합니다.
3	연결되어 있지 않습니다.
4	베이스 노드와 직접 연결됩니다. 베이스 노드로 패킷을 전송합니다.
5	(2) 번과 (6) 번 자신을 부모 노드로 정하고, 자신에게 패킷을 전송하고 있습니다. (5) 번 노드 자신은 베이스 노드에게 패킷을 전송합니다.
6	(5) 번 노드를 부모 노드로 정하고, (5)번 노드에게 패킷을 전송합니다.
7	베이스 노드와 직접 연결됩니다. 베이스 노드로 패킷을 전송합니다.
8	연결되어 있지 않습니다.
9	연결되어 있지 않습니다.

– NOTICE –

본 프로그램과 연동하여, 동작되는 Hmote2420에는 "RFID_APP"란 TinyOS Application이 업로드되어야 한다.

8.3 Packet Sniper

Packet Sniper는 수신된 패킷을 필드 별로 parsing하여 패킷을 분석해 볼 수 있는 viewer이다.

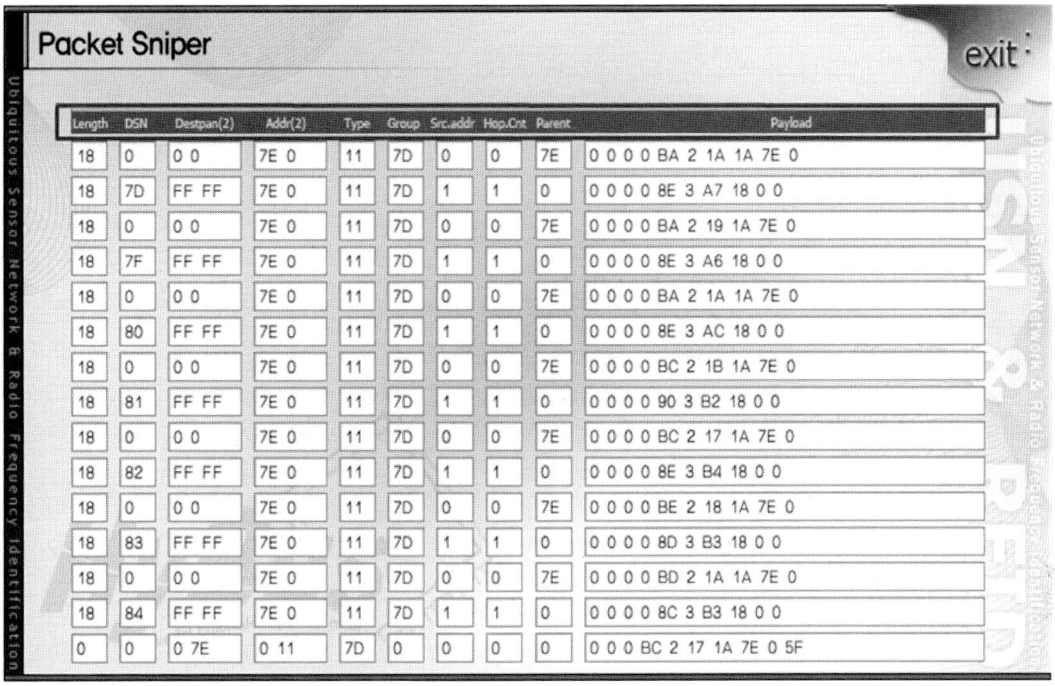

필드 별 entry 구성은 다음과 같다

1	LENGTH	packet의 payload 길이
2	DSN	sequence number 로, 송신 측에서 일정하게 증가해서 송신함
3	DESTPAN (2)	802.15.4에서의 PAN의 개념.
4	ADDR (2)	보내고자 하는 목적지 노드의 주소
5	TYPE	packet의 구분자, 타입
6	GROUP	그룹 아이디
7	SRCADDR	자신의 아이디, 노드 번호
8	HOP COUNT	hopping(노드를 거쳐가는)이 되는 횟수.
9	PARENT	부모 노드의 주소
10	PAYLOAD	데이터가 포함된 영역

윗 그림 중, 가장 처음에 수신된 2개의 패킷을 살펴보면 다음과 같다.

(1) 첫번째 패킷

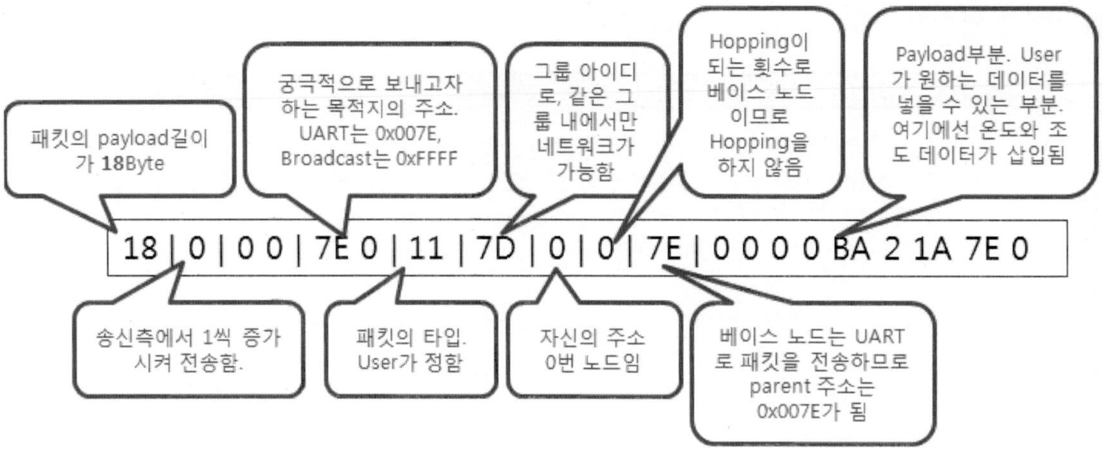

(2) 두번째 패킷

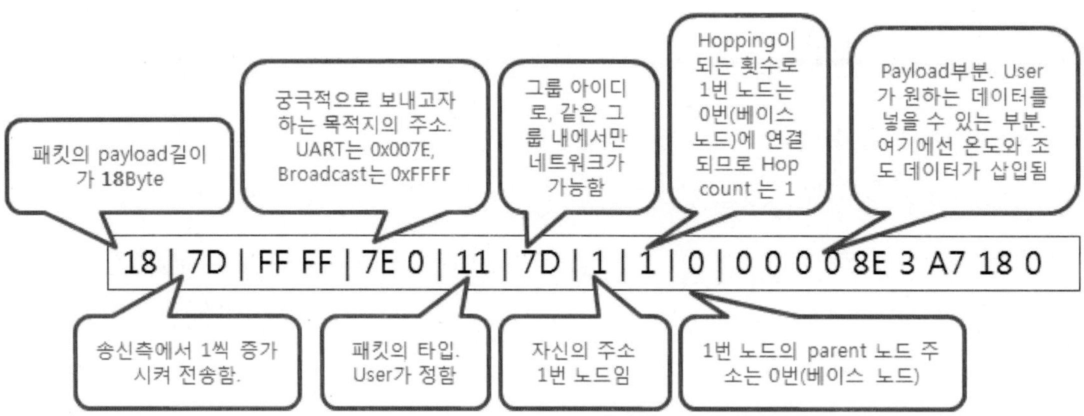

– NOTICE –

본 프로그램과 연동하여, 동작되는 Hmote2420에는 "RFID_APP"란 TinyOS Application이 업로드되어야 합니다.

8.4 Visual Graph

Visual Graph는 무선 노드별 온도와 조도 데이터를 그래프로 볼 수 있는 viewer이다.

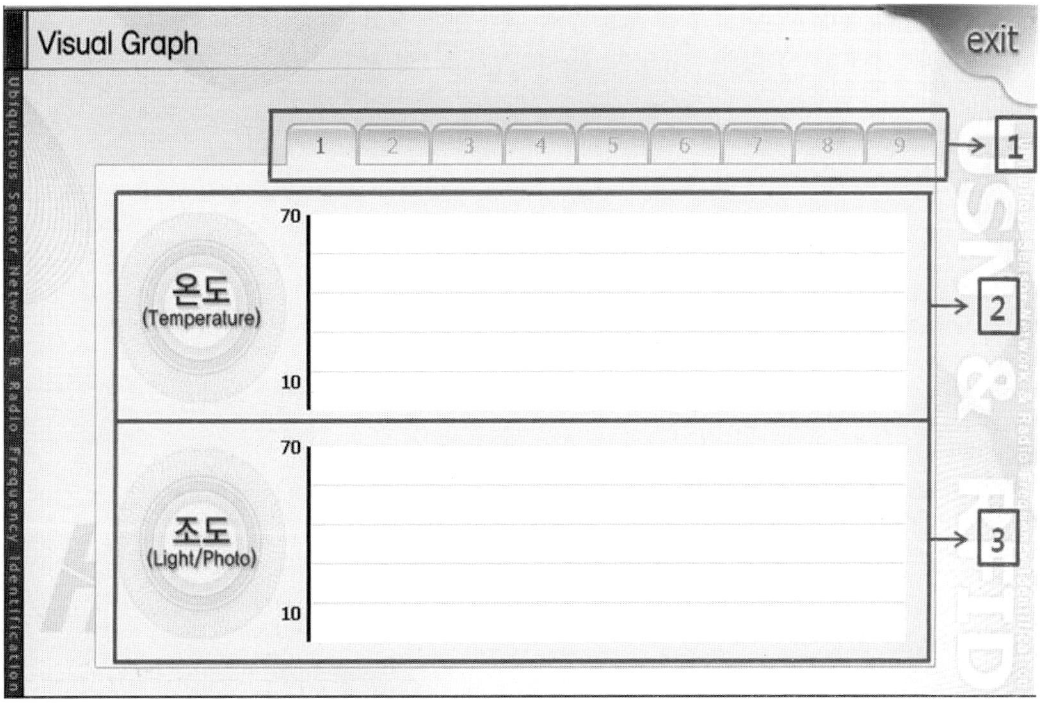

1 1번 ~ 9번의 무선 노드를 나타내는 버튼. 버튼을 클릭하면 활성화되고 해당되는 노드의 온도와 조도의 그래프가 출력된다.

2 온도 값을 그래프로 출력한다.

3 조도 값을 그래프로 출력한다.

Topology Viewer를 실행하여 연결된 노드를 확인한 후에 연결된 노드의 버튼을 클릭하면 온도와 조도 값이 그래프로 출력됩니다. 만약 연결되어 있지 않은 노드 아이디의 버튼을 클릭하면 아무런 값도 출력되지 않는다.

– NOTICE –

본 프로그램과 연동하여, 동작되는 Hmote2420에는 "RFID_APP" 란 TinyOS Application이 업로드되어야 합니다.

8.5 TinyOS Application

위에서 설명한 3가지의 Wireless Sensor Network 프로그램(Topology Viewer / Packet Sniper / Visual Graph)은 Hmote2420이라는 무선 노드들의 네트워킹 정보를 수집하여 화면에 출력하는 프로그램이다. Hmote2420에는 RFID_APPS란 TinyOS Application이 업로드 된다. TinyOS의 개발 환경은 다음과 같다.

```
TinyOS 버전 :

avr-binutils-2.13.2.1-1w
avr-gcc-3.3tinyos-1w
avr-insight-pre6.0cvs.tinyos-1w
tinyos-tools-1.1.0-1
task-tinydb-1.1.3July2004cvs-1
tinyos-contrib-1.1.3Mar2005cvs-1
mspgcc-win32tinyos-20041204-2
avr-libc-20030512cvs-1w
avarice-2.0.20030825cvs-1w
nesc-1.1.2-1
mate-asvm-2.2.1-1
tinyos-1.1.13May2005cvs-1
```

TinyOS의 설치 관련한 자세한 설명은 “Hmote2420 매뉴얼”을 참고할 수 있다. TinyOS를 설치한 후 (1.1.13 버전) tinyos가 설치된 디렉토리로 이동하여 CD의 TOS_RFID_APPS의 내용을 모두 copy한다. 만약 default 경로로 설치하였다면 다음 디렉토리에서 copy한다.

```
C:₩Program Files ₩ UCB ₩ cygwin ₩ opt ₩ tinyos-1.x ₩
```

Copy가 잘 되었다면, RF Channel과 Group ID에 대한 설정을 한다. TinyOS에서 RF Channel에 대한 설정은 다음과 같다.

---

1. cygwin 실행 후 tos₩lib₩CC2420Radio로 이동한다.
   (cd /opt/tinyos-1.x₩tos₩lib₩CC2420Radio.)
2. CC2420Const.h를 vi 편집기로 열고, 밑줄이 있는 라인을 수정한다. (vi CC2420Const.h)

```
….
#ifndef    CC2420_DEF_RFPOWER
#define    CC2420_DEF_RFPOWER          0x1F
#endif

#ifndef    CC2420_DEF_CHANNEL
#define CC2420_DEF_CHANNEL             14  //channel select
#endif
…….
```

만약 채널을 22로 바꾼다면 다음과 같이 수정한다.

```
….
#ifndef    CC2420_DEF_RFPOWER
#define    CC2420_DEF_RFPOWER          0x1F
#endif

#ifndef    CC2420_DEF_CHANNEL
#define CC2420_DEF_CHANNEL             22  //channel select
#endif
…….
```

Tinyos에서 Group ID 설정은 다음과 같이 진행한다.

1. cygwin 실행 후 tools₩make로 이동한다. (cd /opt/tinyos-1.x₩tool₩make.)
2. Makedefaults를 vi 편집기로 열고 밑줄이 있는 라인을 수정합니다. (vi Makedefaults)

```
#-*-Makefile-*-    vim:syntax=make
#$Id:    Makedefaults,v 1.5 2005/05/1802:15:42cssharpExp$
DEFAULT_LOCAL_GROUP ?=0x11
NESC_FLAGS    ?= -Wnesc-all
GOALS +=    ident_flags tos_image bnp
….
```

만약 Group ID를 0x7D로 바꾼다면 다음과 같이 수정한다.

```
#-*-Makefile-*-    vim:syntax=make
#$Id:    Makedefaults,v 1.5 2005/05/1802:15:42cssharpExp$
DEFAULT_LOCAL_GROUP ?=0x7d
NESC_FLAGS    ?= -Wnesc-all
GOALS +=    ident_flags tos_image bnp
….
```

** RUEM보드의 default설정은 RF Channel이 22 , Group ID가 0x7D로 설정되어 있다.
radio 설정을 마치고, /tinyos-1.x/apps/RFID_APPS로 이동한 후 다음 명령어를 실행한다.

```
$ make    hybus
```

```
~ /opt/tinyos-1.x/apps/RFID_APP
Administrator@usn-0b127556a8b /opt/tinyos-1.x/apps/RFID_APP
$ cd /opt/tinyos-1.x/apps/RFID_APP/

Administrator@usn-0b127556a8b /opt/tinyos-1.x/apps/RFID_APP
$ make hybus
mkdir -p build/hybus
    compiling Surge to a hybus binary
ncc -o build/hybus/main.exe -O -I%T/../contrib/ucb/tos/lib/MultiHopLQI -DSEND_QU
EUE_SIZE=8 -DMHOP_LEDS -mdisable-hwmul -I/opt/tinyos-1.x/tos/lib/CC2420Radio -I/
opt/tinyos-1.x/tos/../beta/STM25P/STM25P -Wall -Wshadow -DDEF_TOS_AM_GROUP=0x7d
 -Wnesc-all -target=hybus -fnesc-cfile=build/hybus/app.c -board=hybus1 -DIDENT_P
ROGRAM_NAME="Surge" -DIDENT_PROGRAM_NAME_BYTES="83,117,114,103,101,0" -DIDENT_US
ER_ID="Administrator" -DIDENT_USER_ID_BYTES="65,100,109,105,110,105,115,116,114,
97,116,111,114,0" -DIDENT_HOSTNAME="usn-0b127556a8b" -DIDENT_HOSTNAME_BYTES="117
,115,110,45,48,98,49,50,55,53,53,54,97,56,98,0" -DIDENT_USER_HASH=0x51afac2bL -D
IDENT_UNIX_TIME=0x483d081eL Surge.nc -lm
C:/PROGRA~1/UCB/cygwin/opt/tinyos-1.x/tos/platform/msp430/ADCM.nc:139: warning:
`MSP430ADC12Single.bind' called asynchronously from `triggerConversion'
C:/PROGRA~1/UCB/cygwin/opt/tinyos-1.x/tos/platform/hybus/HumidityM.nc:172: warni
ng: `SensorControl.stop' called asynchronously from `HumSensor.dataReady'
C:/PROGRA~1/UCB/cygwin/opt/tinyos-1.x/tos/platform/hybus/HumidityM.nc:163: warn
ng: `SensorControl.stop' called asynchronously from `TempSensor.dataReady'
C:/PROGRA~1/UCB/cygwin/opt/tinyos-1.x/tos/platform/hybus/HumidityProtocolM.nc:1
5: warning: `Timer.start' called asynchronously from `processCommand'
C:/PROGRA~1/UCB/cygwin/opt/tinyos-1.x/tos/platform/hybus/HumidityProtocolM.nc:1
```

컴파일이 완료되면, PC의 USB에 Hmote2420을 연결하고, 다음 명령어를 실행한다.

```
$ make    hybus reinstall.0
```

```
~ /opt/tinyos-1.x/apps/RFID_APP
             750 bytes in RAM
msp430-objcopy --output-target=ihex build/hybus/main.exe build/hybus/main.ihex
    writing TOS image

Administrator@usn-0b127556a8b /opt/tinyos-1.x/apps/RFID_APP
$ make hybus reinstall.0
/opt/tinyos-1.x/tools/make/msp/set-mote-id --objcopy msp430-objcopy --objdump m
p430-objdump --target ihex build/hybus/main.ihex build/hybus/main.ihex.out-0 0
    found mote on COM70 (using bsl,auto)
    installing hybus binary using bsl
msp430-bsl --telos       -c 69 -r -e -I -p build/hybus/main.ihex.out-0
MSP430 Bootstrap Loader Version: 1.39-telos-7
Mass Erase...
Transmit default password ...
Invoking BSL...
Transmit default password ...
Current bootstrap loader version: 1.61 (Device ID: f16c)
Program ...
18916 bytes programmed.
Reset device ...
rm -f build/hybus/main.exe.out-0 build/hybus/main.ihex.out-0

Administrator@usn-0b127556a8b /opt/tinyos-1.x/apps/RFID_APP
$ _
```

위에서 Hmote2420에 올린 것은 0번 노드(베이스 노드)를 업로드 한 것이다. 이제 PC에 다른 Hmote2420을 연결한 후에, 다음 명령어를 실행한다.

```
$ make    hybus reinstall.3
```

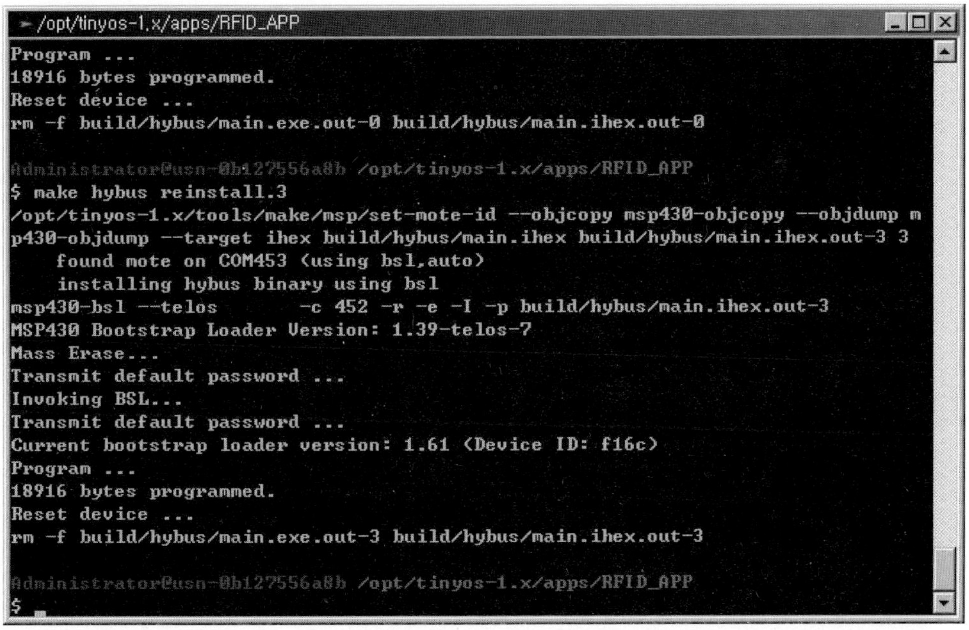

위의 명령어는 부착된 Hmote2420을 3번 노드로 만드는 방법이다. 노드 아이디는 1부터 10까지 원하는 번호를 부여하여 업로드 할 수 있다. 이 때 노드 아이디가 중복되게 업로드 하면 안 된다.

- 부 록 -

** CC2420의 RF CHANNEL 및 그룹 아이디 설정 **

wlconfig 명령어를 통해 RF Channel / RF Power를 변경할 수 있다.

- 채널 변경 (CH21 -> CH22)　　**wlconfig-c22**

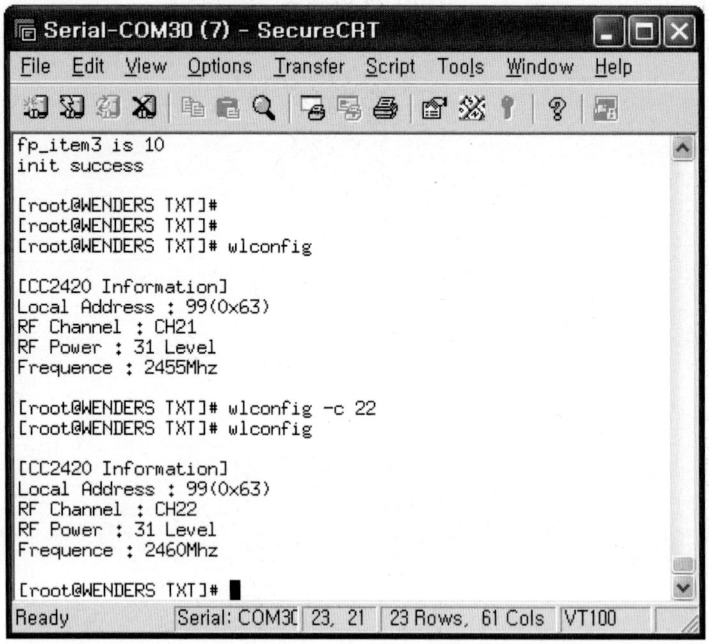

- RF Power 변경 (31 -> 15)　　**wlconfig-p15**

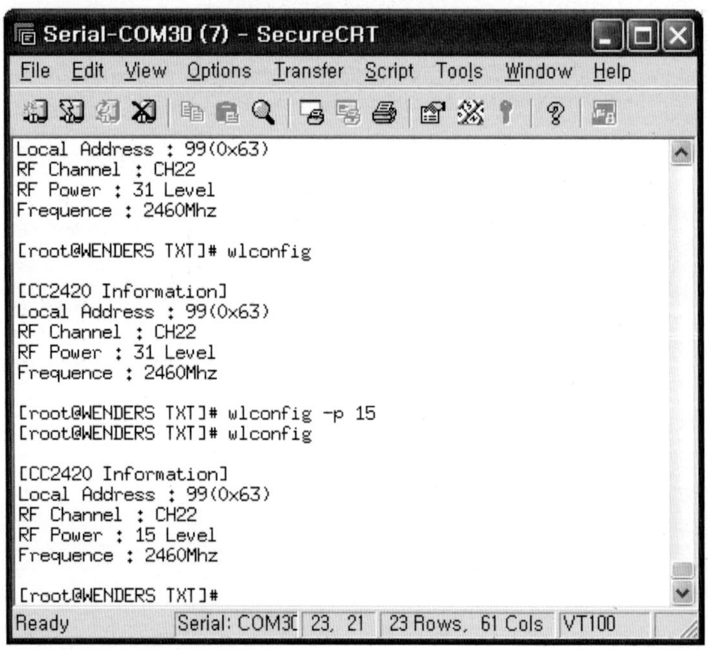

- 사용법 출력 wlconfig--help

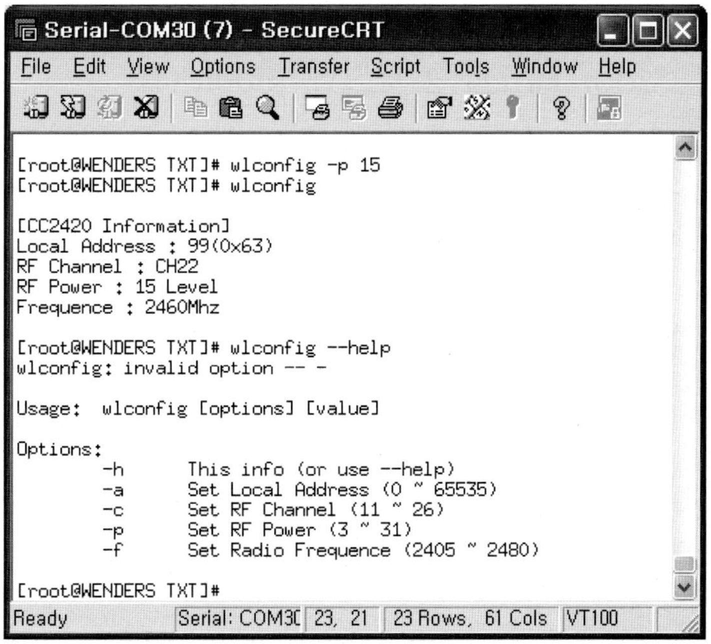

9. PC Application - RFID Reader Application

9.1 PC용 RFID Reader 테스트 프로그램 (900MHz)

CD의 RUEM_RFID/ 라는 디렉토리를 보면 RFID_900M과 RFID_1356M이라는 디렉토리가 있다. 900Mhz용 리더프로그램인 RFID_900M은 SampleAppForVB.exe를 클릭하면 실행이 되는데 설치 시 설치할 디렉토리를 지정할 수 있다. 설치가 완료된 후 실행파일을 실행하면 다음과 같은 화면이 나온다.

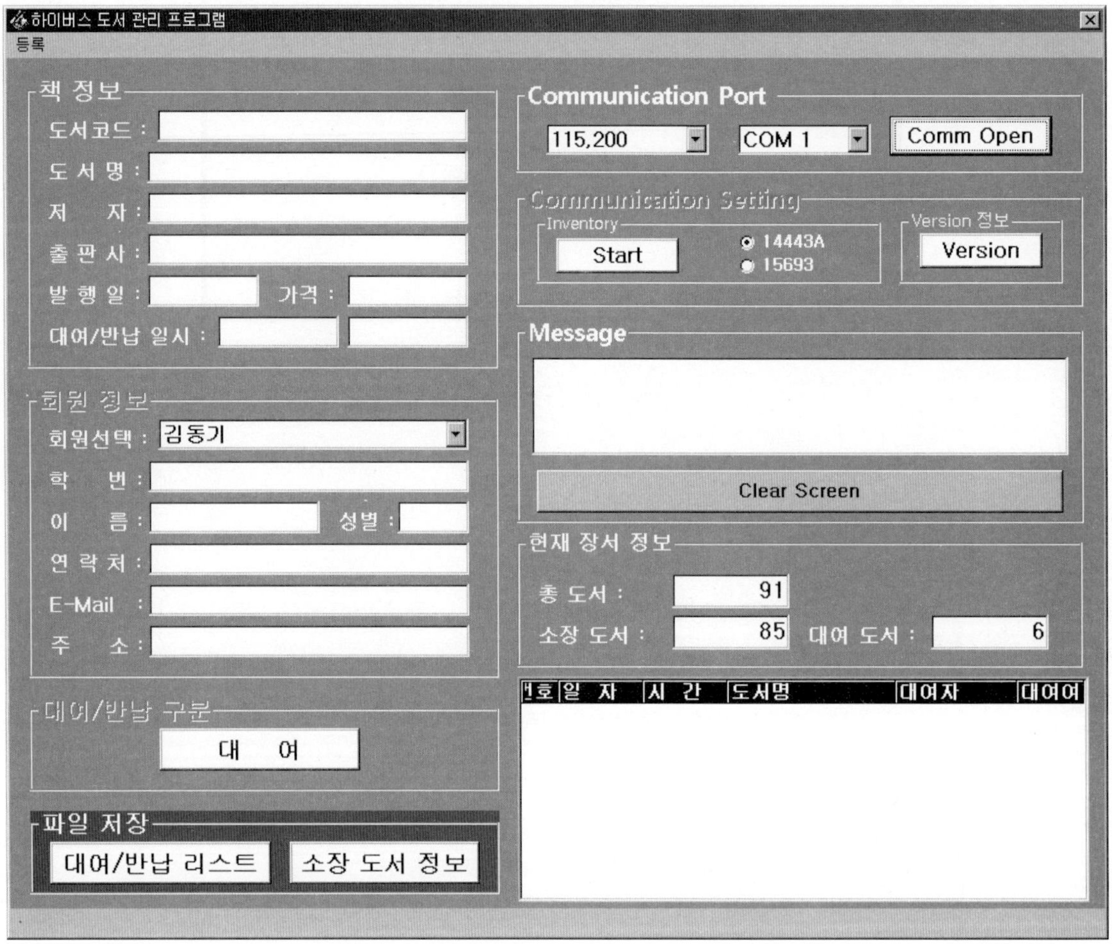

<그림 1> 13.56Mhz 테스트 프로그램 실행화면

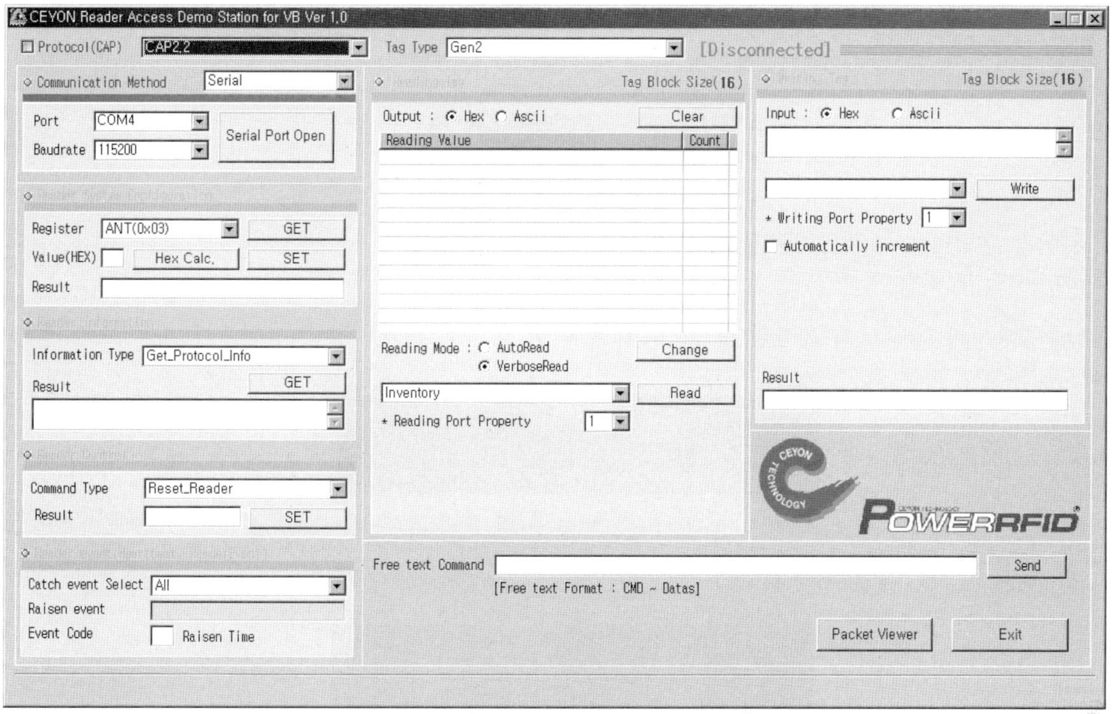

<그림 2> 900Mhz 테스트 프로그램 실행화면

PC의 시리얼 포트와 RUEM보드의 READER-UART포트를 시리얼 케이블 (혹은 USBtoSerial) 로 PC와 연결을 하면 테스트를 위한 환경 설정이 완료된다. RUEM보드의 READER-UART포트에는 F-to-M 시리얼 젠더를 부착하면 연결이 가능하다.

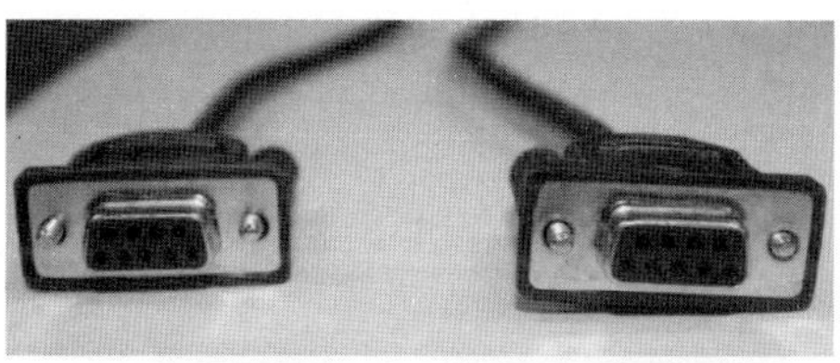

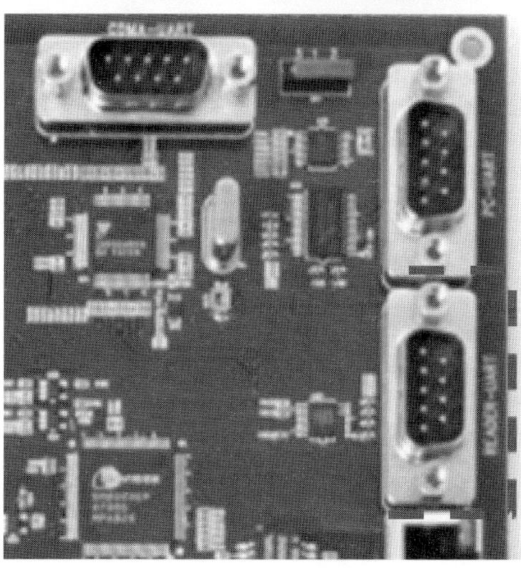

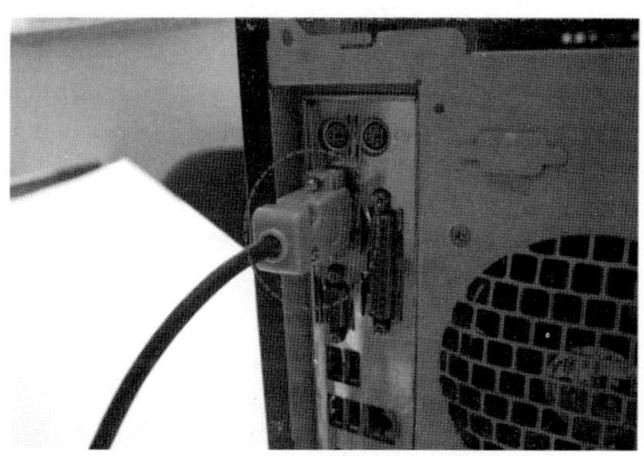

13.56Mhz와 900Mhz RFID reader는 모두 READER-UART라는 포트에 연결하여 사용하며 reader의 선택은 PC-UART와 CDMA-UART옆에 있는 DIP Swtich로 결정한다.

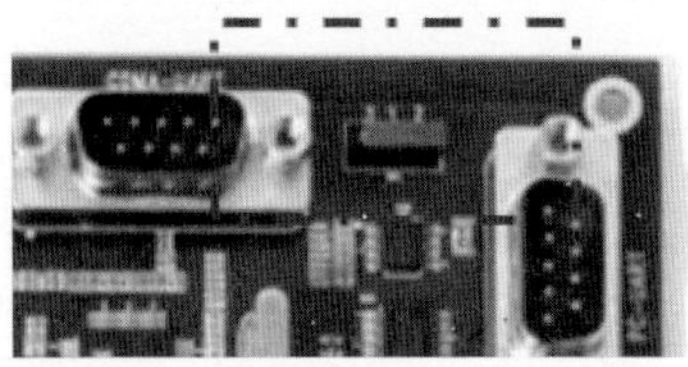

13.56Mhz는 다음과 같이 1과 3으로 설정되어야 합니다.

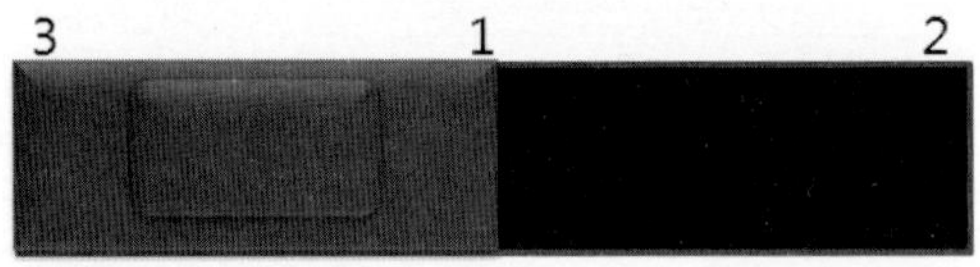

900Mhz는 다음과 같이 1과 2로 설정되어야 합니다.

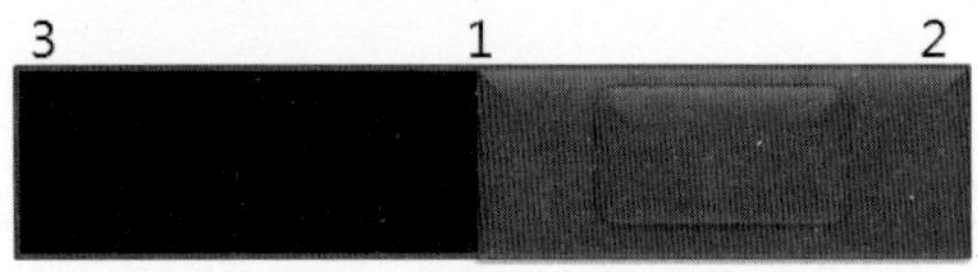

9.1.1 13.56MHz 테스트

DIP Switch를 1과 3으로 설정한 후 RUEM_RFID₩RFID_1356M₩도서관리프로그램에서 "**하이 버스 도서 관리 시스템.exe**"를 실행한다.

자세한 내용은 Document의 "H-RFID_Reader_User_Manual_V1.2.pdf"의 "**5.2 PC용 응용 프로그램 실행 방법**"을 참조하기 바란다.

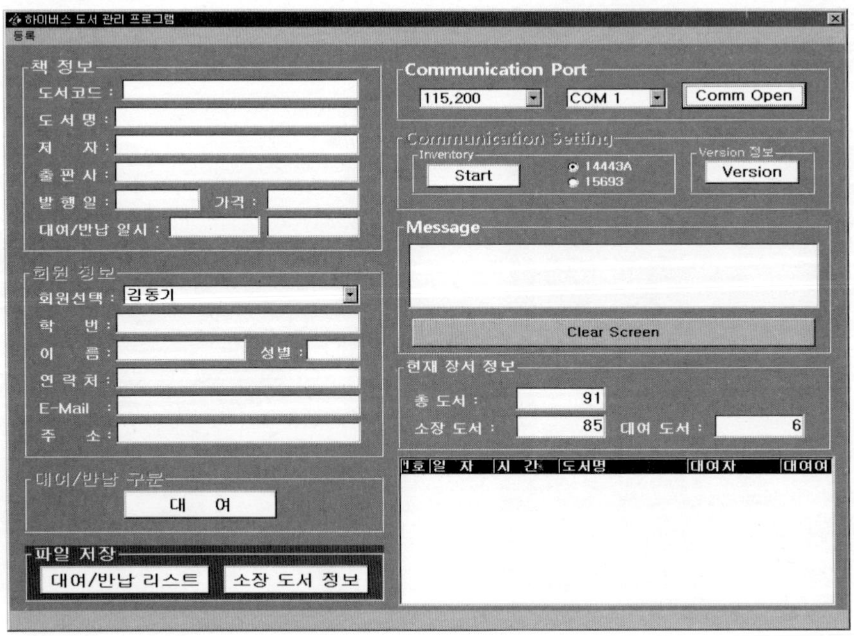

9.1.2 900MHz 테스트

DIP Switch를 1과 2로 설정한 후 "SampleAppForVB.exe"을 실행하여 다음과 같이 설정한다.

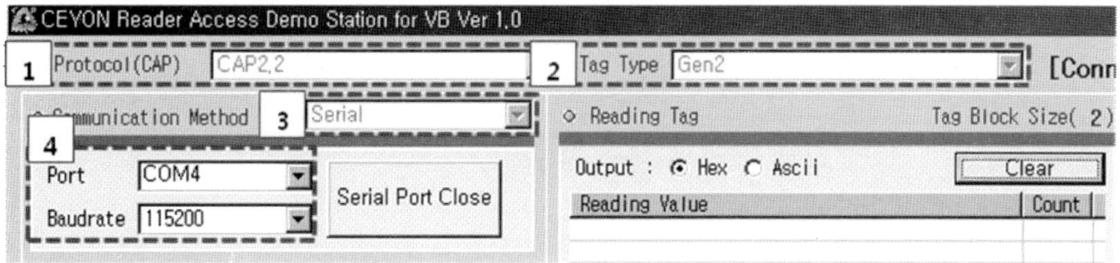

1. Protocol(CAP) : CAP2.2
2. Tag Type : GEN2
3. Communication Method : Serial
4. Port : 연결된 포트 번호 / Baudrate : 115200

"Serial Port Open" 버튼을 클릭하면, 해당 포트에 시리얼 연결을 합니다.

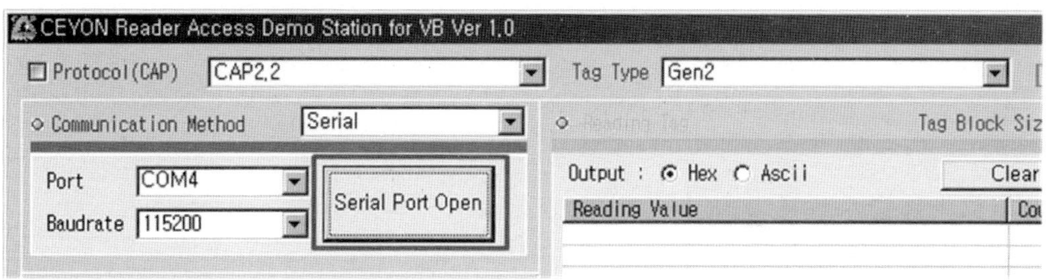

연결이 잘 되었는지를 테스트하기 위해 다음 그림과 같이 펌웨어 버전을 GET했을 때 V1.000이 나오면 정상적으로 연결이 된 것이다.

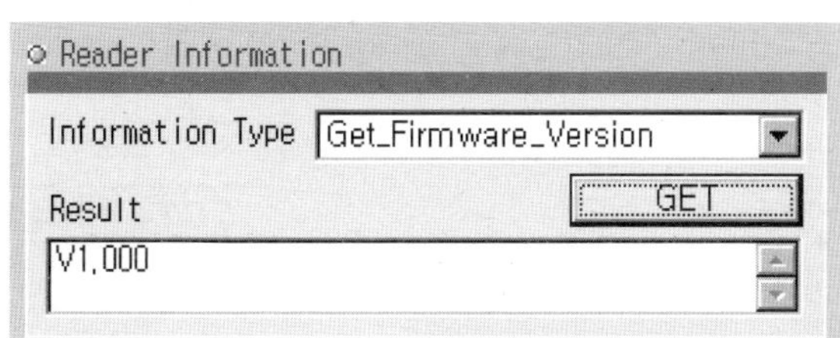

다음 그림과 같이 화면의 중앙에서 "AutoRead"를 체크하고 "Change"버튼을 클릭한 후 900Mhz RFID Reader에 태그를 가져다 대면 태그의 정보가 출력됩니다.

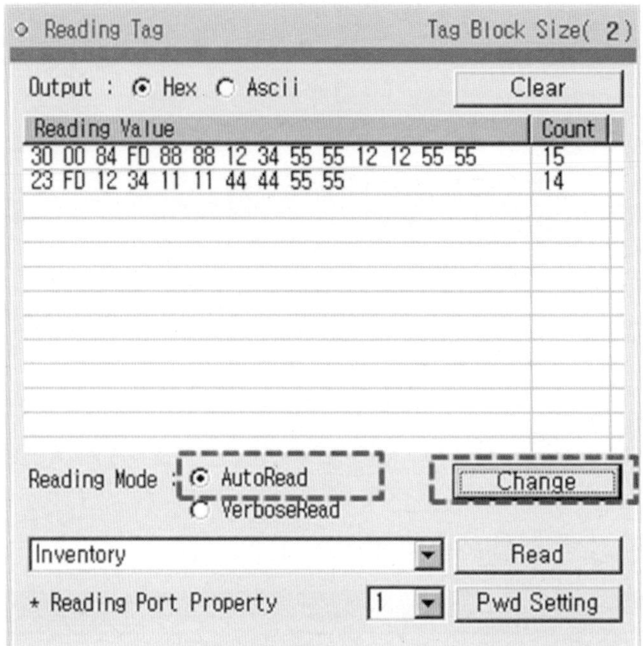

9.2 임베디드 응용 프로그램

자세한 내용은 Document의 "H-RFID_Reader_User_Manual_V1.2.pdf"의 "**7.3 임베디드 응용 프로그램 실행 방법**"을 참조하시기 바란다.

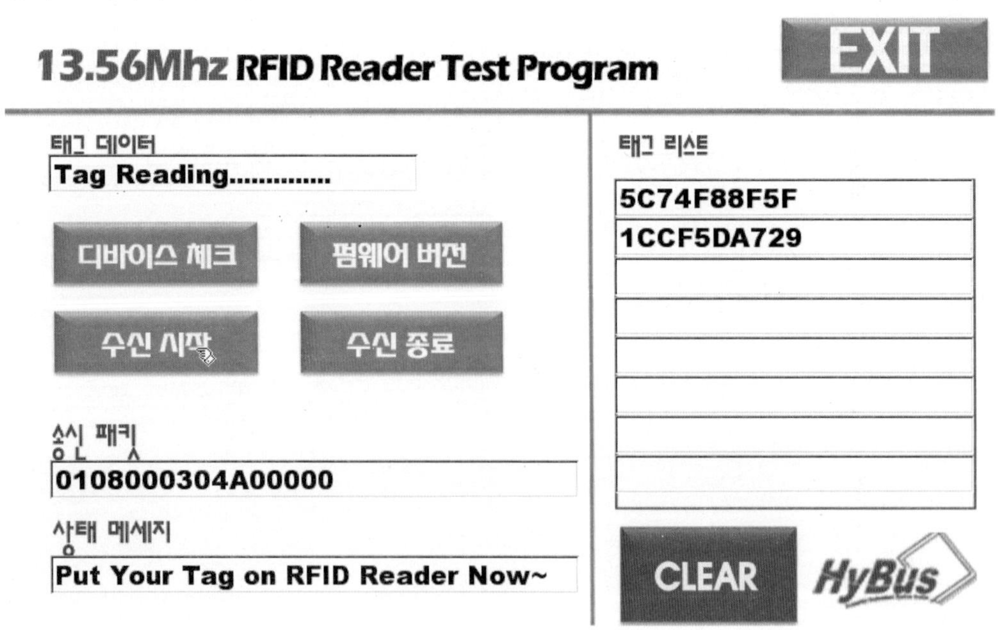

10. Embedded Device Test

10.1 LED/KEY

- LED TEST

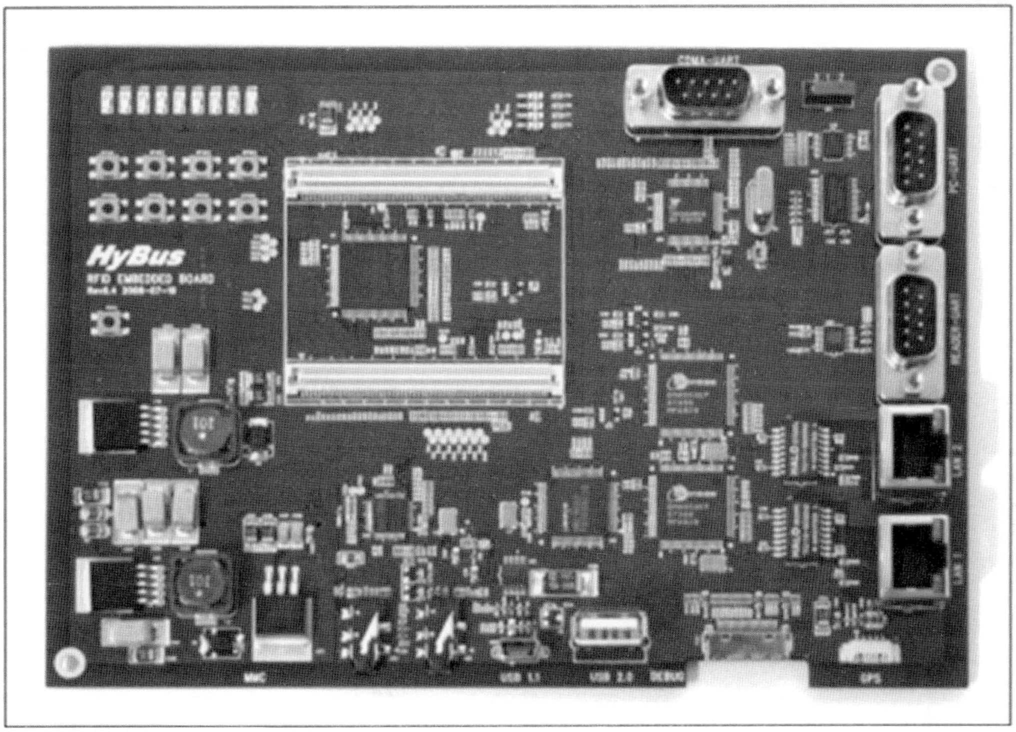

보드를 부팅한 후에 lsmod를 입력했을 때 다음과 같이 keypad 드라이버가 올라가 있는 상태여야 한다.

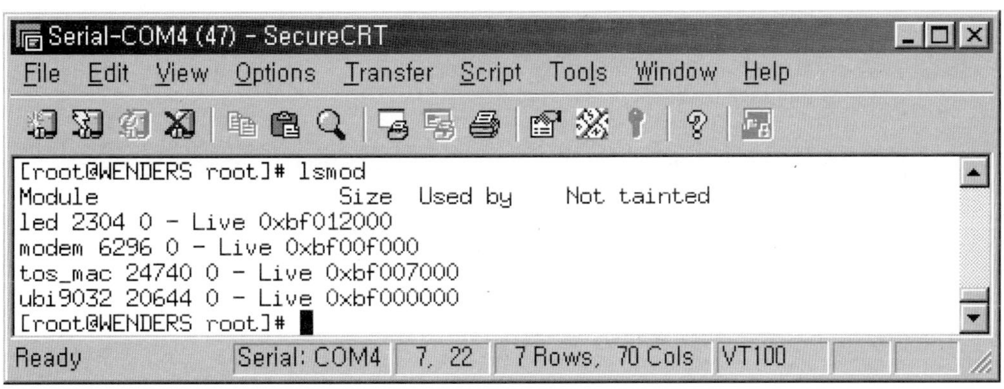

만약 위와 같이 올라가 있지 않는다면 CD의 RUEM_Embedded₩Apps₩KEY&LED_test₩LED에서 led.ko와 led_test를 임베디드 보드에 복사한다. 복사가 완료되었다면 insmod led.ko로 모듈을 올린다. 모듈이 제대로 올라가면 lsmod시 위와 같이 led라는 모듈이 올라가게 되는데 테스트 프로그램인 led_test에는 실행 권한을 주기 위해 chmod 755 led_test를 입력한다. ./led_test를 실행하면 다음과 같이 출력된다.

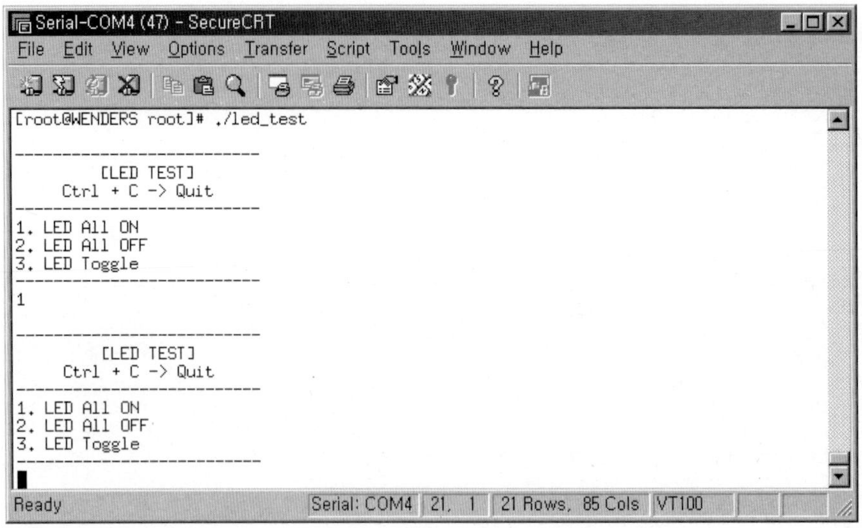

1을 입력하면 LED가 모두 켜지고 2를 누르면 LED가 모두 꺼집니다. 3을 누르면 toggle을 3회한다. 만약 위와 같이 나오지 않고 다음과 같이 나온다면 장치등록을 해야 한다.

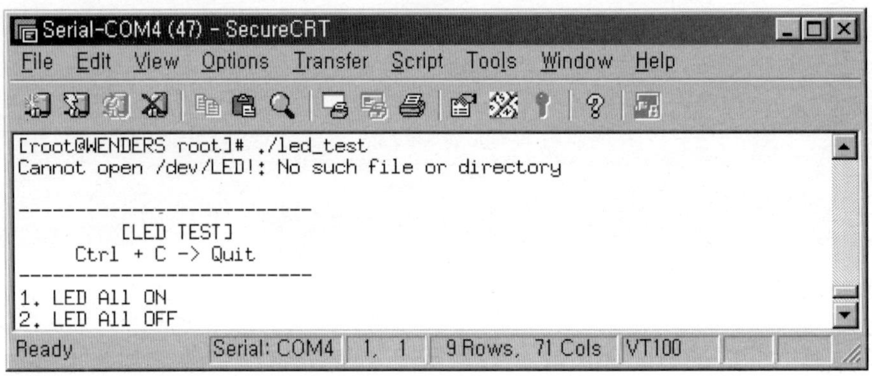

위와 같이 출력이 될 때에는 다음과 같이 조치하면 됩니다.
(cd /dev, mknod KEYPAD c 243 0)

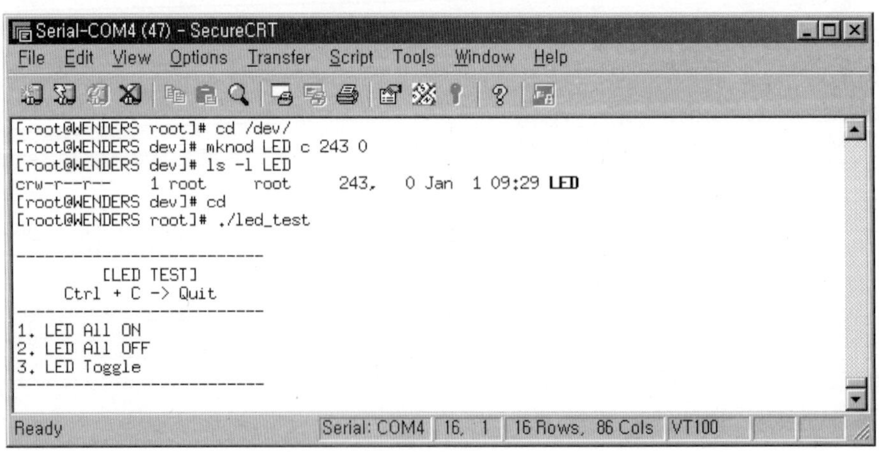

• KEY TEST

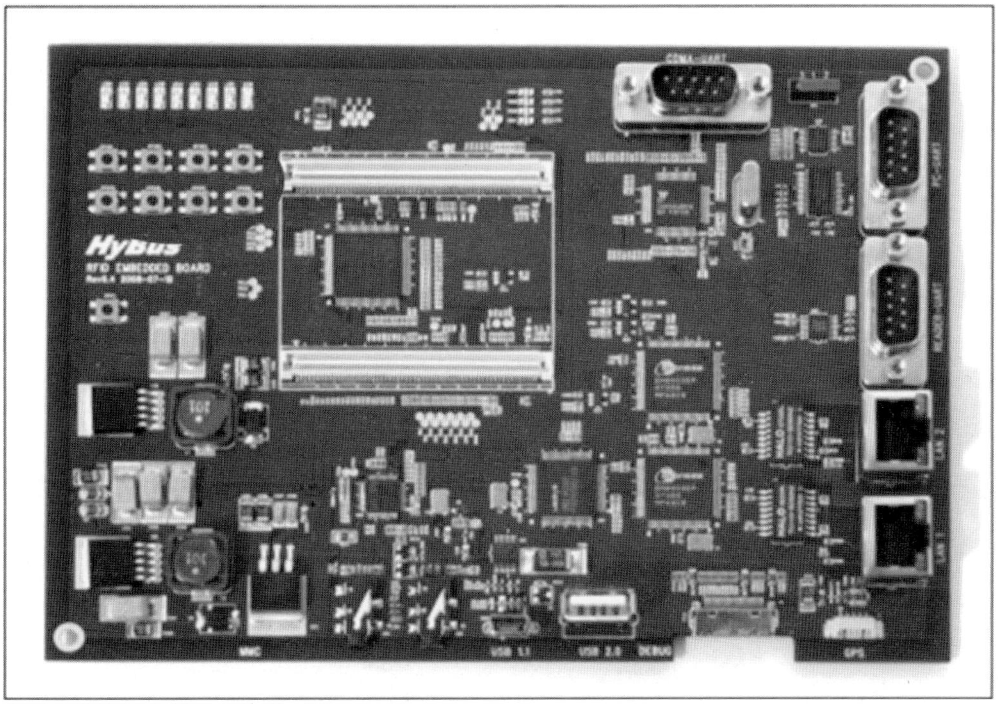

보드를 부팅한 후에, lsmod를 입력했을 때 다음과 같이 keypad 드라이버가 올라가 있는 상태여야 한다.

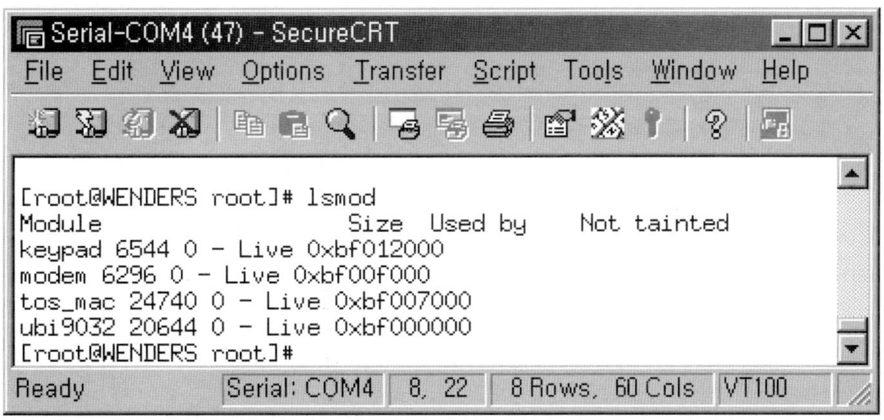

만약 위와 같이 올라가 있지 않는다면 CD의 RUEM_Embedded₩Apps₩KEY&LED_test₩KEY에서 keypad.ko와 key_test를 임베디드 보드에 복사한다. 복사가 완료되었다면 insmod keypad.ko로 모듈을 올린다. 모듈이 제대로 올라가면 lsmod시 위와 같이 keypad라는 모듈이 올라가게 되는데 테스트 프로그램인 key_test에는 실행권한을 주기 위해 chmod 755 key_test를 입력한다. ./key_test를 실행하면 다음과 같이 나온다.

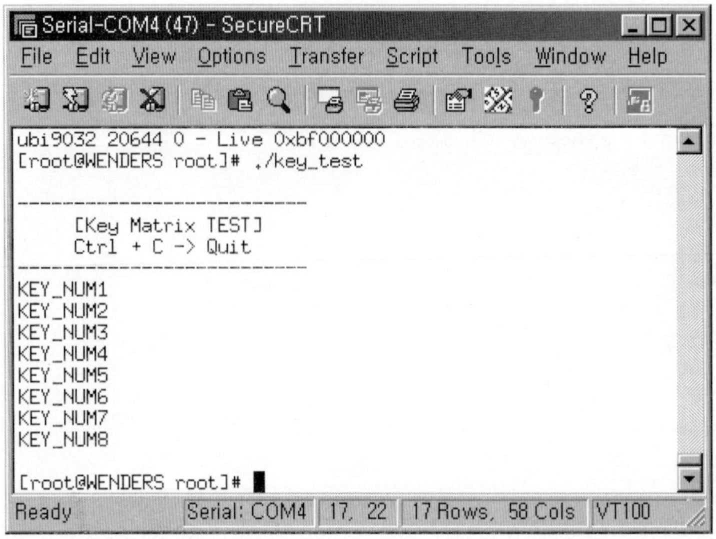

만약 위와 같이 나오지 않고 다음과 같이 나온다면 장치등록을 해야 한다.

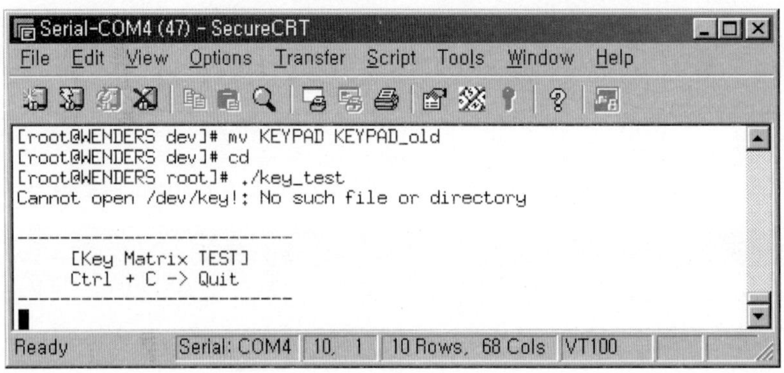

위와 같이 출력이 될 때에는 다음과 같이 조치하면 됩니다.
(cd /dev , mknod KEYPAD c 242 0)

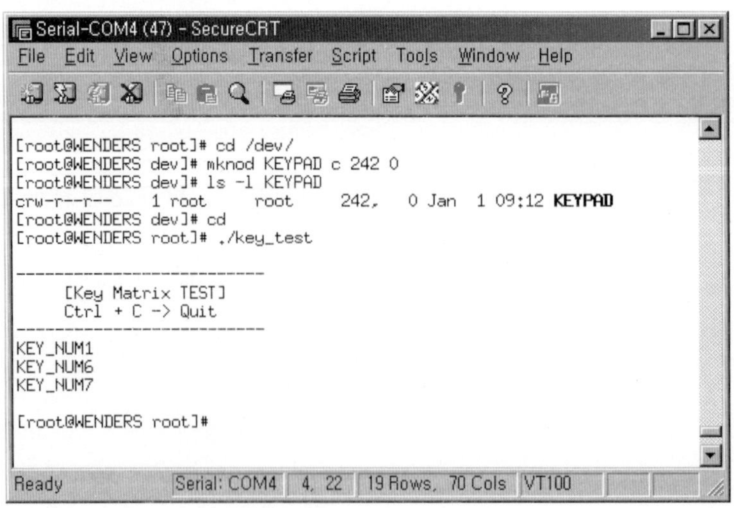

10.2 USB1.1 / USB to Ethernet

- USB 1.1 Hub

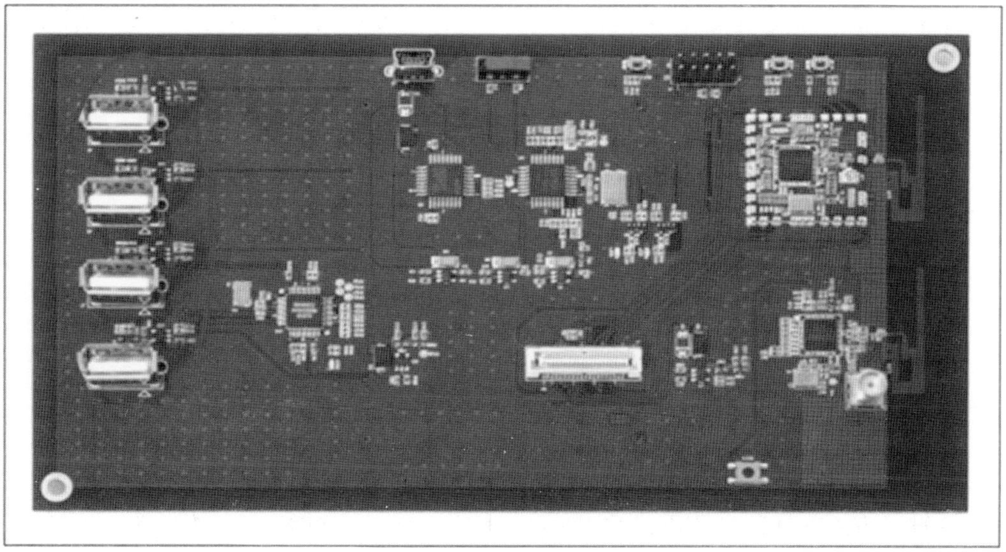

USB1.1 드라이버는 따로 적재할 필요가 없이 위에 보이는 4개의 포트에 한 포트씩 USB 저장장치를 연결만 하면 된다. USB2.0과 마찬가지로 USB저장장치를 연결한 후에 3~5초 후에 **dmesg**를 입력하면 다음과 같이 출력된다.

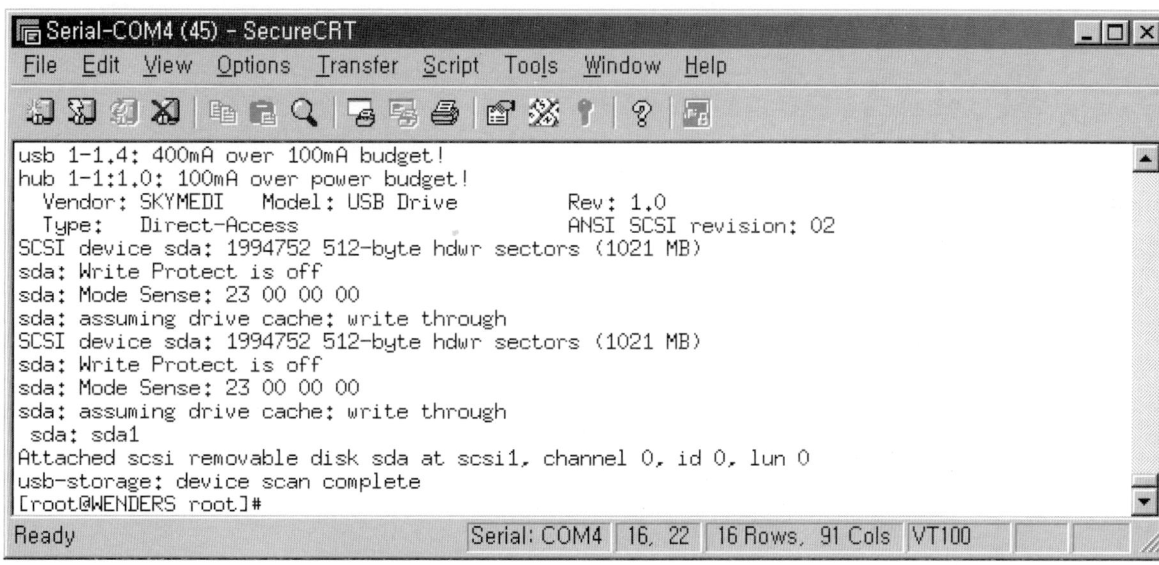


```
usb 1-1.4: 400mA over 100mA budget!
hub 1-1:1.0: 100mA over power budget!
  Vendor: SKYMEDI   Model: USB Drive         Rev: 1.0
  Type:   Direct-Access                      ANSI SCSI revision: 02
SCSI device sda: 1994752 512-byte hdwr sectors (1021 MB)
sda: Write Protect is off
sda: Mode Sense: 23 00 00 00
sda: assuming drive cache: write through
SCSI device sda: 1994752 512-byte hdwr sectors (1021 MB)
sda: Write Protect is off
sda: Mode Sense: 23 00 00 00
sda: assuming drive cache: write through
 sda: sda1
Attached scsi removable disk sda at scsi1, channel 0, id 0, lun 0
usb-storage: device scan complete
[root@WENDERS root]#
```


fdisk /dev/sda1 로 포맷 및 파티션을 생성한 후 **mkfs.ext2 /dev/sda1**로 ext2 타입의 파일시스템을 만든 후 mkdir temp로 temp라는 디렉토리를 생성하여 **mount /dev/sda1 temp**로 USB저장장치를 temp라는 디렉토리에 mount시킨 후 사용하면 된다.

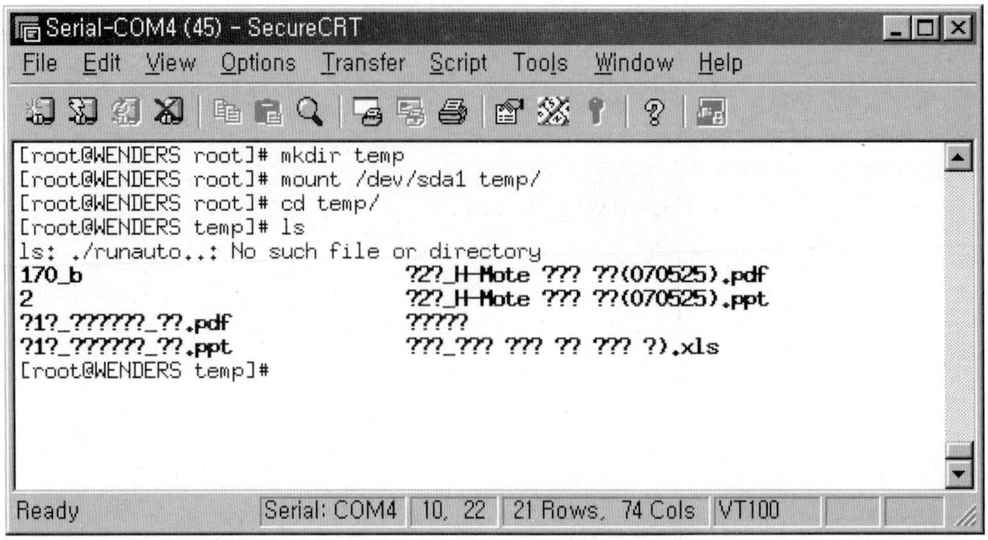

4개의 포트가 모두 사용 가능하다. 장치를 해제하고자 할 때에는 mount한 디렉토리를 umount 하면 된다. (**umounttemp**)

- USB to Ethernet (USB 1.1 Client)

다음 그림에서 볼 수 있는 임베디드 보드의 USB1.1포트는 Client용으로 PC와 USB to Ethernet등으로 사용할 수 있다. WinCE가 탑재된 플랫폼에서는 이 포트를 ActiveSync에 사용하기도 한다.

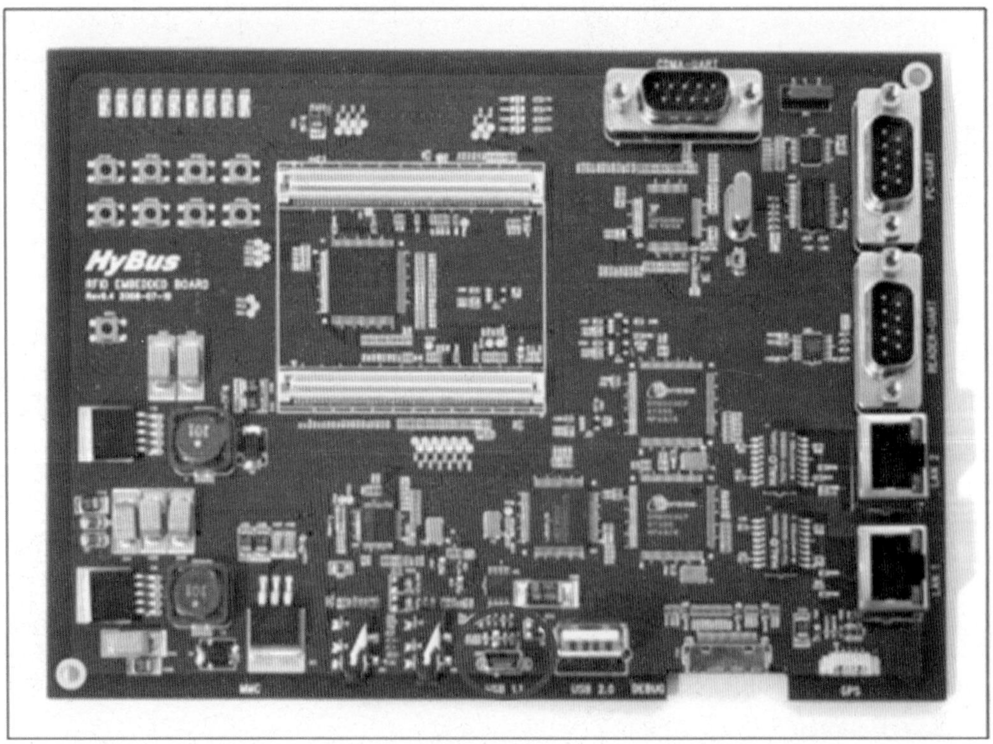

연결에 앞서, PC에 USB Ethernet 드라이버를 설치한다. 설치 위치는 CD의 tools이고 설치파일은 btblan-iPaq-049f-505a-10-26-2004.exe이다. 드라이버 설치 후 임베디드 보드에 USB cable을 연결하면 다음과 같이 네트워크 연결장치로 잡히게 된다.

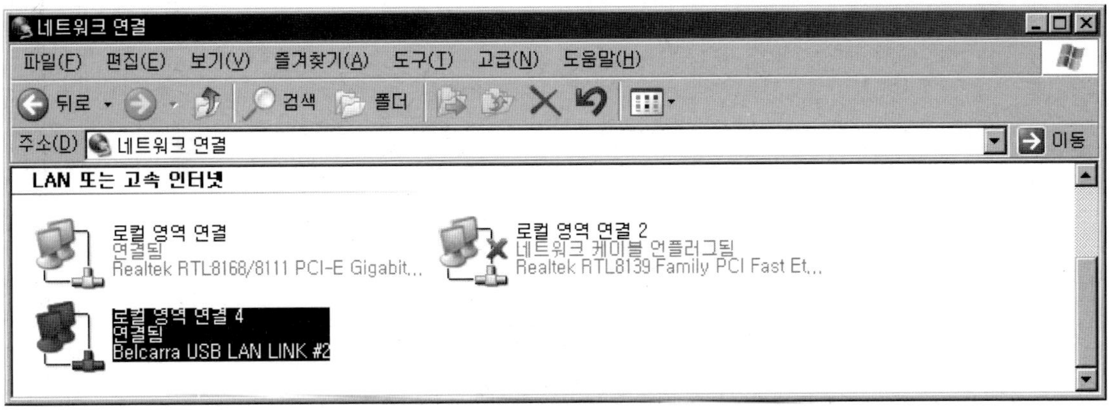

설치를 마친 후에, 임베디드 보드로 접속한 후 다음을 실행하여, USB장치를 제외한 모든 이더넷 연결을 해제시킵니다.

ifconfig eth0 down

ifconfig eth1 down

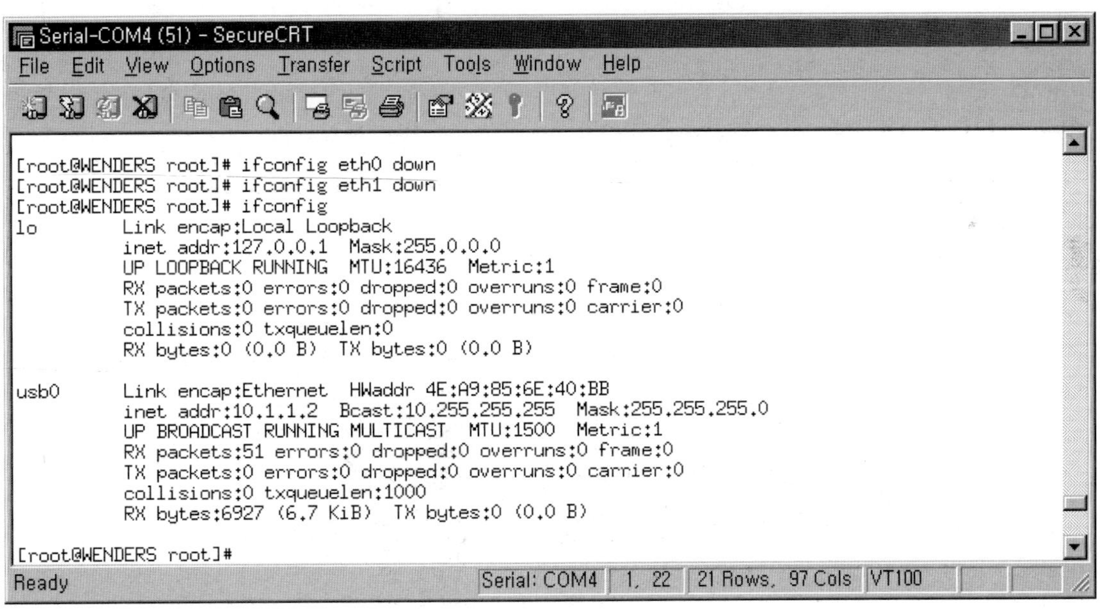

ifconfig usb0 192.168.1.100으로 설정한 후 PC의 IP를 192.168.1.50으로 설정한다. (윈도우 네트워크 관리자)

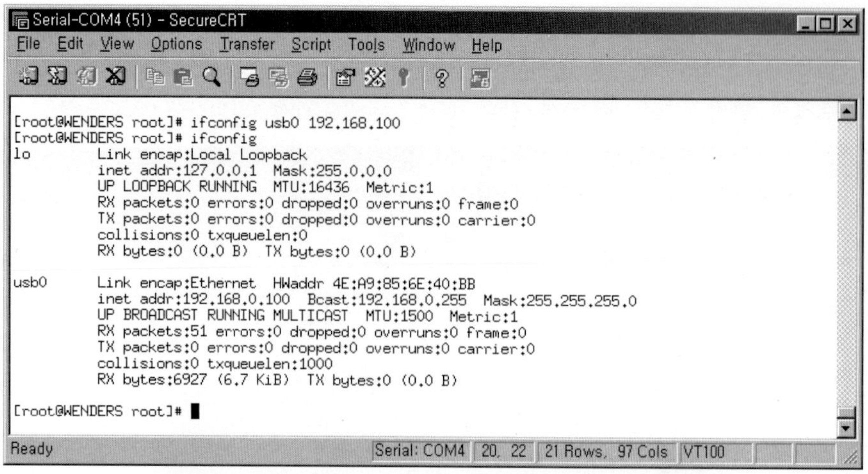
Serial-COM4 (51) - SecureCRT
File Edit View Options Transfer Script Tools Window Help
[root@WENDERS root]# ifconfig usb0 192.168.100
[root@WENDERS root]# ifconfig
lo Link encap:Local Loopback
inet addr:127.0.0.1 Mask:255.0.0.0
UP LOOPBACK RUNNING MTU:16436 Metric:1
RX packets:0 errors:0 dropped:0 overruns:0 frame:0
TX packets:0 errors:0 dropped:0 overruns:0 carrier:0
collisions:0 txqueuelen:0
RX bytes:0 (0.0 B) TX bytes:0 (0.0 B)
usb0 Link encap:Ethernet HWaddr 4E:A9:85:6E:40:BB
inet addr:192.168.0.100 Bcast:192.168.0.255 Mask:255.255.255.0
UP BROADCAST RUNNING MULTICAST MTU:1500 Metric:1
RX packets:51 errors:0 dropped:0 overruns:0 frame:0
TX packets:0 errors:0 dropped:0 overruns:0 carrier:0
collisions:0 txqueuelen:1000
RX bytes:6927 (6.7 KiB) TX bytes:0 (0.0 B)
[root@WENDERS root]#
Ready
Serial: COM4 20, 22 21 Rows, 97 Cols VT100

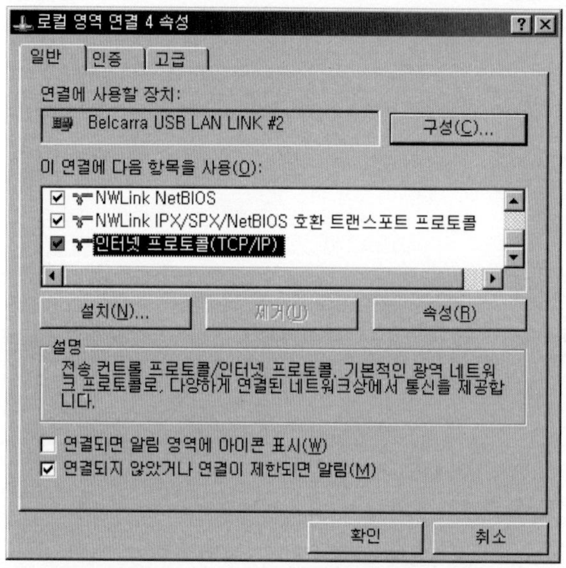
로컬 영역 연결 4 속성
일반 인증 고급
연결에 사용할 장치:
Belcarra USB LAN LINK #2
구성(C)...
이 연결에 다음 항목을 사용(O):
NWLink NetBIOS
NWLink IPX/SPX/NetBIOS 호환 트랜스포트 프로토콜
인터넷 프로토콜(TCP/IP)
설치(N)...
제거(U)
속성(R)
설명
전송 컨트롤 프로토콜/인터넷 프로토콜. 기본적인 광역 네트워크 프로토콜로, 다양하게 연결된 네트워크상에서 통신을 제공합니다.
연결되면 알림 영역에 아이콘 표시(W)
연결되지 않았거나 연결이 제한되면 알림(M)
확인
취소

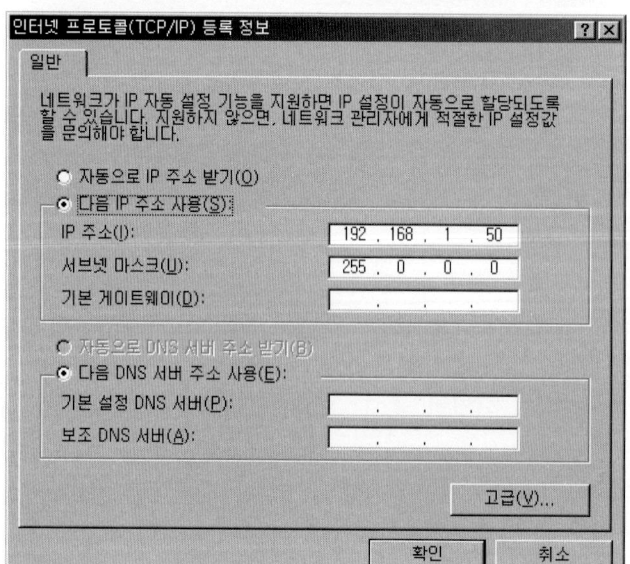
인터넷 프로토콜(TCP/IP) 등록 정보
일반
네트워크가 IP 자동 설정 기능을 지원하면 IP 설정이 자동으로 할당되도록 할 수 있습니다. 지원하지 않으면, 네트워크 관리자에게 적절한 IP 설정값을 문의해야 합니다.
자동으로 IP 주소 받기(O)
다음 IP 주소 사용(S):
IP 주소(I): 192 . 168 . 1 . 50
서브넷 마스크(U): 255 . 0 . 0 . 0
기본 게이트웨이(D):
자동으로 DNS 서버 주소 받기(B)
다음 DNS 서버 주소 사용(E):
기본 설정 DNS 서버(P):
보조 DNS 서버(A):
고급(V)...
확인
취소

임베디드 보드에서 ping 192.168.1.50을 실행했을 때 ACK가 들어온다면 usb to ethernet으로 연결이 완료된 것이다.

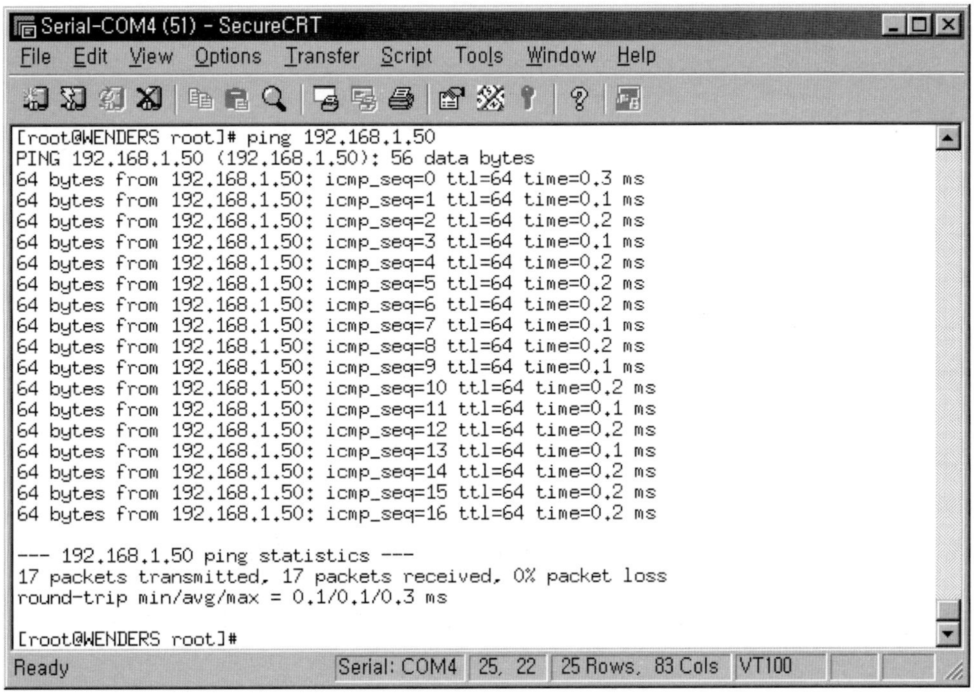

10.3 USB2.0 HOST / MMC

- USB2.0 HOST

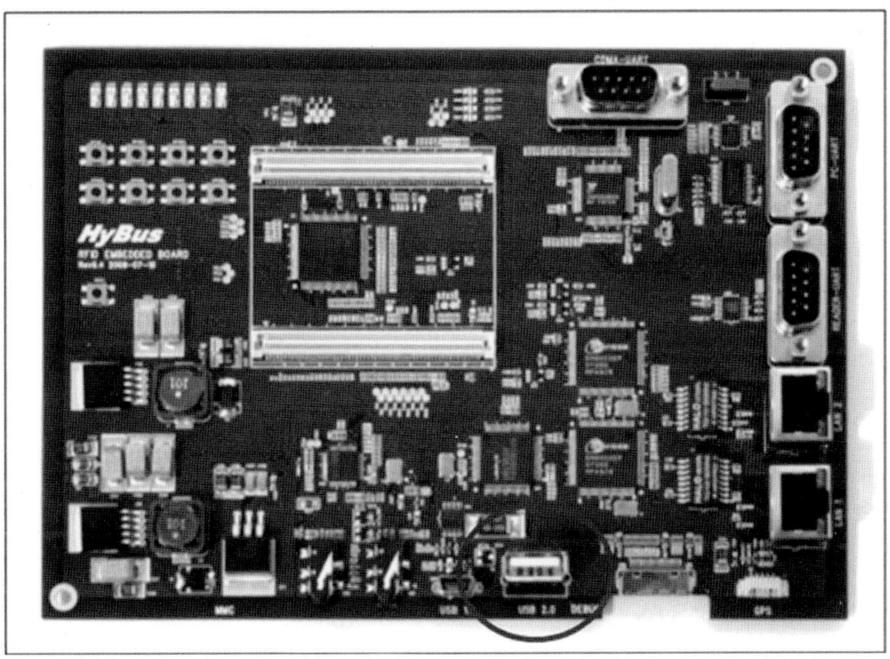

Usb2.0을 사용하기 위해서는 ubi9032.ko라는 드라이버가 커널에 적재되어 있어야 한다. **lsmod**를 입력하여 **ubi9032.ko**가 적재되어 있는지 확인한다.

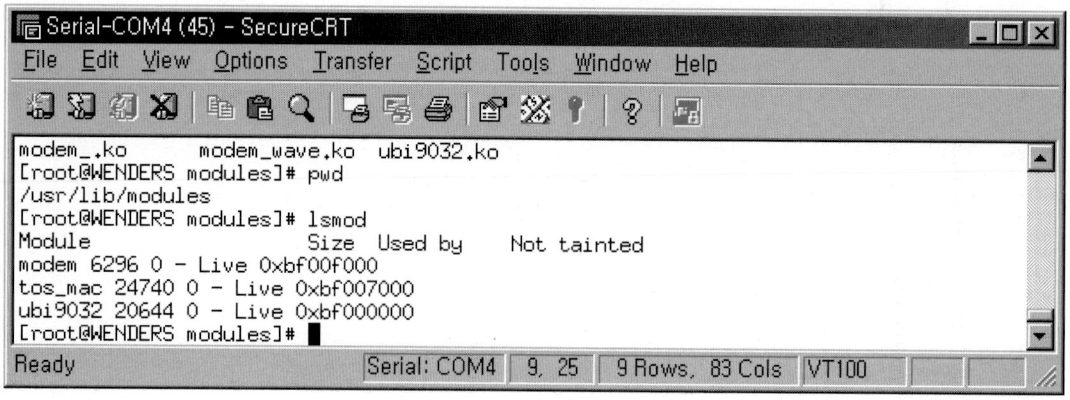

적재되어 있지 않다면 **insmod /us/lib/modules/ubi9032.ko**를 입력하여 모듈을 적재한다.

USB2.0 포트에 USB저장장치를 연결한 후 약 3~5초 후에 dmesg를 입력하면 다음과 같이 출력되는 것을 볼 수 있다.

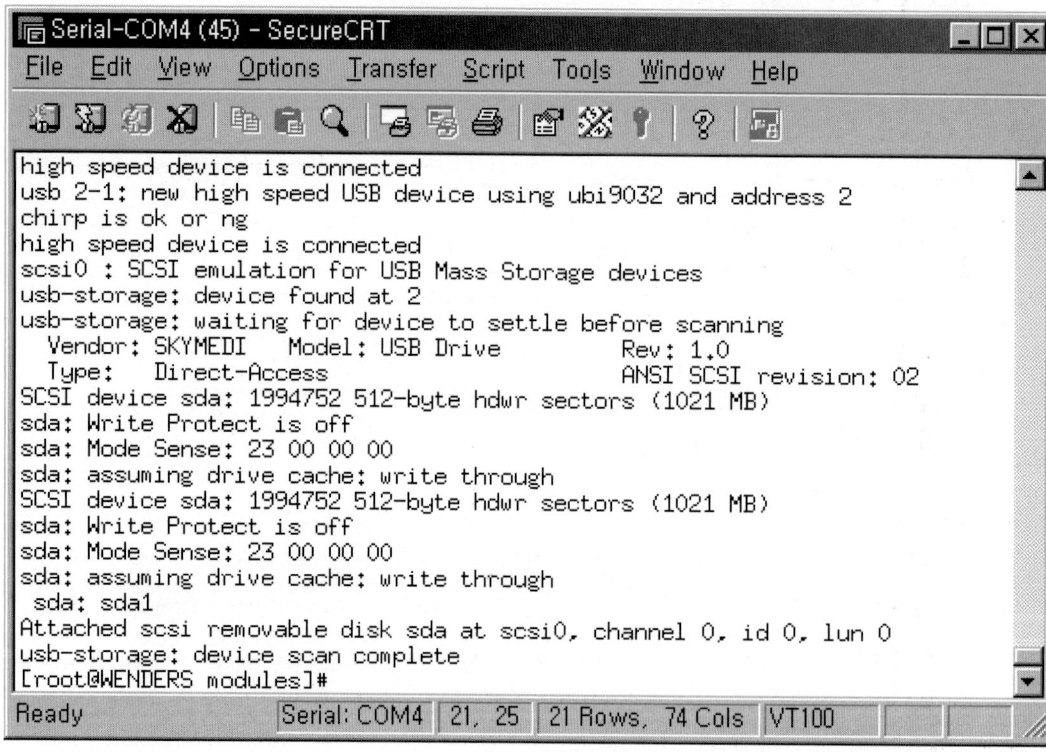

fdisk /dev/sda1로 포맷 및 파티션을 생성한 후 **mkfs.ext2 /dev/sda1**로 ext2 타입의 파일시스템을 만든 후 mkdir temp로 temp라는 디렉토리를 생성하여 **mount /dev/sda1 temp**로 USB저장장치를 temp라는 디렉토리에 mount시킨다. Mount한 후 파일을 저장하거나 저장된 파일을 임베디드 보드에 복사했을 때 이상이 없다면 USB2.0의 테스트는 완료된 것이다.

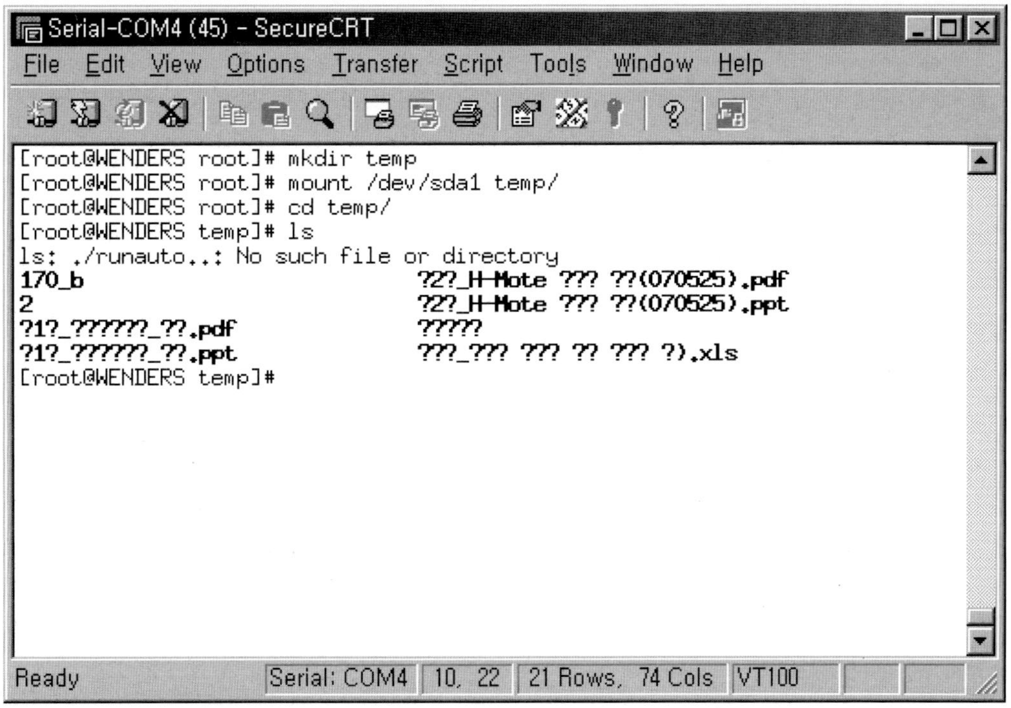

- MMC

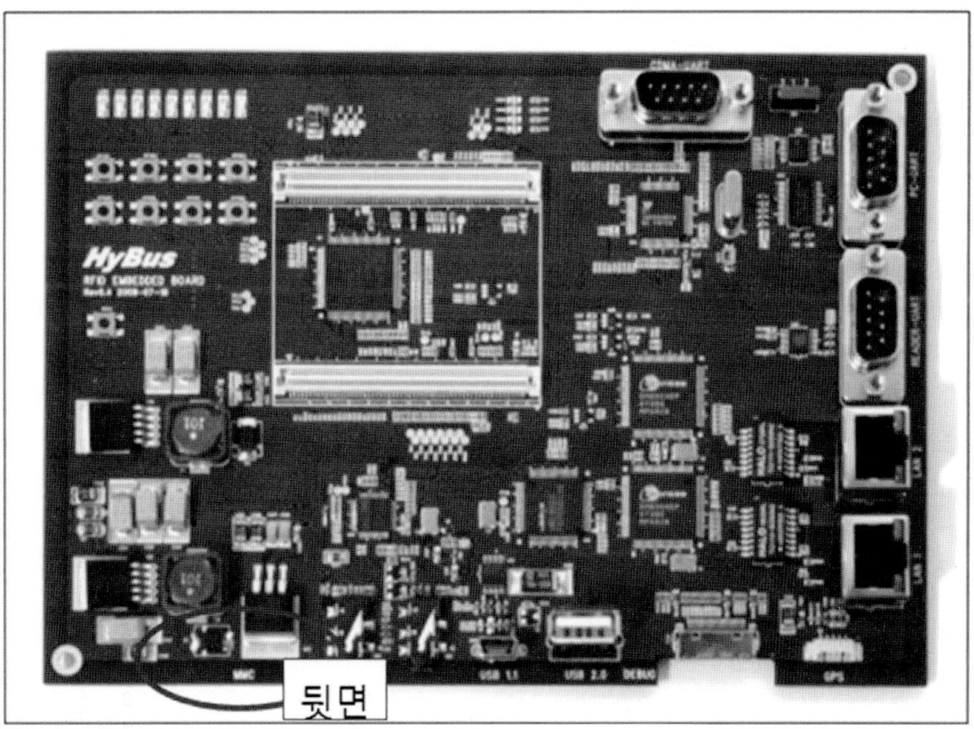

보드의 뒷면에 SD/MMC slot이 나와있다. 이 slot에 SD 혹은 MMC를 삽입한 후에 다음과 같은 작업을 한다.

fdisk /dev/mmc

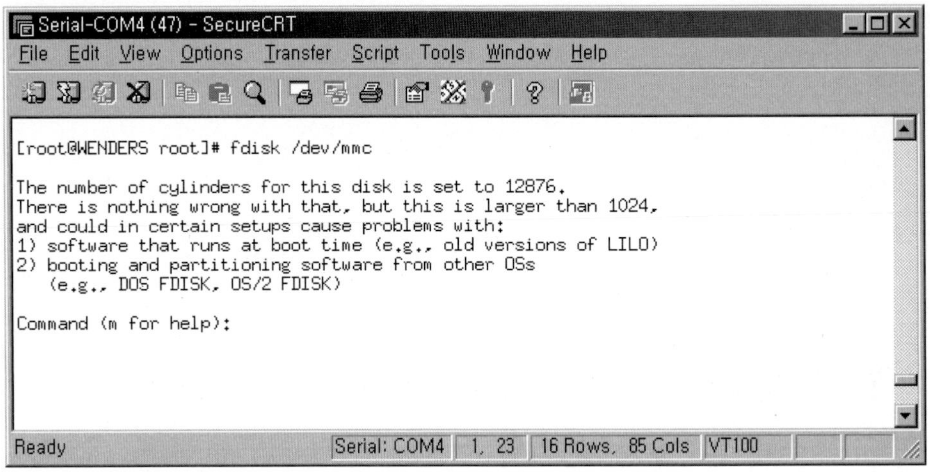

"p"를 입력하여 다음과 같이 나오는지 확인합니다.

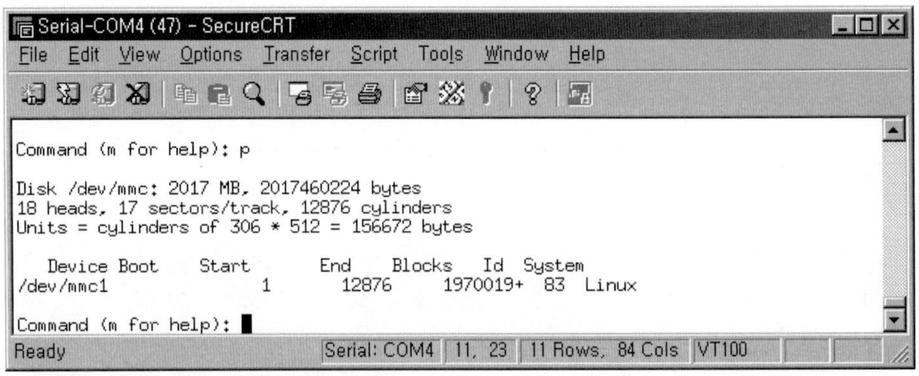

위와 같이 나오지 않는다면, "n"을 입력하여, 파티션을 생성합니다.

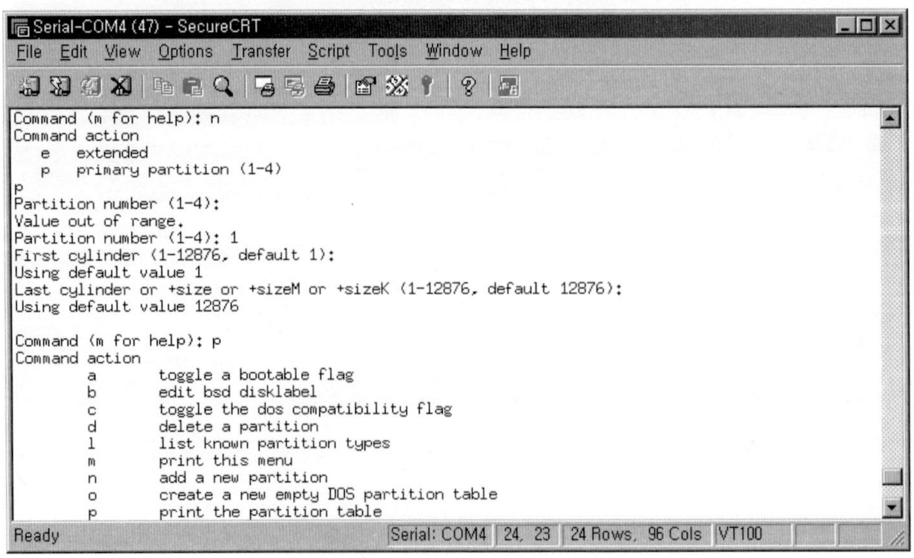

e extended

p primary partition (1 - 4)

위와 같은 내용이 출력되면, “p”를 입력.

Partition number(1 - 4)

위와 같은 내용이 나오면 “1”을 입력.

이 후에 나오는 내용들은 엔터를 입력하여 넘어간다.

모두 완료했으면 다시 “p”를 입력하여 제대로 파티션이 생성되었는지 확인한다.

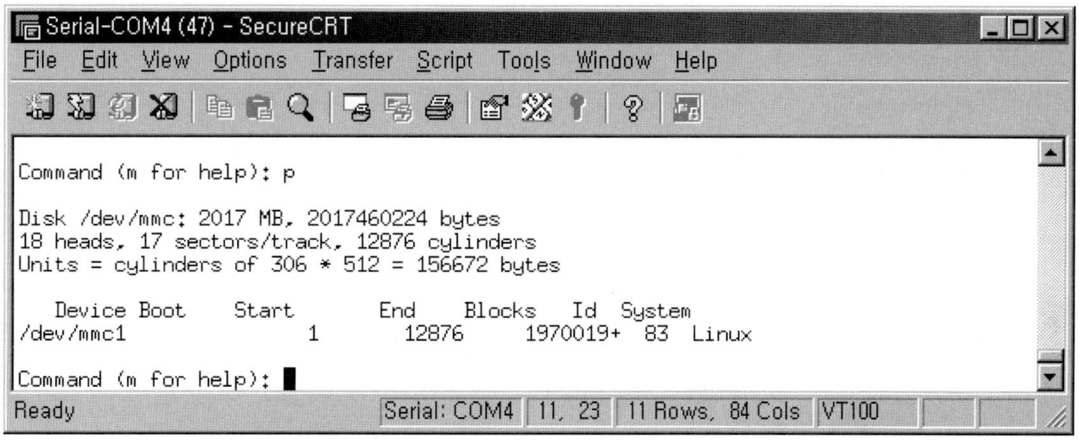

“q”를 입력하여 빠져나온 후 **mkfs.ext2 /dev/mmc**로 ext2 타입으로 파일시스템을 만든다.

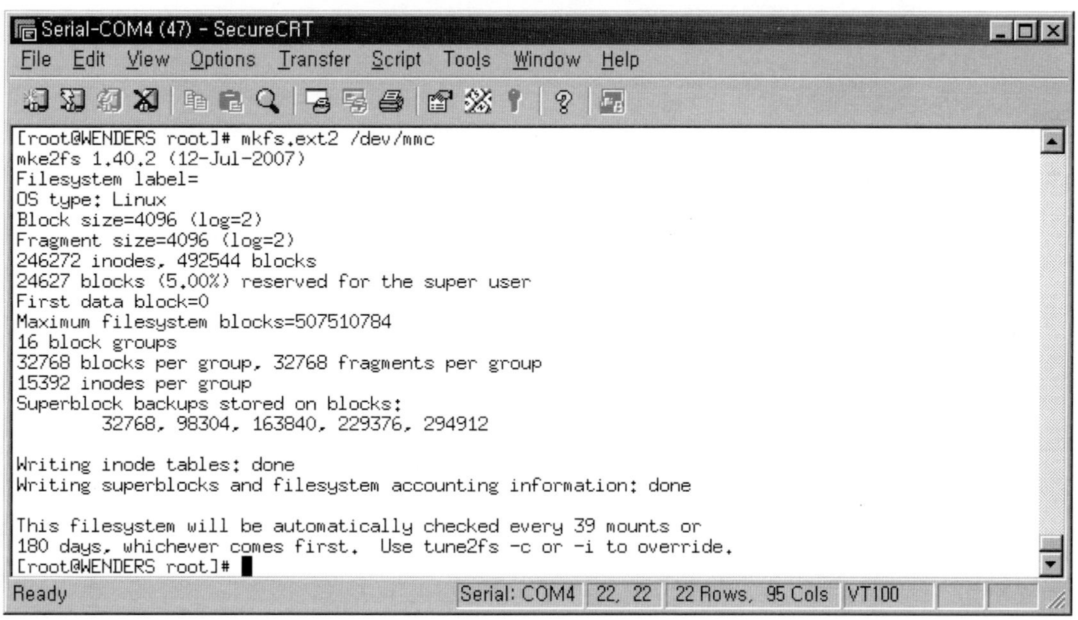

완료되었으면 mount /dev/mmc /mnt/data로 장치를 마운트하여 사용하면 된다.

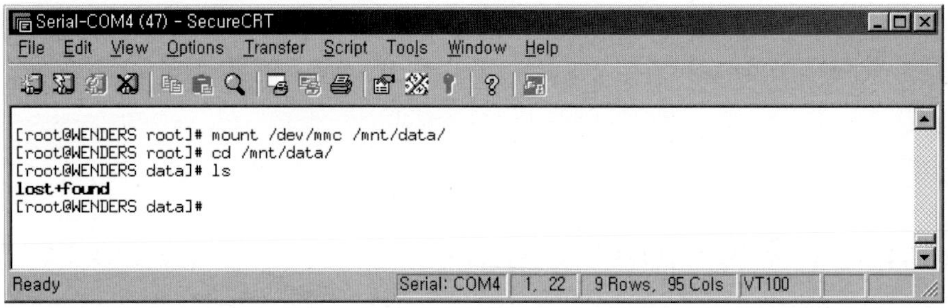

10.4 AUDIO

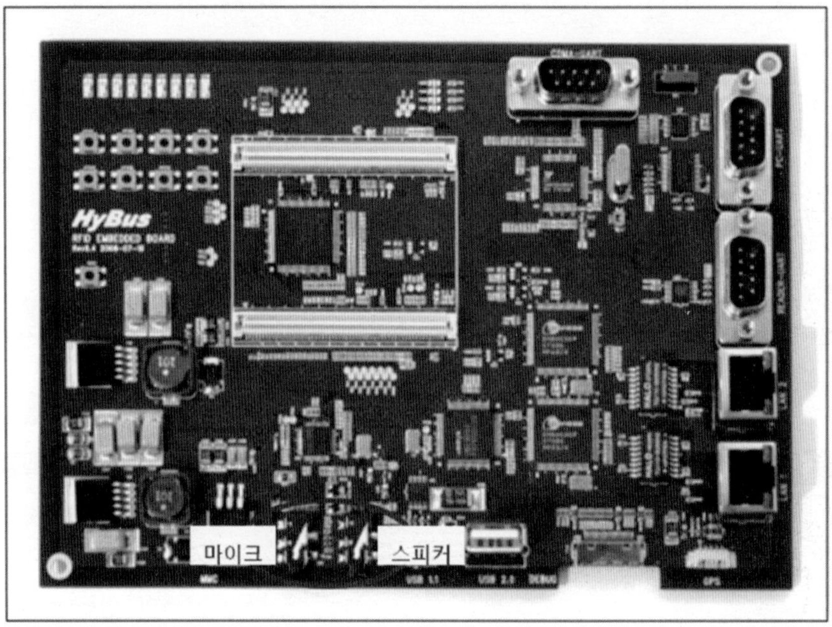

- 마이크 및 스피커 테스트

마이크를 이용해 녹음을 한 후 스피커를 통해 녹음된 사운드를 재생하면 된다. 일단 마이크가 달린 헤드셋을 보드에 연결한 후 다음을 실행해서 녹음을 합니다.

```
# #녹음 저장
arecord -f dat -t wav test.wav
```

녹음이 완료되면 CTRL+C를 입력하여 종료하고, 다음을 실행하여 녹음된 사운드를 재생합니다.

```
#저장 재생
aplay test.wav
```

10.5 CC2430 테스트 프로그램

CC2430의 포팅을 위해 SmartRF04 FlashProgrammer를 설치한다. 설치 파일의 위치는 **RUEM_USN -> Tools -> ChipconFlashProgrammer의 "Setup_SmartRF04Progr_1.3.0.exe"**이다.

설치를 완료한 후 실행하면 다음과 같은 화면이 나옵니다.

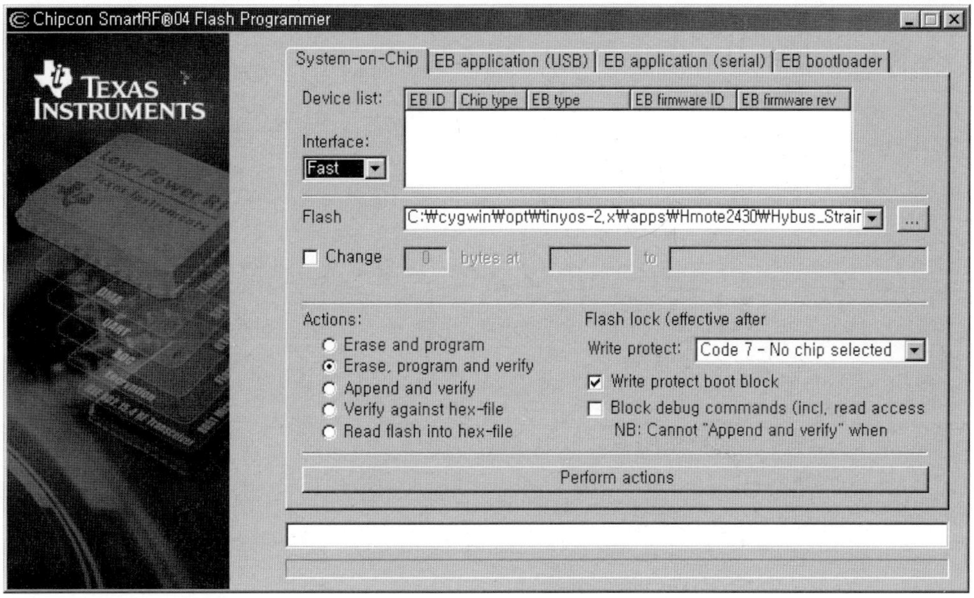

SmartRF FlashProgrammer는 CC2430용 바이너리 파일을 CC2430의 ROM에 write할 수 있는 기능을 제공한다. PC와 연결된 USB Cable을 USN board의 USB interface에 꽂으면, PC에서 드라이버 설치 화면으로 넘어가는데 드라이버 경로를 RUEM_USN -> Tools -> ChipconFlashProgrammer -> Cebal_Drivers로 설정하면 드라이버가 설치된다.

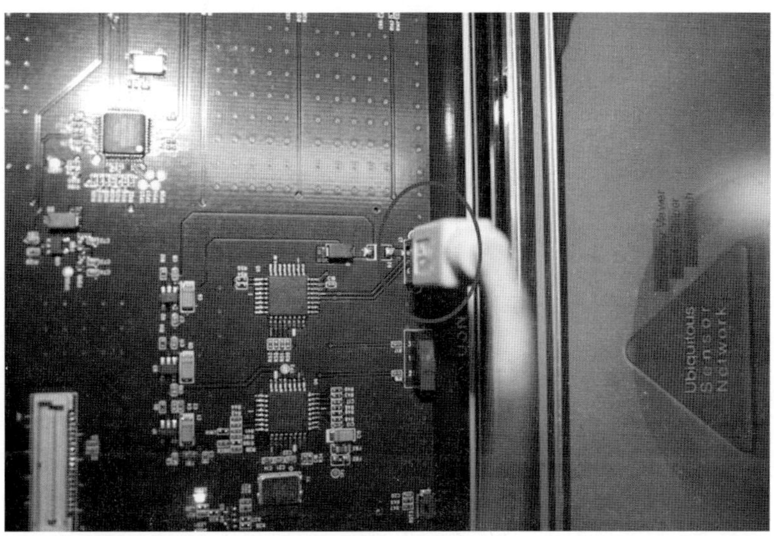

위 드라이버를 설치하기 위해선 다음 그림과 같이 DIP switch가 **1, 2번으로 설정**되어야한다.

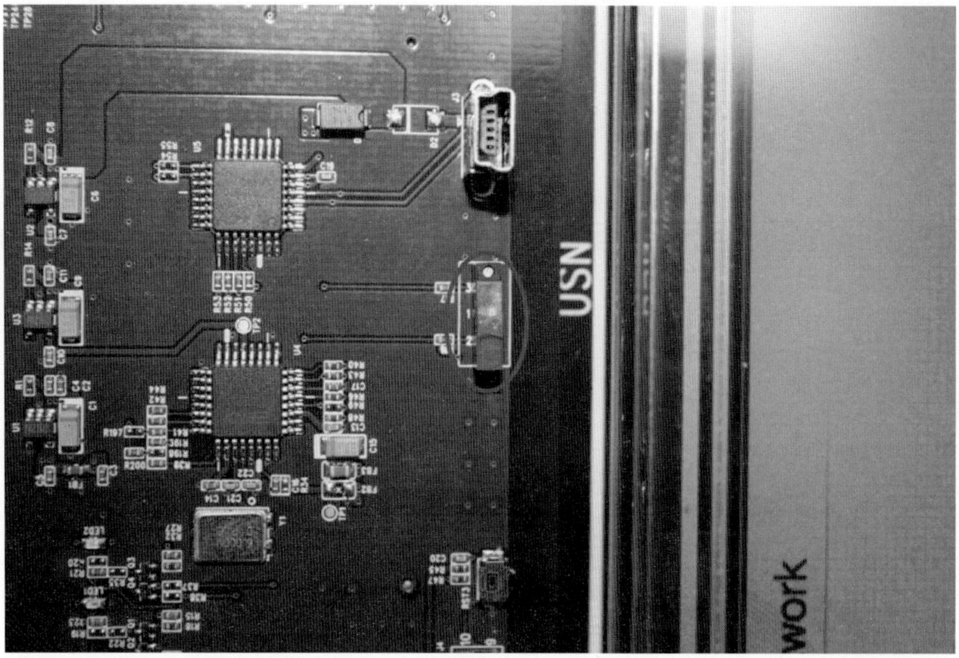

스위치를 **1, 3번으로 설정**을 하면 USB Serial Driver를 설치하라고 나온다. 드라이버 경로를 RUEM_USN₩Tools₩ChipconFlashProgrammer₩USB Serial Driver로 설정하면 드라이버가 설치된다. 이와 같이 DIP Switch는 CC2430을 사용할 용도에 맞게 변경하면 된다.

1. CC2430에 바이너리 이미지 다운로드 시

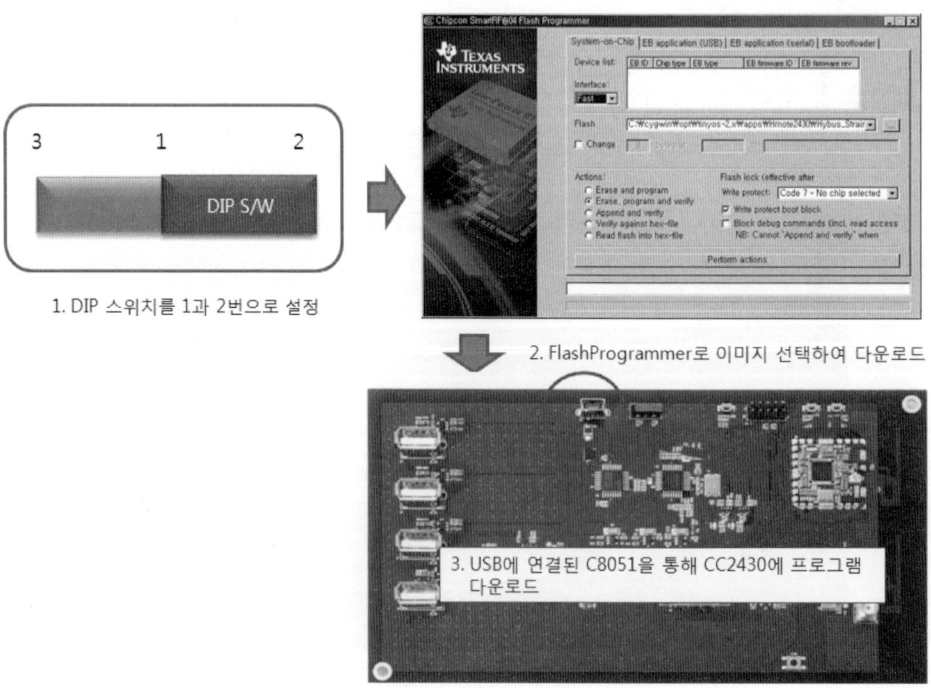

2. CC2430이 시리얼을 통해 출력하는 메시지를 보려고 할 때

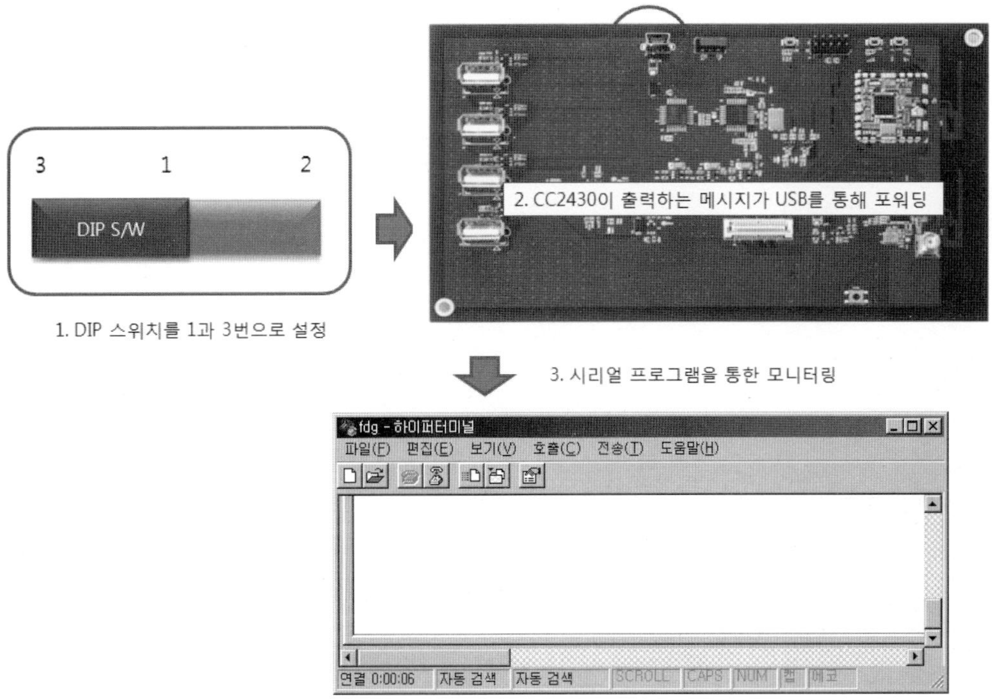

다운로드를 위해 DIP Switch를 1과 2번으로 설정하고 SmartRF04 Flash Programmer를 실행하면 다음과 같은 화면이 나온다.

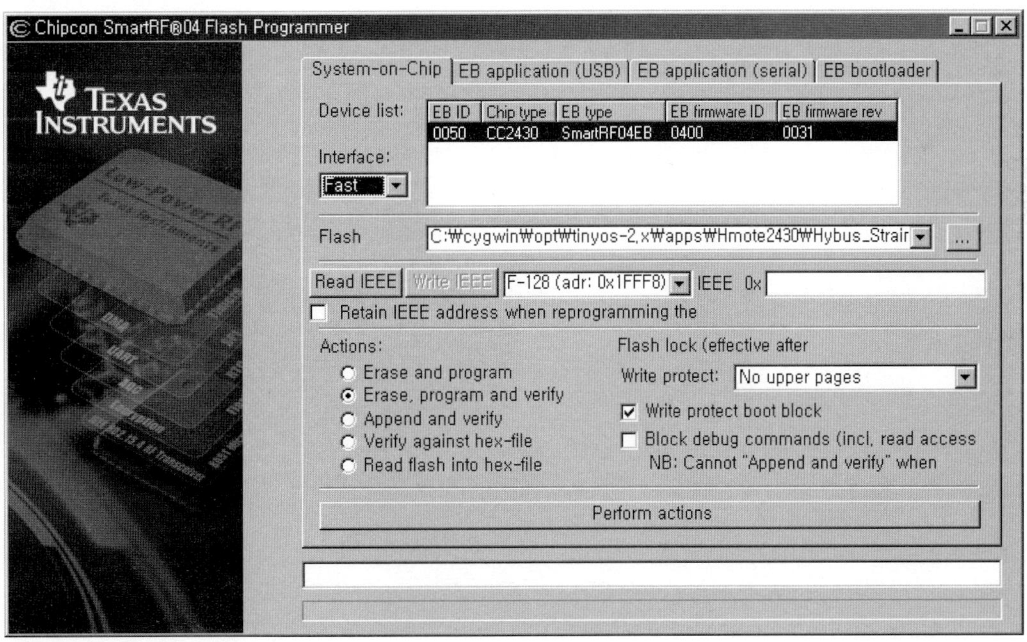

USN보드의 UART포트와 PC가 연결되었다면 상단 tab중 EB application의 Device list에 표시된다. Device list의 밑에 Flash 에서는 USN보드의 CC2430에 업로드할 이미지를 선택한다. (테스트 이미지는

RUEM_USN\CC2430_Firmware의 blink를 선택한다.) Actions 에서는 “Erase and program”으로 체크한다. 모두 설정 되었다면 “Perform actions”를 클릭하여 이미지를 업로드합니다.

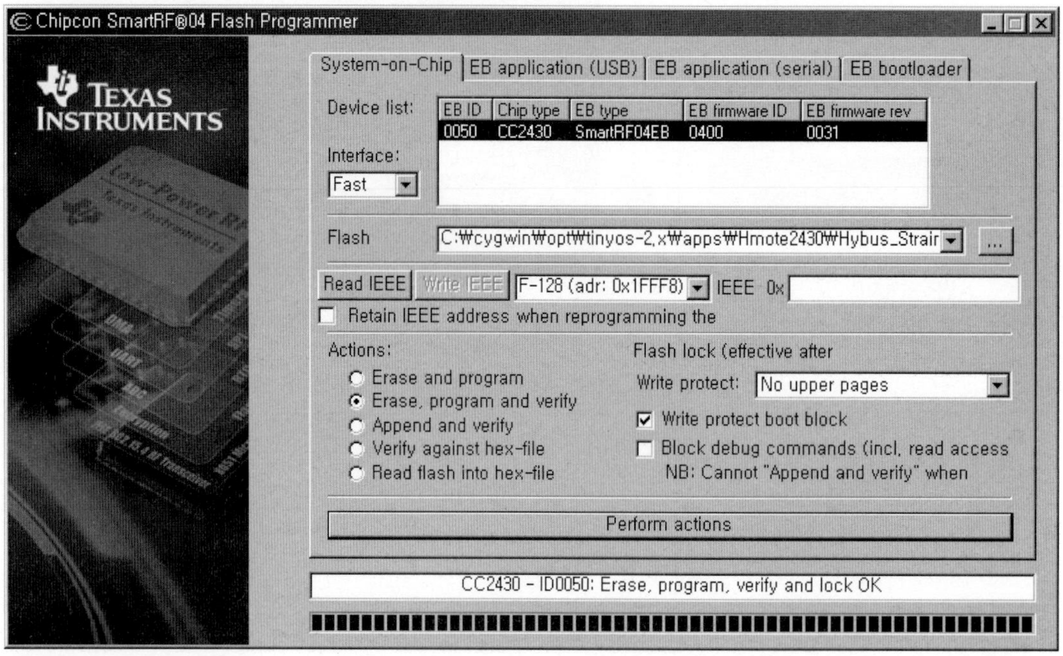

업로드가 정상적으로 완료되었다면, 다음과 같이 LED가 timer에 맞게 toggle된다.

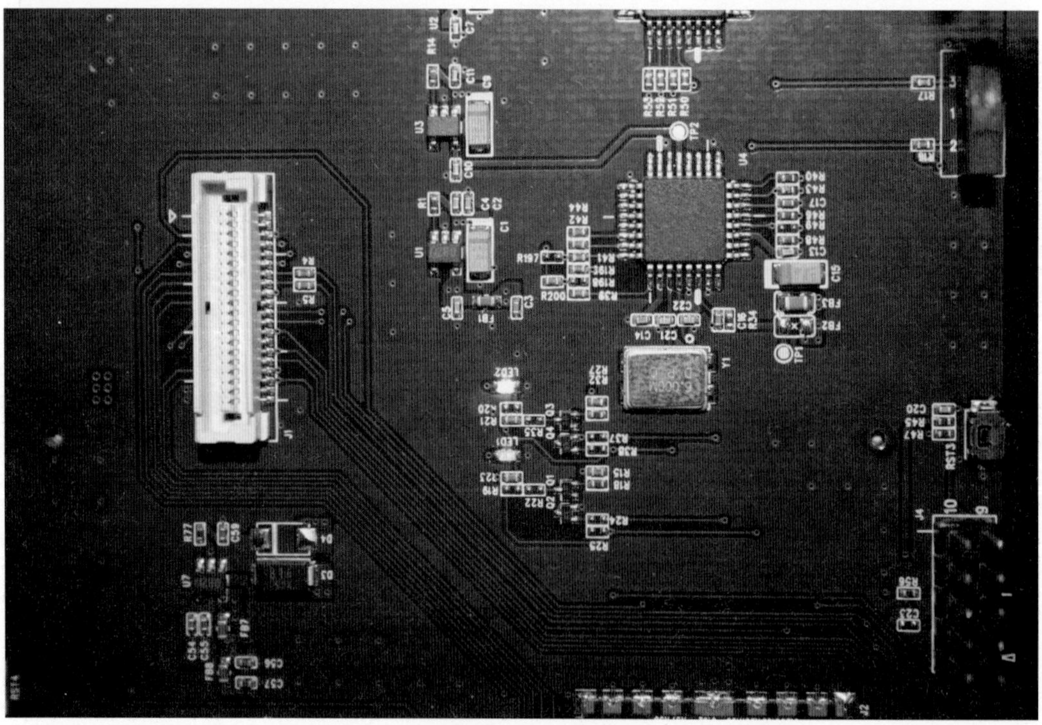

• 송수신 및 시리얼 테스트

송수신 테스트를 위해 2개 이상의 RUEM보드가 필요합니다. 하나의 보드에는 **sender.hex**를 다른 하나의 보드에는 **receiver.hex**를 올리고 sender를 올린 보드의 LED가 toggle되는 타이밍이 receiver를 올린 보드의 LED가 toggle되는 타이밍과 같다면 통신이 잘되고 있는 것이다. Sender는 온도와 습도, 조도 및 마이크 센서의 데이터를 수집한 후, RF로 패킷을 전송하게 되고 Receiver는 이 패킷을 수신하여 시리얼로 출력을 하게 됩니다. 메시지를 확인하기 위해 **receiver를 올린 보드의 DIP switch를 1과 3으로 설정**하고, USB 케이블을 PC와 연결한다. 가상 시리얼 포트가 잡히고 포트 번호가 할당되면 시리얼 프로그램을 통해 연결한다.

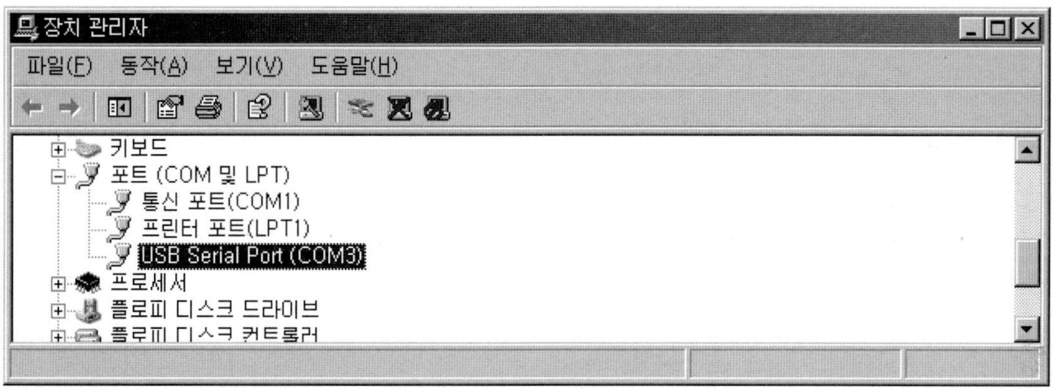

시리얼 프로그램등을 통해 보면 다음과 같이 출력된다.

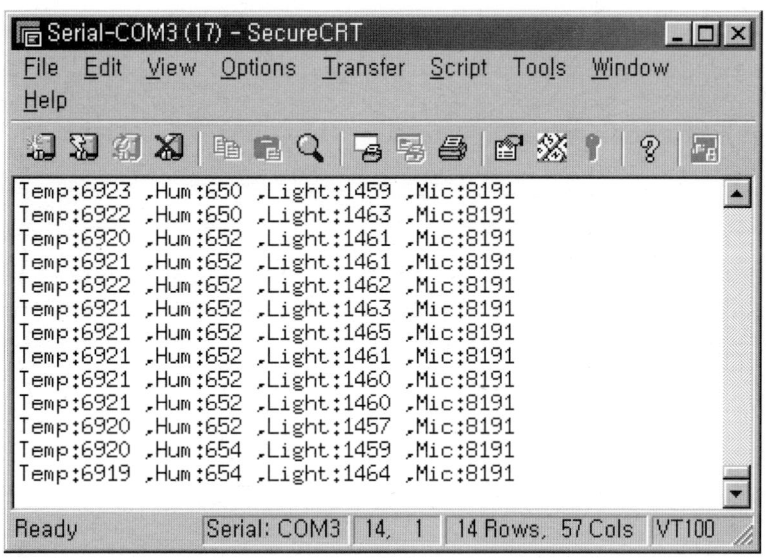

임베디드 보드에서도 위와 같이 출력되어야 한다. CD의 RUEM_USN₩CC2430_Firmware에는 **CC2430_UART_TEST**라는 바이너리가 있는데 이를 보드에 카피해서 실행하면 다음과 같이 출력된다.

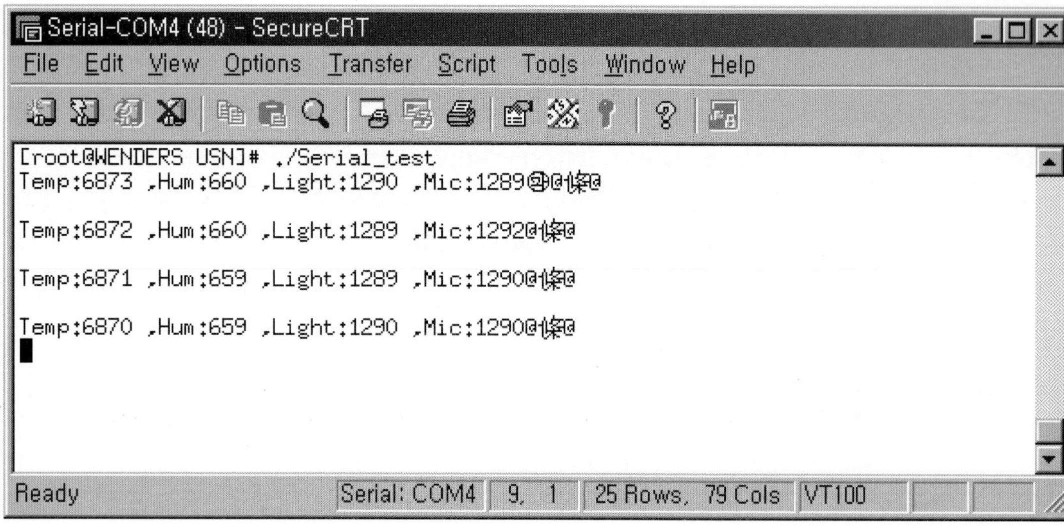

USB를 통해 나오는 값과 임베디드의 시리얼로 출력되는 값이 위와 같이 같아야 한다.

10.6 13.56/900MHz 테스트 프로그램

CD의 RUEM_Embedded₩Apps로 들어가면 TEST_READER_APP.tgz 가 있고 압축을 해제하면 다음과 같은 파일이 나온다.

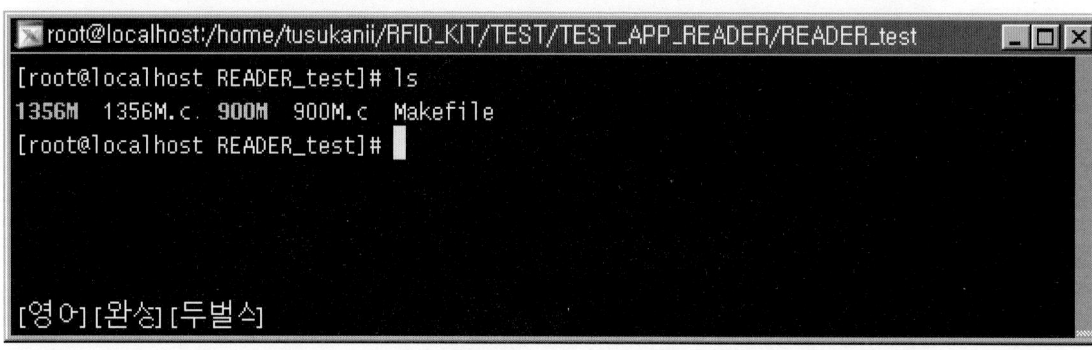

"make"를 입력하면 빌드가 된다.

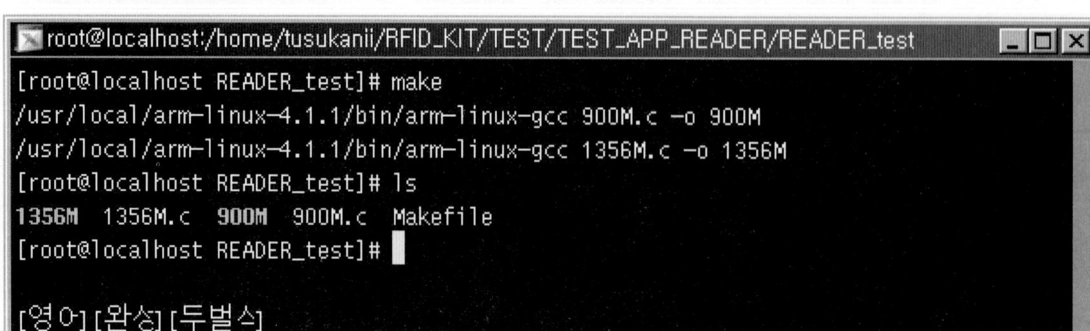

• 13.56MHz 테스트

생성된 ARM용 바이너리 "1356M"을 보드에 복사하여, 실행하면 다음과 같이 출력된다.

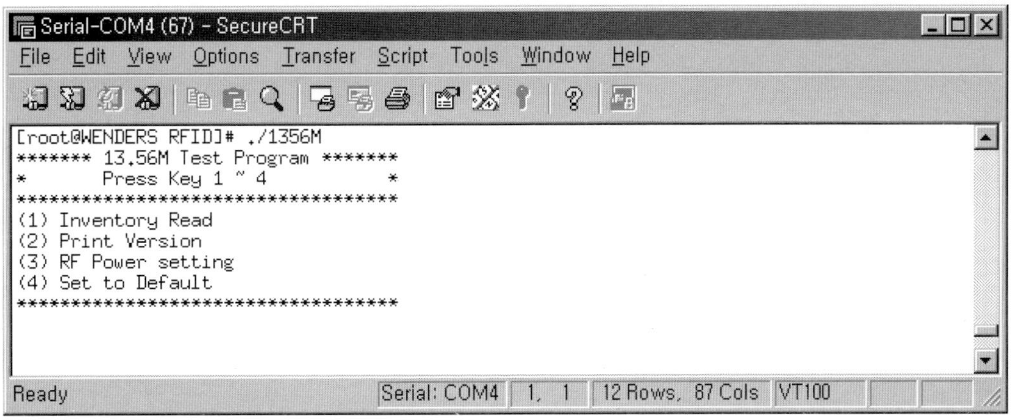

"1"을 입력하면 Inventory Read 가 시작된다. 빠져 나온 후, 다시 "1"을 입력하면 read가 해제된다.

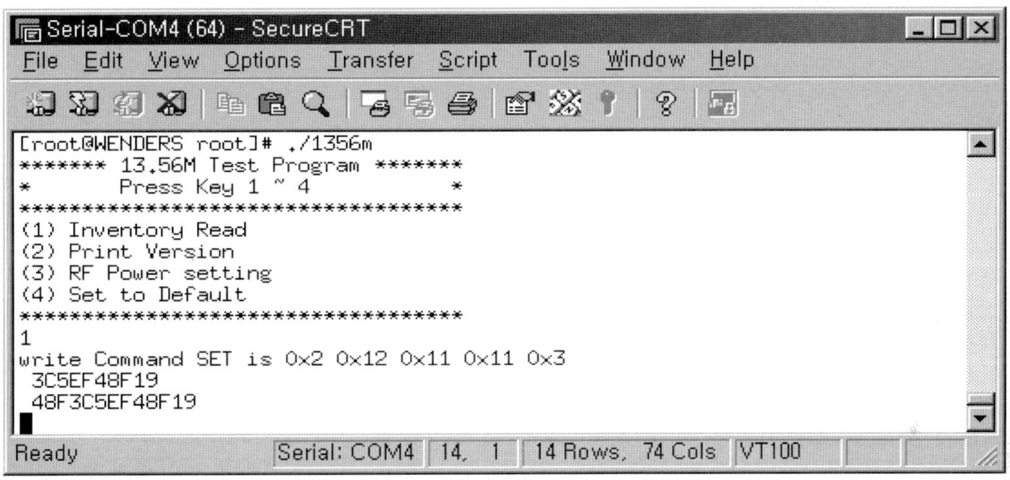

"2"를 입력하면 Reader의 펌웨어 버전이 출력된다. (F/W 1.1 by Mr. Cho)

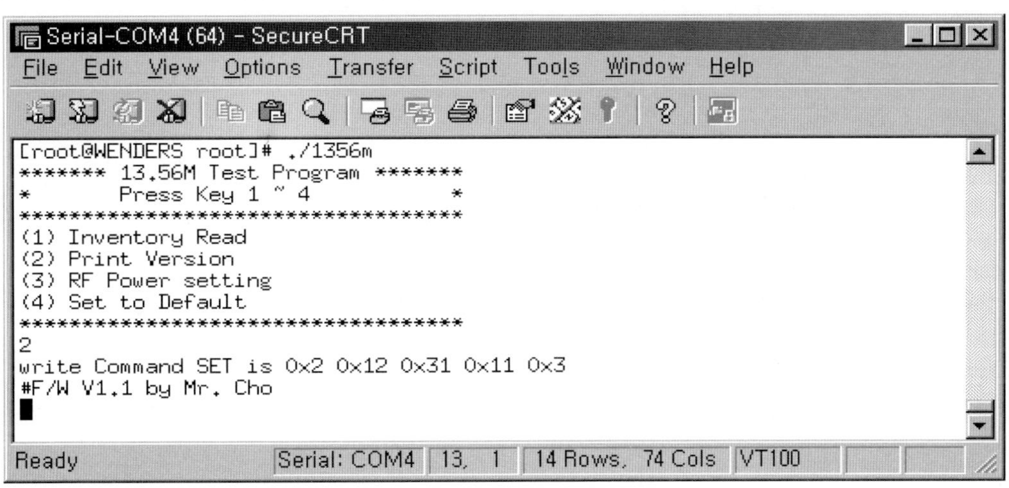

"3"을 입력하면 RF power를 설정할 수 있다. 1부터 5까지의 숫자를 입력할 수 있다.

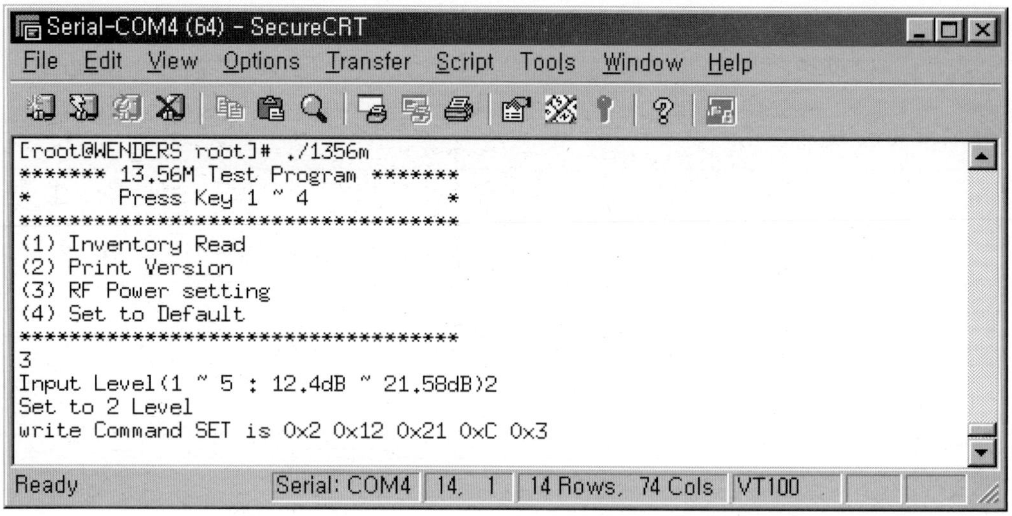

"4"를 입력하면 모든 설정이 기본으로 설정된다.

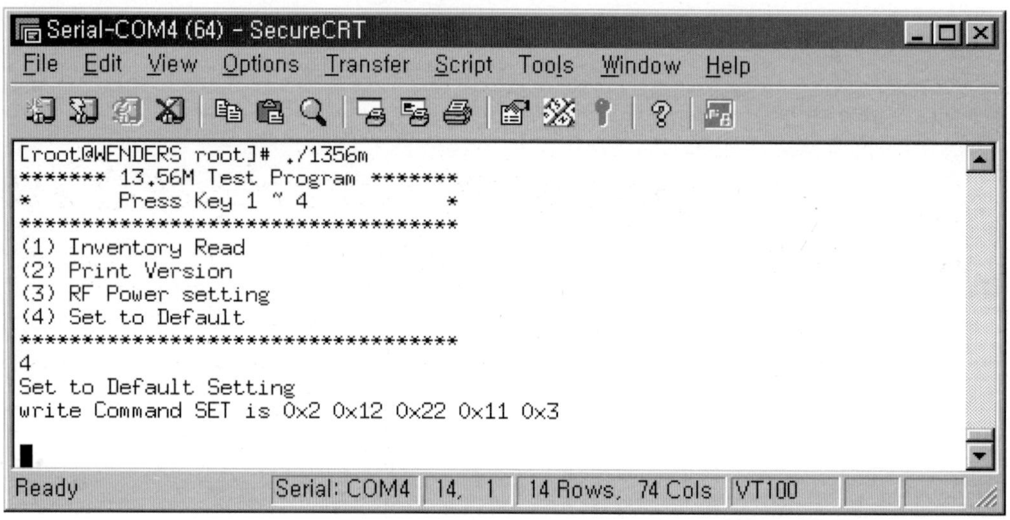

- 900MHz 테스트

위의 과정에서 생성된 ARM용 바이너리 "900M"을 보드에 복사하여 실행하면 다음과 같이 출력된다.

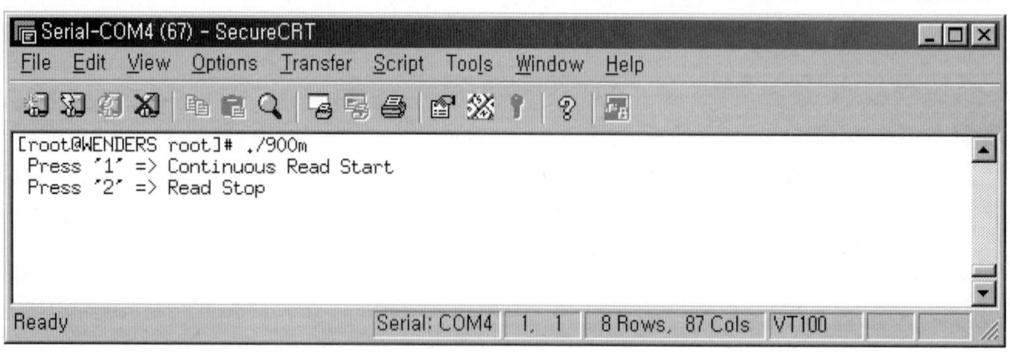

키보드의 1을 누르면 TAG의 Read가 시작된다, GEN2 RFID Tag를 Reader에 가져다 대면 다음 그림과 같이 TAG의 정보가 출력된다.

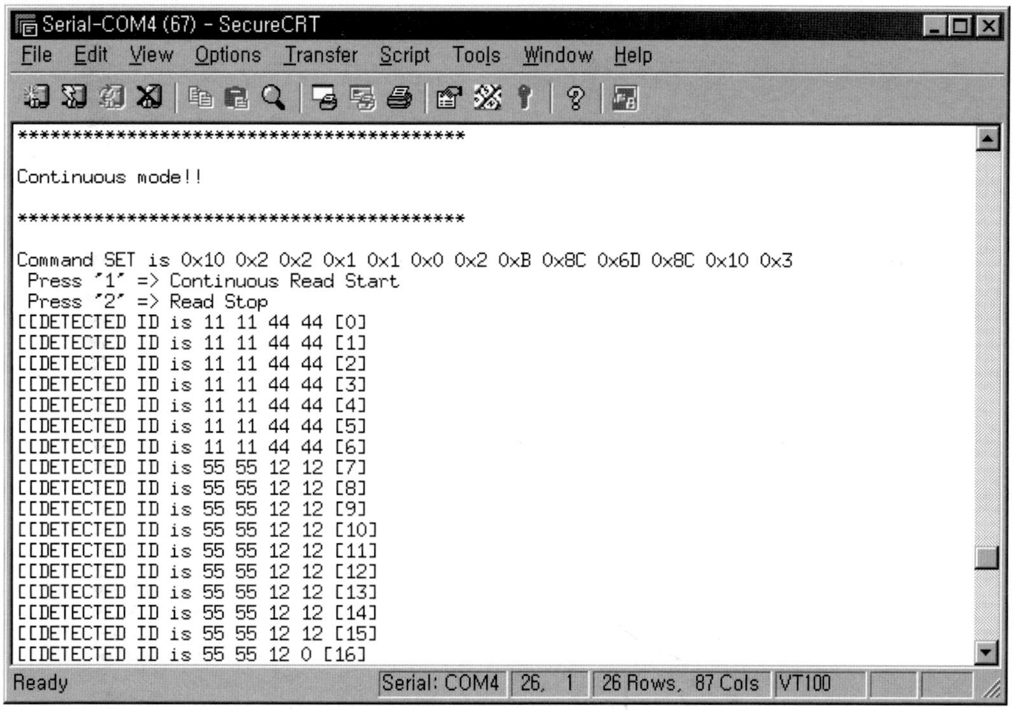

키보드의 2를 누르면 TAG의 Read를 멈추게 된다.

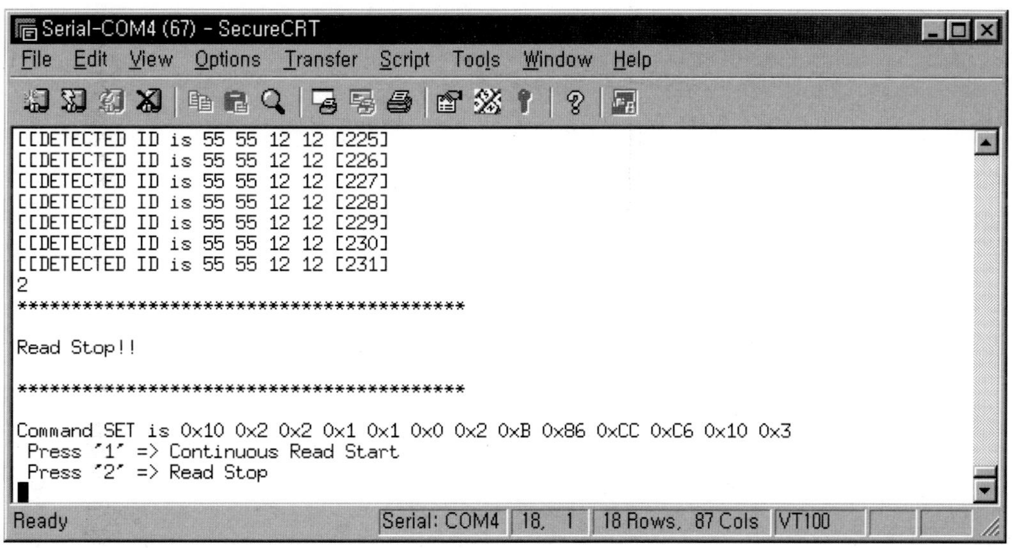

저자 약력

■ 김범준

이메일 : bkim@kmu.ac.kr

- 1973년 6월 28일생.
- 1996년 연세대학교 전자공학과 졸업(공학사)
- 1998년 연세대학교 전자공학과 졸업(공학석사)
- 2003년 연세대학교 전자공학과 졸업(공학박사)

- 2003~2004년 연세대학교 IT연구단 Post Doc.
- 2004~2006년 LG전자 이동통신기술연구소 선임연구원
- 2006~현재 계명대학교 전자공학과

모바일 의료기기 네트워킹

2010년 2월 22일 | 초판1쇄 인쇄
2010년 2월 26일 | 초판1쇄 발행

지은이 | 김범준
펴낸이 | 신일희
펴낸곳 | 계명대학교출판부
704-701 대구광역시 달서구 달구벌대로 2800
전화 053-580-6233 팩스 053-583-5213
등 록 | 1970. 9. 1. (신고번호 제347-1998-1호)

ISBN 978-89-7585-501-6 93560

값 25,000원

본 교재는 교육과학기술부의 재원으로 한국연구재단의 지원을 받아 수행된 광역경제권 선도산업 인재양성사업의 연구결과입니다.